Die bewährte Heilkunde der
HILDEGARD VON BINGEN

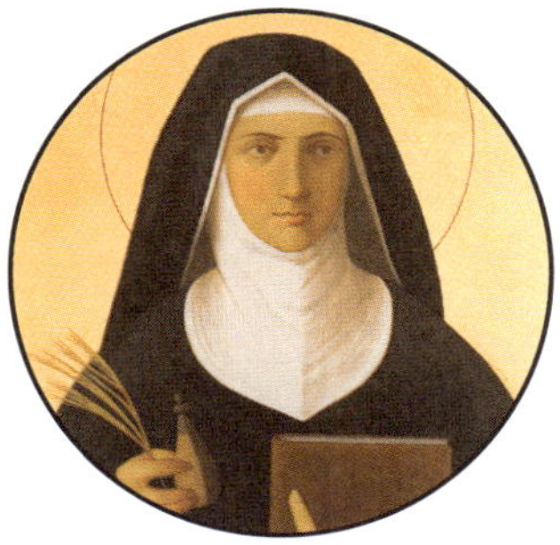

Die bewährte Heilkunde der HILDEGARD VON BINGEN

Reader's Digest

Liebe Leserin, lieber Leser!

Seit ihrer Heiligsprechung und Erhebung zur Kirchenlehrerin im Jahr 2012 ist das Interesse an Hildegard von Bingen so groß wie nie zuvor. Diese Frau, die sich als Visionärin und Prophetin verstand, hinterließ ein umfangreiches Werk, in dem sie nicht nur das Geschaute niederlegte, sondern auch eine Fülle an lebenspraktischen Ratschlägen gab. Das war für sie kein Widerspruch, denn sie sah die Schöpfung als Einheit an. Diese Welt war für sie das Werk eines liebenden Gottes, und als Zeichen dieser Liebe setzte er ins Zentrum – den Menschen. Dessen Wohlergehen ist Teil des göttlichen Plans, und Hildegard sah es als ihre Aufgabe an, daran mitzuwirken.

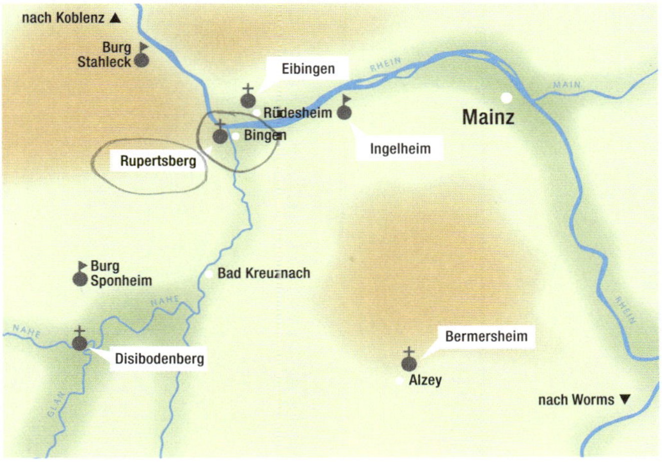

Hildegard lebte in einer mittelalterlichen Welt, zunächst in der ländlichen Nordpfalz – in Bermersheim und im Kloster Disibodenberg –, dann in dem von ihr selbst gegründeten Kloster Rupertsberg oberhalb von Bingen. Mit diesem Umzug gelangte sie in eine zentral gelegene Region, wo sie Barbarossa traf (in der Pfalz bei Ingelheim), von wo aus sie ihren Bischof in Mainz aufsuchen konnte und von wo aus sie ein zweites Kloster gründete: Eibingen auf der anderen Rheinseite. Schon damals erlangte Hildegard als „Prophetin vom Rupertsberg" Berühmtheit in allen Landen.

Lernen Sie in diesem Buch die vielseitige Persönlichkeit Hildegards kennen, ihr Leben, ihre Theologie, ihre Musik und ihr politisches Wirken. Der größte Raum wird ihrem Rat zur richtigen Lebensführung eingeräumt, wozu die Ernährungsempfehlungen sowie die Heil- und Kräuterkunde gehören. Denn diese Aspekte sind es, die uns heute am meisten geben können, und erstaunt stellt man fest, wie modern Hildegard in Manchem war, vor allem in ihrem wichtigsten Rat: Lebe in Harmonie mit dir selbst und deiner Umwelt – dann bist du glücklich, und dann wirst du gesund bleiben.

Die Redaktion

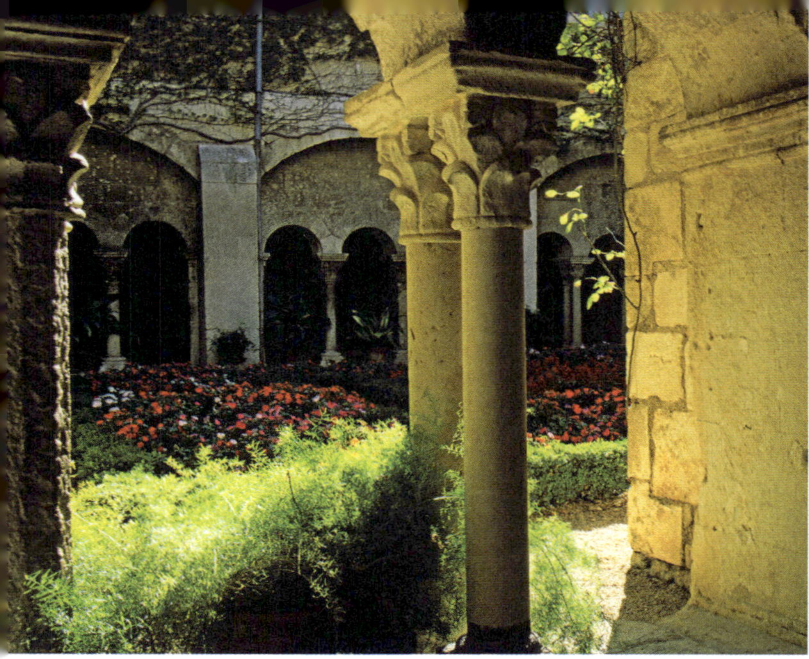
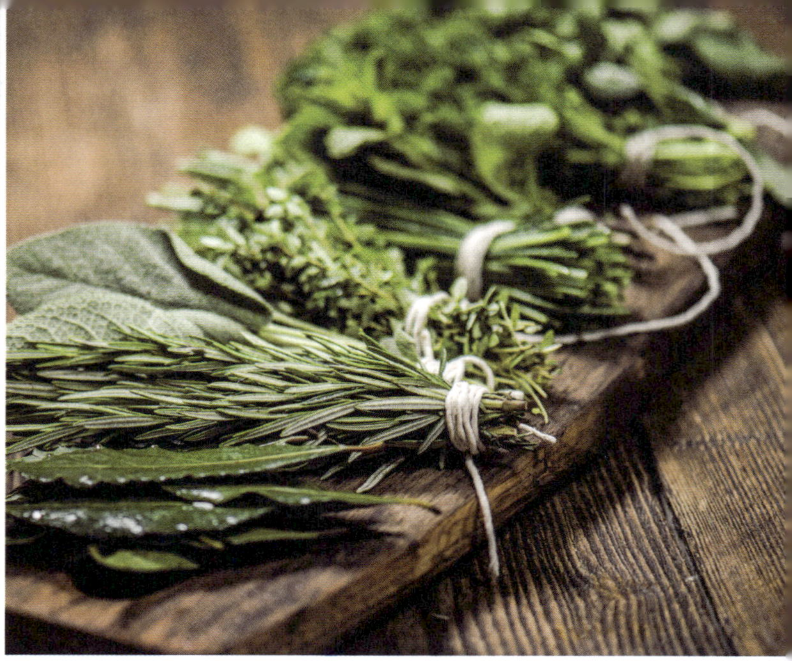

Inhalt

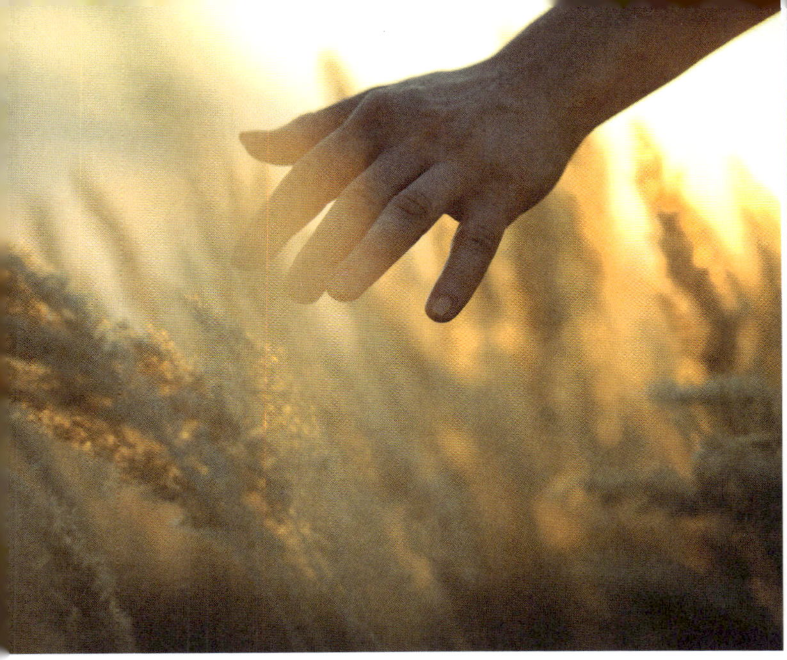 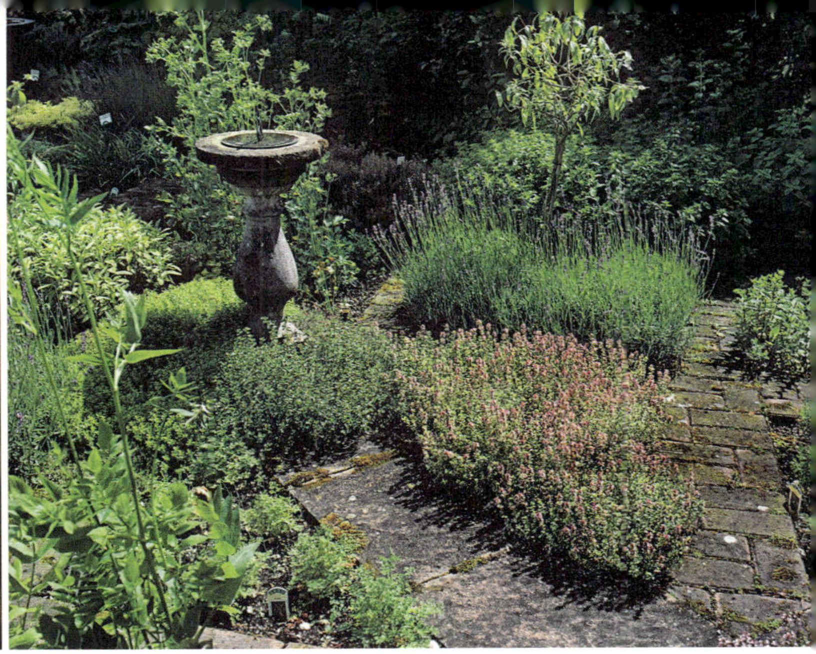

Der Mensch im Gleichgewicht – Hildegards ganzheitliche Heilkunde 90

Aus dem Garten Gottes – Hildegards Arzneipflanzen 154

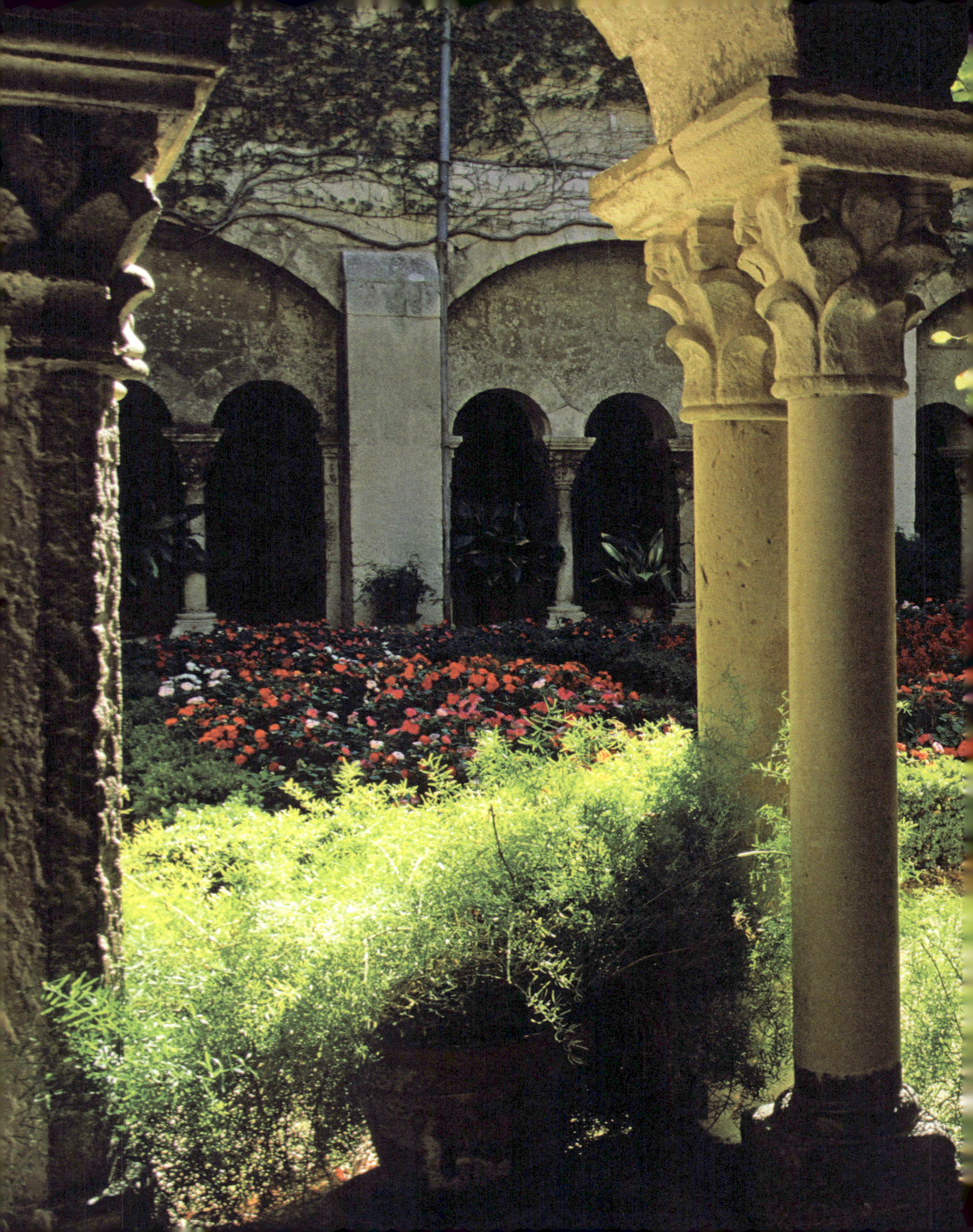

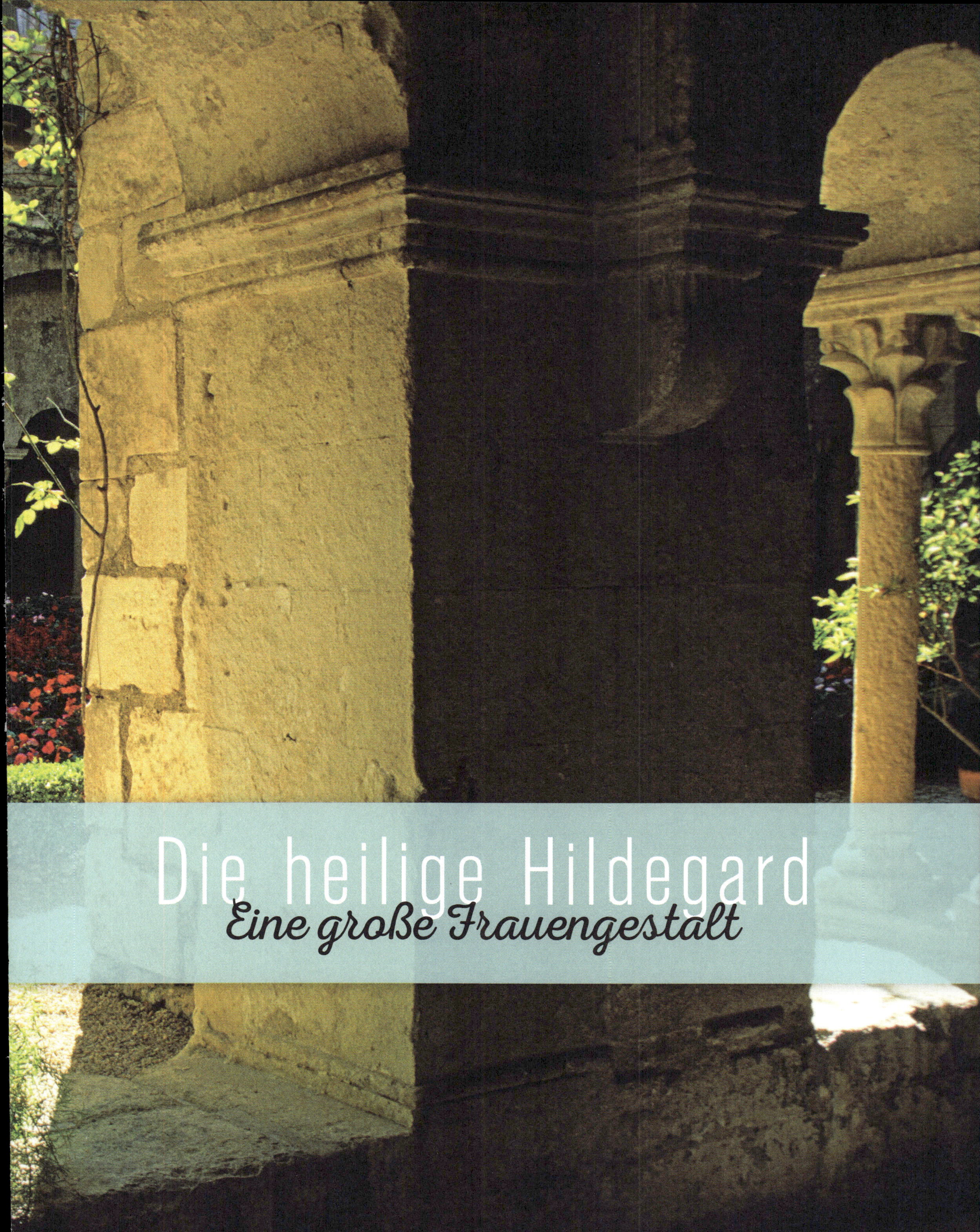

Die heilige Hildegard

Eine große Frauengestalt

Die junge Klosterfrau

Hildegards früher Eintritt ins Kloster Disibodenberg erwies sich als Glücksfall. Hier in der Stille und Abgeschiedenheit konnte sie ihre vielfältigen Talente voll entfalten und wurde schließlich sogar zur Leiterin der Frauengemeinschaft gewählt.

Ein Mädchen von Adel

Hildegard, die 1098 vermutlich in Bermersheim bei Alzey das Licht der Welt erblickte, war das zehnte Kind des Edelfreien (dem Hochadel angehörenden) Hildebert von Germersheim und seiner Gemahlin Mechthild. Mit 14 Jahren gaben die Eltern sie ins Kloster Disibodenberg.

Die mittelalterlichen Klöster nahmen keineswegs alle Frauen auf, die in Armut und Keuschheit ein gottgeweihtes Leben führen wollten. Nur adligen Damen, deren Familie eine hohe Mitgift aufbringen konnte, stand der Zugang zu einem Konvent offen. Welche Gabe Hildegards Vater dem Kloster Disibodenberg darbrachte, ist unbekannt – möglicherweise opferte er einen Teil seiner Ländereien.

Die Mitgift beim Eintritt ins Kloster lag allerdings erheblich niedriger als die Aussteuer für eine standesgemäße Ehe. Und es entsprach dem Selbstverständnis mittelalterlicher Adelsfamilien, dass sie ihre Töchter entweder standesgemäß verheirateten – oder überhaupt nicht.

Das Kloster – Lebensraum für eine weibliche Elite

Waren die finanziellen Mittel begrenzt, gab es deshalb für adlige Mädchen nur eine Alternative zur Ehe, und das war der Eintritt ins Kloster. Damit nämlich erreichte die Familie gleich dreierlei: Die Tochter war versorgt, vor möglichen außerehelichen Beziehungen geschützt und genoss als Nonne ein hohes gesellschaftliches Ansehen. Der Wille des Mädchens spielte dabei überhaupt keine Rolle. Es wurde nicht gefragt.

Vermutlich waren es tatsächlich teilweise finanzielle Gründe, die Hildebert von Germersheim und seine Frau dazu bewogen, ihre Tochter einem Kloster zu übergeben. Ausschlaggebend könnte aber auch etwas anderes gewesen sein. Hildegard war ein kränkliches Kind, das oft das Bett hüten musste und über starke Schmerzen klagte, deren Ursache jedoch unklar blieb. Damit schien ausgeschlossen, dass Hildegard später einmal ihre Aufgaben als Ehefrau, Mutter und Vorsteherin eines großen Haushalts würde erfüllen können. Es schien überhaupt unwahrscheinlich, dass sich ein Standesherr für sie interessierte.

Im Übrigen ist über Hildegards Kindheit nur wenig bekannt. Allem Anschein nach galt sie in der Familie als Außenseiterin, ohne engen Kontakt zu den älteren Geschwistern.

Jutta von Sponheim

Die Familie Germersheim hatte Glück. Jutta, die im Jahr 1090 geborene Tochter der mit den Germersheims befreundeten Familie Sponheim, plante schon seit längerer Zeit ihren Rückzug „aus der Welt". Vermutlich waren es zwei Schicksalsschläge, die bei Jutta den Wunsch erweckt hatten, ihr Leben ausschließlich Gott zu widmen: Nachdem sie als Dreijährige ihren Vater verloren hatte, erkrankte sie mit zwölf Jahren so schwer, dass man mit ihrem Tod rechnen musste. Als Jutta wie durch ein Wunder überlebte, wusste sie, dass sie in ein Kloster eintreten würde. Im Jahr 1112 erfüllte sich dieser Wunsch.

Auch wenn es keine endgültigen Beweise dafür gibt, so scheint die junge Hildegard eine Zeitlang gemeinsam mit Jutta auf Burg Sponheim, zwei Tagesritte von Hildegards Geburtsort entfernt, erzogen und auf ihr Leben als Nonne vorbereitet worden zu sein.

Kloster Disibodenberg

Nur etwa einen Tagesritt westlich von Bermersheim, auf einem Höhenrücken am Zusammenfluss von Glan und Nahe, lag das alte Kloster Disibodenberg. Hier soll im 7. Jahrhundert der irische Mönch Disibod gelebt haben, einer der zahllosen Missionare, die damals ins Frankenreich kamen, um die „Heiden" von der Segenskraft des Christengottes zu überzeugen.

Nach Disibods Tod entstand hier eine Pilgerstätte, die später zu einer klosterähnlichen Anlage ausgebaut wurde; schließlich errichtete Willigis, Erzbischof von Mainz, Ende des 10. Jahrhunderts an dieser Stelle ein Stift.

Erst wenige Jahre vor Hildegards Ankunft waren hier Benediktinermönche eingezogen, die sich alsbald daran machten, die Anlage erheblich auszubauen, und gerade dabei waren, eine mächtige Klosterkirche zu planen.

Die Bauarbeiten waren teuer, finanzielle Unterstützung daher dringend erwünscht. Nonnen gab es auf dem Disibodenberg zwar nicht, doch gegen entsprechende Bezahlung war der Abt durchaus bereit, einen Teil seiner Anlage für Frauen zu öffnen. Nachdem der Graf von Sponheim dem Benediktinerkloster als Mitgift ausgedehnten Grundbesitz überschrieben hatte, durfte seine 22-jährige Tochter Jutta im Jahr 1112 zusammen mit zwei jüngeren Gefährtinnen einziehen. Eine davon war die 14-jährige Hildegard.

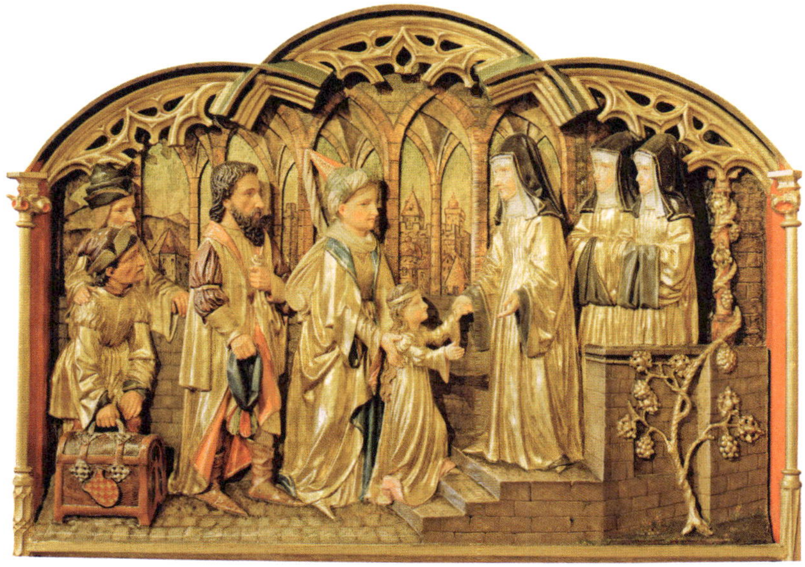

Die kleine, zuversichtlich die Arme ausstreckende Hildegard wird von ihren ernst blickenden Eltern den Benediktinerinnen anvertraut. Die in Holz geschnitzte Szene findet sich am Hildegard-Altar in der Binger St.-Rochuskapelle (nach 1895).

Im Männerkloster

Ob die drei jungen Frauen tatsächlich in Anlehnung an die christliche Eremitentradition als „Inklusinnen" eingemauert wurden, ist nicht belegt. Jedenfalls bildete ihr Einzug auf dem Disibodenberg die Keimzelle einer klösterlichen Frauengemeinschaft, denn im Laufe der Jahre kamen immer mehr junge Mädchen dazu. Jutta, die Magistra, also Meisterin oder Oberin, genannt wurde und den Frauenkonvent leitete, unterstand dem Abt des Mönchsklosters Disibodenberg.

Heute weiß man nicht mehr, in welchem Gebäude die jungen Nonnen auf dem Disibodenberg lebten. Vermutlich aber schloss sich der Bau an den Chor der Klosterkirche an, sodass die Nonnen, abgetrennt durch ein Gitter, gemeinsam mit den Benediktinermönchen am Gottesdienst teilnehmen und auch die Kommunion empfangen konnten. Davon abgesehen spielte sich das Leben der Nonnen in den karg eingerichteten Klosterzellen und einem kleinen Gärtchen ab, in dem sie Kräuter und Gemüse anbauten.

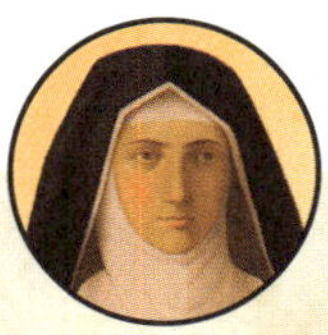

„Aber dennoch wollte Gott nicht, dass ich beständig in völliger Sicherheit verharrte, so wie er es von meiner Kindheit an in allen meinen Angelegenheiten gemacht hatte, da er mir keinerlei beständige Freude am irdischen Leben gewährte."

Erziehung und Unterricht

Magistra Jutta unterrichtete die Mädchen im Lesen und Schreiben, anscheinend auch im Gesang, machte sie mit den Grundlagen des Lateinischen vertraut und wird ihnen wohl auch den Nutzen der Küchen- und Arzneikräuter erklärt haben, die im Klostergärtchen wuchsen.

Es ist anzunehmen, dass Jutta die Unterstützung gelehrter Benediktinermönche erhielt, wenn sie mit ihrem Wissen an Grenzen stieß. Fest steht jedoch, dass die Magistra ihren Schülerinnen eine kluge und einfühlsame Lehrerin war. In der Hildegard-Vita der Mönche Gottfried vom Disibodenberg und Theoderich von Echternach heißt es über Jutta von Sponheim: „Diese erzog sie sorgfältig im Gewande der Demut und Unschuld, unterwies sie in den Gesängen Davids und lehrte sie das Singen von Psalmen."

Frühe Visionen

Hildegard besaß einen klaren Verstand, doch auch viel Phantasie, und diese wurde durch die teilweise dramatischen Erzählungen der Bibel gewaltig angeregt. Auch wenn wir die Gründe nicht kennen – Hildegard sah vieles, was andere Menschen nicht sahen: „Bis zu meinem fünfzehnten Lebensjahr sah ich vieles, und manches erzählte ich einfach, sodass die, die es hörten, sich sehr wunderten." Unklar bleibt jedoch, was Hildegard damals gesehen hat. Heutige Mediziner vermuten, dass sie von Kind an unter einer starken Migräne litt, weswegen sie auch so oft das Bett hüten musste. Es könnte sich um eine Aura-Migräne gehandelt haben, die zu halluzinationsähnlichen Veränderungen der Wahrnehmung führt. Die Betroffenen sehen ein Flimmern, gezackte Lichtfiguren und Ähnliches – Hildegards Angabe, in ihren Visionen habe sie ein „Lebendiges Licht" gesehen, könnte dafür sprechen. In der Welt des Mittelalters dachte man anders: Derartige Erlebnisse konnten nur Visionen sein, und sie kamen von Gott – es sei denn, Satan hatte seine Finger im Spiel, und dann war es Ketzerei.

Als Hildegard ihrer Magistra von dem Geschauten berichtete, nahm Jutta an, das Mädchen wolle sich wichtig machen und ermahnte es zu Demut und Zurückhaltung. Von nun an behielt Hildegard das, was sie sah, lieber für sich – bis sie ihr Schweigen später doch brach.

Die Ruinen des Klosters Disibodenberg nahe Bad Kreuznach (im Bild: das Refektorium) sind ein beliebtes Reiseziel für Menschen, die Hildegard bewundern. Bis nach Bingen, wo Hildegard ihr Leben beschloss, sind es etwa 30 Kilometer.

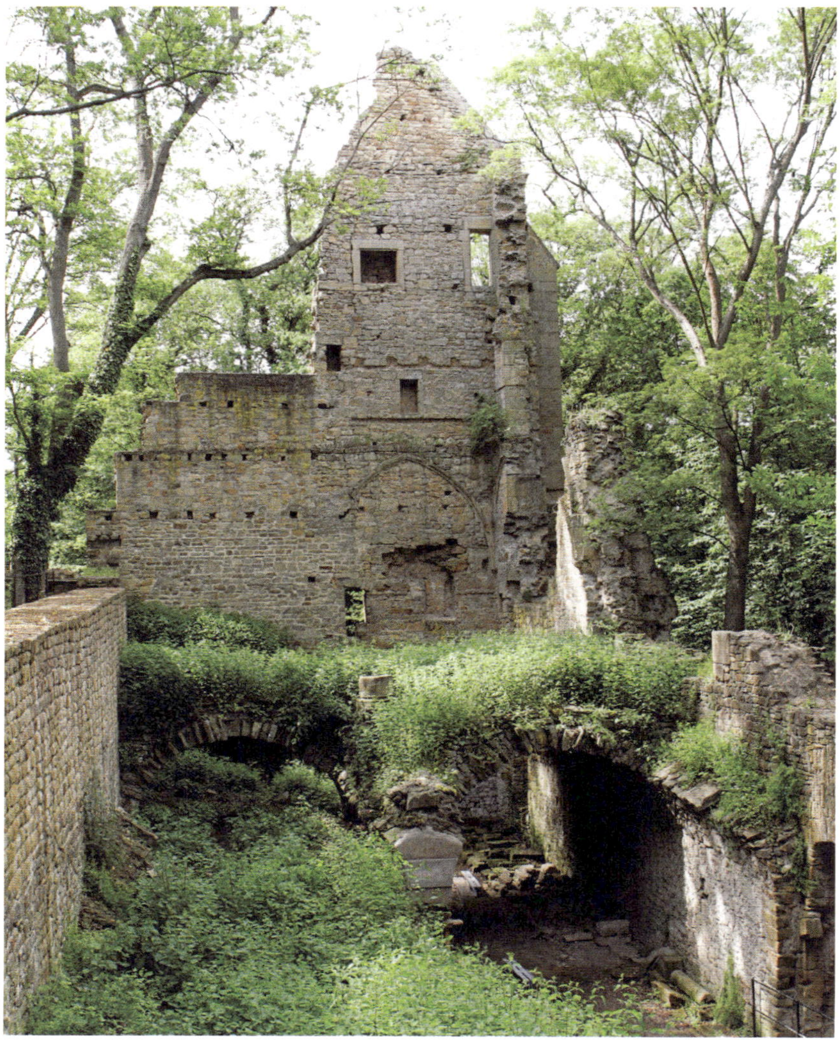

Bete und arbeite

Zwei Jahre nachdem Hildegard in das Kloster eingetreten war – sie war jetzt 16 Jahre alt – legte sie vor dem Abt von Disibodenberg das Gelübde der Armut, Keuschheit sowie des Gehorsams ab und lebte von nun an als Nonne nach der Regel des hl. Benedikt: *Ora et labora* – bete und arbeite. In den Frauenklöstern wurde das Gebot der körperlichen Arbeit allerdings sehr milde ausgelegt. Anders als die Mönche, die auf dem Feld schufteten, mitunter ganze Wälder rodeten oder Sümpfe trockenlegten, begnügten sich die adligen Klosterfräulein mit Gartenarbeit, trockneten Kräuter und bereiteten daraus heilsame Tinkturen. Darüber hinaus bestand die Arbeit der Benediktinerinnen vor allem im kunstvollen Sticken von Altartüchern und im Kopieren und Illuminieren von Handschriften.

Krankenpflege, sofern sie nicht die Versorgung kranker Mitbrüder und -schwestern betraf, zählte in jener Zeit nicht zu den Aufgaben der Benediktiner und Benediktinerinnen, denn noch ging es den Ordensleuten vornehmlich um das eigene Seelenheil.

Ein kontemplatives Leben

So verging ein Tag wie der andere, Woche um Woche, Jahr für Jahr. Die Stille des Klosters wurde nur vom Läuten der Glocke oder vom Baulärm unterbrochen, den die jahrelangen Arbeiten auf dem Disibodenberg mit sich brachten.

Gesprochen wurde so wenig wie möglich, manchmal verständigte man sich lediglich durch Handzeichen. Weibliche Geschwätzigkeit gab es weder auf dem Disibodenberg noch in einem anderen Kloster der Benediktinerinnen.

Hildegard mag hin und wieder Besuch von ihren Angehörigen bekommen haben, mit denen sie sich kurz durch ein vergittertes Fenster unterhalten durfte. Privatsphäre gab es auch bei solchen Besuchen nicht, denn es musste stets eine Nonne anwesend sein, die das Gespräch mit anhörte.

Nicht jede Frau war für ein derart stilles Leben geschaffen. Die Einförmigkeit des Daseins konnte schon an den Nerven zerren und manche Nonne in Depressionen stürzen. Für Hildegard aber scheint das Klosterleben geradezu ideal gewesen zu sein. Alles, was sie sah, hörte und las, nahm sie wissbegierig auf. Die abgeschlossene kleine Welt zwischen den Klostermauern bot ihr genügend Anregungen für ein ganzes Leben.

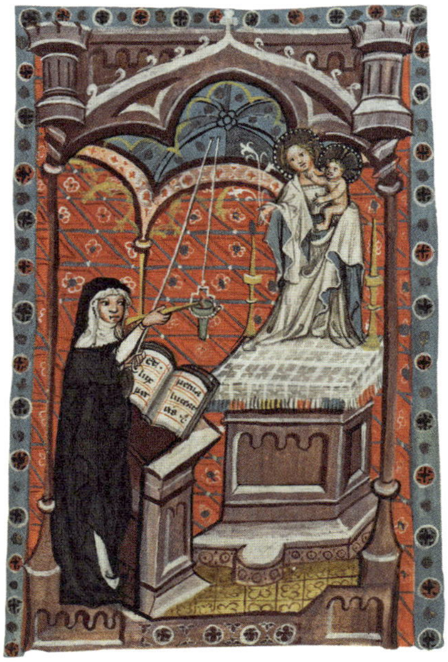

Jede Nonne musste im Kloster bestimmte Aufgaben übernehmen. Diese hat das Amt einer Küsterin inne; sie entzündet ein Lämpchen vor einem Marienaltar. Das aufgeschlagene Buch zeigt den Text „Und das ewige Licht möge ihnen leuchten".

Jutta, die Magistra, erkannte dies offenbar schon sehr früh und erzog deshalb die acht Jahre Jüngere zu ihrer Nachfolgerin. Die gelehrige Hildegard besaß nicht nur die nötige Empfindsamkeit, sondern verfügte auch über eine natürliche Autorität, um die immer größer werdende Gruppe Nonnen auf dem Disibodenberg leiten zu können.

Hildegards Gewissheit: Gott ist Liebe

Hildegard hatte ihre Magistra stets bewundert und verehrt, vielleicht sah sie in Jutta auch so etwas wie eine Mutter – doch beim Anblick des Bußgürtels wurde ihr klar: Das konnte nicht Gottes Wille sein! Gott liebte die Menschen und wollte gewiss nicht, dass diese dem Körper, den er ihnen geschenkt hatte, Wunden und Schmerzen zufügten. Hier hatte Jutta gefehlt.

Die Entdeckung der Kette, die Jutta „auf ihrem Leib getragen" und die „drei Furchen rings um ihren Leib gedrückt hatte", wie Wibert von Gembloux berichtet, wurde zum Erlebnis, das Hildegards Gottesbild und ihr ganzes späteres Leben prägen sollte. Für sie war klar: Die Schöpfung des Herrn in ihrer ganzen Fülle war wunderbar. Die Menschen sollten sich an dieser Schöpfung ergötzen und ihr Leben in Freude führen, ganz gleich, ob hinter Klostermauern oder „in der Welt".

Magistra Hildegard

Wie es Jutta von Sponheim gewünscht hatte, wählten die Nonnen auf dem Disibodenberg die nunmehr 38-jährige, bereits mit beeindruckendem Charisma ausgestattete Hildegard zu ihrer neuen Magistra. Nun war Hildegard bereits seit etwa einem Vierteljahrhundert auf dem Disibodenberg. Wie seit Jahrzehnten wurde fleißig an der Anlage gebaut: Wohngebäude, in denen sich die Zellen der Mönche befanden, Werkstätten, Lagerhäuser, Schreibstuben und vor allem eine mächtige Klosterkirche, die aber erst 1143 fertig werden sollte.

Noch hatte es den Anschein, als würde auch die Magistra Hildegard ihr Leben eines Tages – wie ihre Mentorin und Freundin Jutta von Sponheim – auf dem Disibodenberg beschließen. Doch es sollte anders kommen.

Die Visionen der Magistra Hildegard

Hildegard sah Dinge, die anderen verborgen blieben. Für sie gab es keinen Zweifel, dass es sich dabei um Offenbarungen Gottes handelte. Mit Hilfe ihres Lehrers Volmar schrieb sie die Visionen nieder – und wurde schließlich offiziell als Prophetin anerkannt.

Auch wenn die verantwortungsvolle Aufgabe als Magistra die inzwischen über 40-jährige Hildegard zutiefst erfüllte, so führte sie doch einen schweren inneren Kampf mit sich selbst. Noch immer sah sie Dinge, die andere Menschen nicht sahen. Seit Jutta von Sponheim ihr jedoch geboten hatte, darüber zu schweigen, war nie wieder ein Wort über ihre Lippen gekommen – schließlich hatte sie in ihrem Gelübde unbedingten Gehorsam geschworen.

Doch es drängte Hildegard mit Macht, das Geschaute auszusprechen und niederzuschreiben. Sie ging davon aus, dass es Gott selbst war, der zu ihr sprach und der sich ihr als helles „Lebendiges Licht" offenbarte.

Das Lebendige Licht

Als moderner Mensch ist man möglicherweise geneigt, ähnlich wie Jutta von Sponheim zu reagieren und das Lebendige Licht für die Erfindung einer geltungssüchtigen Frau zu halten, die sich interessant machen will. Doch das ist ausgeschlossen, denn vor einem Gott, der alles weiß und sieht, hätte sie eine solche Lüge niemals verantworten können, und von der Existenz Gottes waren die Menschen des Mittelalters zutiefst überzeugt.

Heute wird auch gemutmaßt, außer der Aura-Migräne, die mit optischen Halluzinationen beginnt, könnten berauschende Drogen für das Erlebnis des Lebendigen Lichts verantwortlich gewesen sein. Infrage käme vor allem die Alraune (Mandragora), über deren halluzinatorische Wirkung Hildegard in ihrem Werk „Physica" (Naturkunde) ausführlich schreibt. Zwar wohne in dieser Pflanze der Teufel, doch sie helfe auch gegen zahlreiche Leiden, etwa Kopfschmerzen.

Hat Hildegard die Alraune gegen ihre Migräne genommen? Sie hat das strikt abgestritten und immer wieder betont, dass sie bei ihrer Schau „wachend, besonnen und mit klarem Geist, an allgemein zugänglichen Orten, wie es Gott will", die Dinge sah, die andere nicht sahen.

Auch von ihren Zeitgenossen wurde Hildegard immer wieder nach dem Wesen des Lebendigen Lichts gefragt. Noch als 77-Jährige erzählte sie dem Mönch Wibert von Gembloux, der einer ihrer Biografen wurde: „Das Licht, das ich schaue, ist nicht an den Raum gebunden. Es ist viel, viel lichter als eine Wolke, die die Sonne in sich trägt. Weder Höhe noch Länge noch Breite vermag ich in ihm (dem Raum) zu erkennen (...). In diesem Licht sehe ich zuweilen, aber nicht oft,

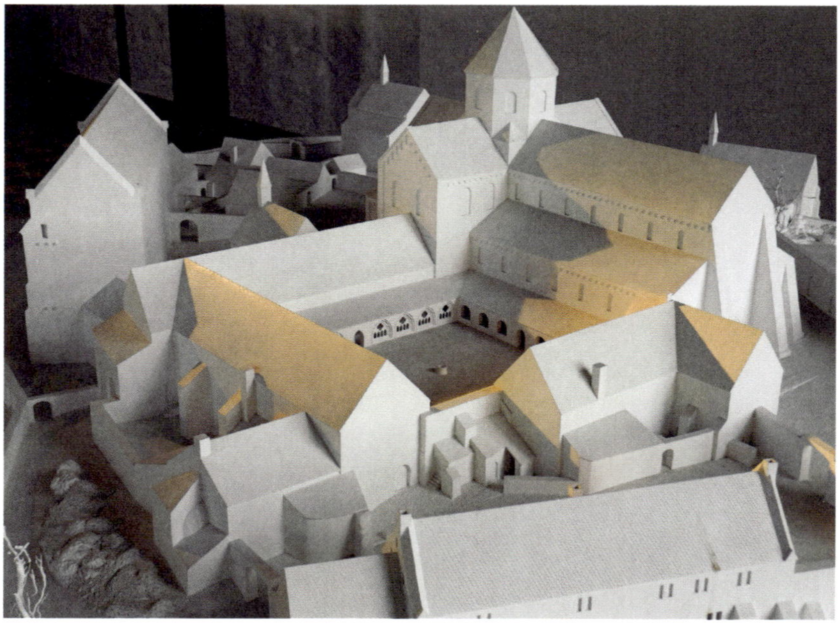

Kloster Disibodenberg als Modell, das sich im Binger Museum am Strom befindet. Seit Hildegard im Jahr 1112 mit 14 Jahren hier einzog, war die Anlage ständig im Bau. 1150, sieben Jahre nach Fertigstellung der Klosterkirche, verließ Hildegard den Disibodenberg und zog auf den Rupertsberg.

ein anderes Licht, das mir das Lebendige Licht genannt wird. Wann und wie ich es schaue, kann ich nicht sagen."

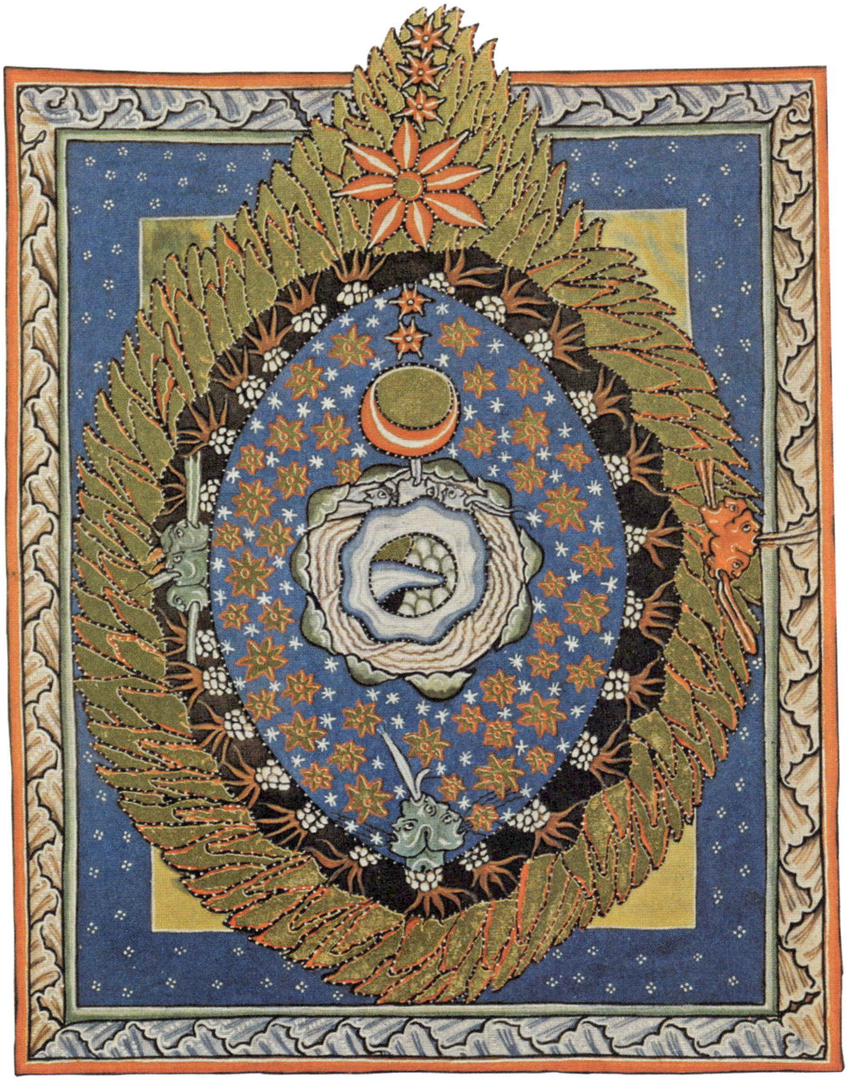

Hildegards Vision der Welt. Der Feuerkranz ist der liebende Gott, die rote Sonne ist Christus, die drei kleinen Sonnen darüber stellen die Dreieinigkeit dar. Nach innen folgen die Elemente Luft (Verkündigung) und Wasser (Taufe). Der Mond bezeichnet die Kirche. Die Erde im Zentrum symbolisiert den Menschen. Die Miniatur aus dem Werk „Scivias" entstand vermutlich bald nach Hildegards Tod.

Im göttlichen Auftrag

Der Mönch Volmar, Hildegards Lehrer, war völlig fasziniert von den Dingen, die ihm die Magistra anvertraut hatte, denn bei dem Lebendigen Licht schien es sich tatsächlich um eine Offenbarung Gottes zu handeln, die Hildegard zu grundlegenden Erkenntnissen befähigte. Plötzlich, so sagte die Magistra, „hatte ich Einsicht in den Sinn und die Auslegung der Psalmen, des Evangeliums und der anderen katholischen Schriften des Alten und des Neuen Testaments". Dann geschah das Entscheidende: Aus dem Lebendigen Licht sei eine himmlische Stimme erklungen: „Gebrechlicher Mensch, sage und schreibe, was du siehst und hörst."

Bei alledem hat sich Hildegard in ihren Briefen scheinbar demütig als „armseliges und ungelehrtes Weib" bezeichnet, wenngleich sie eine der gebildetsten Frauen ihrer Zeit gewesen ist. Einerseits war diese Formulierung, die „Bescheidenheitstopos" genannt wird, bei Autoren des Mittelalters üblich. Andererseits unterstrich gerade Hildegards Betonung ihres unzureichenden Wissens den Offenbarungscharakter des Geschauten. Schließlich heißt es bei Matthäus 11,25: „Gott hält vor den Klugen verborgen, was er den Einfältigen und Unmündigen offenbart."

Ihr Lehrer Vollmar berichtete Kuno, dem Abt vom Disibodenberg, von der wunderbaren Schau der Magistra. Dieser wiederum riet Hildegard, zunächst einmal alles aufzuschreiben, was Gott ihr eingegeben hatte.

Der Beginn der Niederschrift

Nun, da sie alles ausgesprochen hatte, was ihr seit Jahren auf der Seele lag, wurde Hildegard rasch wieder gesund und konnte das Krankenbett verlassen. Endlich musste sie das Lebendige Licht und die Visionen, die doch Teil ihrer Persönlichkeit waren, nicht länger unterdrücken und konnte das Geschaute niederschreiben.

Fünf Jahre dauerte die mühevolle Arbeit, dann hatte Hildegard ihr dreiteiliges Werk „Liber Scivias Domini" (Wisse die Wege des Herrn) beendet. Der erste Teil von „Scivias" handelt von der Erschaffung der Welt, die durch den

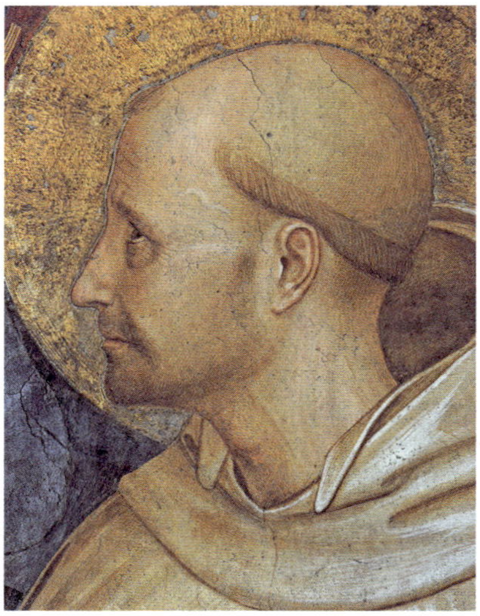

Bernhard von Clairvaux (um 1090 bis 1153) war eine der einflussreichsten Persönlichkeiten seiner Zeit.

Ungehorsam von Adam und Eva dem Unheil verfällt. Der zweite Teil ist der Erlösung der Menschheit durch Jesus Christus gewidmet, wobei es aber die Aufgabe der Menschen bleibt, gegen die Macht des Teufels zu kämpfen. Im dritten Teil beschreibt Hildegard schließlich ihre Visionen vom Gottesreich. Demnach hat jeder Mensch die Aufgabe, am göttlichen Heilswerk mitzuarbeiten – bis zum Ende aller Zeiten. Dem Tag des Jüngsten Gerichts folgt die Ewigkeit. Sie beschreibt einen neuen Himmel und eine neue Erde in leuchtender Herrlichkeit: das Neue Jerusalem, das kommen wird.

Alle Visionen kleidet Hildegard in eine kraftvolle, bildhafte und doch symbolbeladene Sprache. Die Illustrationen in ihren Werken, die diese Inhalte wiedergeben, fertigte sie vermutlich nicht selbst an – sie entstanden wahrscheinlich nach ihrem Tod.

Bernhard von Clairvaux

Das große Werk war nun vollendet. Das wird Hildegard sicherlich befriedigt haben, und doch quälte sie die eine Frage: Würde man ihr tatsächlich glauben, dass Gott aus ihr sprach? Würde man ihre Visionen anerkennen? Mutig entschloss sich die Magistra um die Jahreswende 1146/1147, einen der wichtigsten und charismatischsten Kirchenmänner ihrer Zeit in einem Brief um Rat und Bestätigung ihrer Visionen zu bitten: Bernhard von Clairvaux, der soeben zum Zweiten Kreuzzug aufgerufen hatte. Bernhard, Gründungsabt des Zisterzienserklosters Clairvaux im Nordosten Frankreichs, war Mystiker, Berater von Päpsten und Königen und gleichsam das Gewissen seiner Zeit. Auf seinen Predigtreisen forderte Bernhard etwa, dass sich die Seele für Tugend und Liebe weiten müsse, um „ein Himmel und eine Wohnung Gottes zu werden“.

Bernhard war ein viel beschäftigter Mann. Es ist deshalb

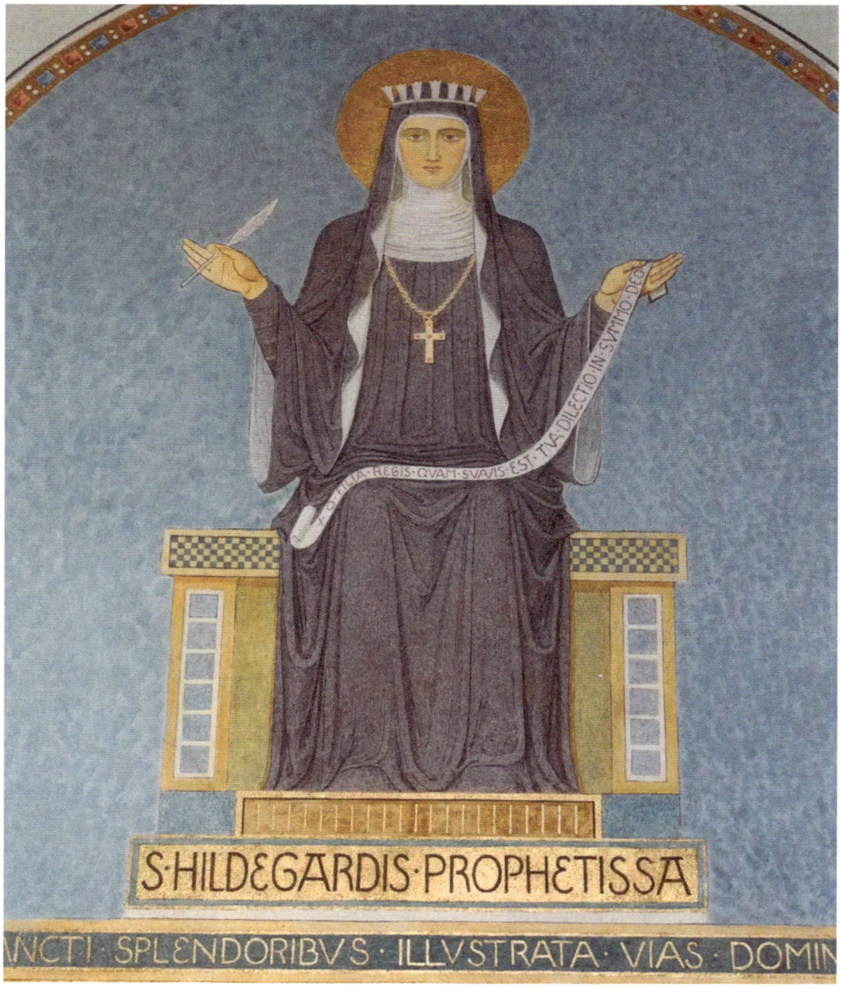

In der Abtei St. Hildegard in Eibingen, die 1904 eingeweiht wurde und an der Stelle von Hildegards ehemaligem Kloster steht, befindet sich dieses Bild der Prophetin.

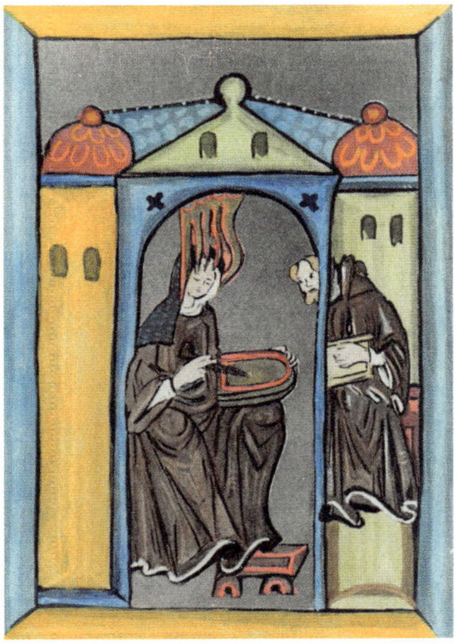

Hildegard, von göttlicher Flamme beseelt, schreibt ihre Visionen auf eine Wachstafel. Der Mönch Volmar, ihr geistlicher Führer und Vertrauter, überträgt die Texte danach auf Pergament (Tafel 1 des „Scivias"-Codexes).

unwahrscheinlich, dass er Hildegards Schriften überhaupt gelesen hat. Sein Antwortschreiben fiel jedenfalls knapp aus. Ihrer Bitte um Anerkennung wich er aus und sprach ihr lediglich Mut zu.

Damit war Hildegard nicht viel weitergekommen. Was sie brauchte, war eine klare Bestätigung, dass ihre Visionen göttlichen Ursprungs waren. Schließlich hatte sie der Welt etwas Wichtiges mitzuteilen! Zwar galt damals das Paulus-Wort: „Zu lehren aber gestatte ich der Frau nicht" (1. Tim. 2,12). Prophetinnen aber waren von dieser Regel ausgenommen, denn das Alte und das Neue Testament stimmten darin überein, dass Gott die Gabe der Weissagung ohne Rücksicht auf das Geschlecht verliehen habe.

Zeugnis höchster Wahrheit

Visionen galten im Mittelalter keineswegs als Phantasiegebilde, sondern als unbezweifelbare, wenn auch verborgene Realität. Im Kloster Disibodenberg jedenfalls scheint man nach der Lektüre von Hildegards Schrift überzeugt gewesen zu sein, dass die Visionen der Magistra von Gott stammten.

Was nun geschah, ist nicht ganz geklärt. Fest steht, dass sich Papst Eugen III. (1145–1153), ein früherer Schüler Bernhards von Clairvaux, gerade in Deutschland aufhielt, um von November 1147 bis Februar 1148 in Trier eine Synode abzuhalten. Vermutlich reiste Abt Kuno im Winter 1147/1148 nach Mainz, in dessen Diözese Disibodenberg lag, um dem Erzbischof und dem Domkapitel Auszüge aus Hildegards Schriften vorzulegen.

Die Herren kamen zu dem Ergebnis, dass man das Werk dem Papst persönlich unterbreiten solle. Daraufhin soll der Papst eine Untersuchungskommission auf den Disibodenberg entsandt haben, die prüfen sollte, ob die Magistra tatsächlich die „Posaune Gottes" war. Nachdem sich die Herren von der Lauterkeit Hildegards überzeugt hatten, kehrten sie zurück nach Trier, um dem Papst Bericht zu erstatten.

Wie Hildegard ihren Biografen Gottfried vom Disibodenberg und Theoderich von Echternach erzählte, war sich der Heilige Vater nun ganz sicher, ihre Schau „komme aus Gott und aus der prophetischen Begabung, durch die einst die Propheten gesprochen haben".

Die anerkannte Prophetin

Es gibt keine schriftliche Bestätigung des Papstes, mit der er Hildegards Visionen anerkennt. Aber von kirchlicher Seite hatte man auch nichts dagegen einzuwenden. Schließlich stand das, was die Magistra sah, durchaus in Einklang mit der Amtskirche und stimmte mit ihren religiösen und machtpolitischen Zielen überein.

Hildegards Fähigkeiten sprachen sich rasch herum. Abt Kuno hatte hoch gepokert, als er sich an den Erzbischof von Mainz wandte. Wäre die Magistra eine Ketzerin gewesen, hätte sein Kloster großen Schaden genommen. Nun aber stand Disibodenberg in dem Ruf, eine Prophetin zu besitzen.

In der folgenden Zeit pilgerten zahllose Menschen auf den Disibodenberg, um die berühmte Visionärin zu sehen und ihren Rat einzuholen. Kuno kam in den Genuss reicher Schenkungen, mit denen er sein Kloster prachtvoll ausstatten konnte.

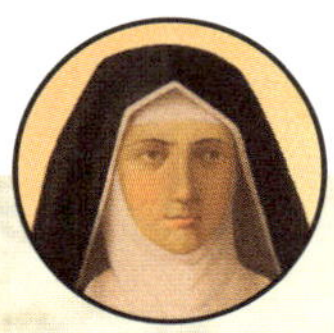

„Als ich 42 Jahre und sieben Monate alt war, sah ich ein überaus stark funkelndes feuriges Licht aus dem geöffneten Himmel kommen. Es durchströmte mein Gehirn, mein Herz und meine Brust ganz und gar, gleich einer Flamme, die jedoch nicht brennt, sondern erwärmt."

Die Klostergründerin

Als Hildegard 50 Jahre alt war, erteilte ihr das Lebendige Licht eine schwierige Aufgabe: die Gründung eines eigenen Klosters auf dem Rupertsberg. Abt Kuno war zunächst strikt dagegen, doch dann erhielt Hildegard so viel Unterstützung von allen Seiten, dass der Abt sie und ihre Nonnen ziehen lassen musste.

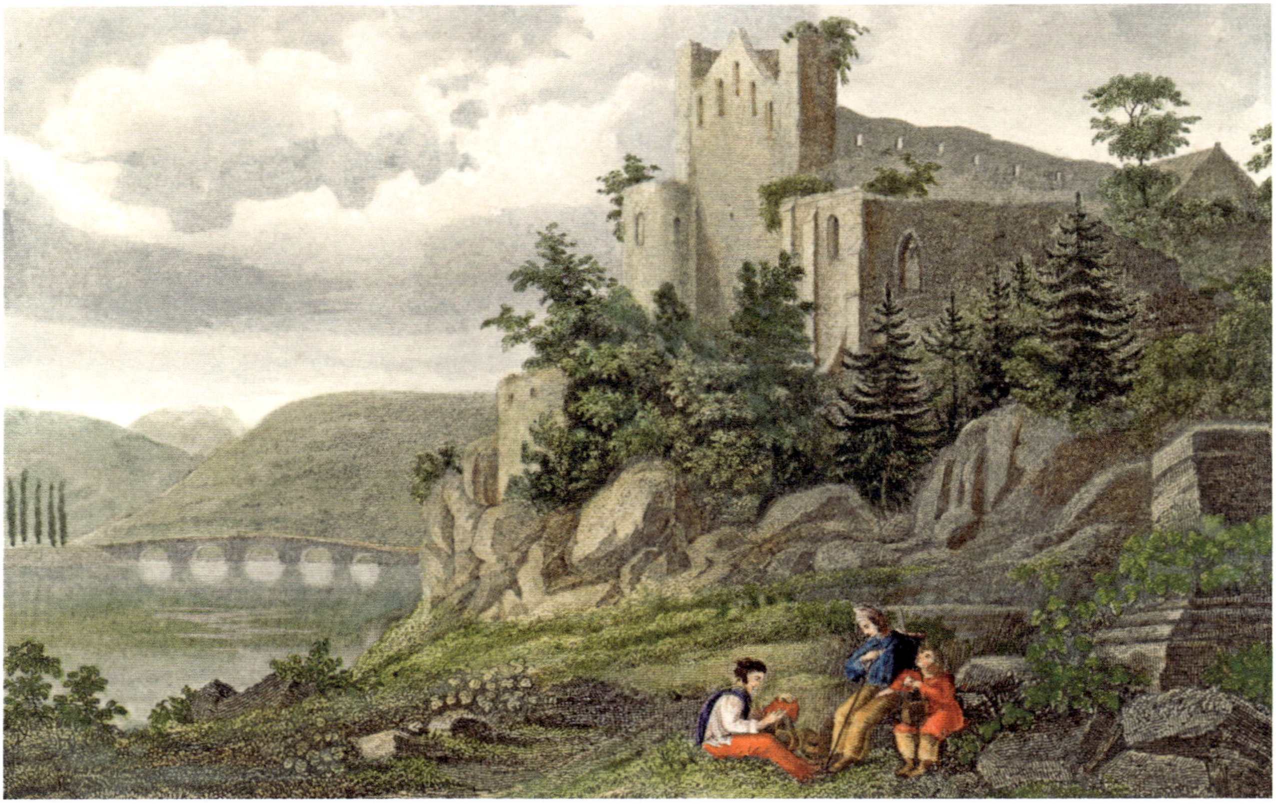

Hildegards Kloster Rupertsberg oberhalb von Bingen, das ihr den Namen „Hildegard von Bingen" einbrachte. Sie bezog es im Jahr 1150 mit 20 weiteren Benediktinerinnen, und hier starb sie 1179. Das Kloster wurde im Dreißigjährigen Krieg zerstört.

Als junge Frau hatte Hildegard in ihrem Gelübde bekanntlich Gehorsam geschworen, unbedingten Gehorsam gegenüber dem Abt des Klosters Disibodenberg. Doch gerade dieses Gelübde hatte in den vorausgegangenen Jahrzehnten immer wieder zu schweren Gewissenskonflikten geführt. Denn das Lebendige Licht, das zu ihr sprach, wies ihr nicht selten einen anderen Weg als den, den der Abt vorgab. Dieser innere Zwiespalt, dem Hildegard ausgesetzt war, äußerte sich immer wieder in massiven gesundheitlichen Störungen, die meist so gravierend waren, dass sie längere Zeit das Bett hüten musste. Erst wenn sie sich dazu durchgerungen hatte, dem Lebendigen Licht zu folgen – das heißt: sich durchzusetzen –, konnte sie das Krankenlager wieder verlassen.

Ihre Visionen hatten die inzwischen 50-jährige Magistra berühmt gemacht, und viele Menschen, darunter auch etliche Frauen, kamen auf den Disibodenberg, um an den göttlichen Geheimnissen, die das Lebendige Licht offenbarte, teilhaben zu können. Erste Überlegungen wurden angestellt, die Räume zu erweitern. Doch Hildegard hatte einen ganz anderen Plan, wie uns die Mönche Gottfried vom Disibodenberg und Theoderich von Echternach in ihrer Lebensbeschreibung

Hildegards berichten: „Da die Klause als Wohnstatt kaum alle zu fassen vermochte und man eine Verlegung oder Erweiterung des Gebäudes erwog, wurde Hildegard vom Heiligen Geist jene Stätte gezeigt, wo die Nahe in den Rhein mündet, nämlich der Hügel, der früher vom heiligen Bekenner Rupertus seinen Namen erhielt." Das Lebendige Licht hatte Hildegard also befohlen, einen Tagesritt (etwa 30 Kilometer) nördlich vom Disibodenberg ein eigenes Kloster zu gründen und ihr auch den Ort gewiesen: den Rupertsberg in der Nähe von Bingen. (Deshalb ging sie schließlich auch als Hildegard von Bingen in die Geschichte ein.) Dort hatte im 8. Jahrhundert der hl. Rupert, ein frommer junger Mann, ein gottgefälliges Dasein geführt, bis er sein irdisches Leben mit nur 20 Jahren beendete.

Der Konflikt mit Abt Kuno

Hildegard entschloss sich also, Abt Kuno von ihrer Vision zu berichten. Freimütig erzählte sie, dass ihr das Lebendige Licht die Stelle auf dem Rupertsberg gezeigt habe, wo demnächst ihr eigenes Kloster entstehen sollte. Wie erwartet lehnte Kuno ihren Plan kategorisch ab und erklärte, Hildegard habe sich schlicht und einfach durch ein Trugbild täuschen lassen. Damit schien der Fall für ihn erledigt. Ein schwerer Schlag für die Magistra, die sich gleich darauf wieder ins Krankenbett legte. Da fragt man sich unwillkürlich: War da womöglich Erpressung im Spiel? Selbst die frommen Mönche Gottfried und Theoderich konnten sich dieses Verdachts wohl nicht erwehren: „Damit sie aber nicht gehindert würde, die Weisung Gottes auszuführen, lag sie, wie früher, lange auf dem Krankenlager", heißt es in ihrer Hildegard-Vita. Die Magistra freilich hätte diesen Verdacht weit von sich gewiesen. Sie selbst sah sich keineswegs als willensstark, jedenfalls behauptete sie dies. Sie sei sogar ein Leben lang von Selbstzweifeln geplagt gewesen, wie sie 1175 ihrem Biografen Wibert von Gembloux gestand: „Keine Sicherheit des Könnens erkenne ich in mir", sagte sie.

Die reine Schönheit von Hildegards Jungfrauen

Kuno blieb unnachgiebig. Er verwies darauf, dass Hildegard an ihr Gelübde gebunden war. Kuno wusste allerdings auch, dass die Magistra gern an ihre Grenzen ging, sie mitunter sogar überschritt und deshalb eine zähe Gegnerin war. Andererseits vermutete Kuno offenbar, dass es wohl doch Gott selbst war, der aus Hildegard sprach, und so machte er immer wieder Zugeständnisse.

Andere Zeitgenossen waren, was Hildegards Extravaganzen betraf, längst nicht so verständnisvoll. Das belegt ein intensiver Briefwechsel, den die Magistra zwischen 1147 und 1150 mit der Äbtissin Tenxwind von Andernach führte. Tenxwind ereiferte sich über die in ihren Augen geradezu skandalöse Art und Weise, mit der sich Hildegards Nonnen beim Chorsingen an besonderen Festtagen ausstaffierten. Für Tenxwind grenzte ein solcher Auftritt schon an Blasphemie, und sie verlangte dringend eine umfassende Erklärung. Hildegard lieferte eine theologische Begründung und stützte diese auf den Unterschied zwischen Ehefrauen und Jungfrauen. Ehefrauen seien seit dem Sündenfall schrecklichen Ausschweifungen ausgesetzt, blieben jedoch geschützt, wenn sie sich der gottgewollten Macht ihres Ehemanns unterwarfen. Bei gottgeweihten Jungfrauen, argumentierte Hildegard, stelle sich die Sache anders dar. Sie befänden sich noch in der Unversehrtheit des Paradieses und verkörperten daher die reine „Urform" der Frau. Da die Bräute Christi vor Ausschweifungen geschützt seien, dürften sie ihre Haare unbedeckt lassen und als Zeichen ihrer Vermählung mit Christus leuchtend weiße Kleider tragen.

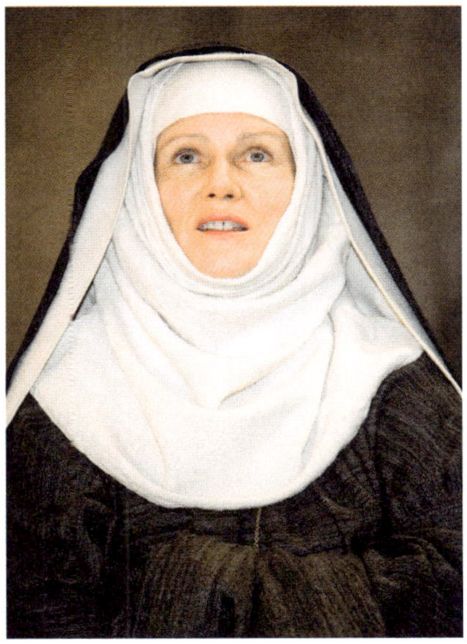

Hildegard sagte, sie habe in einer Vision den Auftrag bekommen, auf dem Rupertsberg (oberhalb von Bingen) ein Kloster zu gründen. Das Porträt zeigt Barbara Sukowa als Hildegard in Margarethe von Trottas Film „Vision – Aus dem Leben der Hildegard von Bingen".

Gute Beziehungen

Obwohl Abt Kuno ihr strengstens untersagt hatte, auf dem Rupertsberg ein eigenes Kloster zu gründen, hielt sie weiterhin an ihrem Plan fest. Unterstützt wurde sie dabei von ihren Mitschwestern, die wiederum ihre reiche und einflussreiche Verwandtschaft über Hildegards Vorhaben unterrichteten. So reiste die Markgräfin Richardis von Stade, die Mutter der Nonne Richardis, nach Mainz, um Erzbischof Heinrich I. über Hildegards Pläne zu unterrichten. Tatsächlich gelang es ihr mit weiblichem Charme und großer Überzeugungskraft, Heinrich für das Projekt zu gewinnen und Hildegard zu unterstützen.

Gegen das Wort seines „Vorgesetzten" war Abt Kuno machtlos: „Und er sah ein, dass er sich nicht länger der göttlichen Weisung widersetzen dürfe, wenn er selbst nicht noch Schlimmeres erleiden wollte", teilen Gottfried und Theoderich uns mit. Kuno blieb nichts anderes übrig, als Hildegards Plan doch noch zuzustimmen. Und so schickte er eine Gesandtschaft zu den Besitzern des Rupertsbergs, um mit ihnen über die geplante Ansiedlung der Nonnen zu verhandeln.

Hildegard am Ziel

Wie nicht anders zu erwarten, wurde Hildegard schlagartig wieder gesund. Jetzt waren nicht nur alle Steine aus dem Weg geräumt, sondern sie erhielt auch die großzügige Unterstützung des Pfalzgrafen von Stahleck, der auf seiner Burg hoch über Bacharach lebte. Mit einem beherzten Griff in seine Schatulle sorgte der Pfalzgraf dafür, dass die Bauarbeiten auf dem Rupertsberg in Angriff genommen werden konnten und zügig voranschritten, sodass Hildegard bereits im Jahr 1150 mit 20 Nonnen in ihr Kloster einziehen konnte. An ihrer Seite befand sich auch Volmar, der als Seelsorger der Nonnen und Vertrauter Hildegards mit auf den Rupertsberg zog.

Der Bau war zur Zeit des Einzugs noch nicht fertig, und nicht alle Mitschwestern fühlten sich auf dem Rupertsberg wirklich wohl. Es kam zu Spannungen in der Gemeinschaft. Einige fanden ihre neue Unterkunft zu primitiv, manche verließen den Rupertsberg sogar, um in einem anderen Kloster ein angenehmeres Leben zu führen. Doch Hildegard ließ sich nicht beirren und ihr unerschütterliches Gottvertrauen machte sich bezahlt. Zwei Jahre später hatte das Kloster auf dem Rupertsberg bereits Gestalt angenommen, und am 1. Mai 1152 weihte der Mainzer Erzbischof Heinrich I. die neue Kirche ein, die über dem Grab des hl. Rupert errichtet worden war.

Der Kampf um Geld und Gut

Rupertsberg blieb eine „Zweigstelle" vom Disibodenberg. Das hieß vor allem: Die Mitgift der Novizinnen vom Rupertsberg verblieb im Besitz des Klosters Disibodenberg. Das konnte und wollte Hildegard auf Dauer nicht akzeptieren. Als sie die erste schwere Zeit auf dem Rupertsberg überstanden hatte, beschloss die 55-Jährige, den Kampf mit Abt Kuno aufzunehmen. Vorangegangen war auch diesmal eine längere Phase des Zögerns, der Unsicherheit und Unentschlossenheit – ein Schema, das wir bereits kennen: Das Lebendige Licht offenbarte Hildegard, sie müsse zum Disibodenberg reisen. Die Magistra wurde krank und sah in ihrer Krankheit eine Strafe Gottes für ihren Ungehorsam. Deshalb beschloss sie 1153 dann doch, aufzubrechen.

Unabhängig und Äbtissin

Auf dem Disibodenberg angekommen führte Hildegard heftige Diskussionen mit Abt Kuno, doch ihr Ziel erreichte die streitbare Magistra zunächst noch nicht. Erst nach Kunos Tod 1155 und der Wahl des neuen Abts Helenger erreichte sie eine vollständige Loslösung des Klosters Rupertsberg. Im Mai 1158 stellte Erzbischof Arnold von Mainz zwei Urkunden aus, in denen die Selbstständigkeit des Klosters sowie die damit verbundenen Rechte und Befugnisse bestätigt wurden.

Das bedeutete vor allem das Recht, selbstständig über die Mitgift der Nonnen und künftige Schenkungen verfügen zu können. Wieder hatte Hildegard mit eisernem Willen gekämpft und gewonnen. Das Lebendige Licht hatte ihr den richtigen Weg gewiesen, denn nun wurde das Kloster Rupertsberg richtig reich. Der Graf von Sponheim und der Pfalzgraf von Stahleck übertrugen der Abtei ausgedehnte Ländereien, und neu eingetretene Nonnen brachten weitere Besitzungen mit. Zuletzt lebten 50 Schwestern auf dem Rupertsberg – in anderen

Klöstern waren es normalerweise nur 20 bis 30. Als Hildegards ältester Bruder 1158 starb, erbte das Kloster auch den umfangreichen Besitz derer von Germersheim.

Die Zeitgenossen bewunderten die ungewöhnliche Leistung der mutigen Magistra. Wibert von Gembloux beschrieb 1177 Hildegards Kloster in einem Brief an einen Vertrauten: „Dieses Kloster ist nicht etwa von einem Kaiser oder Bischof, einem Mächtigen oder Reichen dieser Erde, sondern von einer armen, zurückgezogenen, schwachen Frau gegründet worden. Innerhalb kürzester Zeit, seit 27 Jahren, hat es sich sowohl dem monastischen Geist wie auch dem äußeren Aufbau nach hoch entwickelt, sodass es durch nicht prunkvolle, aber stattliche und geräumige Gebäude – wie sie sich für Nonnen eignen – und dadurch, dass man in allen Räumen eine Wasserleitung gelegt hat, in allem wohlbestellt ist. Nicht nur für die vielen Gäste, die in dem Haus Gottes niemals fehlen (…).“

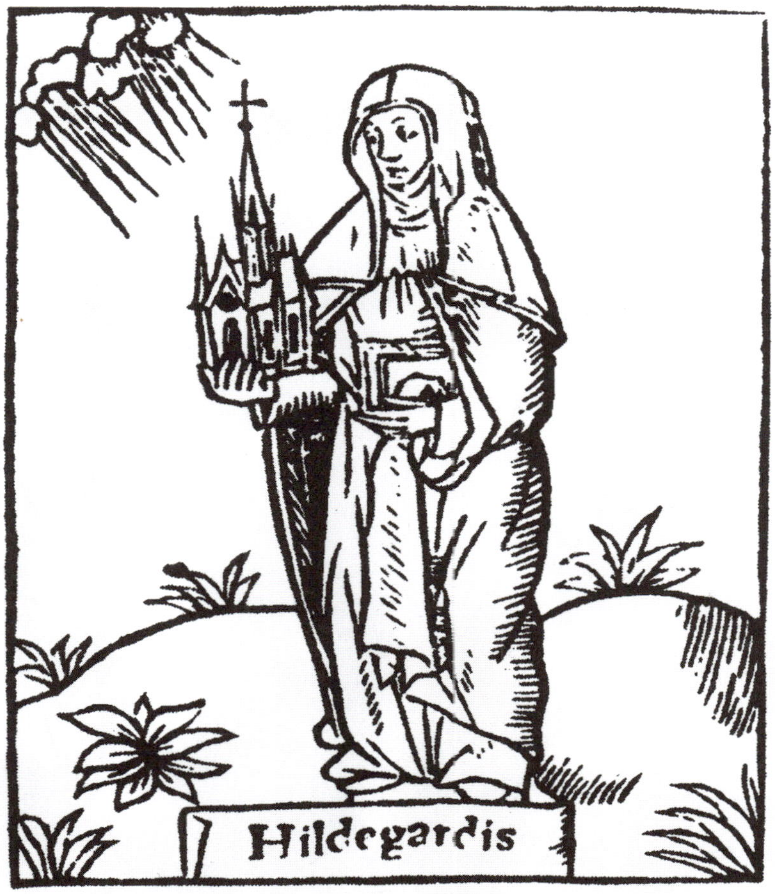

Hildegard gründete zwei Klöster, Rupertsberg und Eibingen. Hier ist sie in der Stifterpose gezeigt, obwohl sie das Geld für die Bauten nicht selbst aufbrachte.

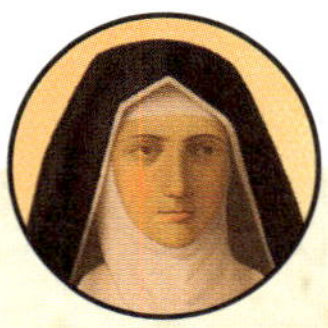

„Ich bin ständig von zitternder Furcht erfüllt. Denn keine Sicherheit des Könnens erkenne ich in mir. Doch strecke ich meine Hände zu Gott empor, dass ich von ihm gehalten werde wie eine Feder, die sich vom Wind dahinwehen lässt.“

Eibingen, eine weitere Klostergründung

Doch der linksrheinische Rupertsberg blieb nicht Hildegards einziges Kloster. Der Zustrom an aufnahmewilligen Frauen riss nämlich nicht ab, im Gegenteil. Daher erwarb Hildegard um 1165 ein leer stehendes Augustinerkloster auf der anderen Rheinseite: In Eibingen bei Rüdesheim gründete sie inmitten von Weinbergen hoch über dem Fluss ein neues Kloster; die mittlerweile 67-Jährige selbst blieb auf dem Rupertsberg und „pendelte“ nun zwischen den beiden Klöstern, indem sie sich zweimal in der Woche über den Rhein setzen ließ.

Eibingen entwickelte sich ebenso wie der Rupertsberg zum Erfolgsmodell. Man fragt sich: Woher nahm diese Frau all die Kraft? Vielleicht liegt die Antwort schlicht in der Tatsache, dass Hildegard alles mit großer Liebe tat und sich in der Liebe Gottes geborgen fühlte. Es war wohl diese Freude am Leben, die sie trotz ihrer gesundheitlichen Probleme bis ins hohe Alter beflügelte.

Die Natur- und Heilkundige

Als Klosterfrau verfügte Hildegard über große natur- und heilkundliche Kenntnisse. Doch dass sie Kranken helfen konnte, lag wohl hauptsächlich daran, dass sie ihnen Zuwendung schenkte. Nach ihrer Auffassung konnte ohnehin nur Gott den Menschen heilen.

Als die 52-jährige Hildegard im Jahr 1150 Äbtissin des Klosters Rupertsberg wurde, hatte sie alle Hände voll zu tun. Sie musste Bauarbeiten überwachen, für Harmonie unter den Schwestern sorgen, sich darum kümmern, dass die (wohl vom Dienstpersonal zubereiteten) Mahlzeiten pünktlich auf den Tisch kamen, und zugleich die spirituelle Atmosphäre schaffen, die für eine Klostergemeinschaft unabdingbar war. Umso erstaunlicher ist es daher, dass sich die Äbtissin auf dem Rupertsberg einem weiteren Aufgabenbereich zuwandte: Zwischen 1151 und 1158 verfasste sie natur- und heilkundliche Schriften, die ihr später den Ruf einbrachten, die erste „Ärztin" des Mittelalters gewesen zu sein.

Der Klostergarten

Woher hatte Hildegard ihr reichhaltiges Wissen? Der klösterliche Kräutergarten gehörte gewissermaßen zu ihrem Arbeitsalltag seit sie als junges Mädchen auf den Disibodenberg gekommen war. Insofern hatte sie sich fast ein Leben lang mit Heil- und Kräuterkunde beschäftigt, beobachtet und immer weiter dazugelernt.

Wie wertvoll diese klösterlichen Kräutergärten waren, hatte schon Kaiser Karl der Große erkannt. Weil viele gartenbauliche Kenntnisse mit dem Untergang des Römischen Reiches und in den Wirren der Völkerwanderung verloren gegangen und nur in den Klöstern und ihren Gärten weitgehend erhalten geblieben waren, erließ Karl im Jahr 812 eine Landgüterverordnung, das „Capitulare de villis". In dem Erlass, der vermutlich von einem Benediktiner, also einem Ordensbruder Hildegards, verfasst worden war, verfügte Karl unter anderem, dass auf allen Krongütern Kräutergärten angelegt werden sollten. Unter den aufgelisteten 73 Kräutern befinden sich beispielsweise Mutterkraut, Ringelblume und Salbei, die auch in Hildegards „Physica" enthalten sind.

Hildegard konnte außerdem in der Klosterbibliothek auf alte medizinische Schriften und mögliche Rezepturen zurückgreifen, auch auf die Volksheilkunde, die bis in die germanische Zeit zurückging und vermutlich als Wissen ihrer Mitschwestern ins Kloster gekommen war. Mit Sicherheit kannte Hildegard den „Corpus Hippocraticum", eine Textsammlung verschiedener Autoren aus dem 5.–2. Jh. v. Chr. Das Werk umfasst neben den Schriften des berühmten griechischen Arztes Hippokrates von Kos auch Überlieferungen anderer Ärzteschulen wie der im griechischen Knidos.

Auch ein Exemplar des ältesten medizinischen Werks Deutschlands, des „Lorscher Arzneibuchs" aus dem 8. Jahrhundert, befand sich gewiss in den Bibliotheken von Disibodenberg und Rupertsberg. Das Lorscher Arzneibuch enthält eine Aufzählung von mehreren hundert Pflanzen und ihrer jeweiligen Wirkung.

Vielfältige Quellen

Doch Hildegard scheint nicht nur die alten Schriften studiert zu haben, sie verfügte wohl auch über weitere Quellen, vor allem über mündliche Berichte. Vielleicht hat sie in Gesprächen mit gelehrten Mönchen und weit gereisten Gästen ihres Klosters, z. B. Pilgern, zahlreiche Informationen erhalten.

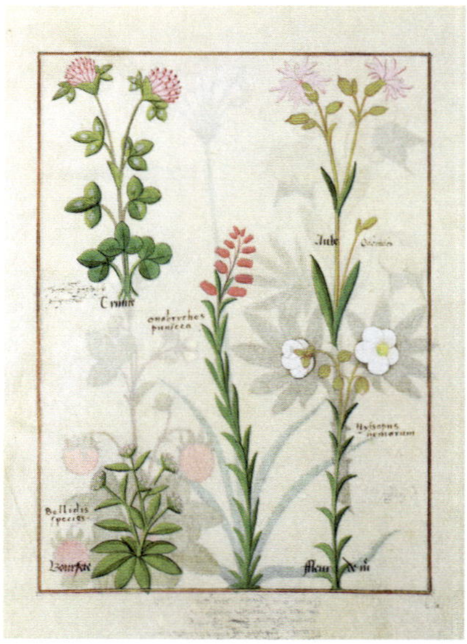

Zu Hildegards Zeiten gab es eine Reihe von Kräuterbüchern, die meisten naturgetreu illustriert. Diese Seite stammt aus „De medicinis simplicibus" (Buch der einfachen Heilmittel) von Matthäus Platearius.

So erreichten sie bestimmt Nachrichten aus Salerno, wo der Benediktinerorden südlich von Neapel ein medizinisches Zentrum gegründet hatte, das einen hervorragenden Ruf besaß und auch über die heilkundlichen Kenntnisse aus dem arabischen Raum informiert war. Hier wurden nicht nur Ärzte ausgebildet, sondern auch Schriften über Anatomie, Chirurgie, Hygiene und Arzneimittel verfasst.

Der Mensch in Gottes Hand

Wie für den Menschen des Mittelalters überhaupt, so gehörten auch für Hildegard Verlust, Krankheit und Tod zum Leben dazu. Der Mensch sollte sich voller Vertrauen in die göttliche Ordnung einfügen und demütig eingestehen, dass die menschliche Macht ihre Grenzen hat. Sie maßte es sich daher nicht an, als Medizinerin im heutigen Sinne aufzutreten. Anders als bei ihren Werken „Scivias" und dem im Jahr 1158 begonnenen „Liber Vitae Meritorum" (Das Buch der Lebensverdienste) trat die Visionärin Hildegard bei ihren heilkundlichen Schriften in den Hintergrund. Insofern kam sie auch nicht in Konflikt mit der Kirche, die auf der Synode von Clermont 1130 den Mönchen und Nonnen das Studium der Klostermedizin untersagte. Für sie galt das Motiv des „Christus medicus" – nur er allein kann den Menschen heilen und erlösen.

Aber auch wenn es keinen anderen Herrn über Leben und Tod gab als Gott allein, so war der Mensch seinem Leiden doch nicht hilflos ausgeliefert. Tugenden wie Hoffnung, Geduld und Vertrauen spielten bei Hildegard eine maßgebliche Rolle. Sie sah in der Krankheit so etwas wie eine Bewährungsprobe, die Möglichkeit innezuhalten, über Änderungen des Alltagslebens nachzudenken und der Krankheit vielleicht so einen Sinn zu geben. Womöglich hat sie diese Erkenntnis durch ihre eigenen, vermutlich psychosomatischen Krankheiten gewonnen, die sie in Krisensituationen immer wieder in die Knie zwangen. Für Hildegard waren es die Botschaften Gottes, die sie empfing – moderne Menschen sehen darin vielleicht so etwas wie einen „Hilfeschrei der Seele".

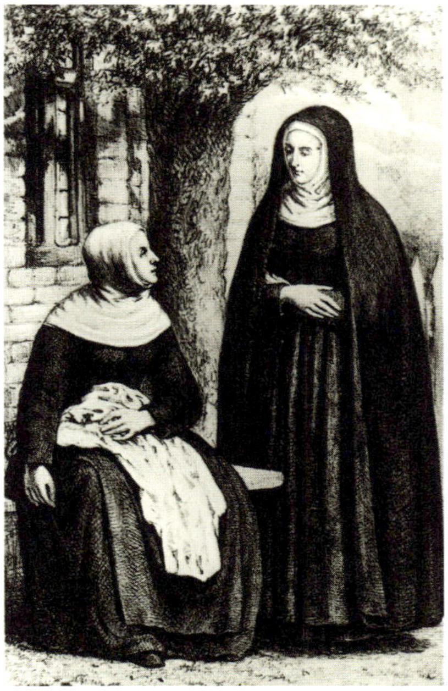

Hilfe für kranke Mitbrüder und -schwestern stand am Anfang der Krankenversorgung sowohl bei den Benediktinern als auch bei anderen Ordensgemeinschaften. Die Darstellung zeigt Hildegard mit einer Novizin, die an Unterleibsschmerzen leidet.

Für Hildegard waren aber nicht nur Leib und Seele untrennbar miteinander verbunden, sondern auch der Mensch mit der Welt. Das bedeutet, dass er sowohl für sich selbst, als auch für die gesamte Schöpfung Verantwortung trägt. Anschaulich zeigt dies eine Illustration zu Hildegards Vision vom Aufbau der Welt (siehe S. 102): Im Zentrum eines mächtigen Weltkreises, der von einem dreifaltigen Gott gehalten wird, steht mit weit ausgebreiteten Armen der Mensch. Er ist einerseits eingebunden in die Kräfte des Kosmos und besitzt andererseits die Fähigkeit, auf diese einzuwirken. Auch dieser Aspekt wirkt heute erstaunlich modern: Angesichts von Überbevölkerung und Raubbau an der Natur ist die Verantwortung des Menschen für die Umwelt eines der wichtigsten Themen unserer Zeit geworden.

Lebenskraft aus dem Grün

Für Hildegard gleicht der Mensch einem Garten, der gehegt und gepflegt werden muss, damit er nicht verdorrt. Und hier bringt Hildegard einen einzigartigen, nur von ihr gebrauchten Begriff ins Spiel: die „Grünkraft" *(viriditas)*, die den gesamten Kosmos in ewigem Wirken durchfließt. Damit ist zunächst einmal das Grünen der Pflanzen und die Fruchtbarkeit der Erde gemeint, die diese Pflanzen wachsen lässt. Sie ist aber auch Voraussetzung dafür, dass bestimmte Kräuter eine heilende Wirkung entfalten können. Nicht zuletzt ermöglicht die Grünkraft das Gedeihen des Menschen. In diesem Sinne bedeutet Grünkraft Lebenskraft.

Oft hilft schon allein der „Blick ins Grüne". Offenbar

wirkt die Farbe stabilisierend auf die Botenstoffe im Gehirn, sie erfrischt Körper und Seele und macht stressresistent. Das Grün kann aber noch mehr. Laut einer Studie der Universität München beflügelt der Farbton auch unsere Gedanken und verhilft uns zu Kreativität.

Möglicherweise aktiviert das Grün urzeitliche Prägungen unserer Wahrnehmung und regt an, die Gedanken wie bei einem Spaziergang durch die Natur schweifen zu lassen.

Hildegards Kenntnisse der Krankenpflege

Wenn Hildegard heute als „erste Ärztin des Mittelalters" bezeichnet wird, so bezieht sich das vor allem auf die schriftlichen Aufzeichnungen ihrer heilkundlichen Kenntnisse. Wie schon bei ihrem Visionswerk „Scivias" erhielt sie auch diesmal die kompetente Unterstützung des treuen Volmar. Der gelehrte Mönch machte aus dem, was Hildegard in ihre Wachstafeln ritzte, einen grammatisch erheblich verbesserten lateinischen Text.

Praktische Erfahrungen als „Ärztin" sammelte Hildegard wohl hauptsächlich bei ihren Nonnen. Die Pflege kranker Ordensbrüder und -schwestern war schon seit den Zeiten Benedikts von Nursia ein Gebot christlicher Nächstenliebe. In Kapitel 36 der Benediktinerregel heißt es, dass die Sorge für den Kranken absoluten Vorrang hat, denn damit diene man gleichzeitig Christus.

Die Krankenpflege im Kloster oblag dem *infirmarius,* der vermutlich über praktische medizinische Erfahrungen verfügte, vor allem, was die Anwendung von Heilkräutern betraf. Wer als Mönch oder Nonne ins Krankenrevier eingewiesen wurde, erhielt nicht nur eine besondere Betreuung, sondern auch reichhaltiges Essen, vor allem Fleisch, das nur selten auf dem Speisezettel stand. Dazu reichte man Wein als Stärkungsmittel. Zwar blieb die „Rundumbetreuung" der Kranken auf den Mikrokosmos des Klosters beschränkt, auf die Mönche und Nonnen, aber natürlich kamen auch Pilger und Gäste in den Genuss der Pflege.

Auch wenn Hildegard und ihre Mitschwestern Frauenleiden aus eigener Erfahrung kannten – die Sexualität der Frau im Hinblick auf ihr Zusammensein mit dem Mann konnte nicht eigener Erfahrung entspringen. Doch Hildegard wusste viel darüber.

Denn dass sie zahllose Gespräche geführt hat, wird schon daraus ersichtlich, wie gut sie über intime Bereiche wie Sexualität, Zeugung und Geburt Bescheid wusste: „Wenn sich eine Frau im Geschlechtsverkehr mit dem Mann befindet, kündigt ein Hitzegefühl, das die Empfindung der geschlechtlichen Lust mit sich führt, in ihrem Gehirn sowohl den Genuss dieser Lustempfindung bei der geschlechtlichen Vereinigung an als auch die Ergießung des Samens." Es ist doch erstaunlich, dass die erste detaillierte Beschreibung des weiblichen Orgasmus von einer Nonne des Mittelalters stammt. Und diese Kenntnisse kann Hildegard nur erworben haben, weil die Frauen ihr voll und ganz vertrauten.

Der Mensch als Medizin

Auch wenn manche Heilmethoden und Rezepturen Hildegards heute nicht mehr angewendet werden, so hat die Äbtissin doch ganz offensichtlich in vielen Fällen helfen können. Das lag wahrscheinlich nicht nur an den richtigen Kräutermischungen, sondern eher noch daran, dass sie viel Verständnis für die Kranken hatte, sich Zeit nahm, sich in sie einfühlte und auf diese Weise helfen konnte. Zudem muss ihre charismatische Persönlichkeit Hoffnung und Zuversicht in den Menschen geweckt haben.

Die Heilung des blinden Kindes

Hildegard stand sogar in dem Ruf, Wunder tun zu können. Eines Tages, als sie wieder einmal mit dem Boot über den Rhein nach Eibingen übersetzen wollte, kam eine Frau mit einem kleinen Jungen auf sie zu. Allem Anschein nach war das Kind blind. Für die Mutter war Hildegard die letzte Hoffnung und sie bat die Äbtissin inständig, ihrem Sohn zu helfen. Tatsächlich soll Hildegard durch intensive Zuwendung, Gebet und Handauflegen dem Kind das Augenlicht wiedergege-

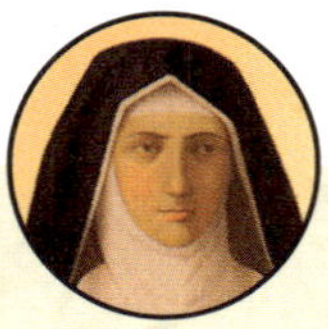

„Nicht nur das Sichtbare und Zeitliche tut Gott durch seine Schöpfung kund, sondern auch das Unsichtbare und Ewige."

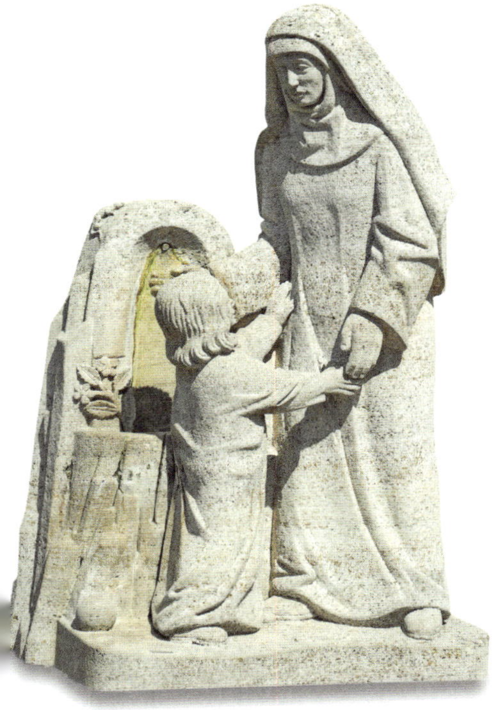

Die Brunnenskulptur im Hildegard-Forum der Kreuzschwestern auf dem Binger St. Rochusberg stellt die berühmte Heilung eines blinden Kindes dar.

ben haben – das berichten zumindest Gottfried und Theoderich, die beiden Verfasser der Lebensgeschichte Hildegards.

Ob nun Legende oder Wahrheit – für Hildegard galt: Gott hat die Welt aus Liebe geschaffen und auch die Menschen sind in erster Linie Ebenbilder Gottes und damit Liebende. Deshalb sollen sie die Mitmenschen und die gesamte Schöpfung lieben.

Wenn man Hildegards naturkundliche Schriften liest, ihre Bücher über Kräuter, Bäume, Steine, Vögel, Säugetiere, Reptilien, Metalle und Fische, wird deutlich, wie sehr sie Gottes Welt in ihrem unendlichen Reichtum und ihrer kaum fassbaren Vielfalt liebte.

Bei alledem musste Hildegard auch „Heilmethoden" anwenden, die uns heute mehr als fraglich erscheinen, aber aus ihrer Zeit heraus verständlich sind. Dazu gehörte auch die Teufelsaustreibung. Viele Menschen, meist Frauen, glaubten sich damals vom Teufel besessen und baten Geistliche um einen Exorzismus, den diese dann mittels Beschwörungsformeln, Lesung der Heiligen Schrift, mit Weihwasser und Präsentation des Kreuzes durchzuführen suchten.

Im Jahr 1167 hatten die Benediktinermönche der Abtei Brauweiler bei Köln eine adlige Dame aufgenommen, die ebenfalls glaubte, vom Teufel besessen zu sein. Die Mönche mühten sich redlich, den Dämon auszutreiben, doch vergebens. Schließlich wandten sie sich an die Äbtissin vom Rupertsberg. Umgehend schickte Hildegard ein Schreiben mit Ratschlägen nach Brauweiler, das in Anwesenheit der Besessenen vorgelesen wurde. Der Dämon aber wollte nicht weichen. Warum ließ sich Satans Einfluss auf ihr Kloster nicht bannen? In ihrer Not baten die Mönche Hildegard, die Besessene bei sich auf dem Rupertsberg aufzunehmen.

Die Entscheidung wird Hildegard nicht leicht gefallen sein, denn sollte die Teufelsaustreibung fehlschlagen, würde ein Schatten auf ihr Kloster fallen. Doch Hildegard besaß Gottvertrauen und sagte zu. Wochenlang bemühte sie sich mit ihren Nonnen „durch Gebete, Almosen und körperliche Buße" um Austreibung des Dämons – mit Erfolg: „Wir haben erkannt, dass der teuflische Anhauch von Tag zu Tag bis zu seinem Rückzug dahinschwand", schrieb sie an ihren Neffen, Erzbischof Arnold von Trier. „Diese Frau ist von den Quälereien des Teufels befreit worden. Jetzt hat sie die Kräfte des Leibes und der Seele in voller Gesundheit wiedererlangt."

Die Kunde von Hildegards Teufelsaustreibung verbreitete sich in ganz Deutschland und machte die Äbtissin noch berühmter.

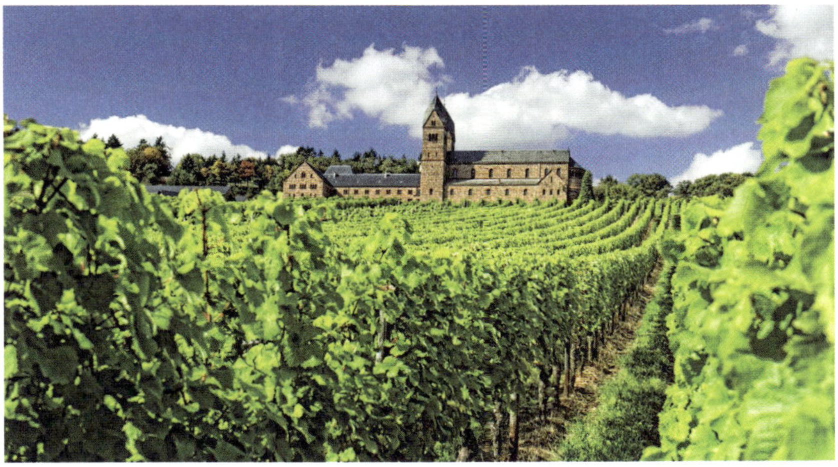

Die herrlichen Weinberge des mittleren Rheintals mögen Hildegards Phantasie beflügelt und sie zu ihrer Idee der „Grünkraft" inspiriert haben. Die Benediktinerinnen-Abtei St. Hildegard, an der Stelle von Hildegards Kloster Eibingen errichtet, bewirtschaftet eigene Weinberge, z. B. die Lage „Rüdesheimer Klosterberg".

Hildegard und die Mächtigen ihrer Zeit

Auch wenn Hildegards Kloster eine „Insel der Seligen" gewesen sein mochte, so war die Welt „draußen" doch von Laster und Verfallserscheinungen geprägt. Weil diese Zustände die 60-Jährige tief bedrückten, tat sie etwas Ungeheuerliches: Sie verließ den Rupertsberg und ging auf Reisen, um den Mächtigen ins Gewissen zu reden.

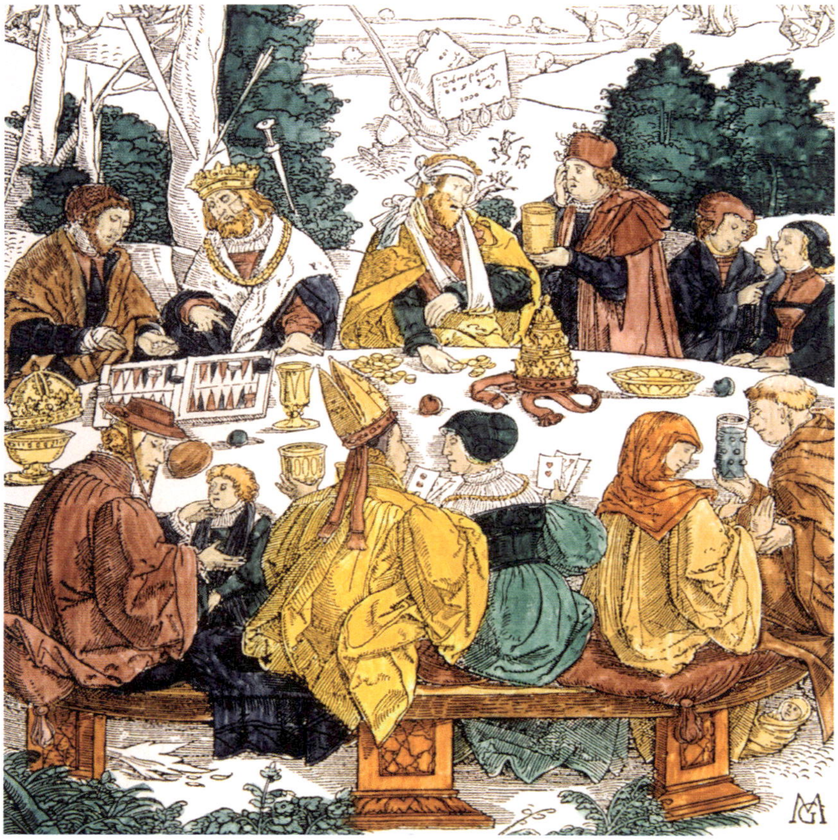

Bei diesem Festgelage im mittelalterlichen Deutschland sind vorn der Papst, im Hintergrund der König, rechts ein Mönch und weitere Teilnehmer zu sehen, die sich beim Essen, Trinken und Spielen vergnügen. Eine solche Wohllebe stieß auf Kritik.

Mit Hilfe des Lebendigen Lichts war es Hildegard zumindest in ihrem klösterlichen Mikrokosmos gelungen, die Idee der universellen Harmonie weitgehend zu verwirklichen und an der Seite ihrer Nonnen im Einklang mit Gott und seiner Schöpfung zu leben. Dabei war der Äbtissin durchaus bewusst, dass außerhalb der Klostermauern keineswegs paradiesische Zustände herrschten. Besucher auf dem Rupertsberg berichteten immer wieder vom lasterhaften Verhalten der Menschen, von dem auch die Großen und Mächtigen nicht ausgenommen waren. Selbst der Klerus schien immer mehr den Verlockungen des irdischen Daseins zu erliegen; Priester und Bischöfe fanden Gefallen am Luxusleben und verfielen nicht selten den Lastern der Ausschweifung, der Habsucht und des Hochmuts. Das hatte verheerende Folgen für die Kirche.

Kirchenkritische Bewegungen

Im Jahr 1143 war im „heiligen Köln" eine Gruppe Sektierer aufgetreten, die Katharer (von griechisch *katharós*, „rein") – ein Begriff, aus dem sich später das Wort „Ketzer" ableitete. Die Katharer kritisierten die Prunksucht und die weltlichen Verstrickungen des Klerus und forderten, die Kirche solle wieder zum urchristlichen Armutsideal zurückfinden; sie bestritten grundsätzlich das Recht der Kirche auf Herrschaft und Besitz. Auch die kirchliche Hierarchie und ihre Sakramente lehnten die Katharer ab, sodass sie sich mit ihrer abweichenden Haltung der Häresie, also der Ketzerei, schuldig machten. Als Folge davon waren vier Mitglieder der Bewegung noch im selben Jahr 1143 in Köln zum Tod auf dem Scheiterhaufen verurteilt worden.

Trotzdem oder gerade deshalb fanden die Katharer immer mehr Anhänger, vor allem in Südfrankreich und Norditalien, aber auch im Deutschen Reich selbst. Das konnte eine kluge und an der

Welt interessierte Frau wie Hildegard nicht unberührt lassen.

Selbst einflussreiche Männer machten sich auf den Weg zum Rupertsberg, um mit Hildegard die wichtigen Themen der Zeit zu diskutieren und sich Rat zu holen. Einer dieser Besucher war Heinrich I., Erzbischof von Mainz, der 1152 die Klosterkirche auf dem Rupertsberg eingeweiht hatte, weil der Rupertsberg in seiner Diözese lag. Heinrich suchte immer wieder den Gedankenaustausch mit der gelehrten Äbtissin und dürfte sie auch in sein erzbischöfliches Palais geladen haben. Der Erzbischof war ein ebenso streitlustiger wie machtbewusster Kirchenmann, der gern seine eigenen Interessen verfolgte. Nun, nach dem Tod des deutschen Königs Konrad III., der von 1138 bis 1152 geherrscht hatte, war es Aufgabe Heinrichs, die Wahl des Nachfolgers zu organisieren. Leider unterstützte er dabei den Sohn des Verstorbenen, der den Kampf um die Macht im Reich verlieren sollte.

Das Treffen mit Barbarossa

Als nun aber Konrads Neffe als Friedrich I. den Thron bestieg, war die politische Karriere des Erzbischofs abrupt beendet und er musste sich in ein Kloster zurückziehen. Es ist durchaus vorstellbar, dass er damals in Hildegard eine kluge Ratgeberin fand, die ihm in dieser tiefen persönlichen Krise helfen konnte.

Das freilich hielt den neuen König Friedrich I., den die Italiener wegen seines rötlichen Barts „Barbarossa" nannten, nicht davon ab, nun seinerseits Kontakt zu Hildegard aufzunehmen. Friedrich Barbarossa war ein gebildeter junger Mann, der den Gedankenaustausch mit anderen klugen Menschen liebte. Vermutlich war es sein enger Berater Bischof Eberhard von Bamberg, der den Vorschlag machte, die berühmte Äbtissin vom Rupertsberg zu einem Gespräch einzuladen. Eberhard kannte Hildegard nämlich gut und war schon lange ein glühender Bewunderer der couragierten Frau, die über alle Widerstände hinweg ihr eigenes Kloster gegründet hatte.

Nun war Friedrich Barbarossa natürlich ein viel beschäftigter Mann, der nahezu ununterbrochen im ganzen Reich unterwegs war. Als er sich jedoch 1154 auf seiner Pfalz bei Ingelheim am Rhein aufhielt, die nur einen Tagesritt vom Rupertsberg entfernt lag, lud er Hildegard kurzerhand zu sich ein.

Leider sind uns keine Einzelheiten über das Zusammentreffen der beiden Persönlichkeiten bekannt.

Barbarossa und die Kirche

In jener Zeit drohte die mittelalterliche Welt aus den Fugen zu geraten, und daran waren nicht allein die kirchenkritischen Bewegungen Schuld, sondern nicht zuletzt Barbarossa. Dabei war das Reich nach den Machtkämpfen zwischen Welfen und Staufern, einer verhängnisvollen Zeit der Wirren und Bürgerkriege, endlich wieder zur Ruhe gekommen. Doch Barbarossa, im Jahr 1155 in Rom zum Kaiser gekrönt, war fest entschlossen, gegenüber dem Papst eine starke Position einzunehmen. Denn bereits im 10. Jahrhundert war ein Konflikt zwischen weltlicher und geistlicher Macht aufgeflammt, in dem es vordergründig um die Einsetzung von Bischöfen ging. Stand dieses Recht dem Kaiser oder dem Papst zu? Das war aus zwei Gründen von enormer Bedeutung. Einerseits waren Kirchenfürsten und Äbte in der Regel Großgrundbesitzer, und drei der Kurfürsten, die den deutschen König wählten, waren Erzbischöfe (Mainz, Köln und Trier); das bedeutete: Wurden sie vom Papst eingesetzt, regierte dieser direkt in das Deutsche Reich hinein. Andererseits hatte die Kirche gewaltigen Einfluss auf die Geister und Seelen der Menschen, die gesagt bekamen, was sie zu denken und zu glauben hatten.

Friedrich Barbarossa jedenfalls hatte nicht vor, sich dem Papst unterzuordnen: Er setzte Bischöfe und Äbte nach eigenem Gutdünken ein und verstieß damit gegen das Wormser Konkordat aus dem Jahr 1122, das ihm ein solches Vorgehen untersagte.

Diese Zustände trafen Hildegard tief. Die Sorgen um Gottes Schöpfung und die Störung der kosmischen Harmonie setzten ihr offenbar so sehr zu, dass sie 1158 wieder aufs Krankenlager geworfen wurde. Doch auch diesmal offenbarte ihr das Lebendige Licht, was zu tun sei: Hildegard musste ihr Kloster verlassen, ihre Stimme erheben und die Menschen zur Umkehr aufrufen.

„Vom heiligen Geist getrieben"

Doch ging Hildegard tatsächlich auf Reisen? In keiner Stadt- oder Klosterchronik werden ihre

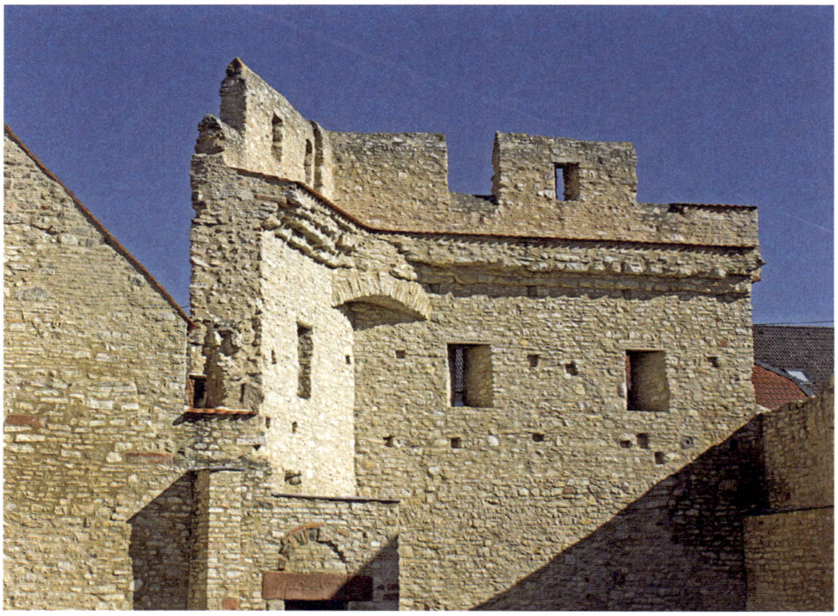

In der von Karl dem Großen einst gegründeten Kaiserpfalz zu Ingelheim am Rhein traf Hildegard Kaiser Barbarossa. Sie mahnte ihn, er solle nie vergessen, dass er seine Macht von Gott erhalten habe und deshalb einem höheren Gesetz unterliege.

Predigten erwähnt. Als Belege müssen die Lebensbeschreibungen ihrer Biografen sowie Hildegards Briefe dienen. Allerdings scheinen Briefe von verschiedenen Äbten, die Hildegard für ihren Aufenthalt danken, zu bestätigen, dass es die Predigtreisen wirklich gegeben hat.

Wibert von Gembloux schreibt dazu: „Bei alledem ist auch dies an ihr bemerkenswert, dass sie, vom Heiligen Geist nicht nur geleitet, sondern getrieben, nach Köln, Trier, Metz, Würzburg und Bamberg kam, um Klerus und Volk zu verkünden, was Gott wollte, und auf dem Disibodenberg, in Siegburg, Ebersbach, Hirsau, Zwiefalten, Maulbronn, Rothenkirchen, Kitzingen, Kraufthal, Hördt, Hagen, Andernach, auf dem Marienberg, in der Klause und im Winkel offenbarte sie, was dem Seelenheil nützlich ist, gemäß dem, was Gott ihr offenbart hatte."

Gegen den Kölner Klerus

Vor allem mit dem Kölner Klerus ging Hildegard hart ins Gericht. Köln, Erzbistum seit der Zeit Karls des Großen, war damals die größte und reichste Stadt des Heiligen Römischen Reiches. Nicht nur ein florierender Handel, sondern auch der Besitz zahlreicher kostbarer Reliquien berühmter Heiliger machten Köln zum Anziehungspunkt für Kaufleute und Pilgerscharen – sogar schon bevor Erzbischof Rainald von Dassel im Jahr 1164 die Gebeine der Heiligen Drei Könige von Mailand nach Köln brachte.

Die Grenzen zwischen geistlichen und weltlichen Mächtigen waren zusehends verschwommen. So fungierte Rainald als Kurfürst und Kanzler Friedrich Barbarossas und sonnte sich im Glanz seiner weltlichen Macht. Doch auch die anderen Kölner Geistlichen waren durch reiche Pfründe träge geworden und frönten mehr den leiblichen Genüssen, als ihren eigentlichen Aufgaben nachzukommen. Gerade eine solche Einstellung, so warf Hildegard dem Kölner Klerus voller Leidenschaft vor, sei Wasser auf die Mühlen der häretischen Katharer, die die Amtskirche so vehement ablehnten. Das Versagen der Geistlichkeit mache die Ausbreitung einer fundamentalistischen Ketzerbewegung wie die der Katharer überhaupt erst möglich.

Eine zähe Frau

Die strapaziösen Reisen müssen Hildegard unglaublich viel Kraft gekostet haben. Doch ihr Drang, die Menschen aufzurütteln, war wohl stärker als ihre zunehmende Gebrechlichkeit.

Gewiss werden auch Hildegards tiefes Gottvertrauen und ihre gesunde Lebensweise dazu beigetragen haben, dass sie sich geistig und körperlich immer wieder erfrischt fühlte. Denn sie beließ es keineswegs dabei, mit ihren Predigten auf die Menschen einzuwirken. Nebenbei verfasste die

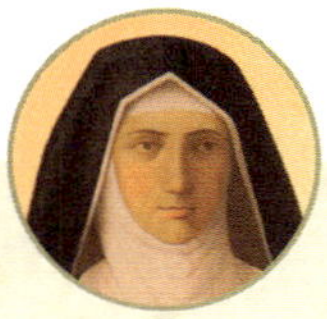

„Auch machte ich mich auf den Weg zu anderen Ordensniederlassungen und erläuterte die Worte, die Gott mir auftrug."

Äbtissin nämlich noch Hunderte von Briefen.

Ihre wortgewaltigen Schreiben richteten sich an Kaiser und Könige, an Herzöge, Päpste, Bischöfe, Priester und viele andere. Hildegard warnte aber nicht nur vor Lastern wie Selbstsucht und Zügellosigkeit – sie hatte keine Furcht davor, direkt ins (kirchen-)politische Geschehen einzugreifen. Die Welt schien nämlich noch mehr aus den Fugen zu geraten, denn seit dem Jahr 1160 war die Christenheit gespalten: Es gab zwei Päpste, die das höchste kirchliche Amt für sich beanspruchten. Auslöser der Misere war Friedrich Barbarossa gewesen, der Papst Alexander III. abgesetzt und einen Gegenpapst proklamiert hatte, durch den er sich zum zweiten Mal zum Kaiser krönen ließ. Da konnte Hildegard nicht schweigen. Voller Empörung schickte sie einen geharnischten Brief an Kaiser Friedrich Barbarossa, in dem sie seine Politik heftig kritisierte.

Der letzte große Konflikt

Auch wenn die Kräfte der Äbtissin allmählich nachließen, so erfreute sie sich auch noch im hohen Alter unverminderter geistiger Frische – und ebensolcher Streitbarkeit. Ein Leben lang war sie mutig ihren eigenen Weg gegangen, hatte selbst dem Klerus unangenehme Wahrheiten gesagt und sich von niemandem einschüchtern lassen. Noch immer half ihr das Lebendige Licht, die richtigen Entscheidungen zu treffen; darauf vertraute Hildegard auch noch, als sie als Achtzigjährige im Jahr 1178 mit dem Mainzer Episkopat in einen schweren Konflikt geriet.

Was war geschehen? Die Äbtissin hatte erlaubt, dass ein (angeblich) exkommunizierter Edelmann auf dem Klosterfriedhof des Rupertsbergs beigesetzt wurde. Prompt kam von Mainz die Aufforderung, den Leichnam zu entfernen, doch Hildegard weigerte sich. Diesmal half es nicht, dass ihr das Lebendige Licht die Rechtmäßigkeit des Begräbnisses aufgezeigt hatte: Der Erzbischof von Mainz verhängte über das Kloster Rupertsberg das Interdikt. Dies bedeutete, dass in ihrem Konvent nun keine öffentlichen Gottesdienste mehr abgehalten werden durften und auch der Empfang der Kommunion untersagt war. Selbst die Kirchenglocken mussten schweigen.

Doch selbst diese schwere Strafe nahm Hildegard in Kauf; sie lenkte nicht ein. Sie reiste sogar persönlich nach Mainz, um den Klerus umzustimmen, doch vergeblich. Ihrem Biografen Wibert von Gembloux schilderte Hildegard dieses Erlebnis so: „Da aber ihre Augen so verfinstert waren, dass sie auch nicht einen Blick des Erbarmens für mich hatten, ging ich unter vielen Tränen wieder von ihnen weg."

Fast ein Jahr lang dauerte der Konflikt, bis sich schließlich herausstellte, dass die Exkommunikation des beigesetzten Edelmanns kurz vor seinem Tod aufgehoben worden war. Damit wurde das Interdikt hinfällig, und Hildegard wird gewiss dankbar zur Kenntnis genommen haben, dass ihr das Lebendige Licht auch diesmal wieder den richtigen Weg aufgezeigt hatte.

Hildegard stirbt mit 81 Jahren

Hildegard von Bingen, die Frau, die Gottes Schöpfung und die Menschen über alles geliebt hatte, starb am 17. September 1179 mit 81 Jahren, in einem Alter, das für das Mittelalter als biblisch zu bezeichnen ist. Vermutlich fand sie in der Kirche des Klosters Rupertsberg ihre letzte Ruhestätte, und zwar in der Gruft vor dem Hauptaltar. Ihre Biografen Gottfried und Theoderich schrieben in ihrer Vita Hildegards mit größter Bewunderung: „Daher hoffen und glauben wir ohne Zweifel, dass bei Gott ihr Andenken unsterblich ist, der ihr schon in diesem Leben den besonderen Vorzug seiner Gaben verlieh, wofür ihm Preis und Ehre sei von Ewigkeit zu Ewigkeit."

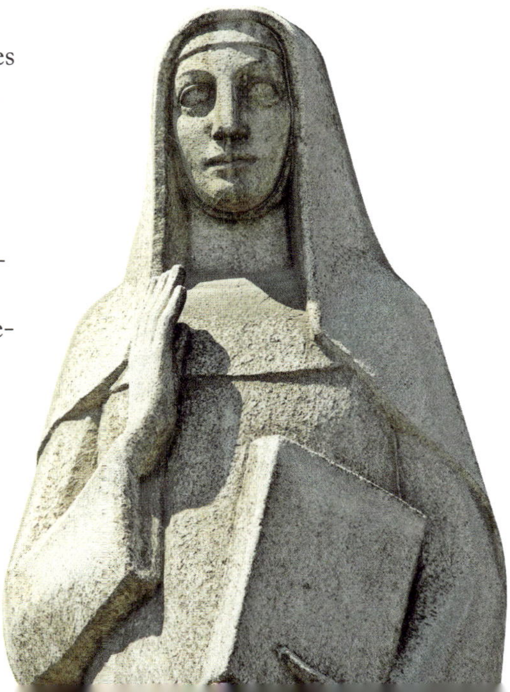

Diese Statue, die Hildegard von Bingen als Mahnerin und Lehrerin zeigt, befindet sich an der Pfarrkirche St. Hildegard in Eibingen, wo auch der Schrein mit Hildegards Gebeinen aufbewahrt wird.

Nachleben und Wirkungsgeschichte

Schon bald nach ihrem Tod geriet die noch kurz zuvor in ganz Europa bekannte Hildegard in Vergessenheit; nur im Rheinland verehrte man sie noch als Regionalheilige. Erst in der Neuzeit wurde die vielseitig begabte Benediktinerin „wiederentdeckt", und das 20. Jahrhundert brachte sogar einen regelrechten Boom der Hildegard-Verehrung.

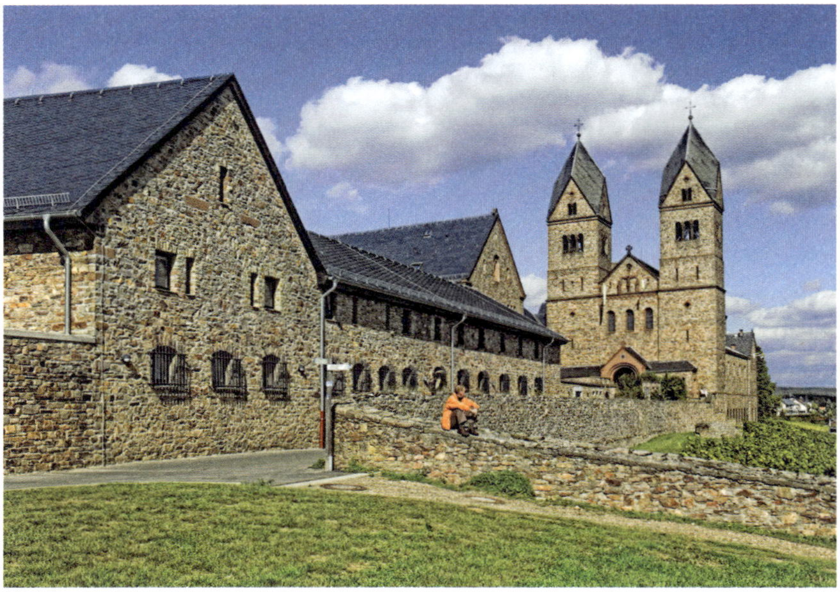

Die Benediktinerinnen-Abtei St. Hildegard in Eibingen oberhalb von Rüdesheim steht an der Stelle, an der sich Hildegards zweite Klostergründung befand. Die Abtei, 1904 gegründet, ist heute ein Zentrum, in dem Hildegards Erbe gepflegt wird.

Im Jahr 1228, knapp 50 Jahre nach Hildegards Tod, stellten die Äbtissin und die Nonnen des von Hildegard gegründeten Klosters Rupertsberg bei Papst Gregor IX. den Antrag auf Heiligsprechung der berühmten Benediktinerin. Doch das Verfahren zog sich hin, geriet durch Streitigkeiten beim zuständigen Mainzer Klerus ins Stocken und verlief schließlich im Sande. Die Zeit begann nun über Hildegard von Bingen und ihr Werk hinwegzugehen, denn die Mystik, in der ihre Gedanken zutiefst verwurzelt waren, gehörte schon bald der Vergangenheit an.

Bereits im 13. Jahrhundert wussten die Menschen mit den Visionsschriften Hildegards nichts mehr anzufangen. Damals entwickelten die Scholastiker völlig neue Formen des rationalen Denkens, basierend auf den Schriften des Aristoteles. Dazu gehörte auch der Versuch, die Existenz Gottes nachprüfbar zu beweisen. In solchen Denksystemen gab es für die Mystik Hildegards keinen Platz mehr.

Erst im 20. Jahrhundert besann man sich wieder Hildegards, die im Kloster Disibodenberg gewirkt hatte, sodass heute zumindest die Überreste der alten Abtei besichtigt werden können.

Auch das Kloster Rupertsberg ereilte ein trauriges Schicksal. Im Dreißigjährigen Krieg (1618 bis 1648) wurde es von schwedischen Truppen geplündert und zerstört, danach nie wieder aufgebaut.

Die Abtei St. Hildegard

Das Tochterkloster Eibingen oberhalb von Rüdesheim, das um 1165 von Hildegard gegründet worden war, fiel ebenfalls der Reformation zum Opfer. Zwar versuchte man im 17. Jahrhundert der Abtei neues Leben einzuhauchen, indem man ein neues Klostergebäude und eine Kirche baute, doch dem Vorhaben war kein dauerhafter Erfolg beschieden. Erst Anfang des 20. Jahrhunderts wurde die Abtei St. Hildegard neu aufgebaut, und 1904 konnten die Benediktinerinnen der Beuroner Kongregation hier Einzug halten.

Hildegards Wiederentdeckung

So hat das Gedenken an Hildegard von Bingen in Eibingen ein neues Zentrum gefunden. Seit 1857, also noch ein halbes Jahrhundert vor Gründung der neuen Abtei, wird im Ort alljährlich am 17. September, Hildegards Todestag, eine große Reliquienprozession durchgeführt, wobei der Schrein mit ihren sterblichen

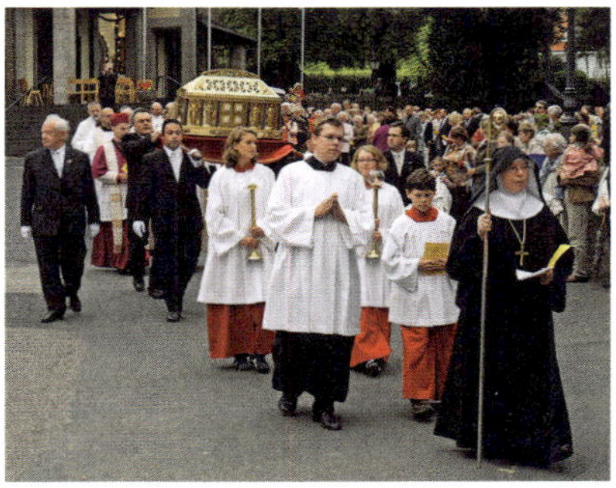

In der Kirche St. Hildegard in Eibingen wird der Schrein mit Hildegards Gebeinen aufbewahrt, den man 1929 zum 750. Todestag Hildegards anfertigen ließ. Alljährlich wird er am Todestag Hildegards, dem 17. September, durch die Straßen getragen.

Überresten durch die geschmückten Straßen getragen wird.

Überhaupt setzte in der zweiten Hälfte des 19. Jahrhunderts während des sogenannten Kulturkampfes zwischen Staat und katholischer Kirche eine regelrechte Hildegard-Renaissance ein. Ihr 700. Todestag wurde 1879 in Bingen groß gefeiert, und man begann sich wieder für die berühmte Benediktinerin und ihr umfassendes Werk zu interessieren. Auch die Mittelalterforschung und die Sprachwissenschaft in der Nachfolge der Brüder Grimm beschäftigte sich mit den Schriften Hildegards. Die Hildegard-Forschung ist noch im Fluss und birgt sicher noch so manche Überraschung.

Die „Hildegard-Medizin"

Dass Hildegards heil- und naturkundliche Schriften wieder in den Fokus der Aufmerksamkeit gerieten, hatte jedoch einen ganz speziellen Hintergrund. Der Arzt Gottfried Hertzka (1913–1997), der in der Nähe von Amberg (Ostbayern) praktizierte, interessierte sich für Naturheilverfahren. Zusammen mit einem Apotheker entwickelte er Rezepturen, die er 1970 in dem Buch „So heilt Gott. Die Medizin der hl. Hildegard als neues Naturheilverfahren" veröffentlichte. Damit begann der Siegeszug der „Hildegard-Medizin", die heute zu einem großen Geschäft geworden ist.

Nicht alles, was Hertzka und seine Nachfolger empfehlen, kann man unkritisch übernehmen. Hildegard würde heute vielleicht mit Paulus sagen: „Prüfet alles und behaltet das Beste" (1 Thess. 5, 21). Und zum Besten zählt sicherlich der ganzheitliche Ansatz ihrer Heilkunde: eine maßvolle und ausgewogene Ernährung, ein Wechsel zwischen Aktivität und Entspannung sowie eine positive Einstellung zum Leben – auch wenn das Wichtigste, das Hildegard durchs Leben trug und ihre Schriften inspirierte, nämlich ihre tiefe Gottesliebe und ihr unbedingtes Christentum, heute vielen Menschen fremd geworden ist.

Heilige und Kirchenlehrerin

Das weiß natürlich auch die Kirche. Deshalb waren es nicht Hildegards heilkundliche Kenntnisse, die Papst Benedikt XVI. dazu veranlassten, Hildegard von Bingen im Mai 2012 heiligzusprechen. Der Entscheidung lagen vielmehr ihre prophetischen Visionsschriften zugrunde, die sie zur großen Mystikerin des Mittelalters machten. Das Kanonisationsverfahren, das 1228 begonnen hatte, konnte nach 784 Jahren endlich abgeschlossen werden.

Im Oktober 2012 folgte dann die Ernennung Hildegards zur Kirchenlehrerin, als vierte Frau überhaupt. Karl Kardinal Lehmann, Bischof von Mainz, schrieb dazu: „Hildegard von Bingen, die nun als erste aus dem mitteleuropäischen und deutschen Raum hinzukommt (zu den Kirchenlehrerinnen Teresa von Avila, Katharina von Siena und Thérèse von Lisieux), gilt als eine der klügsten Frauen des Mittelalters und wird immer mehr von verschiedenen Wissenschaften in ihrer Größe erforscht und geschätzt. Man darf sie aber nicht nur in ihrer Bedeutung für die Geschichte der christlichen Spiritualität sehen. Zum großen Teil sind (die Kirchenlehrerinnen) auch ausgesprochen ‚politische' Figuren. Sie haben zu einem guten Teil den Mut, den Mächtigen ihrer Zeit gegenüberzutreten und ihnen ungeschminkt und furchtlos die Wahrheit zu sagen."

Hildegards Modernität

Hildegard war in ihrem Denken ein Kind des Mittelalters, das von „Aufklärung" und „Wissenschaft" keine Kenntnis hatte. Doch einer ihrer Kerngedanken wirkt wie der Gruß aus einer fernen Zeit an uns: die zentrale Bedeutung, die sie dem Menschen in Gottes Kosmos beimisst. „Und Gott schuf sein Werk, ähnlich wie der Werkmeister sein Werk zum Leuchten bringt. Was vor dem Zeitbeginn in seinem Ratschluss vorbestimmt war, erschien jetzt in sichtbarer Weise. Daher ist der Mensch mit aller Kreatur das Werk Gottes. Aber der Mensch ist auch der Werkmann Gottes."

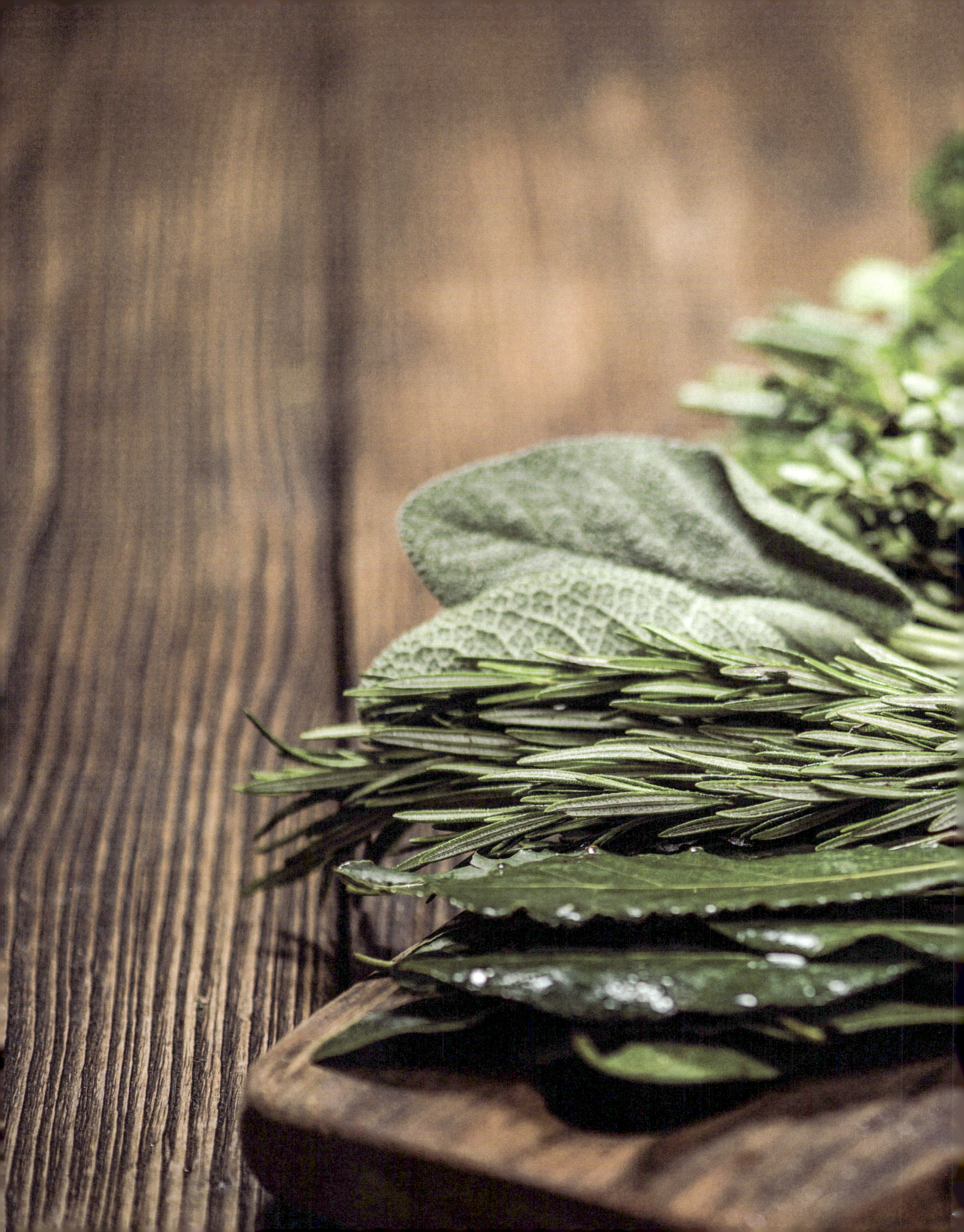

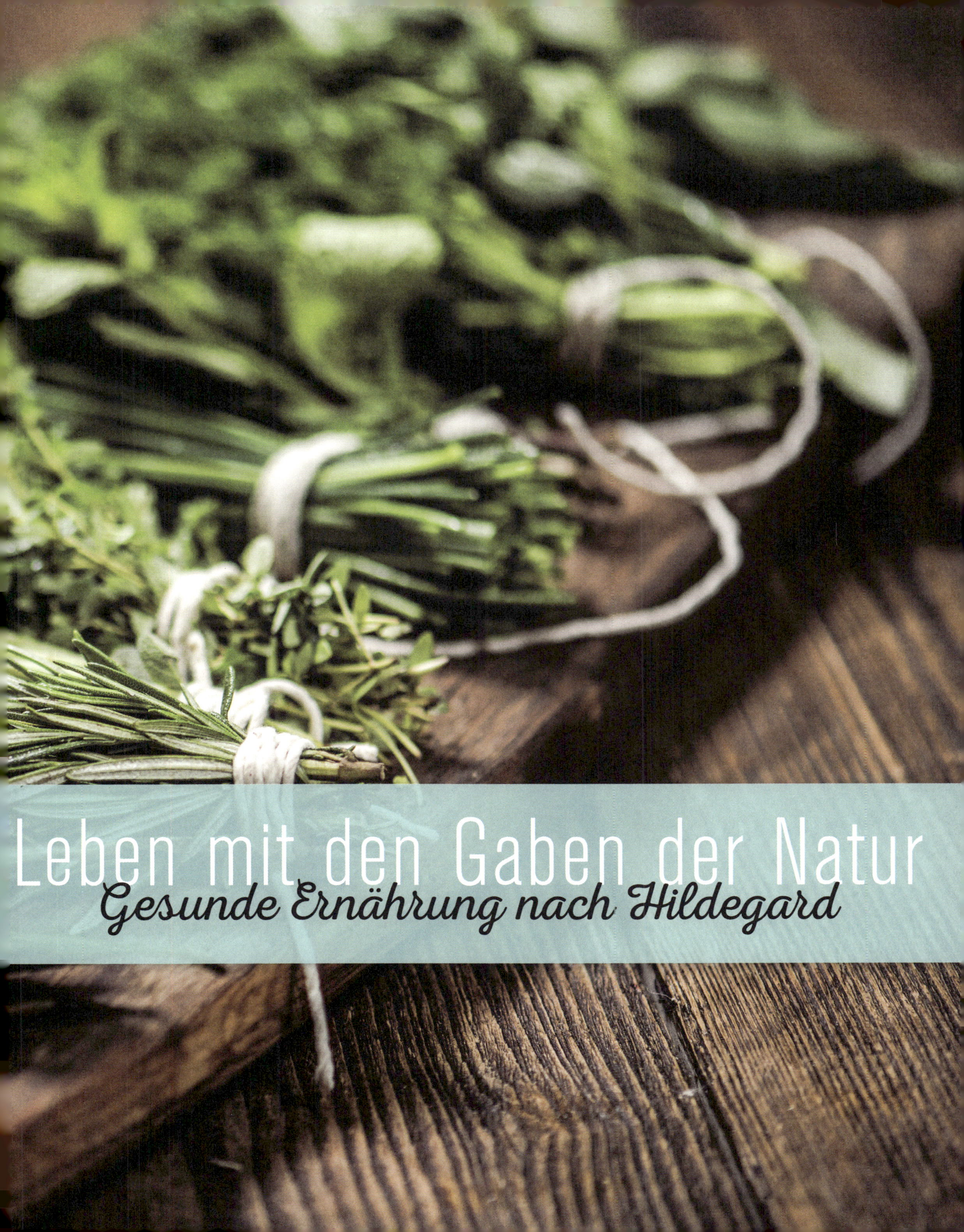

Leben mit den Gaben der Natur

Gesunde Ernährung nach Hildegard

Essen und Trinken zu Hildegards Zeit

Viele von Hildegards Regeln zum richtigen und gesunden Essen und Trinken versteht man besser, wenn man etwas über die mittelalterliche Ernährung weiß. So gab es zum Beispiel viele Fastentage, und zahlreiche heute alltägliche Nahrungs- und Genussmittel waren noch unbekannt, etwa Kartoffeln, Tomaten, Kaffee und Kakao.

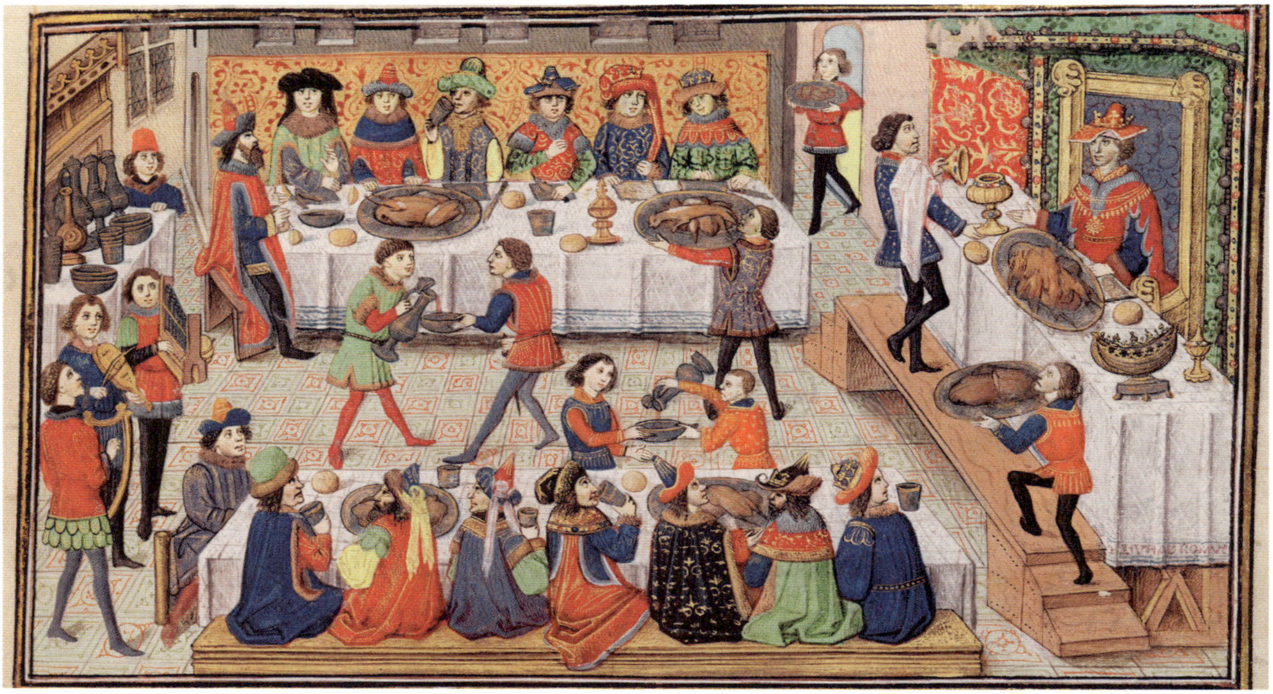

Derartig reich gedeckte Festtafeln, für die Küche und Keller die erlesensten Speisen und Getränke lieferten, waren im Mittelalter selten; vor allem Wild kam praktisch nur beim Adel auf den Tisch, weil Bauern nicht jagen durften.

Der Speiseplan im Mitteleuropa des 12. Jahrhunderts unterschied sich grundlegend von unserer heutigen Ernährungslage. Die Vorstellungen von reichhaltigen Gastmählern mit vollen Tafeln treffen nur für den hohen Adel und die Reichsten zu, und auch dann nur für Festtage. Der Speiseplan der normalen Bevölkerung sah völlig anders aus. Er war arm an Variationen, arm an Fleisch, arm an Vitaminen, und der Tisch war alles andere als üppig gedeckt. Im Gegenteil: Alle paar Jahre trafen Hungersnöte das Land, ausgelöst durch Missernten oder Kriege. Praktisch erlebte damals jeder Mensch mindestens einmal im Leben eine Teuerung. Im Durchschnitt musste man rund 80 Prozent der Einnahmen allein für Lebensmittel ausgeben.

Unsichere Versorgung

Das Nahrungsangebot schwankte beträchtlich. Man war viel stärker als heute davon abhängig, was die Natur gerade bot: Was man aß, hing vor allem von der Jahreszeit ab, denn fast alle Produkte kamen aus der näheren Umgebung. Zudem erlaubte das offene Herdfeuer nur schlichte Gerichte.

Die Ernten fielen weit geringer aus als heute, sodass man sich keine große Vorratshaltung erlauben konnte. Zudem trugen die Ähren längst nicht so viel wie moderne Sorten. Die Körner waren kleiner, das war der Grund, weshalb man zum Ernten die Sichel benutzte, damit möglichst wenig verlorenging. Das Korn war mit Unkrautsamen verunreinigt, Roggen zudem oft vom gefährlichen Mutterkornpilz befallen. Aß man solches Getreide in extremen

Hungerzeiten dennoch, waren schwere Erkrankungen die Folge.

All das führte dazu, dass die Durchschnittsgröße der damaligen Menschen weit unter der heutigen lag, was alte Ritterrüstungen und Skelette bezeugen. Zudem erhöhte das geringe Angebot an Fleisch und der Vitamin-A-Mangel die Infektionsanfälligkeit der Menschen. Die damalige Ernährung war insgesamt weit ungesünder als die heutige, auch wenn Zivilisationskritiker und Romantiker gern das Gegenteil behaupten.

Einen großen Einfluss auf den Speiseplan hatte die Kirche. Über 100 Tage pro Jahr herrschte Fastenzeit, und die Regeln wurden sicher nicht zuletzt in den Klöstern streng beachtet. Dann durfte zumindest kein Fleisch verzehrt werden, bisweilen musste auch auf tierische Produkte wie Milch oder Eier verzichtet werden.

Die Tafel der Reichen, der Tisch der Armen

Typisch für das Mittelalter sind die großen Unterschiede zwischen den Speisen des Adels und der reichen Klöster sowie dem, was in Bauernstuben auf den Tisch kam. Nur die Reichsten konnten sich importierte teure Spezialitäten leisten, etwa Reis oder Zimt. Dass es diese feinen Dinge überhaupt gab, war dem aufblühenden Fernhandel zu verdanken.

Wild war dem Adel vorbehalten, denn Bauern durften offiziell nicht jagen, und auf Wilddieberei standen schwere Strafen. Doch da Bauern gelegentlich als Jagdhelfer eingespannt wurden, fiel möglicherweise auch einmal ein Hase oder Rebhuhn für sie ab. Aber im Wesentlichen aßen sie Fleisch von selbst gehaltenen Schweinen, Ziegen, Schafen und Geflügel. Rinder wurden seltener gehalten, und wenn, dann als Arbeitstiere.

Geschlachtet wurde im Herbst, dann brauchte man die Tiere nicht durch den Winter zu füttern; zudem erleichterten die tiefen Temperaturen die Fleischverarbeitung. Man verwertete alle Teile, auch Hoden, Augen, Kopf, Ohren und Füße. Was übrig blieb, konnte immer noch in Essig zum „Sammelsur“ gekocht werden (unser „Sammelsurium“).

Das Fleisch der geschlachteten Tiere wurde mit Salz eingepökelt

Wie man Nahrung konservierte, um über den Winter zu kommen

Weil die Menschen damals besonders von dem jahreszeitlich wechselnden Nahrungsangebot abhängig waren, mussten sie Vorräte anlegen. Alle damals bekannten Konservierungsverfahren stammten aus der Antike. Ihnen war gemein, dass sie den Geschmack der Nahrungsmittel veränderten – was oft sogar ein Vorteil war.

Die billigste Methode war das Dörren oder Trocknen. Von Heilkräutern über Hülsenfrüchte und Äpfel bis hin zu Fleisch lassen sich viele Nahrungsmittel durch Wasserentzug haltbar machen. Wenn möglich trocknete man im Sonnenschein, sonst auf Dachböden oder in offenen Unterständen. Fleisch und Fisch konnte man in Rauch trocknen und so besonders haltbar und wohlschmeckend machen. Allerdings musste man das Trockengut immer vor hungrigen Mäulern schützen, etwa Mäusen.

Wichtige Konservierungsmittel, die erst selbst hergestellt bzw. gekauft werden mussten, waren Essig und Salz. Fleisch und Fisch etwa wurden in Salzlake eingelegt, Gemüse konservierte man in Essig. Zudem verarbeitete man Kohl zu Sauerkraut, nutzte also die Milchsäure, die sich von selbst bildete, als Konservierungsmittel. Äpfel und Birnen wurden getrocknet, Beeren meist zu Most oder Säften verarbeitet. Oder man kochte Obstbrei zu haltbarem Mus. Nur Reiche konnten sich leisten, Früchte in Honig oder Zucker einzulegen, und selbst für sie waren solche kandierten Früchte besondere Zierden der Tafel, mit denen man gern hochgestellte Besucher beeindruckte.

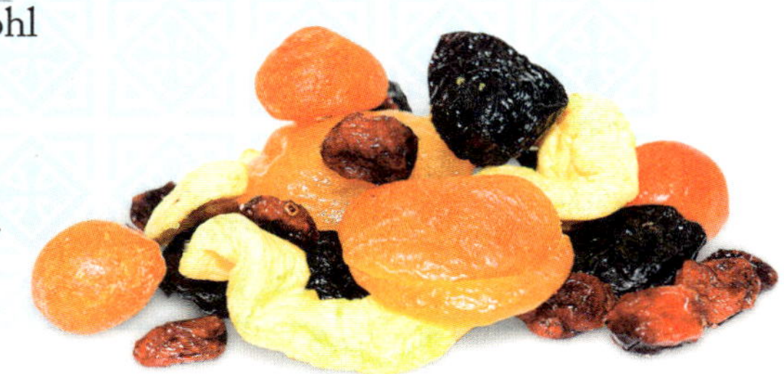

Trockenfrüchte waren im Winter ein beliebtes und nahrhaftes Lebensmittel.

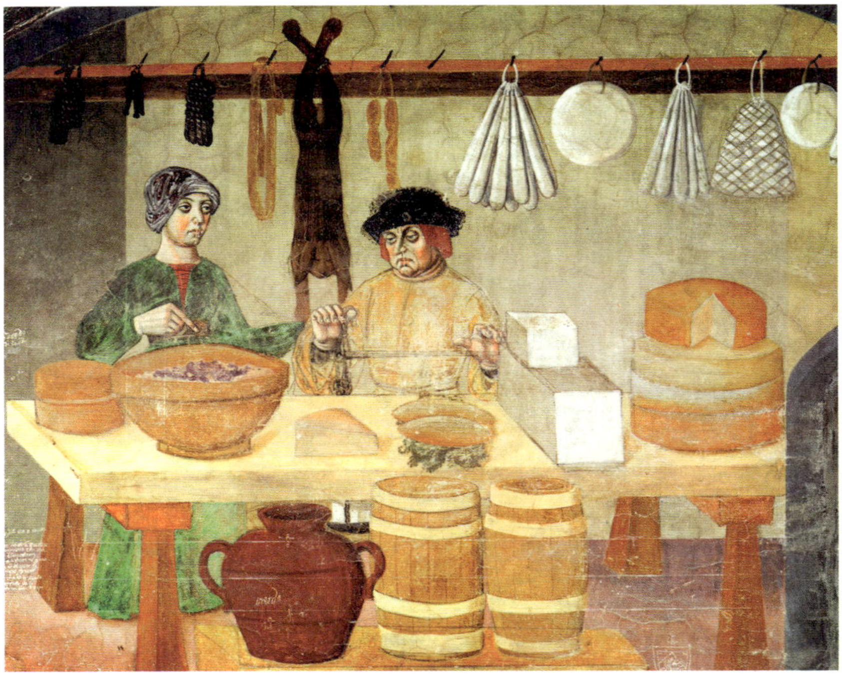

Ein Marktstand im Hochmittelalter. Das Händlerehepaar bietet Dauerwurst, Speck und verschiedene Käsesorten an, außerdem einen Hasen. In den Holzfässern befinden sich möglicherweise eingelegte Gurken oder Sauerkraut, in der großen Schüssel auf dem Tisch Zwiebelschmalz oder Schmalzfleisch.

oder (billiger) gedörrt und musste mindestens bis Ostern reichen. Speck versuchte man noch länger aufzubewahren, denn er musste in der schweren Zeit der Ernte im Spätsommer Kalorien liefern.

Die Nutztiere dürfen wir uns nicht in der Größe der heutigen Sorten vorstellen – die mittelalterlichen Rassen waren durchweg kleiner und magerer. Die Schweine hatten mit unseren fetten Kotelettlieferanten wenig gemein. Sie sahen eher aus wie heutige Wildschweine: hochbeinig, mager, klein, und mit einem Bürstenkamm am Rücken. Ihr Fleisch war besonders beliebt: Es war vergleichsweise erschwinglich, und es lieferte Kraft für die harte körperliche Arbeit, denn etwas fetthaltig war es doch – nicht zuletzt, weil man die Schweine im Herbst in den Wald trieb, wo sie sich mit Bucheckern und Eicheln vollfressen konnten.

Weit häufiger als heute hielt man auch Schafe, die auf der Brache weiden konnten, einem Stadium der damals verbreiteten Dreifelderwirtschaft, bei der eines von drei Feldern im Wechsel brach lag. Die Schafe dürften etwa den heutigen Heidschnucken geähnelt haben – sie waren eher klein und mager. Auch Hühner waren beliebt, sowohl auf Bauernhöfen wie auf Burgen, und vermutlich auch in Klöstern. Immerhin wetterte Bernhard von Clairvaux über die seiner Meinung nach zu wenig asketischen benediktinischen Essgewohnheiten: „Wer könnte denn aufzählen, auf wieviel Arten allein die Eier zubereitet würden!“ Die Zeit der Eierspeisen war zwischen Ostern und Pfingsten, wenn das über den Winter konservierte Fleisch aufgebraucht war; die Reichen hielten sich an Lammfleisch von den „Osterlämmern“. Und wenn möglich und nötig schlachtete man auch andere Tiere – etwa Igel, Schwäne, Störche, Drosseln, Kaninchen und in den Alpen auch Murmeltiere.

In der Regel wurde das Fleisch gekocht, meist in Wein statt im oft verschmutzten Wasser. Gebratenes Fleisch blieb der Oberschicht vorbehalten; noch zu Hildegards Zeiten briet man Fleisch in großen Stücken am Spieß, nicht in kleinen Stücken oder Scheiben in der Pfanne.

Ein weiterer Fleischlieferant waren Fische. Man muss sich die Flüsse und Seen weit fischreicher als heute vorstellen, außerdem züchteten besonders Klöster etwa Karpfen in Fischteichen oder Mühlengewässern. Allerdings hatte die normale Bevölkerung davon nicht allzuviel: Die Fischrechte waren Herrensache oder gehörten der Gemeinde. So war Fisch recht teuer.

Im Zentrum der Mittelalterküche: Getreide

Hauptnahrungsmittel der meisten Menschen war Getreide, vor allem Hafer, Roggen, Weizen und Dinkel. Es wurde zu Fladenbroten verbacken oder mit Wasser oder Milch zubereitet als Brei gegessen. Wer ein typisches mittelalterliches Gericht essen möchte, das Hildegard als besonders bekömmlich empfiehlt, bereitet sich aus angefeuchtetem Brot ein Mus namens Meranda zu. Oder man kocht sich ungesüßten Haferbrei, wobei die heutigen Haferflocken besser verarbeitet sind als die grob gemahlenen Haferkörner vor tausend Jahren. Hirsebrei, zumal gesüßt, galt als Festessen.

Das mittelalterliche Brot war relativ teuer, weil die Getreidesorten geringe Ernteerträge lieferten – kaum ein Zwanzigstel der modernen Sorten. Außerdem waren die Brotscheiben sehr hart und kaum zu beißen, denn sie wurden lange gebacken, damit sie nicht so rasch schimmelten. Um dieses Brot zu essen, stippte man es in Wasser oder Wein.

Gemüse und Obst

Gefüllte Teigpasteten waren besonders beliebt. Die untere harte Teigschicht diente oft als Ersatz für einen Teller, sodass man keine weitere Unterlage brauchte. Meist wurden die Pasteten mit Gemüse gefüllt, z. B. mit Rüben, Gurken, Lauch, Pastinaken, Zwiebeln, Erbsen, Saubohnen, Fenchel, Kürbis und allen Sorten Kohl, aber auch mit heute vergessenen Arten wie Gartenmelde oder Grünem Fuchsschwanz. Manche dieser Pflanzen wurden zuerst in den Klostergärten angebaut und fanden von dort ihren Weg in die Gärten der Bauern.

Erweitert wurde der Speiseplan durch gesammelte Nahrungsmittel wie Nüsse, Pilze, Hagebutten und verschiedene Beeren. Außerdem erntete man heimisches Obst wie Äpfel, Birnen und Pflaumen. Die Qualität unserer heutigen Sorten hatten diese Früchte nicht. Selbst die ältesten unserer heutigen Sorten stammen höchstens aus dem 18. Jahrhundert. Wir wissen daher nicht, wie die Äpfel oder Birnen aussahen oder schmeckten, die in Hildegards Klostergarten reiften – aber sie waren mit Sicherheit kleiner und von geringerer Qualität.

Gesüßt wurde, wenn überhaupt, mit Honig, eingedickten Früchten oder in seltenen Fällen mit Rohrzucker, der aus dem Mittelmeerraum importiert wurde. Rübenzucker kannte man nicht, es gibt ihn erst seit dem 19. Jahrhundert. Zum Würzen dienten Gartenkräuter wie Minze, Salbei, Petersilie, Kümmel und Lauch. Nur in den Häusern der Reichen und wohl auch in den wohlhabenden Klöstern verwendete man zunehmend importierte Gewürze, etwa Pfeffer und den damals sehr begehrten Ingwer.

Wasser, Bier und Wein

Das wichtigste Getränk des Mittelalters war Wasser. In Klöstern und auf dem Lande kam es meist aus eigenen Brunnen; auf dem Dorf war die Qualität nicht immer gut, weil Brunnen und Jauchegrube oft viel zu nah beieinander lagen. In den Städten, wo sich die Menschen auf engem Raum drängten, gab es wegen fehlender Kanalisation besonders schlechtes Trinkwasser.

Die wohlhabenderen Schichten bevorzugten Wein als Tafelgetränk, vor allem in Süddeutschland und in Weinbauregionen wie an Rhein und Mosel. Besonders

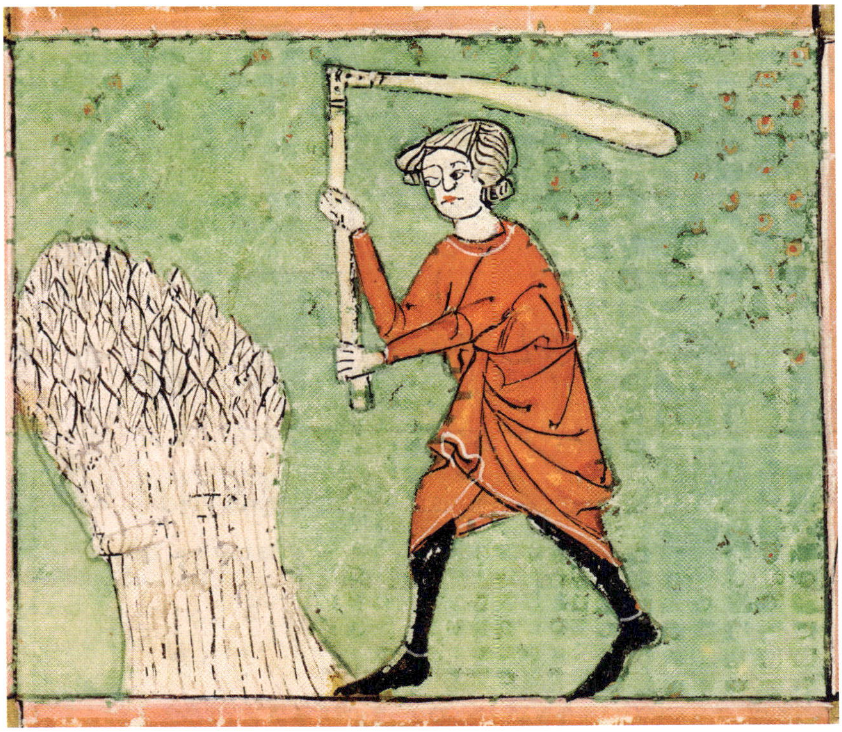

Das Dreschen erforderte harten körperlichen Einsatz, vor allem, wenn man als einziges Gerät nur einen Flegel zur Verfügung hatte. Getreide war das wichtigste Nahrungsmittel; vor allem Dinkel wurde geschätzt, weil er sich gut lagern ließ.

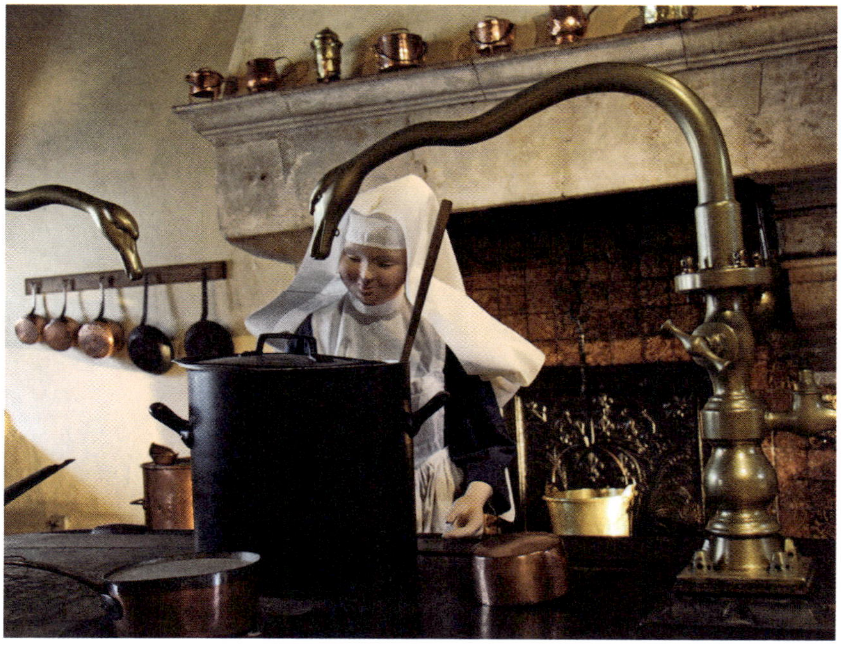

Klosterküchen waren und sind heute noch großzügig ausgestattet, denn man hatte nicht nur die eigenen Ordensleute zu versorgen, sondern auch Gäste und Pilger, die an die Klosterpforte klopften. Das Foto zeigt eine Klosterküche in Burgund.

in Bauernhäusern trank man auch selbst hergestellte Obstweine, Moste, Fruchtsäfte oder selbstgebrautes dünnes Bier. Milch dagegen war nicht beliebt; nur zu häufig stellte sie ein Gesundheitsrisiko dar. Man kochte sie auf und rührte sie in den Brei; oder man verarbeitete sie zu gesalzener Butter oder Käse, denn anders als Frischmilch waren diese Produkte haltbar, und das war im Mittelalter ein wichtiges Argument.

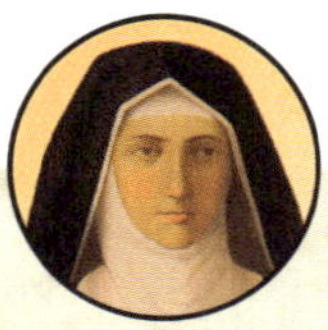

„Auch jenen Wein, den man den Hunsrücker nennt, soll man mit Wasser mischen, bis das Wasser seine Herbheit und Säure mild und erträglich macht."

Das Wirtschaften in Klöstern

Die Mönche und Nonnen in den mittelalterlichen Klöstern lebten und aßen nicht schlecht, anders als etwa Bauernfamilien. Untersuchungen von Mönchsskeletten zeigten, dass Fettsucht recht häufig war. Zwar galt Völlerei als eine der Todsünden, und wegen der strikten Ordensregeln und der vielen Fastenvorschriften sollte die Nahrung eigentlich keineswegs üppig sein. Im wirklichen Leben aber nahm man das wohl nicht so genau, wie es sich Ordensgründer wie Benedikt von Nursia im Frühmittelalter gewünscht hatten. Die Sitten in den Klöstern lockerten sich, was sich besonders bei der Ernährung bemerkbar machte. Die Nahrungsverbote wurden von manchen Mönchen kurzerhand ignoriert. Um 1060 etwa schrieb Abt Ekkehard IV. vom Kloster St. Gallen Segenssprüche für jede dort gereichte Speise auf – es wurden 280 Verse!

Diese Hinwendung zum guten Essen erklärt sich nicht zuletzt daraus, dass die Klöster Möglichkeiten der Nahrungsbeschaffung hatten, die zu jener Zeit ihresgleichen suchten. Die Klöster gruben Fischteiche, um während der Fastenzeit jederzeit Zugang zur stets erlaubten Speise Fisch zu haben. Sie legten Weinberge an, bepflanzten Hopfen-, Obst- und Gemüsegärten, bewirtschafteten Getreidefelder und züchteten Pflanzen und Bäume, die teils aus fernen Landen nach Europa gekommen waren.

Dafür hatten sie offiziellen Segen: Schon Karl der Große hatte eine Verordnung erlassen, das „Capitulare de villis", in dem die auf Landgütern – auch in seinen Pfalzen – zu pflanzenden Kräuter, Gemüsesorten und Bäume aufgelistet wurden. Verfasst hatte diese Liste vermutlich der Benediktiner-Abt Ansegis aus dem Kloster St. Wandrille in der Normandie. Von den Klöstern aus verbreiteten sich diese Pflanzen sowie die entsprechenden Verarbeitungstechniken dann bei den Bauern der Umgebung.

Die Klosterküche

Mönche und Nonnen betätigten sich als Metzger, Imker, Bäcker, Käser und Buttermacher und Bierbrauer. Die Küchen großer und reicher Klöster waren vor allem in späteren Zeiten ausgedehnte Räume, in denen eine Vielzahl von Menschen arbeitete. Sie hatten nicht allein für die leiblichen Bedürfnisse des Stammpersonals zu sorgen; oft beherbergten die Klöster auch zahlreiche auswärtige Gäste. Zudem wollte man, wenn hoher Besuch kam, etwas Besonderes bieten. So gehörten zur eigentlichen Küche mit großen Kochstellen auch Backräume, Räume zur Verarbeitung von Fleisch, Fisch und Pflanzen, Geschirrkammern, Keller, Vorratsräume sowie Vorrichtungen zum Trocknen oder Räuchern von Nahrungsmitteln. Wein, Bier, Honig und Milchprodukte musste man natürlich ebenfalls fachgerecht verarbeiten können.

Die Kenntnisse der Ordensleute

Hinzu kam, dass in den Klöstern auch ein reiches theoretisches Wissen vorhanden war, nämlich in Form der aus der Antike übernommenen Fachliteratur über Wein- und Ackerbau sowie Tierzucht. In den Klosterbibliotheken hatte sich zudem manches Kochbuch erhalten, in dem man die Tricks der erlesenen römischen Küche nachlesen konnte.

Aber die Mönche entwickelten auch selbst ein großes Maß an Raffinesse. Sie komponierten im Rahmen des Erlaubten und unter kluger Verwendung von Gewürzen, Zucker, Honig und anderen Zutaten eine Fülle erstklassiger Speisen und Getränke. Noch heute profitieren wir davon: Gehopftes Bier, Champagner, Lebkuchen und Kräuterliköre stammen ursprünglich aus Klöstern.

Gemeinsames Essen im Benediktinerkloster

Der Ordensgründer Benedikt von Nursia führte im 6. Jahrhundert in seiner Regel nicht nur die erlaubten und verbotenen Speisen auf, sondern legte auch fest, wie die Küche zu bewirtschaften war und wie die Speisen serviert werden mussten. Die Mönche aßen gemeinsam im Refektorium. Die Uhrzeiten hatte Benedikt ebenfalls festgelegt, je nach Jahreszeit und so, dass alles noch bei Tageslicht geschehen konnte. Während der Mahlzeit mussten alle schweigen, nur ein Mönch, der Tischleser, las religiöse Texte vor und erhielt dafür vor der Lesung etwas „Mischwein“: Brot in Wein getunkt. Das Amt des Tischlesers wie auch des Tischdieners und der Hilfe in der Küche wechselte wöchentlich: Jeder musste mal ran.

Es wurden zur Hauptmahlzeit – „mit Rücksicht auf die Schwäche Einzelner“ – zwei gekochte Speisen serviert, dazu Obst und Gemüse sowie für den Tag ein „reichlich bemessenes Pfund Brot“. Bei harter Arbeit konnte der Abt mehr gestatten, aber nie dürfe sich bei einem Mönch „Übersättigung einschleichen“. Das Fleisch vierfüßiger Tiere war nur den Kranken erlaubt.

Das Essen wurde kleingeschnitten in Schüsseln oder auf Platten serviert. Zum Essen benutzte man einen Holzlöffel oder die Finger. Als Untersatz nutzte man Fladenbrotstücke.

Zu trinken gab es für jeden etwa einen Viertelliter Wein – ein Zugeständnis Benedikts: „Zwar lesen wir, Wein passe nicht für Mönche. Weil aber die Mönche heutzutage sich davon nicht überzeugen lassen, sollten wir uns wenigstens darauf einigen, nicht bis zum Übermaß zu trinken.“

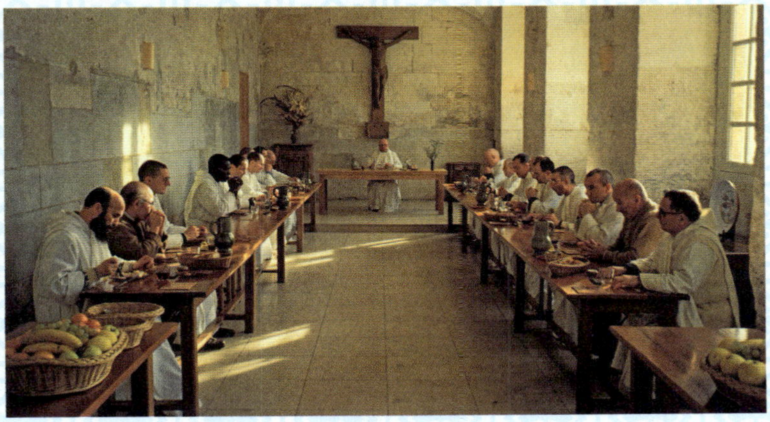

Das gemeinsame Essen ist seit den Zeiten des Ordensgründers Benedikt von Nursia ein wichtiges Element im Tagesablauf eines Benediktiners.

Gute Ernährung nach Hildegard

Hildegard gibt ausführliche Ratschläge für gesundes Essen und Trinken – teils im Rahmen der aus der Antike überlieferten Ansichten, teils aufgrund eigener Erfahrungen. Viele ihrer Regeln sind heute noch gültig, manche aber kann man nur aus der damaligen Situation heraus verstehen und muss sie für unsere Zeit modifizieren.

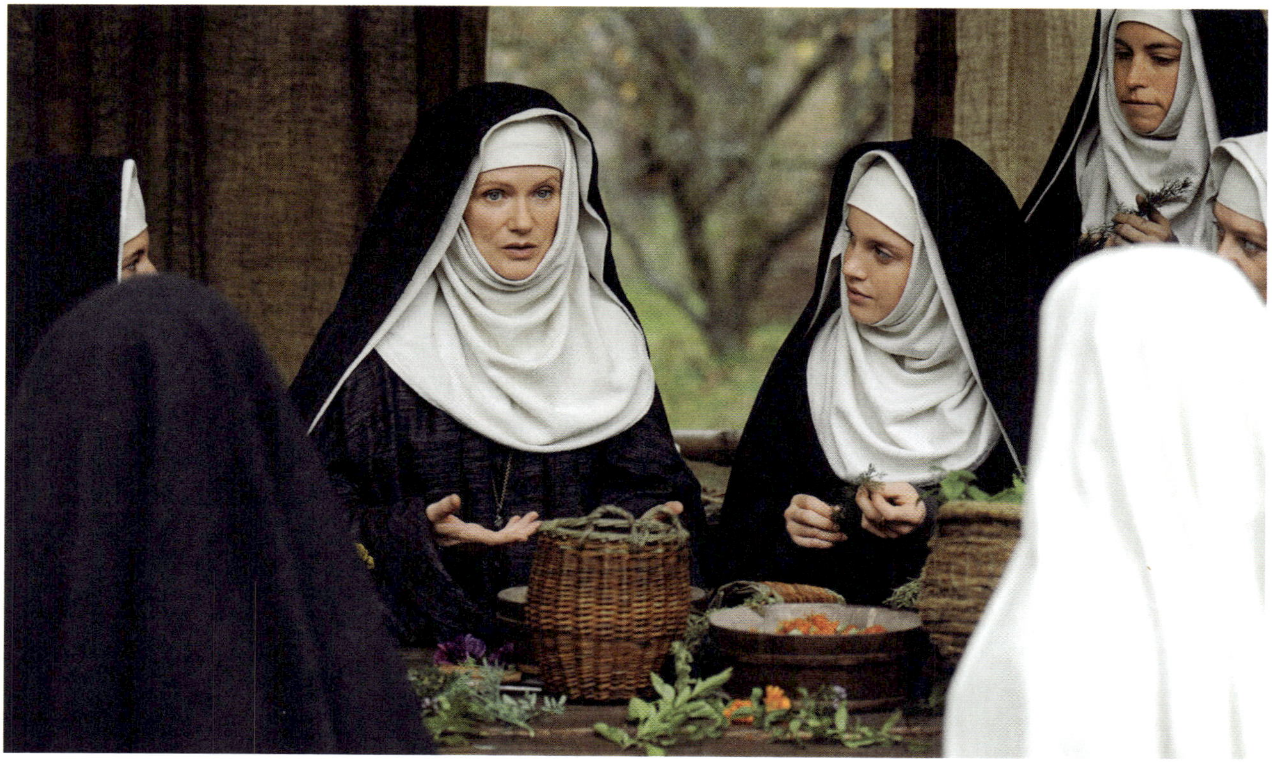

Hildegard gab ihre Kenntnisse der Nahrungsmittel und Kräuter an ihre Mitschwestern weiter, so wie sie einst von Jutta von Sponheim unterrichtet worden war (Szene aus dem Film „Vision" mit Barbara Sukowa als Hildegard).

Hildegards Ernährungslehre lässt sich nicht verstehen ohne Kenntnis des damaligen Weltbilds, das von der Säftelehre geprägt war, denn fast bei jedem ihrer Texte nimmt Hildegard darauf Bezug. Die Säftelehre hat eine lange Geschichte. Sie beginnt als Elementelehre des griechischen Philosophen Empedokles (um 495–435 v. Chr.), der sich die Welt aus vier Elementen zusammengesetzt vorstellte: Feuer, Wasser, Erde und Luft. Dabei waren weniger diese Stoffe an sich gemeint als vielmehr ihre typischen Eigenschaften, etwa „warm", „feucht", „trocken" und „kalt". Auch Nahrungsmittel sowie Tiere, Pflanzen und unbelebte Objekte wurden nach diesem Schema eingeteilt. Bei Hippokrates (um 460–370 v. Chr.) findet sich dann die Umdeutung der vier Elemente in vier Säfte, die im menschlichen Körper vorhanden seien: Gelbe Galle, Schleim, Schwarze Galle und Blut. Diese Säftelehre wurde von dem griechischen Arzt Galen (um 129–216) erweitert, der die Säfte jeweils einem bestimmten Menschentypus zuordnete und so die Temperamentenlehre entwickelte. Seien die Säfte nicht im Gleichgewicht – was sie sein sollten –, so sei der Charakter bzw. das Temperament eines Menschen von dem Saft geprägt, der das Übergewicht habe. In den reizbaren, jähzornigen Cholerikern etwa herrsche die Gelbe Galle vor, in den schwerfälligen Phlegmatikern der Schleim. Die schwermütigen Melancholiker seien von der Schwarzen Galle gesteuert, während die heiteren, lebenslustigen Sanguiniker ihr Temperament dem Blut verdanken.

Im Mittelalter wies man jedem dieser Typen eines der vier Elemente und die entsprechende Eigenschaft zu: dem Choleriker Feuer/warm/trocken, dem Phlegmatiker Wasser/kalt/feucht, dem Melancholiker Erde/kalt/trocken sowie dem Sanguiniker Luft/warm/feucht. Heute ist die Säftelehre aufgrund unseres vielfach erweiterten Wissens überholt. Dennoch stellte sie einen gewaltigen Fortschritt dar gegenüber früheren Zeiten, denn sie war das Ergebnis einer genaueren Beobachtung der Natur. Das bedeutet: Man war über die Ansicht, alles in der Welt sei auf ein unerforschbares Walten von Göttern zurückzuführen, hinausgekommen.

Kochen nach der Säftelehre

Die Säftelehre hat die gesamte mittelalterliche Ernährungslehre und Esskultur geprägt. Eine nach dieser Lehre gute und gesunde Mahlzeit musste so zusammengesetzt sein, dass sie dem jeweils vorherrschenden Saft etwas entgegen wirkte und auf keinen Fall seinen Einfluss verstärkte. Daher gibt Hildegard in der „Physica“ (Naturkunde) gleich zu Beginn ihrer Beschreibung zu jedem Lebensmittel und jedem Kraut die Eigenschaften an, die es nach der Säftelehre habe. So seien etwa Eier „mehr kalt als warm“, der Apfelbaum dagegen „warm und feucht“.

Ein guter Koch musste im Mittelalter diese Zusammenhänge und die jeweiligen den Zutaten zugeschriebenen Eigenschaften kennen. Denn man erwartete von ihm, dass er die Gerichte so zusammenstellte, dass in der Mahlzeit diese Eigenschaften ausgewogen zusammenpassten. Zudem wurden die Zutaten fein gehackt oder pulverisiert, damit sich ihre Eigenschaften möglichst gut vermischten.

Die Köche konnten die Nahrungsmittel aber auch durch die Art der Zubereitung anpassen. Weil zum Beispiel Rindfleisch als „heiß“ galt, kochten sie es in Wasser und „neutralisierten“ so dessen „Feurigkeit“. Auch mit den „kalten“ und „feuchten“ Salaten ließ sich ein Ausgleich erzielen. Schweinefleisch dagegen galt als „kühler“ und „feuchter“, verglichen mit Rindfleisch. Daher vertrug es nach dieser Lehre, dass man ihm „Feuer“ zuführte – es war deshalb kein Problem, es zu braten oder am Feuer zu rösten. Fische dagegen wurden gerne gebraten oder gebacken, also der Hitze ausgesetzt, um so die Fischeigenschaften „kalt“ und „feucht“ möglichst zu kompensieren.

Nicht immer reichte die korrekte Zusammenstellung der Nahrungsmittel aus. Dann konnte der Koch mit der Sauce nachhelfen, indem er etwa „warme“, „feuchte“, „trockene“ oder „kalte“ Ingredienzien, z. B. Kräuter, hineinmischte. Die richtige Zusammenstellung nach der Säftelehre hielt man für wichtiger als einen guten Geschmack – ideal war natürlich, wenn beides zusammentraf.

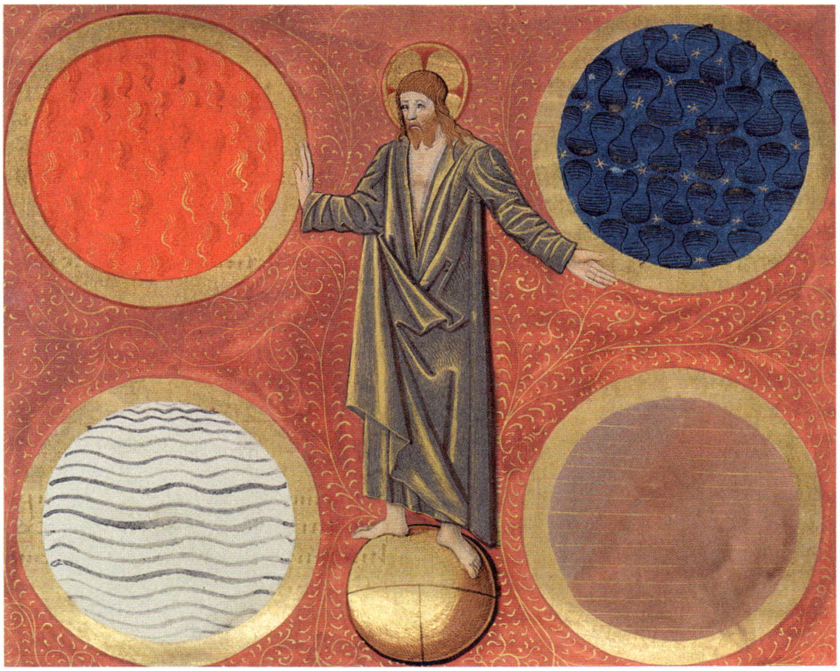

Die Elemente- bzw. Säftelehre spielte seit der Antike bei der Erklärung der Welt eine grundlegende Rolle, also auch bei den Lebensvorgängen Ernährung und Krankheit. Die vier Elemente sind (von oben links im Uhrzeigersinn): Feuer, Luft, Erde und Wasser. Entscheidend ist, dass die Elemente bzw. Säfte im Gleichgewicht sind.

Außerdem sollte ein Koch die Mahlzeiten dem Wesen der Gäste anpassen. So sollten etwa Choleriker möglichst wenig gewürzte Speisen zu sich nehmen, weil Gewürze als „warm“ galten und Choleriker nach der damals herrschenden Meinung sowieso schon zu viel „Feuer“ in sich hatten. Den eher „kühl“ veranlagten Melancholikern und Phlegmatikern dagegen täten Gewürze gut, allerdings keine allzu scharfen. Die „feuchten“ Phlegmatiker sollten wässrige Speisen wie Gurken oder dünne Breie sowie zu salzige Nahrung meiden, dagegen sei „Saures“ gut für sie. Und für Sanguiniker seien leichte Gemüse wie etwa Möhren zu empfehlen, aber mit Süßem oder starken Aromen sollten sie vorsichtig sein.

Viele Ratschläge – immer mit klugen Einschränkungen

Wie aber jeder weiß, ist es in der Praxis nicht so einfach, Dinge in ein Gleichgewicht zu bringen, weil der Mensch zu Übertreibungen neigt und sich selbst nicht immer gut im Griff hat. Aus dieser Erkenntnis heraus ist wohl auch Hildegards oft wiederholter Ratschlag zur Mäßigung zu verstehen: Man muss eben mit Bedacht und überlegt vorgehen und sollte zum Beispiel selbst von guten und empfohlenen Speisen nicht zu viel zu sich nehmen – nur dann tut man seinem Körper etwas Gutes. Wahrscheinlich war ihr aus eigener Anschauung klar, dass ein Übermaß an guten Speisen auch gesundheitliche Nachteile hat. Erst recht gilt dies, wie sie ganz bestimmt wusste, für Kräuter, die man nicht in zu großer Menge zu sich nehmen darf – auch wenn erst Jahrhunderte später ihr Kollege Paracelsus (1493–1541) den Satz prägte: „Die Dosis macht das Gift.“

Daher empfiehlt sie auch nur ganz selten einmal ein Nahrungsmittel uneingeschränkt. In der Regel ist es ihr Bestreben, den gesunden und erst recht den kranken Menschen vom Zuviel abzuhalten. Dies ist ein Ratschlag, der uneingeschränkt auch für uns heutige Menschen noch gilt.

Was dem Körper guttut

Als Benediktinerin und Vorsteherin eines Klosters schloss sich Hildegard denen an, welche die Speiseregeln ihres Ordensgründers großzügig auslegten. Da sie zuständig und verantwortlich für die Ernährung ihrer Mitschwestern war, tat sie eher das, was sie für richtig hielt. So bestimmte sie in ihrem Kommentar zur Benediktsregel beispielsweise, dass Geflügel nicht unter das Fleischverbot falle, denn Benedikt habe Vögel nicht ausdrücklich erwähnt. Die Beschäftigung mit den benediktinischen Speiseregeln mag der Anlass dafür gewesen sein, dass sie ausführliche Ratschläge zur richtigen Ernährung gibt. In ihrem Werk „Causae et Curae“ (Ursprung und Behandlung der Krankheiten) hat sie diesem Thema einen besonderen Abschnitt gewidmet, zusätzlich greift sie es an diversen weiteren Stellen auf. Und auch in der „Physica“ (Naturkunde) beschreibt sie bei vielen Pflanzen und Tieren, ob sie sich als Nahrungsmittel eignen, und differenziert dabei sorgsam zwischen Gesunden und Kranken.

Hildegard weiß auch bereits, dass manche Krankheiten von falscher Ernährung herrühren: „Wenn der Magen von verschiedenen und schädlichen Speisen gereizt und wenn die Blase durch verschiedene und schädliche Getränke verletzt wird, bringen sie den Eingeweiden schlechte Säfte.“ Und diese würden dann Milz und Herz schädigen.

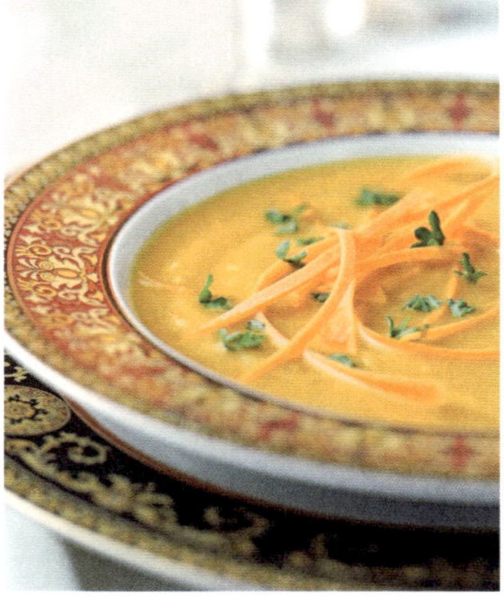

Möhrensuppe ist nach der Säftelehre ein ideales Gericht für Sanguiniker. Milde Speisen wie diese sollen dem extrovertierten Temperament dieser Menschen entgegen wirken.

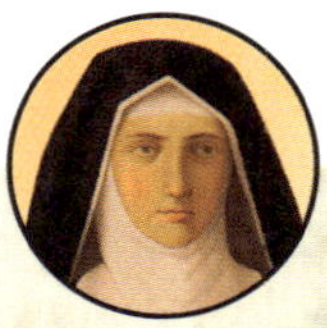

„Für einen Kranken und Schwachen (…) ist es gut und heilsam, morgens zu frühstücken, damit er die Kräfte, die er nicht von sich aus hat, wenigstens aus den Speisen nimmt.“

Doch wie ernährt man sich richtig und gesund? In „Causae et Curae“ hat Hildegard eine Fülle von Regeln und Tipps zum richtigen Essen und Trinken verzeichnet. So solle man nicht zu früh am Tag mit dem Essen beginnen – es sei für einen Gesunden gut, sich bis kurz vor Mittag des Frühstücks zu enthalten. Kranke freilich sollten bereits in der Frühe etwas zu sich nehmen.

Die Speisenfolge

Man solle auch nicht gleich mit Fleischgerichten beginnen, sondern „als erstes eine Speise essen, die aus Feldfrüchten und Mehl gemacht ist, weil es eine trockene Speise ist und dem Menschen gesunde Stärke verleiht“. Und zwar ein warmes Gericht, denn „wenn er zuerst eine kalte Speise isst, macht sie seinen Magen so kalt, dass er später nur mühsam mit warmen Speisen erwärmt werden kann“. Er solle vielmehr „zuerst eine warme Speise essen, bis sein Magen gut erwärmt ist“. Obst und Kräuter möge der Mensch bei diesem ersten Gang ebenfalls meiden. „Später kann er das essen, wenn er schon etwas Speise zu sich genommen hat, und dann bringt es ihm mehr Gesundheit als Schwäche.“

Nicht nur am Mittag empfiehlt Hildegard vor allem pflanzliche Nahrung. Besonders Dinkel ist für sie das beste Getreide, dahinter folgt gleich Hafer. Auch Obst und Gemüse seien gesund: Ausdrücklich lobt sie Äpfel, Brombeeren, Kichererbsen und Esskastanien. Gemüse aber solle man nicht roh essen, sondern zuvor kochen oder dünsten – zumal Kranke müssten da vorsichtig sein. Das gelte insbesondere für an sich sehr gesunde, aber scharfe Arten wie Sellerie und Zwiebeln.

Hildegard ist keineswegs Vegetarierin. Auch Fleisch zählt für sie zu den wichtigen Nahrungsmitteln, insbesondere von Geflügel und von Wild. Allerdings sehr in Maßen: „Wenn der Mensch Fleisch und andere Speisen mit übermäßig Fett oder anderes Essen, das übermäßig bluthaltig ist, verzehrt, wird er davon eher krank als gesund.“ Erst recht empfiehlt sie daher andere Sorten als Geflügel und Wild nur in kleinen Portionen, und Schweinefleisch solle möglichst gar nicht auf den Tisch kommen. Fische wie Hecht, Barsch und Forelle finden ihre Zustimmung. Eier solle man essen, aber nur mäßig, ebenso Butter, Käse und andere Milchprodukte. Butter sei allerdings für magere Menschen sehr gesund.

Hildegard liegt daran, dass die Menschen sich wohl fühlen und fröhlich sind. Und sie ist sich sehr bewusst, dass Essen und Trinken sehr zum Wohlbefinden beitragen können. Deshalb muss das Essen appetitanregend sein. Hildegard empfiehlt zahlreiche aromatische

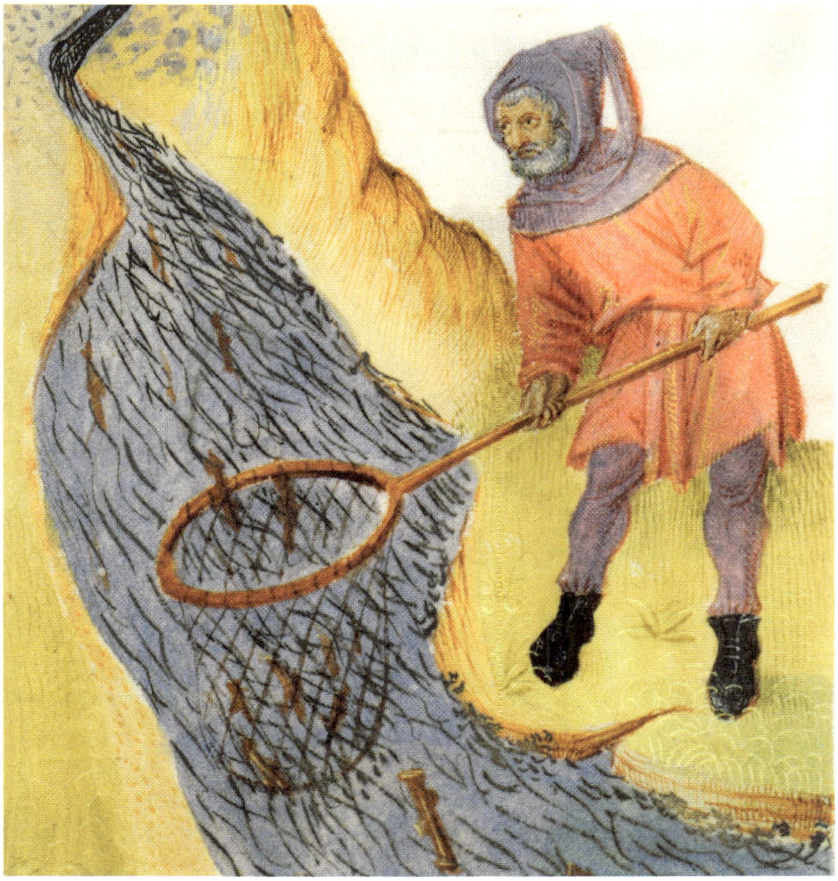

Fisch war im Mittelalter – wie auch heute – ein wichtiger Eiweißlieferant, denn Fleisch kam recht selten auf den Tisch. Außerdem konnte man Fisch in der Fastenzeit essen, und es gab viel mehr Fastentage als in späteren Jahrhunderten.

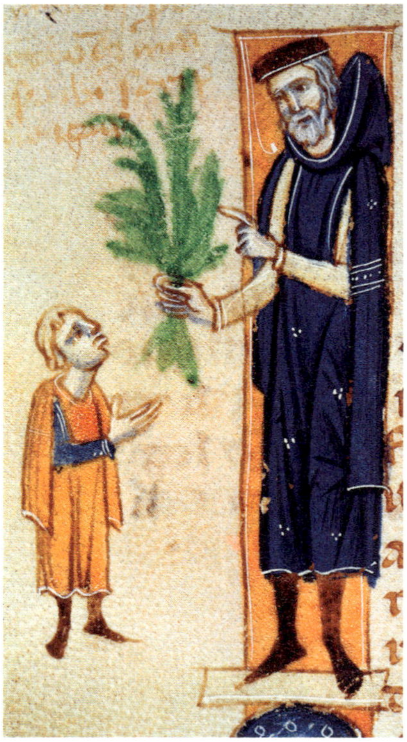

Alle Pflanzen hatten nach der Säftelehre ein bestimmtes „Profil" (z. B. „warm" und „feucht") und wurden dementsprechend zum Ausbalancieren des Profils anderer Lebensmittel eingesetzt. Köche, Apotheker und Ärzte mussten diese Eigenschaften kennen.

und würzende Pflanzen: „Es gibt aber gewisse Kräuter, die mit gewissen Speisen gekocht werden sollen, und diese machen den Menschen behände zum Essen."

Essen sei freilich eine Anstrengung, die den Menschen innerlich warm und trocken mache und deshalb Durst erzeuge. Daher „möge er mäßig trinken und wiederum essen, und wenn er wieder beim Essen austrocknet, dürstet er wieder und möge dann wieder trinken". Sie rät also dazu, beim Essen in kleinen Schlucken immer wieder zu trinken, denn sonst würde man „an Geist und Körper schwer" und hätte davon keine gute Verdauung. Ausdrücklich weist sie darauf hin, dass man immer genug Flüssigkeit zu sich nehmen muss. Allerdings solle man nicht auf nüchternen Magen trinken. Eine Ausnahme macht Hildegard auch hier wieder für Kranke in bestimmten Fällen.

Wein und Bier

Als Getränke schätzte sie das nahrhafte Bier und verdünnten Wein; beides war in der damaligen Zeit verbreitet, vor allem in Klöstern, wo Bier und Wein oft auch selbst hergestellt wurden. Wein habe „von Natur etwas Wasserartiges in sich, weil er sich von Tau und Regen ernährt. Daher kommt es, dass ein Mensch, der Wein trinkt, in seinem Blut wässrige Säfte hat, auch wenn er ihn dauerhaft trinkt und kein Wasser." Und das sei gut, denn andernfalls wäre „das Blut dürr und trocken und würde nicht fließen". Zu viel Wein sei aber natürlich von Übel, denn „edler und starker Wein erregt, wenn getrunken, Adern und Blut des Menschen in unrechter Weise" und „führt so manchmal unter Gefahr den Harn vor der richtigen Zeit ab". Man solle also „die Kräfte eines edlen Weins durch eingetauchtes Brot oder dazugegossenes Wasser" verringern, weil er „weder einem gesunden noch einem kranken Menschen zum Trinken taugt, wenn er nicht auf diese Weise gemischt wurde".

Auch Obstsäfte empfiehlt sie als Getränke. Vor Wasser hingegen warnt sie: „Wasser aber schwächt den Menschen." Nur Gesunden schade es nicht. Diese Warnung muss man vor dem Hintergrund sehen, dass Wasser – damals das Hauptgetränk der breiten Bevölkerung – oft verschmutzt war.

Ein Mittagsschläfchen und viel Bewegung

Üblich waren zu Hildegards Zeit zwei Mahlzeiten pro Tag, und zur Nacht könne „der Mensch die gleichen Speisen essen und die gleichen Getränke zu sich nehmen, die er am Tag zu sich genommen hat, wenn er will". Nach dem Essen solle man nicht direkt schlafen gehen, sondern „sich vielmehr nach dem Essen eine kurze Weile des Schlafs enthalten". Aber danach sei es gut, sich für eine gewisse Dauer hinzulegen – offenbar sieht Hildegard also ein Mittagsschläfchen als gesund an.

Zudem geht sie wie selbstverständlich davon aus, dass man das Abendessen nicht zu spät einnimmt und sich danach bewegt, denn ein Mensch „soll auch so zeitig vor der Nacht essen, dass er seinen Spaziergang machen kann, bevor er sich zum Schlafen hinlegt". Ein Ratschlag, der auch tausend Jahre nach Hildegard noch aktuell ist und im Einklang steht mit vielen Untersuchungen über die positive Wirkung von körperlicher Bewegung.

Rücksicht auf die Jahreszeit

Heute verbringen wir die meiste Zeit in klimatisierten Räumen, deren Temperaturen sich sommers und winters kaum unterscheiden. Zu Hildegards Zeiten war das anders. Damals spürten die Menschen das Wetter und die Jahreszeiten in weit stärkerem Maße als wir heute. Daher differenziert

Hildegard ihre Ernährungsempfehlungen je nach Jahreszeit.

So solle man bei großer Winterkälte nicht zu heiße Speisen essen, allerdings auch keine sehr kalten – in beiden Fällen drohten körperliche Probleme. Wer im kalten Winter eine Mahlzeit zu sich nehmen wolle, müsse dies an einem mäßig temperierten Ort tun. Während des Essens solle man, auch wenn man warm gekleidet sei, nicht zu kalte Luft einatmen und sich möglichst den Rücken von einem Feuer wärmen lassen. Auch hier schimmert also wieder das Hildegard'sche Prinzip vom Gleichgewicht durch, das im Körper herrschen müsse, und zudem das vom maßvollen Leben.

Entsprechende Ratschläge erteilt Hildegard für heiße Sommer: Auch hier warnt sie vor zu kalten und zu heißen Speisen und empfiehlt vielmehr „gemäßigte Speisen", denn diese „bringen gutes Blut und gesundes Fleisch".

Nichts zu heiß essen

Schließlich und zu jeder Zeit solle man sich davor hüten, zu heiße Gerichte zu essen. Denn wenn ein Mensch Speisen „kochend und dampfend isst, heben sie seinen Magen durch Aufblähen an". Hildegard sagt, man müsse warten, bis Hitze und feuchter Dampf verschwunden seien – ein sicher auch heute noch sehr beherzigenswerter Rat.

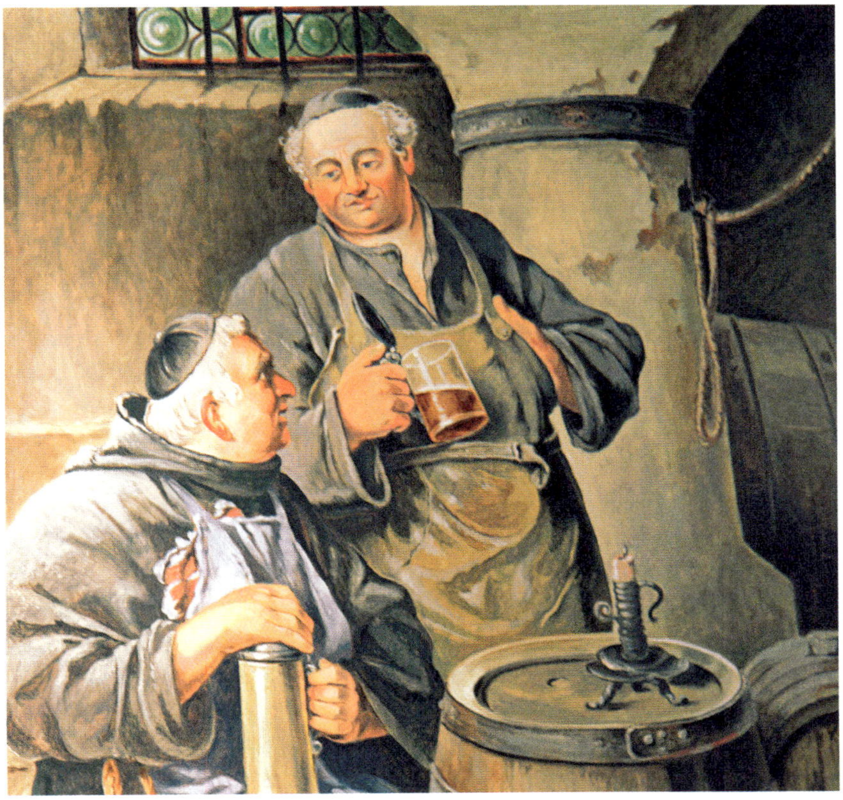

Bier war ein wichtiges Getränk in einer Zeit, in der das Wasser oft nicht sauber war und die Milch schnell verdarb. In den Klöstern blühte die Braukunst. Noch heute nennen sich eine Reihe von Biersorten „Klosterbräu".

Gewürzvielfalt

In der Mittelalterküche wurden Gewürze in großen Mengen verwendet. Sie dienten nicht nur der Geschmacksverbesserung, sondern sollten auch im Rahmen der Säftelehre helfen, ein Gleichgewicht der Speisen zu erzielen. Gewürze brachten Geschmack in die recht eintönige Palette der Speisen; selbst Wein und Bier wurden mit Gewürzen versehen.

Auch einheimische Würzkräuter verwendete man häufiger als heute. Dazu zählen Minze, Anis, Kümmel, Dill, Petersilie, Rauke, Salbei, Senf, Brunnenkresse, Kalmuswurzel, Sellerie und Wacholderbeeren. Auch Salz aus heimischen Salinen war zu haben und wurde dringend für die Nahrungsmittelkonservierung gebraucht.

Wer gut bei Kasse war, konnte importierte Gewürze kaufen. Schon im 10. Jahrhundert wunderte sich ein arabischer Reisender in Mainz, dass es dort Pfeffer und Gewürznelken zu kaufen gab. Auch Kardamom, Safran, Muskat und besonders Ingwer wurden gern verwendet. Bis diese Gewürze Mitteleuropa erreichten, hatten sie einen langen Weg mit zahlreichen Zwischenhändlern hinter sich. Doch solche Kostbarkeiten zählten zum selbstverständlichen Bestand der Klosterküchen.

Die heutige Ernährungslehre im Vergleich zu Hildegards Empfehlungen

Seit Hildegards Zeiten hat sich die Welt verändert, und damit auch Lebensweise und Ernährung der Menschen. Zudem ist unser Wissen über die Inhaltsstoffe der Nahrungsmittel und über den Körper massiv angewachsen. Vor diesem Hintergrund stellt sich die Frage: Wie sind Hildegards Ernährungsratschläge aus heutiger Sicht zu bewerten?

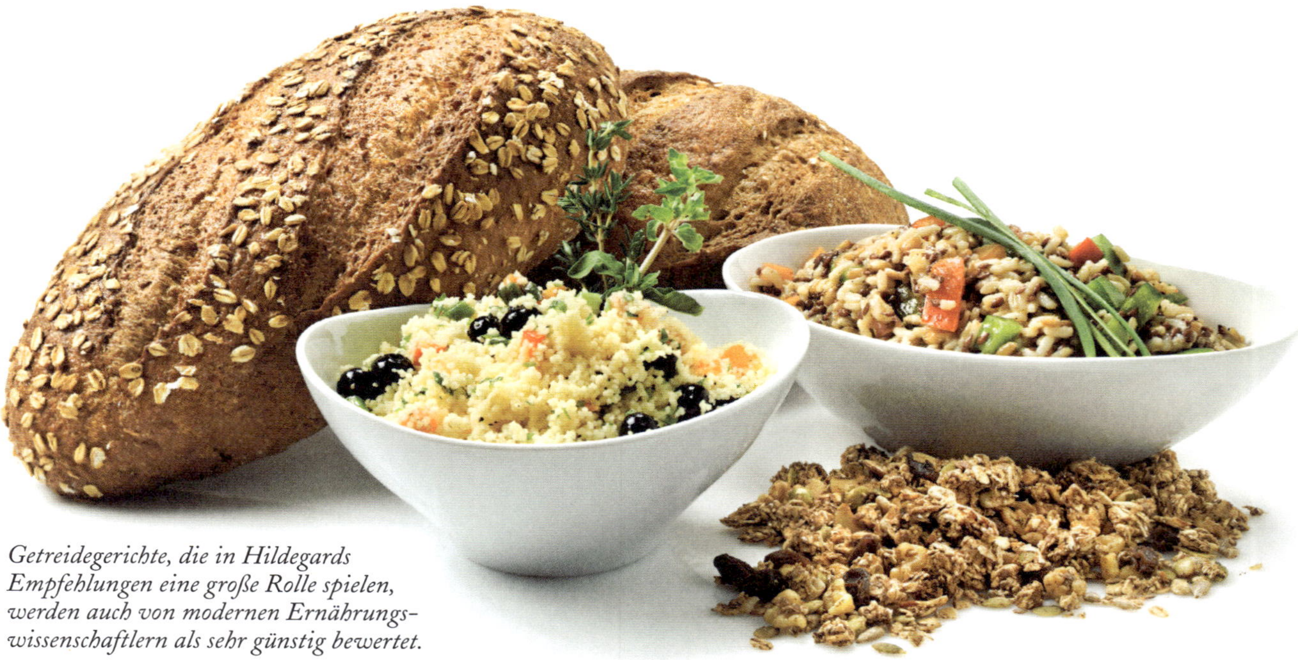

Getreidegerichte, die in Hildegards Empfehlungen eine große Rolle spielen, werden auch von modernen Ernährungswissenschaftlern als sehr günstig bewertet.

In den etwa neunhundert Jahren seit Hildegards Zeit hat sich die Kenntnis des menschlichen Körpers enorm erweitert. Wir wissen heute weit besser als Hildegard, wie wir aufgebaut sind, welche Funktionen die Organe haben, was biochemisch bei Atmung und Stoffwechsel abläuft, welche Bedürfnisse der Organismus hat und was ihm schadet.

Hildegard ihrerseits konnte sich auf Wissen aus der Klosterbibliothek, auf eigene Beobachtungen und Erfahrungen, auf Überlieferungen der Volkskunde sowie auf Kenntnisse anderer Ordensleute stützen. Daher ist es gar nicht verwunderlich, dass viele der Regeln Hildegards für eine gute Ernährung auch nach heutigen Kenntnissen vernünftig sind. Dazu trägt bei, dass Hildegard den Menschen stets in einem kosmologisch-theologischen Kontext sah. Der Mensch sei berufen, schreibt sie in ihrem „Liber Vitae Meritorum“ (Buch der Lebensverdienste), sich in der Welt zu verwirklichen: „Alle Elemente der Welt befinden sich auch im Menschen, und mit ihnen wirkt der Mensch.“ Das bedeutet: Der Körper ist von Gott gegeben. Deshalb hält Hildegard von Askese und Feindschaft dem eigenen Körper gegenüber wenig. Vielmehr gilt es, ihn zu pflegen. Zu einer gesunden Lebensführung zählt deshalb neben der Körperpflege – zu der Hildegard eine Fülle von Hinweisen gibt – eben auch die Ernährung.

Über all ihren detaillierten Hinweisen steht eine Grundregel: Maßhalten. Völlerei ist Hildegard ein Gräuel, und sie beschreibt sehr deutlich die Höllenqualen derjenigen, die sich „während ihres leiblichen Daseins an der Schlemmerei des Bauches ergötzt hatten“.

Damit meint sie jene Menschen, die „Speis und Trank im Übermaß in sich hineinschlangen".

Empfehlungen der Deutschen Gesellschaft für Ernährung

Natürlich ist auch wichtig, was man isst. Hildegard rät vor allem zu Getreide; alle damals bekannten Getreidesorten finden ihr Wohlwollen. Dieser Rat entspricht genau den Richtlinien der Deutschen Gesellschaft für Ernährung (DGE), die ausdrücklich Getreideprodukte – Brot, Nudeln, Reis, Getreideflocken, am besten Vollkorn – empfiehlt. Diese Nahrungsmittel enthalten kaum Fett, dafür aber reichlich Vitamine, Mineralstoffe und Ballaststoffe für eine gute Verdauung. Die DGE rät außerdem zu Kartoffeln, die Hildegard allerdings noch nicht kennen konnte. Ebenfalls kommen bei Hildegard nicht vor: die schonende Zubereitung, weil die küchentechnischen Möglichkeiten begrenzt waren, und der Abwechslungsreichtum – man musste im Wesentlichen das auf den Tisch bringen, was Garten, Stall und Natur zu der jeweiligen Jahreszeit hergaben.

Gemüse und Obst sind ein wichtiger Bestandteil von Hildegards Speiseplan. Die DGE ihrerseits sagt, man solle fünf Portionen Gemüse und Obst pro Tag zu sich nehmen, eventuell auch als Saft. So werde man gut mit Vitaminen, Mineralstoffen und wertvollen Pflanzeninhaltsstoffen versorgt. Zucker solle man, rät die DGE, nur in Maßen verwenden, im Einklang mit Hildegard, wobei allerdings zu Hildegards Zeit der hohe Preis von Zucker (es gab Rohrzucker aus dem Mittelmeerraum) einen reichlichen Gebrauch sowieso weitgehend ausschloss.

Zu Fetten, speziell zu Butter, hat Hildegard ebenfalls eine Einstellung, die modern wirkt. Dicke sollten damit zurückhaltend sein, Butter sei eher etwas für „Dürre". Sie verurteilt Fett also nicht grundsätzlich und hat Recht damit: Fett ist ein wichtiger Träger für Geschmacksstoffe und Vitamine, zudem braucht der Körper Fettsäuren. Allerdings

Was wusste Hildegard über die Verdauung?

Hildegard kannte zwar die wichtigsten Organe – vermutlich aus Werken in der Klosterbibliothek –, doch was bei Verdauung und Stoffwechsel wirklich geschieht, konnte sie noch nicht wissen. Ihre Vorstellungen, die ihren Werken zu entnehmen sind, sowie die ihrer Zeitgenossen basierten auf der Verdauungslehre (Digestionslehre) des antiken Arztes Galen. Dieser erklärte den Verdauungsvorgang, indem er drei Stadien der Verdauung annahm: das erste im Magen, das zweite in der Leber und das dritte in den Organen. Die brauchbaren Bestandteile der Nahrung würden in Blut umgewandelt. Dieses Blut werde fast ganz von den Organen verbraucht, während der Rest den Körper als Schweiß verlasse. Der Darm diene lediglich der Ausscheidung der unbrauchbaren Stoffe.

Den Rezepturen, Heilungs- und Ernährungstipps Hildegards tun diese rudimentären Kenntnisse kaum Abbruch, denn sie stammen ja aus ganz anderen Quellen: aus dem Schatz an Erfahrungen, den sie selbst und andere heilende Mönche und Nonnen angesammelt hatten.

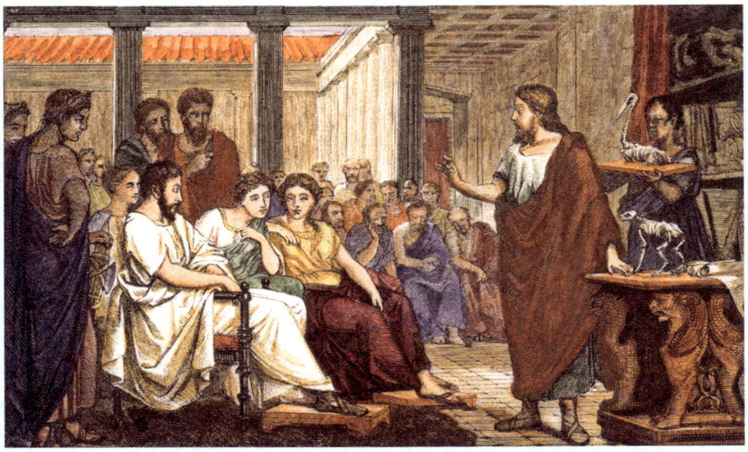

Der griechische Arzt Galen (um 129–216), Schöpfer der Verdauungslehre, hält in Rom vor Männern und Frauen eine Anatomievorlesung.

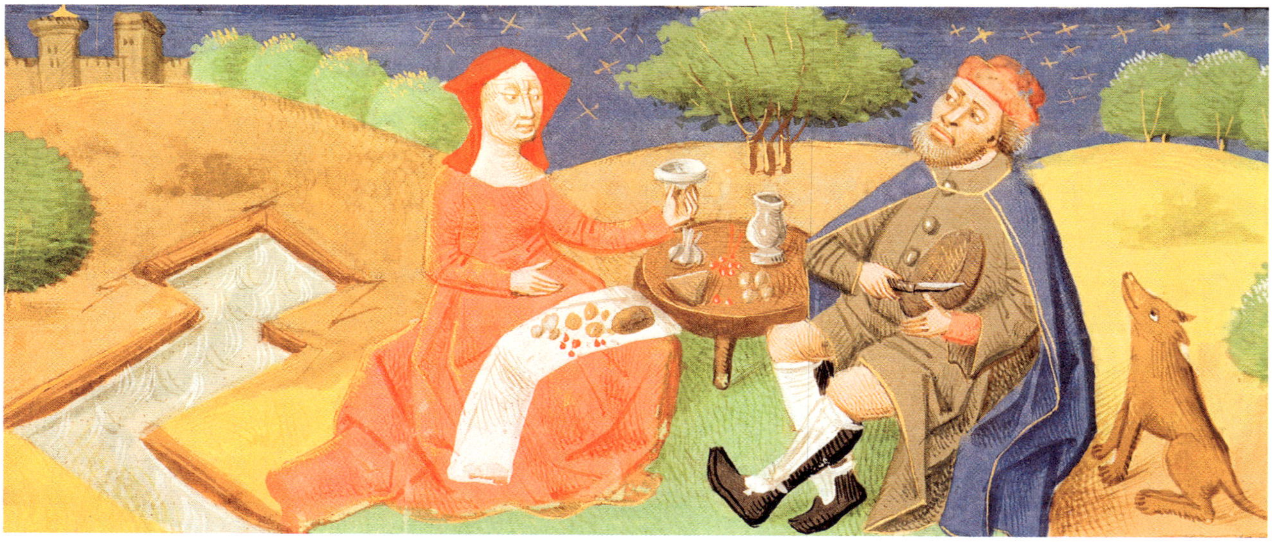

In aller Ruhe und netter Gesellschaft eine Mahlzeit genießen, so wie hier bei einem abendlichen Picknick – das empfiehlt schon Hildegard. Das ist auch heute noch zu empfehlen, da viele Menschen nur allzu oft in Hetze eine Mahlzeit herunterschlingen.

soll man nicht zu viele gesättigte Fettsäuren zu sich nehmen (der chemische Ausdruck bezieht sich auf den Bau der jeweiligen Moleküle). Solche gesättigten Fettsäuren stecken vor allem im Fleisch vierfüßiger Tiere, etwa Schwein und Rind, weshalb Schweine- und Rindfleisch seltener auf den Tisch kommen sollten. So sieht es die DGE und so sieht es Hildegard, wobei die Benediktsregel das Fleisch vierfüßiger Tiere sogar ganz verbietet. Von Geflügel steht dort nichts, weshalb Hildegard es ihren Nonnen erlaubt – was ihr bei hochrangigen Ordensbrüdern allerlei Ärger eingebracht hat. Aus heutiger Sicht ist zu sagen, dass man auf Fleisch nicht ganz verzichten sollte, denn neben dem Eiweiß liefert es lebensnotwendige Vitamine und Mineralstoffe wie etwa Eisen.

Besser als tierische sind die meisten pflanzlichen Fette und Öle; sie enthalten die als viel gesünder eingestuften ungesättigten Fettsäuren. Hildegard empfiehlt Olivenöl, Leinöl und Nussöl, was auch dem Rat der DGE entspricht. Aber auch Fisch ist reich an ungesättigten Fettsäuren. Hildegard und die DGE sind übereinstimmend für Fisch, auch wenn Hildegard diese Inhaltsstoffe nicht kannte. Die DGE rät zu einer bis zwei Fischmahlzeiten pro Woche. Hildegard ihrerseits ist beim Thema Fisch ganz genau: Manche Gewässer, die sie kannte, scheinen bereits im 12. Jahrhundert verschmutzt gewesen zu sein, weshalb Hildegard von dort gefangenem Fisch abrät.

Wie auch moderne Ernährungswissenschaftler ist Hildegard Rohkost gegenüber skeptisch. Gemüse solle man auf jeden Fall garen. Ganz besonders rät sie davon ab, rohe oder selbst in Wasser gekochte Getreidekörner zu essen. Zu Recht merkt sie an, dass unvermahlene Körner „kaum verdaut" würden. Wir wissen heute, dass in den Hüllen Stoffe stecken, die die Verdauung aktiv behindern; die Pflanze bildet diese Substanzen nämlich als Schutz gegen das Gefressenwerden. Im Vollkornmehl sind diese Stoffe zwar auch noch enthalten, aber dank des Mahlens so fein, dass sie die Verdauung nicht stören.

Langsam essen

Die moderne Medizin hat gezeigt, dass Übergewicht eine ganze Reihe von Krankheiten begünstigt. Der Auslöser für Übergewicht ist meist zu reichliches Essen, das in zu großer Hast heruntergeschlungen wird. Auch Hildegard rät, sich zum Essen Zeit zu nehmen. Genau das sagt die DGE, denn heute kennen wir die biochemischen Hintergründe, warum man langsam essen sollte: Der Körper braucht etwas Zeit, bis der Blutzuckerspiegel steigt und das Hungergefühl abgeschaltet wird. Isst man zu schnell, tritt das Sättigungsgefühl erst ein, wenn man schon viel zu viel gegessen hat. In aller Ruhe verzehrte Speisen sind außerdem bekömmlicher. Noch besser ist es, ein Mahl in netter Gesellschaft einzunehmen; in Benediktinerklöstern war und ist dies entsprechend der Benediktsregel üblich.

Ausreichend trinken – damals und heute

Bereits Hildegard legte großen Wert auf das richtige Trinken. Sie wusste natürlich, dass die Flüssigkeitsaufnahme absolut lebensnotwendig ist und warnt daher davor, zu wenig zu trinken, besonders im Sommer. Die DGE empfiehlt mindestens 1,5 Liter Flüssigkeit pro Tag. Es gibt aber durchaus Ernährungsfachleute, die davor warnen, zu viel Mineralwasser zu trinken, zumal man vor allem mit Obst und Gemüse zusätzlich Flüssigkeit aufnimmt. Sie sagen, man dürfe das Trinken nicht übertreiben, damit die Salzkonzentration in den Körperflüssigkeiten nicht zu niedrig wird. Hildegard warnt ebenfalls vor zu vielem Trinken, erklärt aber die Folgen so: Es löse eine „schlimme Überschwemmung mit Wirbeln" der Körpersäfte aus.

Das Trinken reinen Wassers sieht Hildegard differenziert. Sie unterscheidet die Wassersorten nach ihrer Herkunft – aus dem Brunnen, dem Bach, dem Fluss, dem See –, und wegen der unterschiedlichen Beimischungen darin sind manche dieser Wässer in ihren Augen nicht trinkbar. Für uns ist das heute einfacher: Wasser aus dem Hahn ist in Deutschland praktisch immer einwandfrei, zudem hat man die Wahl zwischen vielen Mineral- und Tafelwässern in Flaschen. Auch Säfte, wie Hildegard sie empfiehlt, gibt es in reicher Auswahl. Wer sich heute über deren Qualität informieren will, erkundigt sich am besten bei der Stiftung Warentest.

Mit Milch und Eiern ist Hildegard zurückhaltend, was wir heute schwer verstehen können. Allerdings gab es zu Hildegards Zeiten weder Kühlschränke noch eine gute Hygiene. Daher verdarb Milch rasch. Zudem mögen sich Menschen an Hildegard gewandt haben, die keine Milch vertrugen; auch heute ist die Laktoseintoleranz, die Unfähigkeit, Milchzucker zu verdauen, gar nicht selten. Davon Betroffene reagieren auf Milchgenuss mit Blähungen, Erbrechen und Bauchkrämpfen, und dieser Zusammenhang mag schon Hildegard aufgefallen sein. Auch Eier werden gefährlich, wenn Bakterien durch Beschädigungen der Schale eingedrungen sind.

Unverständlich wirken dagegen Hildegards Warnungen vor Pflaumen und Pfirsichen sowie Erd- und Heidelbeeren. Aber möglicherweise hatten die Warnungen für die damaligen Sorten eine Berechtigung, vielleicht weil sie schwer verdaulich waren. Denkbar ist auch, dass Hildegard unter ihren Kranken Erdbeer-Allergiker hatte.

Ein leuchtendes Vorbild

Hildegard rät oder warnt aber nicht nur, sie gibt auch ein Vorbild: Jonathan aus dem Alten Testament. Der habe sich einer besonders ausgeglichenen und gelassenen Lebensart erfreut. Und wer so sei, „dessen Säfte sind mittels der eingenommenen Speisen überall, im Gehirn, in den Gefäßen wie auch im Mark, gesund und von bester Beschaffenheit. Durch die Speisen nehmen Fleisch und Blut bei ihm zu, und er wird in vitaler Kraft am Leben erhalten."

Deshalb: Trotz aller Irrtümer der Säfte- und der Digestionslehre – im Endeffekt hat Hildegard mit dieser Aussage recht.

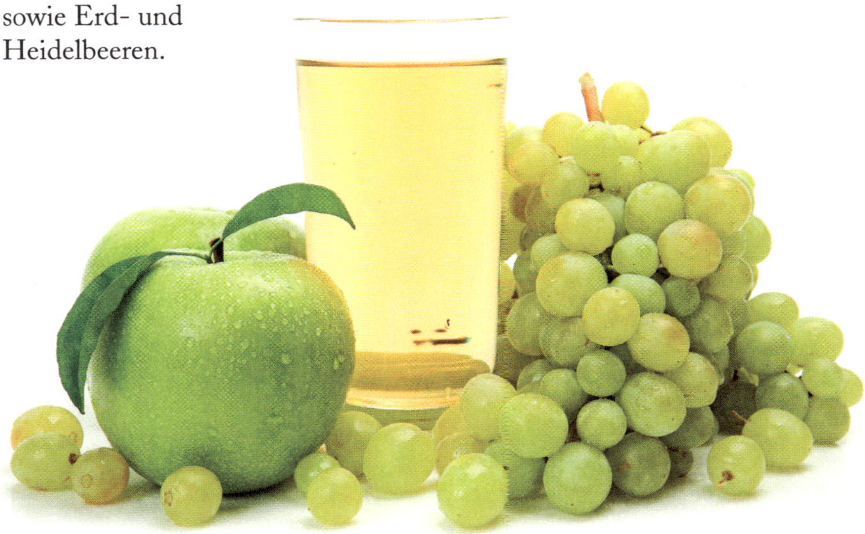

Ausreichendes Trinken hielt schon Hildegard für wichtig. Aber man bedenke, dass auch Nahrungsmittel viel Flüssigkeit enthalten, besonders Obst.

Hildegards wichtigste Nahrungsmittel von A–Z

Hildegard gibt nicht nur allgemeine Empfehlungen zu gesunder Ernährung, sie erläutert auch Vorzüge und Nachteile zahlreicher pflanzlicher und tierischer Nahrungsmittel. Die folgenden Seiten stellen eine Auswahl der für sie wichtigsten Lebensmittel vor.

Die Natur ist in den Augen Hildegards vor allem auf den Menschen hin ausgerichtet, und zwar von Anfang an – und auch noch nach dem Sündenfall: „Bei der Erschaffung des Menschen aus Erde wurde andere Erde genommen, die der Mensch ist, und alle Elemente dienten ihm, weil sie fühlten, dass er lebe, und allen seinen Tätigkeiten entgegen-kommend wirkten sie mit ihm zusammen und er mit ihnen. Und die Erde gab ihr Grün gemäß der Art und der Natur und den Sitten und allem Umgang des Menschen."

Sie weist also darauf hin, dass alle Tiere und Pflanzen für den Menschen da seien. Der Mensch lebe in der Schöpfung, aber die Schöpfung sorge auch für ihn.

Freilich weiß sie auch, dass sich längst nicht jede Pflanze zum Essen eignet und dass Experimente mit unbekannten Gewächsen – die in Zeiten arger Hungersnöte sicher vorkamen – gefährlich sind. Sie rät daher ausdrücklich von „unnützen Kräutern" ab und plädiert dafür, nur gezüchtete und angebaute Pflanzen zu nutzen: „Die Kräuter, die durch die Arbeit des Menschen gesät werden und allmählich emporkommen und wachsen, verlieren wie Haustiere, die der Mensch in seinem Haus mit Sorgfalt aufzieht, durch jene Arbeit, durch die sie vom Mensch angebaut und gesät werden, die Herbheit und Bitterkeit ihrer Säfte, so dass die Feuchtigkeit dieser Säfte die Beschaffenheit des Saftes des Menschen etwas berührt, insofern als sie für seine Speisen und Getränke gut und nützlich sind."

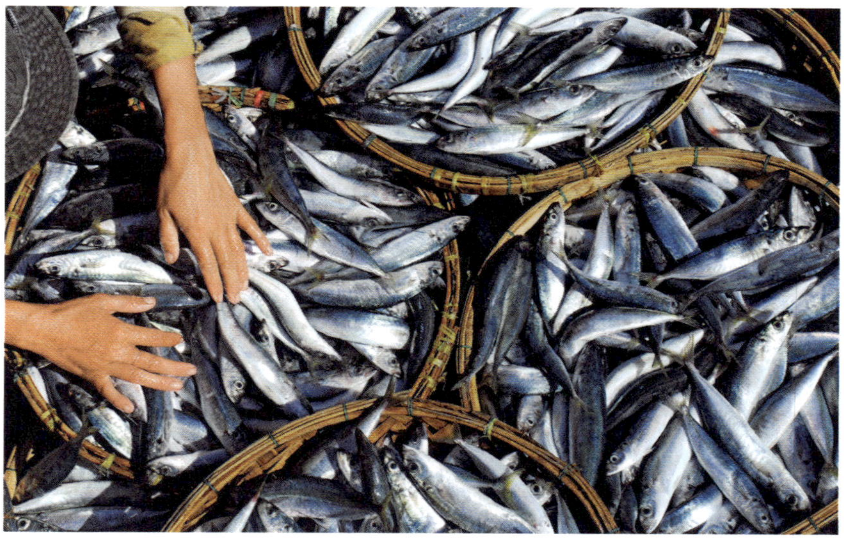

Fisch ist für Hildegard ein Top-Lebensmittel. Doch sie rät nur zu Fisch aus bestimmten Gewässern: Offenbar gab es bereits damals Wasserverschmutzung.

Bemerkenswert modern

So nimmt Hildegard dankbar die Gaben der Natur für Speis und Trank entgegen. Auf den folgenden Seiten haben wir eine Reihe von Nahrungsmitteln beschrieben, die Hildegard als besonders wichtig und gesund erachtete. An der Spitze stehen bei ihr Getreideprodukte sowie Hülsenfrüchte, dazu diverse Gemüsesorten, Nüsse, Esskastanien und Obst. Aber sie ist dennoch keineswegs Vegetarierin, sondern spricht sich für eine Nahrungsmittelvielfalt aus. Sie rät auch zu Eiern, Milchprodukten, Fleisch – besonders von Geflügel – und Fisch. Das ist auch aus heutiger Sicht eine gesunde Einstellung, denn so wird der Körper am besten mit Vitaminen und Mineralstoffen versorgt.

Hildegard sieht in den Nahrungsmitteln nicht nur ein Mittel der Sättigung. Sie kennt auch bestimmte positive Wirkungen mancher Nahrungsmittel auf den Organismus. Darin war sie ihrer Zeit weit voraus. Erst heute erkennen wir den Zusatznutzen, den gutes Essen für die Gesundheit bringt. Einen bedeutenden Anteil daran haben die sekundären Pflanzenstoffe. Ihnen werden gesundheitsfördernde Eigenschaften zugeschrieben: So reguliert z. B. das Phytin im Getreide den

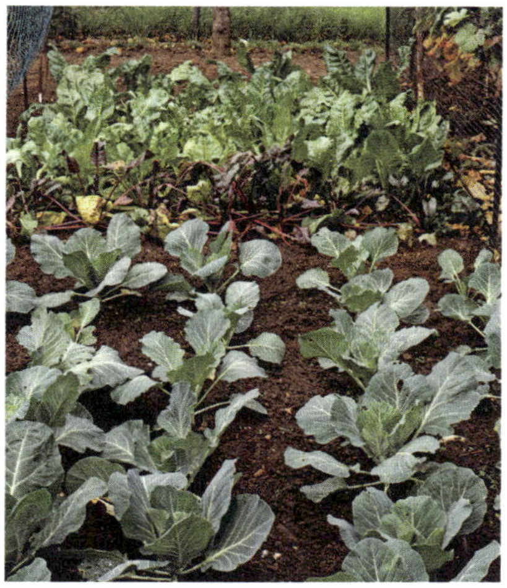

Gemüse wie Kohl, Salate und Rüben prägten die Mittelalterküche und werden von Hildegard ausführlich besprochen.

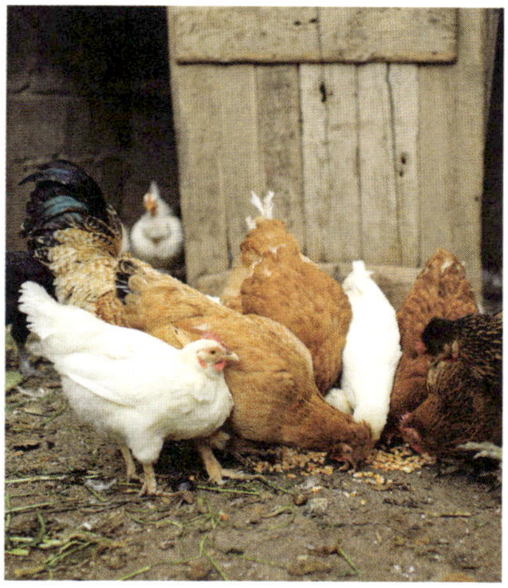

Die von Hildegard bevorzugte Fleischsorte ist Geflügel, vor allem Huhn, denn Hühner liefern auch die wertvollen Eier.

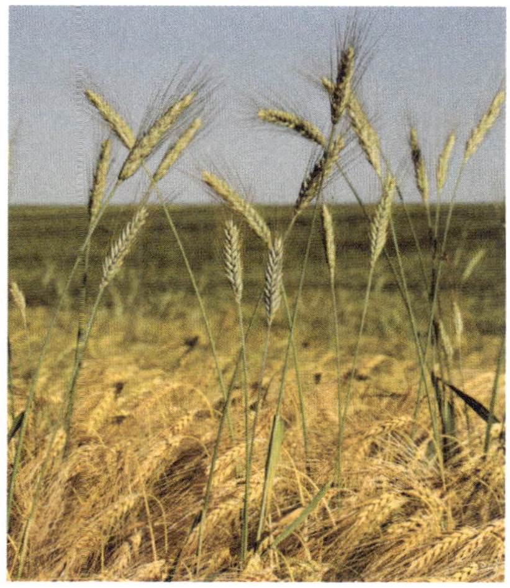

Getreide war die Grundlage der Mittelalterküche. Hildegards beste Energielieferanten: Dinkel, Weizen und Roggen.

Blutzuckerspiegel, die Saponine in Hülsenfrüchten wirken entzündungshemmend und die Phytosterine, die in einem Großteil pflanzlicher Kost enthalten sind, senken den Cholesterinspiegel. Hildegard wusste von diesen Stoffen natürlich nichts, aber sie hatte beobachtet, dass manche Lebensmittel dem Menschen in besonderer Weise guttun.

Was Hildegard kannte und was sie nicht kennen konnte

Wie unsere Auswahl zeigt, war die mittelalterliche Küche keineswegs arm an Zutaten. Im Vergleich zu heute allerdings ist die Zutatenliste beschränkt. Das liegt nicht zuletzt daran, dass damals viele der heute bedeutenden Nutzpflanzen einfach noch nicht bekannt waren – an der Spitze natürlich die in Amerika heimischen Arten. Dazu zählen unter anderem Kartoffel, Mais, Tomate, Kakao, Vanille, dazu Nutztiere wie der Truthahn, freilich auch der Tabak. Selbst der aus Äthiopien stammende Kaffee und der Teestrauch waren zu Hildegards Zeit in Europa noch unbekannt.

Deshalb finden sich in den Rezepten, die auf den folgenden Seiten bei jedem Nahrungsmittel stehen, keine Zutaten, die Hildegard nicht kennen konnte. Insofern nähern sich die Rezepte vermutlich den Speisen, die im Mittelalter gekocht wurden, an. Es sind aber Rezepte von heute, denn man muss sich dessen bewusst sein, dass Hildegard kein einziges Kochrezept hinterlassen hat. Es gibt also kein „Kochen nach Hildegard", sondern lediglich ein „Kochen mit den Nahrungsmitteln, die Hildegard in ihren Werken beschrieb".

Außerdem werden die Gerichte in diesem Buch natürlich auf modernen Herden und mit heutigem Kochgerät zubereitet. Selbst wer sich für das Mittelalter begeistert, wird es wahrscheinlich doch sinnvoller finden, die Möglichkeiten der Küchentechnik unserer Zeit zu nutzen.

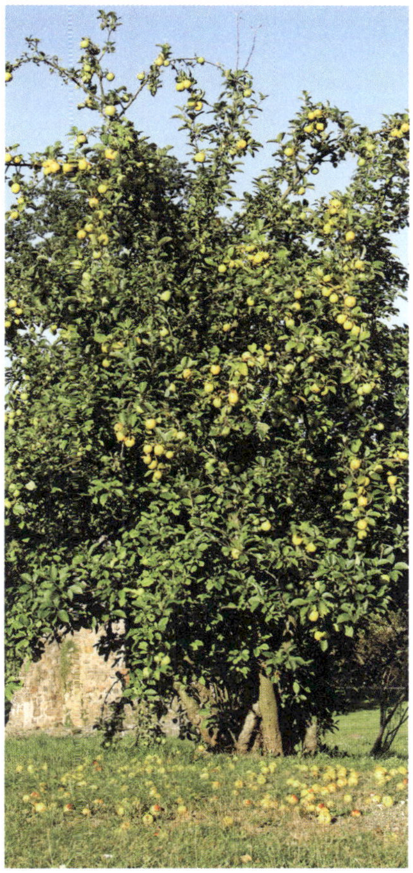

Ein Obstgarten gehörte zum Kloster ebenso wie zum Bauernhof. Das Obst war aber kleiner und weniger saftig als heute.

DINKEL

Bei Hildegard: „De Spelta“

Der Dinkel oder Spelz ist der nächste Verwandte des Weichweizens. Eine Wildform davon gibt es nicht, denn er ist aus Hartweizen oder Emmer gezüchtet worden – vermutlich schon vor über 15 000 Jahren. Die Pflanze, deren Ähren rundlicher sind als die anderer Getreidearten, wird etwa einen Meter hoch. In Süddeutschland wird Dinkel seit der Römerzeit verstärkt angebaut. Davon zeugen Städtenamen wie z. B. Dinkelsbühl.

Im Mittelalter und auch später war Dinkel wegen der besonders haltbaren Körner außerordentlich beliebt. Diese sind aber – anders als beim Weizen – fest mit den Spelzen verwachsen. Das macht die Verarbeitung schwierig: Beim Dreschen werden die Körner nicht frei, sondern bleiben von den Spelzen umschlossen. Deshalb muss die Dinkelmühle mit einem zusätzlichen Gang, dem „Gerbgang“, ausgestattet sein, der die Körner entspelzt.

Robust und anspruchslos

Dinkel ist im Anbau weniger anspruchsvoll als moderne Weizensorten: Er verträgt raueres Klima, ist robuster gegen Pflanzenkrankheiten und wächst auch auf flachgründigeren Böden. Allerdings bringt er auch geringere Erträge. Doch dieser Nachteil wog früher nicht schwer im Vergleich zu den Anbauvorteilen.

Heute wird Dinkel wieder verstärkt angebaut, vor allem von Bio-Bauern. Beliebt sind u. a. die Sorten „Franckenkorn“ und „Schwabenkorn“, das sind Rückzüchtungen, die den in früheren Jahrhunderten verwendeten Sorten näher kommen als moderne Dinkelsorten. Denn im Lauf der Zeit hat sich in den ursprünglichen Dinkel immer einmal wieder Weizen eingekreuzt.

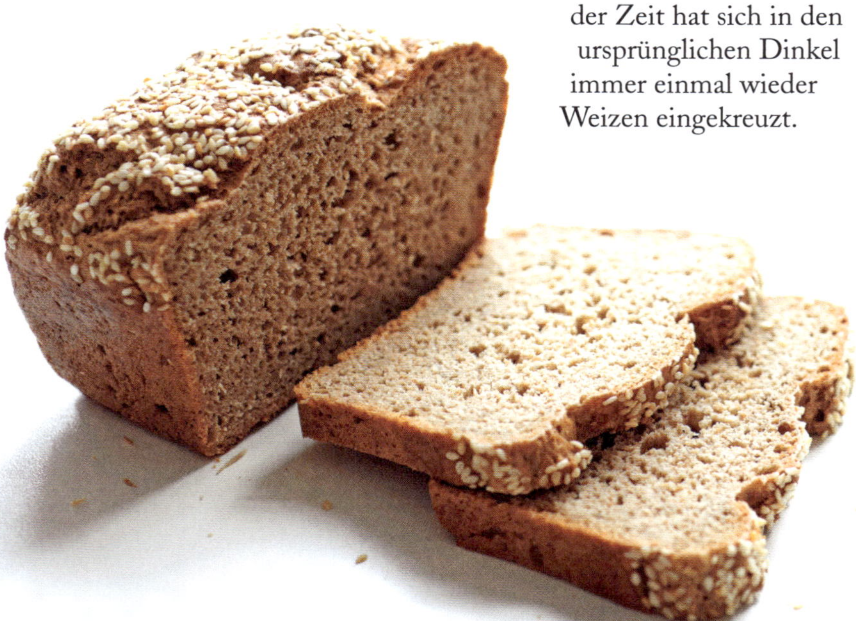

Dinkelbrot

Ergibt 1 Laib
1 Hefewürfel
300 ml laumwarme Buttermilch
15 g Salz
2 EL Olivenöl
1 EL Honig
500 g 630er Dinkelmehl
Fett für die Form

Die Hefe in der Milch auflösen und mit Salz, Olivenöl und Honig vermischen. Das Mehl in eine Schüssel geben, eine Vertiefung hineindrücken und die Flüssigkeit nach und nach einrühren, bis ein Teig entstanden ist. Diesen an einem warmen Platz 30 Minuten gehen lassen. Den Teig durchkneten, in eine gefettete Backform geben, mit einem Tuch abdecken und 30 Minuten gehen lassen. Inzwischen den Backofen auf 220 °C (Umluft 200 °C) vorheizen. Etwa 1 Stunde backen.

Im Mittelalter gab es auch im Moselgebiet große Dinkelfelder. Dort wird Hildegard ihn kennengelernt haben. Sie schätzte ihn sehr: „Der Dinkel ist das beste Getreide.“ Tatsächlich verfügt Dinkelmehl über reichlich Kohlenhydrate, Mineralstoffe und etwa 2,7 Prozent Fett. Vor allem aber enthält es mindestens so viel Eiweiß (Kleber) wie andere Getreidearten, meist sogar deutlich

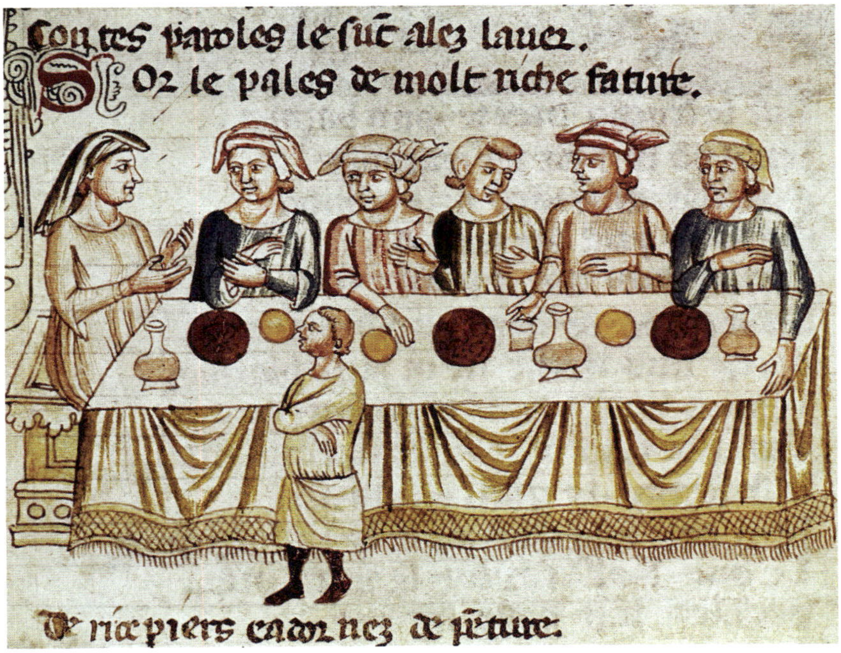

Eine fürstliche Familie sitzt bei Brot, Wein und Obst zusammen. Illumination aus dem altfranzösisch-italienischen Epos „L'Entrée d'Espagne" (Der Weg nach Spanien).

mehr. Wer einmal Dinkelmehl mit Wasser angerührt hat, kennt den Effekt: Es klebt weit stärker als Weizenmehl. Da sich die Kleberzusammensetzung des Dinkels leicht von der des Weizens unterscheidet, vertragen Menschen, die an Zöliakie, einer Unverträglichkeit gegen Klebereiweiß, leiden, reinen Dinkel gut.

Wertvolles Eiweiß

Der hohe Eiweißanteil des Dinkels war vor allem in Zeiten wichtig, in denen nicht oft Fleisch auf dem Tisch stand. Allerdings ist Dinkelgebäck nicht lange haltbar und wird leicht trocken und hart.

Wie man ihn auch isst, schreibt Hildegard, „sei es im Brot, sei es in anderen Speisen, er ist gut und mild". Mit den „anderen Speisen" dürfte sie Brei, Teigwaren und Klöße gemeint haben, denn diese Arten der Zubereitung sind seit vielen Jahrhunderten beliebt.

Von dem Verzehr roher Dinkelkörner rät Hildegard ab. Richtig zubereitet aber könne dieses Getreide heilsam wirken: „Wenn einer so krank ist, dass er vor Krankheit nicht essen kann, dann nimm die ganzen Körner des Dinkels und koche sie in Wasser unter Beigabe von Fett oder Eidotter, sodass man ihn wegen des besseren Geschmacks gern essen kann, und gib das dem Kranken zu essen und es heilt ihn innerlich wie eine gute und gesunde Salbe."

Dinkel-Cremesuppe

Ergibt 4 Portionen

2 große Zwiebeln
2 große Möhren
1000 ml Gemüsebrühe
2 EL Butter
50 g Dinkelmehl
125 ml Schlagsahne
Pfeffer, Salz

Das Gemüse in Würfel schneiden, in der Brühe weich kochen und vom Herd nehmen. Die Butter in einer Pfanne zerlassen und unter Rühren das Mehl zugeben. Diese Mehlschwitze in die Brühe einrühren. Sahne zugeben, aufkochen und unter Rühren 10 Minuten köcheln lassen. Im Mixer pürieren. Mit Pfeffer und Salz abschmecken.

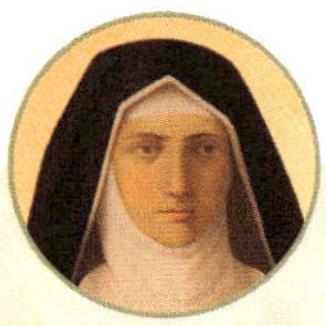

„Der Dinkel ist das beste Getreide, und er ist warm und fett und kräftig, und er ist milder als andere Getreidearten, und er bereitet dem, der ihn isst, rechtes Fleisch und rechtes Blut, und er macht frohen Sinn und Freude im Gemüt des Menschen."

EIER

Bei Hildegard: „De Ovis"

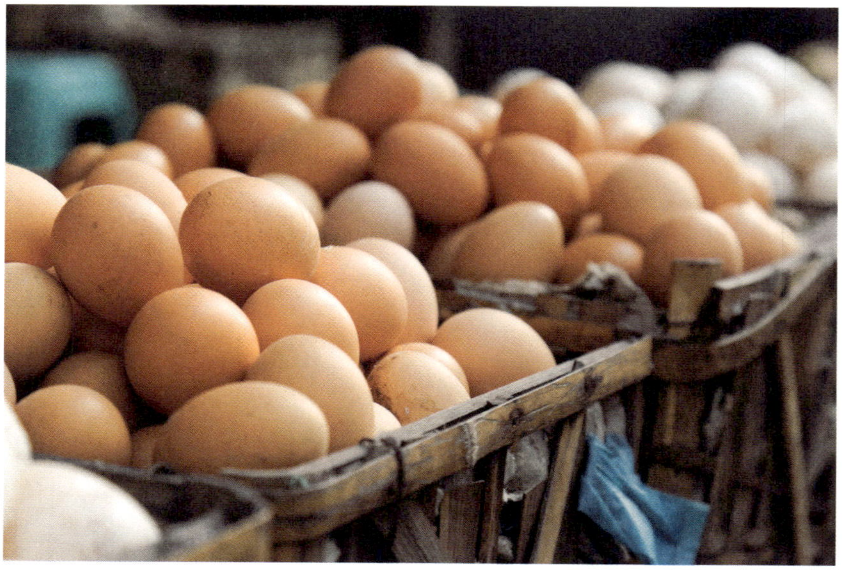

Eier-Auflauf

Ergibt 4 Portionen

1 EL Margarine
6 dicke Scheiben Käse
6 Scheiben Kochschinken
4 Eier
5 EL Schlagsahne
Salz

Eine Auflaufform mit der Margarine fetten. Käse und Schinken einschichten. Die Eier verschlagen und auf die Schichten geben. Sahne steif schlagen, salzen und auf der Eimasse verteilen. Bei 200 °C (Umluft 180 °C) 15 Minuten backen.

Seit Jahrzehntausenden gehören Eier zum Speiseplan des Menschen, sind sie doch recht leicht zu bekommen und äußerst nahrhaft. Neben Eiweiß und Fett enthalten sie wichtige Vitamine und Mineralstoffe wie etwa Kalzium, Selen und Eisen. Drei Hühnereier zum Beispiel reichen aus, um den Tagesbedarf an Vitamin D und B12 zu decken.

Kein Wunder also, dass Eier – insbesondere Hühnereier – in der heutigen Ernährung eine wichtige Rolle spielen. Allein in Deutschland werden pro Jahr über 10 Milliarden Hühnereier erzeugt und weitere Milliarden importiert. Etwa die Hälfte verbrauchen Haushalte, die andere Hälfte geht in Großküchen, Bäckereien sowie in die Lebensmittelindustrie. Auch Hildegard empfiehlt Hühnereier, wenn auch, nach ihrer typischen Art, „mäßig". Am besten seien weich gekochte, sie seien bekömmlicher als harte, und rohe seien zu meiden. Und das Eidotter sei „heilsamer zu essen als das Eiweiß" – was insofern richtig ist, als Eidotter deutlich vitaminreicher ist, und mit Vitaminen waren die Menschen zu Hildegards Zeiten nicht gerade üppig versorgt. Vor allem das lebenswichtige Vitamin B12 ist im Wesentlichen in Fleisch und Eiern zu finden; pflanzliche Nahrungsmittel reichen in der Regel nicht als Quelle.

Hildegards Erfahrung

Natürlich wusste Hildegard nichts von Vitaminen – sie wurden erst im 20. Jahrhundert entdeckt. Doch die Äbtissin hatte offenbar eine gute Beobachtungsgabe und nahm die Wirkung von Nahrungsmitteln auf den Körper wahr. Sie empfiehlt gekochte Eier sogar als Heil- und Stärkungsmittel: „Wer krank ist und Eier essen will, der gieße etwas Wein in Wasser und lasse es in einer Schüssel sieden und dann zerbreche er die Eier in diesem Wasser und werfe die Schalen weg und so koche er sie und gekocht esse er."

Beim Lesen von Hildegards Texten spürt man dennoch eine gewisse Zurückhaltung. Dazu muss man wissen, dass die Aufbewahrung von Eiern im Mittelalter schwierig war. Zwar sind unbeschädigte Eier etwa drei Wochen ungekühlt haltbar, aber schon der kleinste Riss in der Schale kann zu Problemen führen: Eier sind ideale Bakterienbrutstätten. Auch fertige Gerichte mit Eiern können rasch verderben, und in einer Zeit, die weder etwas von Bakterien noch von Hygiene wusste, war das eine reale Gefahr.

ERBSEN

Bei Hildegard: „De Pisa“

Die Erbse zählt zu den sehr früh kultivierten Pflanzen, denn ihre Früchte sind reich an Eiweiß und daher sehr nahrhaft. Einer der Gründe dafür: Die Erbse kann sich selbst mit dem zur Eiweißbildung notwendigen Element Stickstoff versorgen – dank einer Symbiose mit Knöllchenbakterien an ihrer Wurzel, die Luftstickstoff binden. Die Wurzel reicht bis zu einem Meter tief und kann sich damit auch in trockenen Gebieten feuchte Bodenschichten erschließen.

Uraltes Grundnahrungsmittel

Aus diesen Gründen war die Erbse schon immer sehr beliebt und zählte bereits in der Jungsteinzeit zu den Grundnahrungsmitteln. Für die Wertschätzung der Hülsenfrucht gab es aber noch einen weiteren Grund: Erbsen lassen sich gut trocknen und sind dann lange haltbar – ein wichtiger Vorzug in einer Zeit, die nur wenige Konservierungsmöglichkeiten kannte. Zum Verzehr wurden die Erbsen dann wieder aufgeweicht und zu Mus oder Erbsensuppe verarbeitet. Man aß sie also nicht wie heute als Gemüse. Die Erbswurst allerdings ist erst eine Erfindung aus dem 19. Jahrhundert.

Gute Kost für Gesunde

Hildegard unterscheidet in ihrer Schrift über die Erbse streng zwischen der Kost für Gesunde und der für Kranke. Für einen gesunden Menschen sei sie „gut zu essen und macht ihn stark“. Kranke aber sollten sie meiden; sie habe „keine Kräfte in sich, um die Krankheiten auszutreiben“.

Einen zwiespältigen Ruf hat die Erbse im Brauchtum. Einerseits galt sie in vielen Regionen als Totenspeise: In der Karwoche gegessen, habe man bald einen Todesfall zu beklagen. In Mecklenburg hatte Erbsensuppe wiederum einen festen Platz beim Leichenschmaus. Andererseits galten Erbsen als Fruchtbarkeitsbringer und wurden daher zu Hochzeiten verzehrt – oder auf das Brautpaar geworfen.

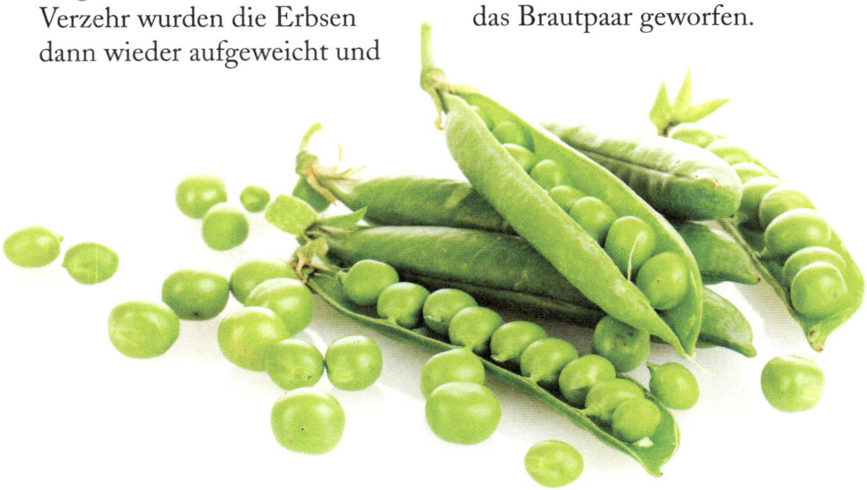

Erbsensuppe mit Rindswürstchen

Ergibt 4 Portionen

1 Stange Porree (Lauch)
2 Schalotten
1 große Möhre
60 g Sellerieknolle
1 TL Sonnenblumenöl
150 g grüne Schälerbsen
600 ml Gemüsefond
160 g Pastinake
4 Rindswürstchen
1 EL frisch gehackte Petersilie

Den Lauch in Ringe schneiden. Die Schalotten, die Möhre und die Sellerieknolle schälen und in Würfel schneiden. Das Sonnenblumenöl in einem Topf erhitzen und die Schalotten darin andünsten. Die Schälerbsen und das vorbereitete Gemüse einige Minuten mitdünsten.

Den Gemüsefond zugeben und alles zum Kochen bringen. Den Deckel auflegen und die Suppe bei mittlerer Hitze eine Stunde köcheln lassen. Die Pastinake schälen, reiben, in den Topf geben und weitere 20 Minuten mitköcheln lassen. Die Suppe in einem Mixer pürieren. Die Rindswürstchen in Scheiben schneiden und bei geringer Hitze 5 Minuten in der Suppe ziehen lassen. Mit Petersilie bestreuen.

ESSIG

Bei Hildegard: „De Aceto"

Essig zählt zu den ältesten Lebensmitteln, die der Mensch hergestellt hat, und er wird in den Überlieferungen zahlreicher alter Hochkulturen erwähnt. Neben dem erfrischenden Wohlgeschmack von verdünntem Essig wurde auch seine desinfizierende Wirkung schon früh erkannt. Römische Legionäre führten in ihren Feldflaschen eine Essig-Wasser-Mischung mit, die besser mundete als das oft abgestandene Wasser. Später diente Essig als Konservierungsmittel, beispielsweise für Gurken und anderes Gemüse, und um den Wohlgeschmack von Speisen zu steigern, z. B. von Salaten. Meist entsteht Essig ganz von selbst, wenn man alkoholische Getränke einige Zeit an der Luft stehen lässt, weil Essigsäurebakterien den Alkohol unter Verwendung von Luftsauerstoff in Essigsäure verwandeln. Je nach Ausgangsstoff gibt es daher unterschiedliche Essigsorten – z. B. Weinessig aus Traubenwein, Apfelessig aus Apfelwein, Birnenessig, Brombeeressig, Bieressig und sogar Molkenessig aus vergorener Molke. Besonders gut kann man Essig herstellen, wenn man die sogenannte Essigmutter von einem Essig-Ansatz auf den nächsten überträgt. Essigmutter, eine gallertige Masse, bildet sich, wenn man z. B. Wein an der Luft stehen lässt; sie besteht aus Millionen von Essigsäurebakterien.

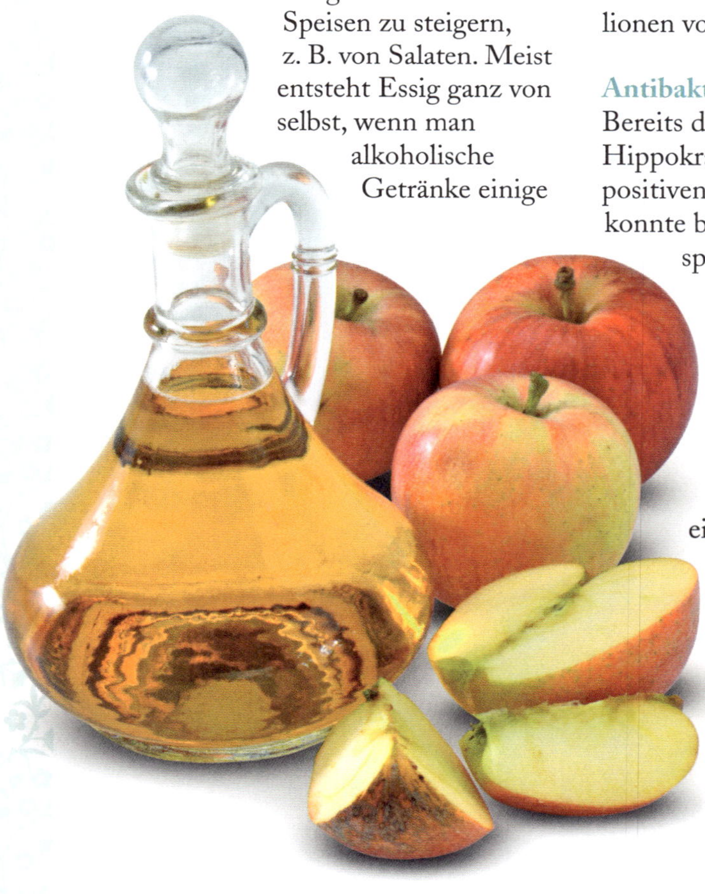

Antibakterielle Wirkung

Bereits der griechische Arzt Hippokrates schreibt über die positiven Kräfte von Essig. Zwar konnte bis heute eine ausgesprochene Heilwirkung nicht wissenschaftlich nachgewiesen werden; unzweifelhaft ist jedoch der antibakterielle Effekt. Tatsächlich spielt Essigsäure im Körper eine wichtige Rolle, und ein wichtiges Medikament, nämlich Acetylsalicylsäure (ASS, „Aspirin"®), besitzt in seinen Molekülen an der fiebersenkenden Salicylsäure eine Essigsäuregruppe.

Apfelessig-Sauce zu Braten

Ergibt 4 Portionen
4 El Apfelessig
4 EL Senf
8 EL Honig
2 EL Olivenöl

Alle Zutaten unter Rühren bei mittlerer Hitze aufkochen und eindicken lassen. Die abgekühlte Sauce über Bratenscheiben, Steaks oder Koteletts geben.

In der Naturheilkunde spielt die saure Flüssigkeit seit alters her eine wichtige Rolle, in reiner Form oder mit Heilkräutern versetzt als Kräuteressig. Man nutzte den Essig innerlich wie auch äußerlich in Form von Einreibungen, etwa zur Desinfektion oder gegen hartnäckige Hautbeschwerden.

Schon Hildegard nutzt Essig, um eine Vielzahl von Leiden zu lindern. So spielt er in einem Rezept gegen Kopfschmerzen eine wichtige Rolle: Wenn „in Bewegung geratene Schwarzgalle das Hirn des Menschen schmerzen macht, soll er Malve nehmen und zweimal soviel Salbei, stoße das in einem Mörser zu Saft und begieße das mit etwas Olivenöl oder Essig." Und mit dieser Flüssigkeit müsse er den Kopf von Stirn bis Hinterhaupt benetzen und ein Tuch darum binden, und sie

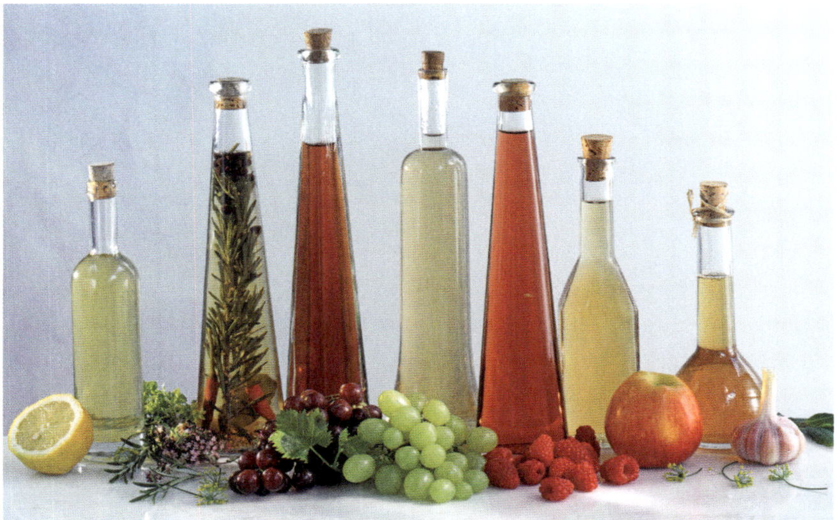

Essig in vielen Varianten. Einige Beispiele (von links): Zitronenessig, Estragonessig, Rotweinessig, Weißweinessig, Himbeeressig, Apfelessig und Knoblauchessig.

solange immer wieder auftragen, „bis es ihm besser geht“.

Auch wer „ohne Maß und unbedacht verschiedenartige Speisen zu sich nimmt“ und damit laut Hildegard seine Leber schädigt, könne auf den Essig vertrauen: „Er soll auch die Speisen, die er isst, mit Essig gemischt essen, da Wärme und Schärfe des Essigs die Leber zusammenziehen.“

Den Harntrakt spülen

Selbst bei Inkontinenz sollen Wärme und Essig helfen: „Wenn jemand vor Kälte des Magens den Harn nicht halten kann, soll er oft Wein trinken, der am Feuer erhitzt wurde, und alle seine Speisen mit Essig vermischen und oft Essig trinken, wie immer er kann.“ Hier dürften neben dem Spülen des Harntrakts durch viel warme Flüssigkeit die antibakteriellen Eigenschaften des Essigs zum Tragen kommen.

Heute noch wird Essig gern als Hausmittel genutzt. Besonders dem Apfelessig – in reiner Form oder vermischt mit Kräutern oder Gewürzen wie Bockshornklee oder Ingwer – schreiben viele Menschen eine gesundheitsfördernde Wirkung zu. Er unterstütze die Verdauung, stimuliere den Stoffwechsel, rege das Immunsystem an und helfe beim Abnehmen. Auch äußerlich ließe er sich anwenden, etwa gegen Akne oder Schuppenflechte.

Gewarnt wird allerdings vor unverdünnter Anwendung, sowohl innerlich als auch äußerlich. Nicht nur der Magen reagiert empfindlich auf Apfelessig; wird er beispielsweise als Mundspülung angewendet, greift die Säure mit der Zeit den Zahnschmelz an.

Eischaum-Dessert mit Weinessig

Ergibt 4 Portionen
8 Eier
8 EL Zucker
2 EL Weinessig
Etwas Zucker und Zimt

Die Eier trennen und die Eiweiße steif schlagen. Die Eigelbe schaumig rühren. Den Eischnee behutsam unter die Eigelbe ziehen. In einer Pfanne bei mittlerer Temperatur den Zucker mit dem Essig schmelzen lassen. Nach und nach die Eimasse unterheben. Mit Zucker und Zimt bestreut warm servieren.

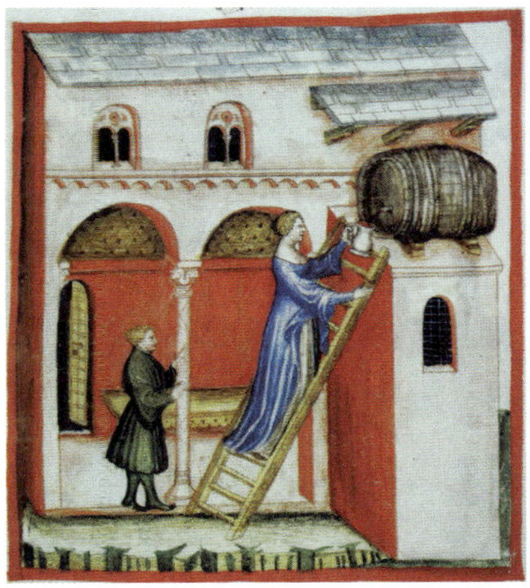

Da Essig zur Reifung im Winter Kälte, im Sommer Wärme benötigt, stellte man das Fass auf den Speicher oder aufs Dach.

FISCH

Bei Hildegard: „De Hecht", „De Carpone" und andere

Fische aus Seen und Flüssen und sogar mit Salz konservierte Meeresfische stellten zu Hildegards Zeiten einen wichtigen Teil der Nahrung dar.

Auch heute noch zählen Fische zu den wertvollsten Nahrungsmitteln. Sie liefern viel hochwertiges Eiweiß und lebenswichtige Mineralstoffe und Vitamine. Zudem enthält das Öl fettreicher Fische wie Hering, Lachs, Forelle und Makrele die wertvollen ungesättigten Fettsäuren (etwa Omega-3-Fettsäuren). Regelmäßiger Fischkonsum kann dank dieser Fischöle die Anfälligkeit für Krankheiten wie Arteriosklerose, Herzinfarkt und Schlaganfall mindern.

Auch Hildegard spricht sich grundsätzlich für Fisch aus, allerdings differenziert sie nach Art und Herkunft. Ausschlaggebend ist für sie u. a. das Futter dieser Fische. Positiv steht sie vor allem solchen Arten gegenüber, die sich „hauptsächlich in der Mitte und in der Reinheit des Meeres (…) aufhalten", Hering zum Beispiel. Allerdings nur gesalzen, nicht frisch, denn in einer Zeit ohne Kühl- und Gefriermöglichkeiten verdarb Fisch rasch.

Das Thema Haltbarkeit

Deshalb ist die Haltbarkeit von Fisch für Hildegard wichtig; sie stellt sie sogar in einer Tabelle dar. So seien frisch gefangene Fische aus Rhein, Main und Donau gesund, solche aus der Mosel nicht. Alte Rheinfische würden rasch faulen, die aus Main und Donau dagegen blieben länger haltbar. Vielleicht zeugt dies von der Wasserqualität zu jener Zeit. Es gab zwar keine Industrie, aber Abwässer, etwa von Gerbereien, verschmutzten die Gewässer durchaus.

Auch die Fischarten sieht Hildegard unterschiedlich. Hecht, Barsch und Stör etwa seien gut zu essen, zumindest für Gesunde. Krebse könnten laut Hildegard von Gesunden und Kranken gleichermaßen verzehrt werden. Teichmuscheln („Fisch, der Schalen hat", sagt Hildegard) dagegen lehnt sie ab, weil sie „gewisse unreine Nahrung" fressen; tatsächlich strudeln Muscheln Plankton, Algen und Abfallstoffe des Gewässers in sich hinein.

Die Heilkräfte von Fischen

Mit Karpfen könne man Fieber und Appetitlosigkeit kurieren: Man müsse den Fisch kochen, den Kopf abtrennen, zweiteilen

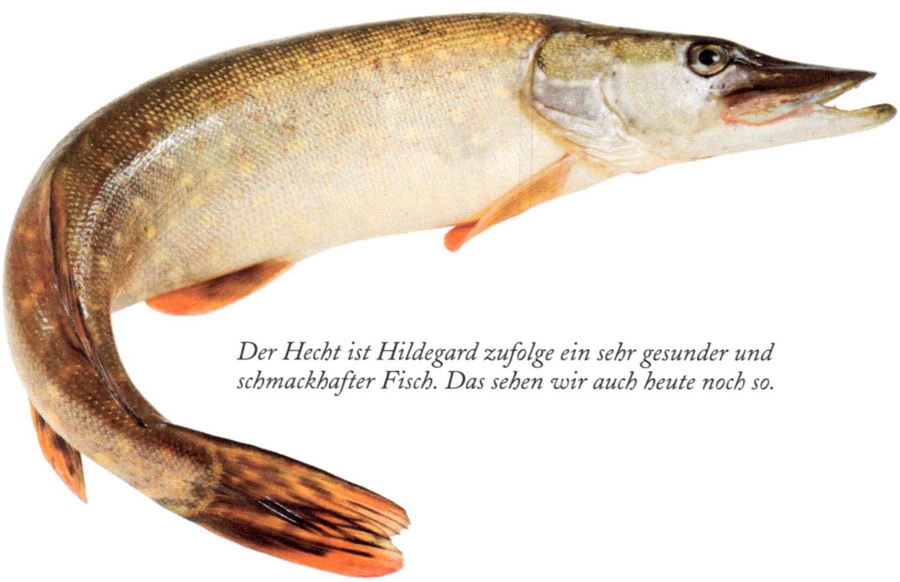

Der Hecht ist Hildegard zufolge ein sehr gesunder und schmackhafter Fisch. Das sehen wir auch heute noch so.

Hecht mit Kräuterfüllung

Ergibt 4 Portionen

1 Hecht (1 kg), ausgenommen, geschuppt und gewaschen
Salz, Zitronensaft
1 Handvoll frisch gehackte Kräuter, z. B. Dill, Majoran, Petersilie, Pimpinelle, Salbei
Butter
250 ml Gemüsebrühe

Den Hecht innen und außen salzen und mit Zitronensaft beträufeln. Die Kräuter hineingeben und den Fisch zusammenbinden. Den Hecht in einer Kasserolle in Butter anbraten, Brühe hinzugeben und den Fisch 30 Minuten darin ziehen lassen.

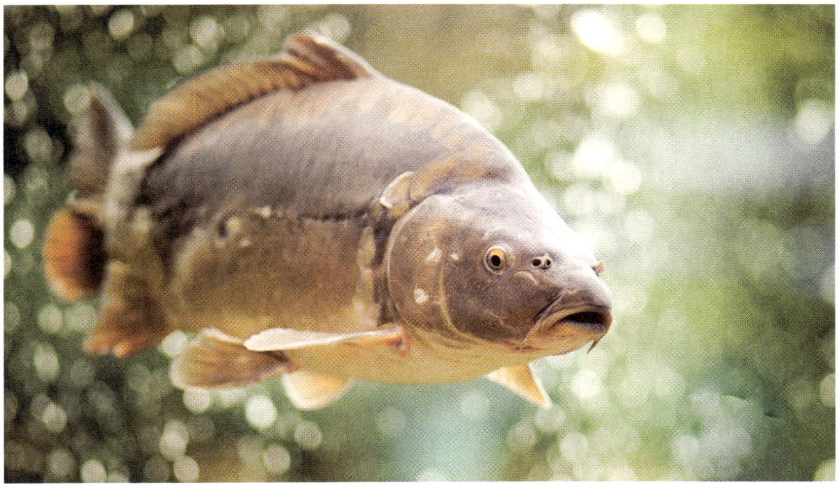

Karpfen gab es in Mitteleuropa erst seit etwa 1000 n. Chr. Möglicherweise wurden sie von Ordensleuten gezielt eingeführt und in Teichen gehalten, um den Speiseplan der mehr als 100 mittelalterlichen Fastentage abwechslungsreicher zu gestalten.

und beide Teile am Spieß rösten. Dann lege man die Kopfteile in eine Mischung aus Wein, Essig und Honig und trinke oft davon.

Besonders die Leber vieler Fische ist reich an Vitaminen, etwa A und D, sowie weiteren wichtigen Inhaltsstoffen. Offenbar wusste Hildegard, dass Fischleber manches Leiden beheben kann, denn sie empfiehlt z. B. die Leber vom Stör für „Menschen, die die Seuche plagt", was immer sie darunter verstand. Und die Leber vom Hecht bereite eine „gute und angenehme Verdauung".

Auch der Lachs, der „für keinen Menschen gut zu essen" sei, liefere ein Mittel gegen kranke Zähne: Man müsse Lachsknochen pulverisieren, etwas gebratenes Salz hinzufügen und damit zur Nacht das Zahnfleisch einreiben. Nach heutiger Kenntnis könnte das funktionieren, denn das raue Pulver und das Salz entfernen den bakterienreichen Zahnbelag, der das Zahnfleisch entzündet und die Zähne zerstört.

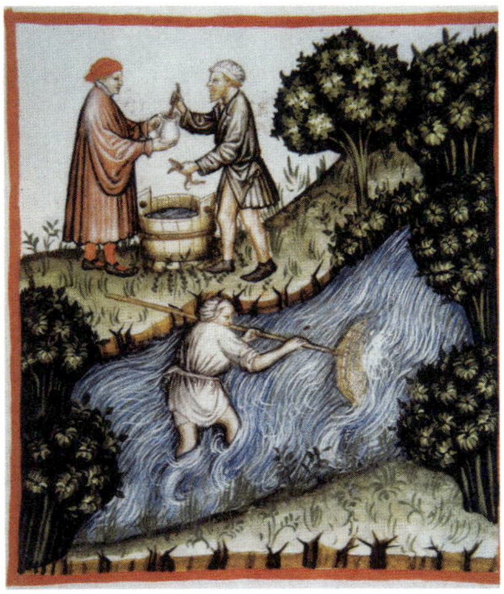

Das Neunauge (Lamprete), das hier gefangen wird, war ein begehrter Speisefisch (aus den aus dem Arabischen stammenden „Schachtafeln der Gesuntheyt").

Karpfen im Senfmantel

Ergibt 4 Portionen
2 kleine küchenfertige Karpfen à 1 kg
2 Zwiebeln
Pfeffer, Salz
4 EL mittelscharfer Senf
400 g Porree (Lauch)
50 g Butter
150 g Crème fraîche
125 ml trockener Weißwein

Die Karpfen halbieren und vierteln. Die Stücke abspülen und trocken tupfen. 1 Zwiebel fein würfeln und mit Pfeffer, Salz und Senf verrühren. Mit dem Gemisch die Fischteile bestreichen. Für 30 Minuten beiseite stellen. Inzwischen die zweite Zwiebel schälen und würfeln. Den Porree putzen und in feine Ringe schneiden.

In einem Topf die Butter zerlassen, Zwiebel und Porree zugeben und 5 Minuten andünsten. Das Gemisch in eine feuerfeste Form geben und die Karpfenstücke darauflegen. In den Backofen schieben und bei 150 °C (Umluft 130 °C) etwa 45 Minuten garen.

Die Karpfenstücke auf einer Platte anrichten. Das Gemüse in einen Topf umfüllen, mit der Crème fraîche und dem Wein verrühren, mit Salz und Pfeffer abschmecken und diese Sauce zum Fisch reichen.

FRÜHLINGSZWIEBELN UND SCHNITTLAUCH

Bei Hildegard: „De Lauch"

Hildegard fasst mehrere Laucharten mit hohlem Stängel unter dem Begriff „dünner Lauch" zusammen und erwähnt Bezeichnungen wie „hol" und „prieslauch". Vermutlich meint sie die Frühlingszwiebel sowie den Schnittlauch, der früher als „prieslauch" bekannt war.

Beide Pflanzen haben im Sommer ein ganz typisches Aussehen: Auf einem langen, matt- bis dunkelgrünen hohlen Stängel sitzt ein kugeliger, aus vielen Einzelblüten zusammengesetzter Blütenstand. Bei der Frühlingszwiebel sind die kleinen Einzelblüten weiß, beim Schnittlauch rotviolett. Beide Pflanzen weisen längliche weiße Zwiebeln (Speicherorgane) mit feinen Wurzeln auf.

Die Heimat der Frühlingszwiebel ist vermutlich Kleinasien, die des Schnittlauchs möglicherweise Europa. Das würzige Gemüse ist sehr appetitanregend und gesund, denn es enthält große Mengen an Carotin und den Vitaminen B2 und C; Schnittlauch wurde sogar früher zeitweise gegen Skorbut verwendet. Zudem enthalten beide Gemüse reichlich Mineralien. Die aromatischen Stoffe, denen die Pflanzen ihren typischen, speisezwiebelartigen Geruch und Geschmack verdanken, sind schwach bakterientötend.

Die weißen Zwiebeln der Frühlingszwiebel kann man roh oder gekocht essen, sie sind milder als Speisezwiebeln. Auch die grünen Blätter, in Wasser oder Fett gedünstet, ergeben ein gutes Gemüse. Roh können sie Salaten beigemischt werden; ihr Geschmack ist intensiver als etwa der von Schnittlauch oder Zwiebeln.

Roh oder gekocht

Hildegard empfiehlt, dass nur Gesunde diese Pflanzen roh verzehren sollten. Für Kranke ist es besser, sich auf gekochten Lauch zu beschränken. Tatsächlich nutzt man auch heute sowohl rohe Frühlingszwiebeln als auch Schnittlauch nur als kleingeschnittene Zutat, etwa in einem bunten Salat oder als Brotaufstrich gemischt mit Quark.

Frühlingszwiebel-Füllung für Fleischrouladen

Für 4 Rouladen
4 Scheiben Rinder- oder Putenrollfleisch
Salz, Pfeffer
4 TL Senf
2 Frühlingszwiebeln
1 säuerlicher Apfel
250 ml Wasser
125 ml Apfelsaft
Pflanzenfett zum Braten

Die Rouladenscheiben salzen, pfeffern und mit Senf bestreichen. Die Frühlingszwiebeln längs halbieren und in fingerlange Stücke schneiden. Den Apfel schälen, vierteln, entkernen und in Scheiben schneiden. Frühlingszwiebeln und Apfelscheiben auf den Rouladenscheiben verteilen und diese aufrollen und zusammenbinden. Das Fett in einem weiten Schmortopf zerlassen und die Rouladen darin anbraten. Wasser und Apfelsaft zugeben, den Deckel auflegen und die Rouladen ungefähr 20 Minuten bei geringer Hitze garschmoren, dabei nach 10 Minuten wenden.

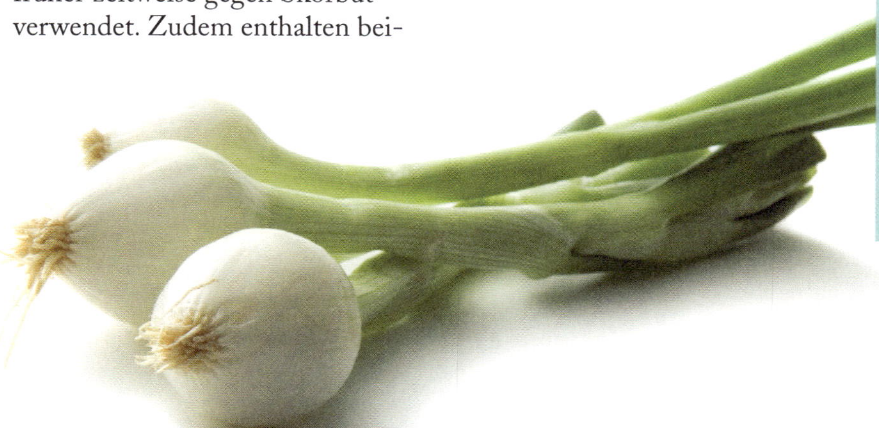

GERSTE

Bei Hildegard: „De Hordeo“

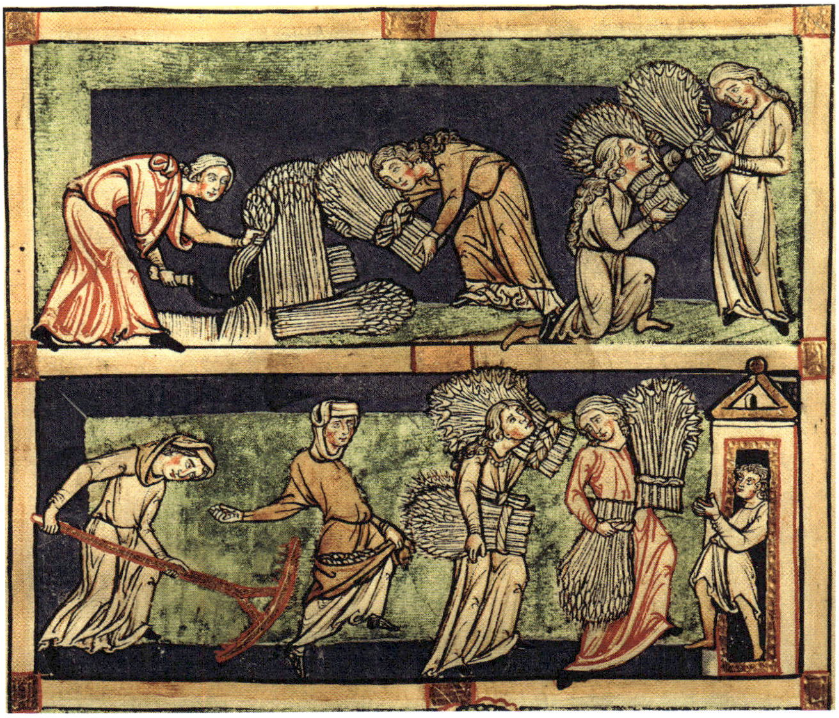

Getreideernte (Buchmalerei auf Pergament, Kölner Schule). Wie man sieht, mussten Frauen in der bäuerlichen Welt bei der Feldarbeit beherzt mit anpacken.

Gerstenpfanne

Ergibt 4 Portionen

4 große Stangen Porree (Lauch)
2 EL Rapsöl
250 g Rollgerste
800 ml Gemüsebrühe
Salz, Pfeffer, Muskat
40 g Haselnüsse
80 g Gruyère-Käse in Würfeln

Den Porree längs halbieren und in Halbringe schneiden. Das Öl in eine Kasserolle geben und den Porree andünsten. Gerste kurz mitdünsten und mit der Gemüsebrühe ablöschen. Aufkochen und zugedeckt weiterköcheln lassen, bis die Gerste „al dente“ ist. Mit Salz, Pfeffer und Muskat abschmecken. Haselnüsse rösten und mit dem Käse unter die Gerstenmasse mischen.

Gerste zählt zu den ältesten angebauten Getreidearten. In Mitteleuropa ist sie seit über 7000 Jahren vertreten. Heute dient Wintergerste als Tierfutter, Sommergerste wird für die menschliche Ernährung genutzt, vor allem zum Bierbrauen, zur Herstellung von Backwaren, Frühstücksflocken, Grütze, Malzkaffee und Whisky. Auf dem Feld ist sie dank ihrer besonders langen Grannen gut zu erkennen.

Im Mittelalter diente Gerste lediglich im kühlen Norden Deutschlands sowie in höheren Lagen als Brotgetreide, denn sie lohnt feuchte, tiefgründige Böden mit gutem Ertrag. Überall sonst diente sie als Viehfutter; das übliche Brotgetreide war Roggen.

Für Kranke: Gerstenwasser

Auch Hildegard empfiehlt Gerste bzw. Gerstenmehl nicht zum Backen, doch sie hat einen anderen Rat bereit: Ein Kranker solle sich ein Gerstenwasser-Getränk zubereiten. „Und wer sogar so krank ist, dass er kein Brot essen kann, der nehme Gerste und Hafer in gleichem Gewicht und füge etwas Fenchel bei und koche das gleichzeitig in Wasser und, nachdem es gekocht ist, seihe er jenen Saft durch ein Tuch und trinke ihn wie eine Brühe anstelle des Brotessens, und er tue dies, bis er gesundet.“ Noch im 19. Jahrhundert gab man Kranken ein Gerstenwasser-Getränk, das nach dem französischen Wort für Kräutertee „Tisane“ genannt wurde.

Hildegard empfiehlt Kranken außerdem eine äußerliche Anwendung mit Gerste: „Aber der Kranke, der schon am ganzen Körper ermattet, der koche die Gerste stark in Wasser und er gieße jenes Wasser in ein Fass und nehme darin ein Bad und er tue dies oft, bis er geheilt wird und das Fleisch seines Körpers wieder erlangt und gesundet.“

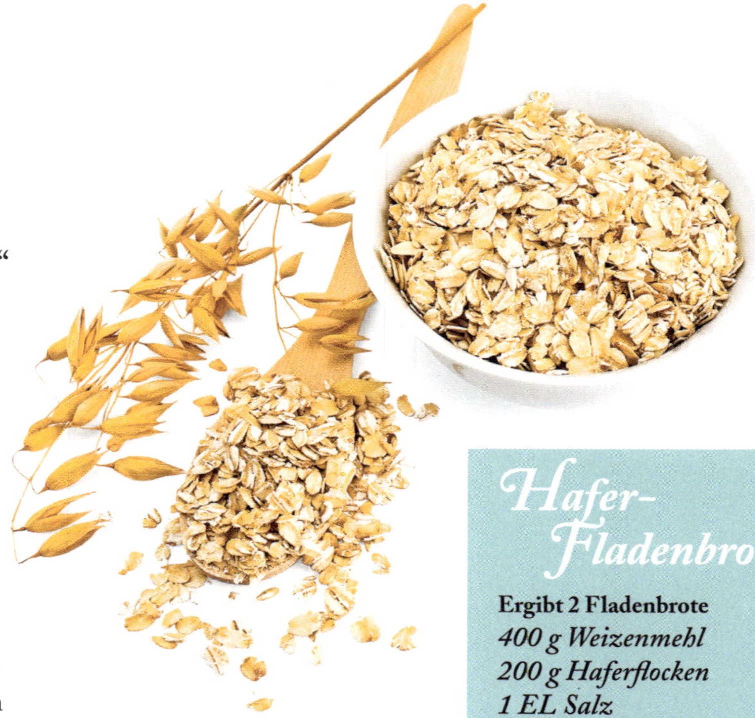

HAFER

Bei Hildegard: „De Avena“

Hafer ist leicht von Weizen, Roggen und Gerste zu unterscheiden. Denn beim Hafer stehen die Körner nicht in einer Ähre, sondern hängen in Rispen herab. Nach dem Dreschen bleiben die Spelzen an den Körnern, die deshalb vor der Weiterverarbeitung in besonderen Mühlen entspelzt werden müssen. Immerhin sind die Spelzen nicht mit den Körnern verwachsen wie beim Dinkel; sie umschließen sie nur.

Germanen, die „Haferfresser“

Heute spielt Hafer weltweit eine geringe Rolle in der Ernährung. Dieser Bedeutungsverlust ist aber erst einige Jahrzehnte alt. Die Germanen mochten den Hafer. Ganz anders die Römer: Sie bezeichneten die Germanen als „Haferfresser“. Daher wurde das Getreide bis ins Mittelalter nur nördlich der Mainlinie angebaut, entwickelte sich aber bis zum 11. Jahrhundert zu einer wichtigen Ackerfrucht, besonders in Mittelgebirgslagen. Hafer war noch bis ins vorige Jahrhundert in Deutschland die zweitwichtigste Getreideart, nach Roggen. Die Gründe: Hafer ist anspruchslos, liefert auch auf schlechten Böden noch stabile Erträge und erträgt Staunässe ebenso wie Trockenheit. Zudem ist er widerstandsfähig gegen Schädlinge.

Hildegard sieht im Hafer eine „beglückende und gesunde Speise für gesunde Menschen“. Tatsächlich ist Hafer eine für die Ernährung hochwertige Pflanze. Da die Körner nicht geschält, sondern nur von den Spelzen befreit werden, bleiben die Vitamine darin erhalten. Zwar eignet sich Hafer wegen seines geringen Klebergehalts nicht gut zur Brotherstellung, wohl aber in Form von ausgewalzten und leicht verdaulichen Körnern (Haferflocken) zum Verzehr – nicht zuletzt für Kinder und Kranke. Hildegard hingegen empfiehlt Hafer für Kranke nicht: „Für jene aber, die sehr krank und kalt sind, ist er zum Essen nicht bekömmlich.“ Das liegt vermutlich daran, dass man damals die Körner noch nicht gut aufschließen konnte. Heute aber verwendet man Haferflocken in der Magen-Darm-Diät. Sie sollen sogar den Cholesterinspiegel im Blut senken.

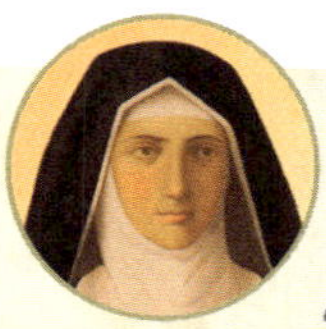

„Der Hafer ist warm, von scharfem Geschmack und von starkem Rauch, und er ist eine beglückende und gesunde Speise für gesunde Menschen, und er bereitet ihnen einen frohen Sinn und einen reinen und klaren Verstand und er macht ihnen eine gute Farbe und gesundes Fleisch.“

Hafer-Fladenbrot

Ergibt 2 Fladenbrote
400 g Weizenmehl
200 g Haferflocken
1 EL Salz
2 EL Olivenöl
350 ml Wasser, lauwarm
Mehl zum Arbeiten

Den Backofen auf 250 °C (Umluft 230 °C) vorheizen. Das Weizenmehl mit Haferflocken und Salz vermischen. Das Wasser in die Mehl-Haferflocken-Masse rühren und das Olivenöl untermischen. Den Teig 10 Minuten kneten, zu einer Kugel formen und mit Mehl bestreuen. Teig halbieren, zu zwei Fladen formen und quer einschneiden.

Eine hitzefeste Schale mit Wasser auf den Ofenboden stellen und das Brot etwa 25 Minuten backen.

HONIG

Bei Hildegard: „De Melle“

Viele Jahrtausende lang war Honig das einzige Süßungsmittel, und seit dem Mittelalter gibt es den Zeidler (Sammler von Wildbienenhonig) und den Imker (Honigbienenzüchter) als Beruf. Honig enthält neben Fruchtzucker und Traubenzucker auch zahlreiche Vitamine, Mineralstoffe und andere biochemisch wirksame Substanzen. Insgesamt hat man in Honig mehr als 24 verschiedene Zucker sowie über 180 Begleitstoffe entdeckt. Allerdings schwankt die Zusammensetzung je nach Klima, Jahreszeit und Tracht (der Art der von den Bienen besuchten Pflanzen). Der Wassergehalt von Honig liegt bei nur etwa 20 Prozent, daher können sich Kleinstlebewesen in Honig nicht vermehren. Somit eignet er sich gut als Konservierungsmittel, etwa für Früchte.

Der hohe Gehalt an Nähr- und Beistoffen im Honig ist kein Zufall: Bienen erzeugen ihn als Nahrungsreserve, indem sie Blütennektar eindicken und mit bakterienhemmenden Stoffen versehen.

Nahrungs- und Heilmittel

Honig gilt allgemein als besonders gesundes Nahrungsmittel und findet auch vielfach in der Naturheilkunde Anwendung. So werden Honigpflaster zur Förderung der Wundheilung empfohlen. Zudem verabreicht man Honig in Milch oder Tee, beides lauwarm getrunken, gegen Erkältungen.

Säuglinge unter einem Jahr dürfen allerdings keinen Honig bekommen, weil darin die Sporen von Botulinus-Bakterien enthalten sein könnten, die für Kleinstkinder lebensbedrohend sind. Der populäre Gelée Royale wiederum, mit dem die Bienen ihre Königinnen aufziehen, kann zu schweren allergischen Reaktionen führen.

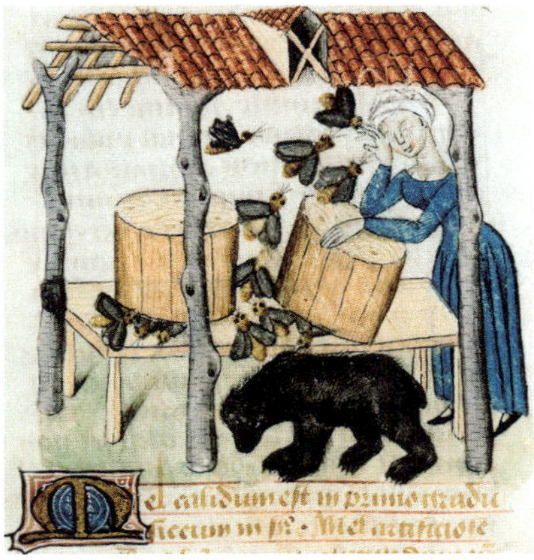

Honigernte war noch nie einfach. Die weinende Frau ist gerade gestochen worden – und unter dem Tisch wartet schon ein Bär auf seinen Teil (aus Dioskurides: „Materia medica“, Handschrift aus Frankreich).

Zu Hildegards Zeiten war Honig recht teuer und eines der wenigen Süßungsmittel überhaupt, neben Fruchtmus und Zucker aus Zuckerrohr, das im Mittelmeerraum angebaut und nach Nordeuropa exportiert wurde. Hildegard hielt Honig für gesundheitsfördernd und erwähnt ihn an vielen Stellen ihrer Schriften, vor allem aber in ihren Heilrezepturen. Allerdings hielt sie es auch mit der Bibel (Sprüche Salomos 25, 16), nämlich dass man mit Besonnenheit davon essen solle.

Honig-Knuspermüsli

Ergibt 1 Portion

100 g Haferflocken
20 g Mandeln
½ TL Zimt
3 EL Honig
15 ml Sonnenblumenöl
200 ml Milch

Backofen auf 180 °C (Umluft 160 °C) vorheizen. Haferflocken mit Mandeln und Zimt in eine Schüssel geben und vermischen. Honig mit Öl in einen Topf geben und erhitzen. Zu den Haferflocken geben und umrühren. Das Müsli auf einem Backblech verteilen, 30 Minuten backen und dabei alle 10 Minuten gut mischen. In eine Schale geben und mit Milch servieren.

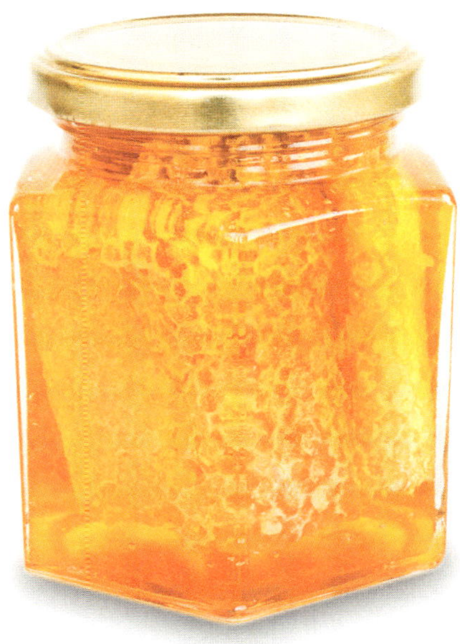

HUHN UND ANDERES HAUSGEFLÜGEL

Bei Hildegard: „De Gallo et Gallina", „De Ansere" und andere

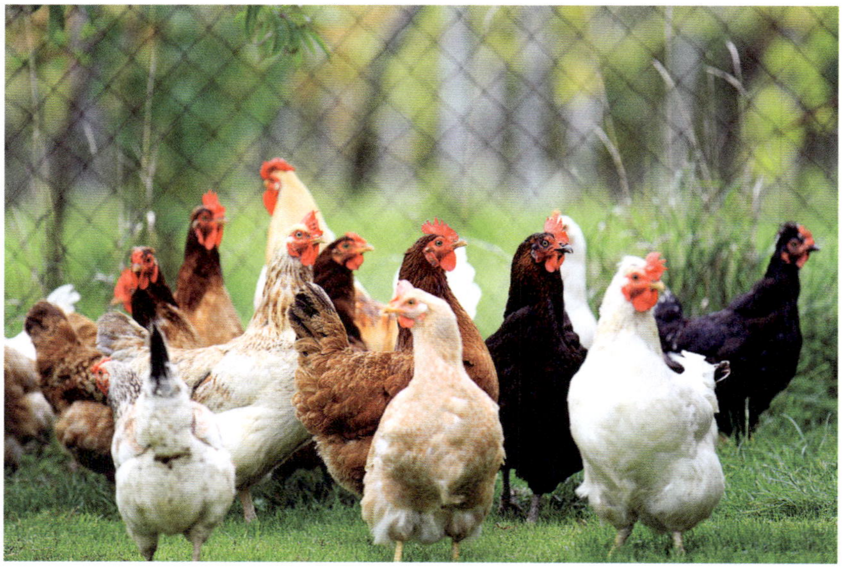

Knoblauch-Huhn

Ergibt 4 Portionen
600 g Hühnerbrustfilet
Etwas Mehl
Salz, Pfeffer
3 EL Olivenöl
1 EL Butter
2 Glas Weißwein
3 Knoblauchzehen, gehackt
½ Bund frisch gehackte Petersilie
100 ml Hühnerbrühe

Filets in kleine Stücke schneiden. In Mehl wenden, salzen und pfeffern. Öl und Butter in einer Pfanne erhitzen. Die Hähnchenstücke in die Pfanne geben und von allen Seiten anbraten. Wein, Knoblauch und Petersilie dazugeben. Sobald die Hälfte des Weines eingekocht ist, die Hühnerbrühe einrühren. Mit Salz und Pfeffer abschmecken und servieren.

Wie so viele gute Dinge kam auch die Hühnerzucht durch die Römer zu uns. Zwar gab es schon in den Ställen der Kelten eine Rasse flugfähiger Hühner, aber erst die Römer hielten Hühner mehrerer Rassen in großen Stückzahlen, um Fleisch und Eier zu gewinnen. Sie verbreiteten die Hühnerhaltung im ganzen Römischen Reich. Europa war in dieser Hinsicht allerdings sehr spät dran: In China wurde das Haushuhn vermutlich schon vor 8000 Jahren aus der Wildform, dem südostasiatischen Bankivahuhn, gezüchtet.

Hühnerfleisch, beliebt damals wie heute

Im Mittelalter gab es in Deutschland vielerorts Hühnerställe in den Höfen. Sie lieferten ein auch für die einfache Bevölkerung erschwingliches Fleisch – und außerdem Eier. Auf vornehmeren Tafeln servierte man zudem Gänse, Enten, Schwäne, Störche, Lerchen und viele andere Vögel.

Heute ist besonders Hühnerfleisch außerordentlich beliebt, daneben spielen Gänse, Ente und Pute eine Rolle. Ein Grund dafür: Hühnerfleisch ist preiswert, und zudem bieten zahlreiche Händler gebratene Hähnchen an. Daneben aber gilt Hühnerfleisch auch zu Recht als gesund. Weil bei Geflügel das meiste Fett unter der Haut sitzt, reicht es, diese abzuziehen, um trotz Fleischgenusses fettarm zu essen. So zählt das Brustfleisch von Geflügel zu den magersten Fleischsorten, enthält aber hochwertiges Eiweiß und ist zudem reich an den A- und B-Vitaminen sowie Mineralstoffen und Spurenelementen. Das dunkle Fleisch der Ente und der Pute liefert besonders gut aufnehmbares Eisen.

Ganz risikofrei ist das Geflügelessen allerdings auch in der heutigen Zeit mit ihren hohen Hygienestandards nicht. Die Haut des Geflügels ist oft von Bakterien besiedelt, die aus den Körperöffnungen des Tieres stammen, z. B. von Salmonellen, die schwere Durchfälle und sogar tödliche Krankheiten verursachen können. Bereits nach wenigen Tagen im Kühlschrank haben sich diese Bakterien auf die 10 000-fache Menge vermehrt und bilden einen schmierigen Film. Daher muss man rohes Geflügel zunächst abspülen, ebenso alles, was damit in Berührung kam. Danach muss man die Hände gründlich mit Seife waschen.

Was schon Hildegard wusste

Es ist erstaunlich, dass Hildegard auch ohne dieses moderne Wissen Geflügel eher zurückhaltend empfiehlt. Ihr kam es auf eine gute Zubereitung an – was unserer Erkenntnis entspricht, dass Geflügelfleisch stets gut durchgebraten sein sollte, damit die Salmonellen kein Chance haben. Eine Gans etwa solle man laut Hildegard nicht in Wasser gekocht verzehren, sondern nur gebraten, „weil die schlechten Säfte, die in ihr sind, durch das Wasser nicht aus ihr weggenommen werden, wie wenn sie am Feuer gebraten wird“. Hildegards Tipp am Rande: Man solle Salbei und andere Kräutlein in sie hineinstopfen, „und ihr Saft wird die Gans durchdringen“.

Ähnlich sieht sie Entenfleisch. Auch hier rät sie zum Braten, aber auch nur für Gesunde, „für die Kranken aber taugt es nicht“. Vielleicht, weil Entenfleisch wegen des Fettgehalts recht schwer verdaulich ist. Zur Pute sagt sie natürlich nichts – deren Heimat ist das zu jener Zeit noch unentdeckte Amerika.

Viel positiver steht die Äbtissin den Hühnern gegenüber. Das Fleisch von Hahn und Henne sei „für gesunde Menschen gut, aber gegessen macht es sie nicht fett.“ Dass es nicht fett macht, war bei der damaligen Ernährungslage vieler Menschen natürlich eher ein Nachteil, heute dagegen sehen wir das als Vorzug.

Auch für Kranke sei Hühnerfleisch gut und erquicke sie, aber man solle es mit anderen Fleischarten zusammen kochen, „damit es mit deren Saft gemäßigt wird, weil das Hühnerfleisch trocken ist“. Die stärkende Wirkung von Fleischbrühe wird ja auch heute noch hoch geschätzt, wenn es darum geht, sich von einer Infektionskrankheit zu erholen. Auch die Leber der Hühner, oft gegessen, tauge gegen innere Krankheiten. Tatsächlich ist Hühnerleber, wie wir heute wissen, reich an Vitamin B12, das für Nerven und Knochenaufbau unverzichtbar ist, sowie an Folsäure, die an der Bildung von Blutkörperchen mitwirkt.

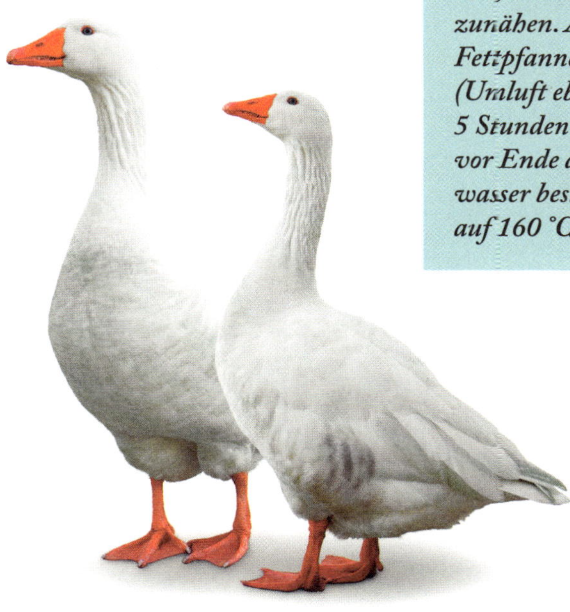

Gefüllte Gans

Ergibt 6 Portionen

1 Zwiebel, fein gehackt
1 säuerlicher Apfel, gewürfelt
6 Scheiben Toastbrot in Würfeln
Olivenöl
100 ml Sahne
3 Eier
1 Paket küchenfertige Esskastanien (Maronen)
1 Bund Petersilie
Salz, Pfeffer
1 junge küchenfertige Gans

Für die Füllung Zwiebel, Apfel und Toastwürfel in einer Bratpfanne mit Olivenöl dünsten. Maronen und Petersilie hacken und in einem Topf mit der Sahne mischen. Das Pfannengemisch zugeben und mit Salz und Pfeffer abschmecken.

Die Gans waschen, abtrocknen, salzen, pfeffern, füllen und zunähen. Auf einen Rost mit Fettpfanne legen und bei 100 °C (Umluft ebenfalls 100 °C) etwa 5 Stunden braten. 30 Minuten vor Ende der Garzeit mit Salzwasser bestreichen und den Ofen auf 160 °C hochschalten.

KASTANIE

Bei Hildegard: „De Kestembaum"

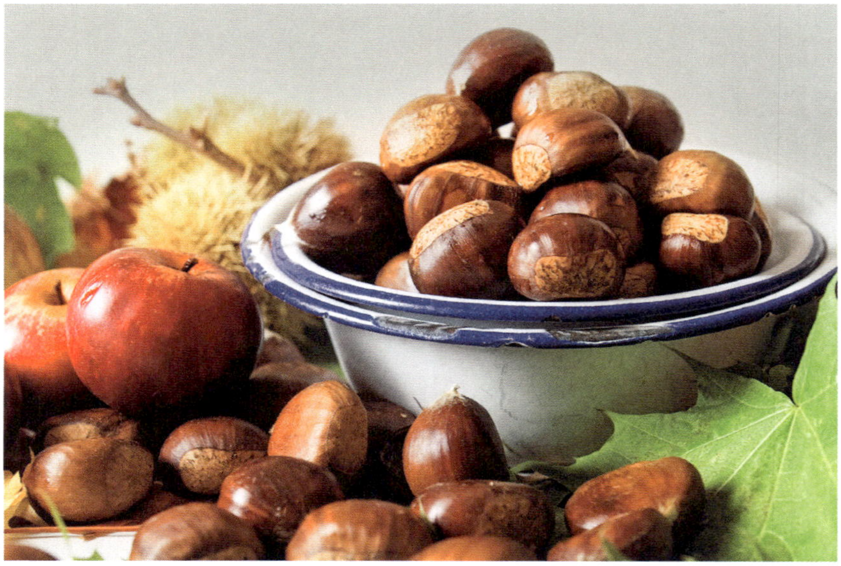

Jahrhundertelang galten die Früchte dieses Baums in südlicheren Regionen als „Brot der Armen". Denn die dunkelrotbraunen Kastanien sind reich an Kohlenhydraten und enthalten auch viel wertvolles Eiweiß, hingegen wenig Fett.

Die Römer brachten die Ess- oder Edelkastanie (Marone) nach Deutschland und überlieferten Rezepte für die Zubereitung. Später ordnete Karl der Große an, dass die Bäume zu pflanzen seien. In den folgenden Jahrhunderten machten sich Klöster um die Verbreitung des Baums verdient, denn Kastanien waren ein wichtiges Nahrungsmittel, vor allem in Gebieten ohne Getreideanbau. Besonders wichtig: Kastanien lassen sich durch Räuchern und Trocknen haltbar machen.

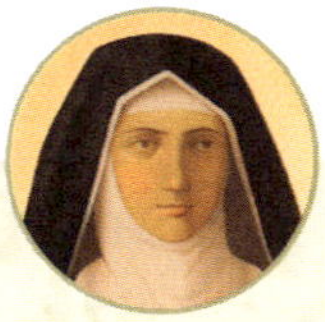

„Der Kastanienbaum ist sehr warm, hat aber doch große Kraft, die der Wärme beigemischt ist, und bezeichnet die Weisheit. Und was in ihm ist, und auch seine Frucht, ist sehr nützlich gegen jede Schwäche, die im Menschen ist."

Kastanien als Heilmittel

Auch Hildegard lobt den Kastanienbaum. Zwar erwähnt sie die Früchte nicht als Nahrungsmittel – das war für sie wohl selbstverständlich –, aber sie beschreibt sie als Heilmittel. So solle man bei Herzschmerzen die rohen Früchte essen, und gegen Leberprobleme seien zerquetschte Esskastanien in Honig gut.

Kastanien-Suppe

Ergibt 4 Portionen

1 große Zwiebel
40 g Butter
300 g gegarte Esskastanien (Maronen)
60 ml Weißwein
400 ml Gemüsebrühe
250 ml Schlagsahne
60 ml saure Sahne
Salz, Zucker

Die Zwiebel würfeln und in Butter glasig dünsten. Die Esskastanien hacken und einige Minuten mit den Zwiebeln dünsten. Weißwein und Gemüsebrühe zugeben und eine Viertelstunde köcheln lassen. Alles in einen Mixer geben und pürieren. Schlagsahne und saure Sahne unterrühren und die Suppe mit Salz und Zucker abschmecken.

Menschen mit Zöliakie (Empfindlichkeit gegen den Kleber in Getreidemehl) weichen gern auf Maronenmehl als Ersatz aus, denn es ist frei von Kleber. Vielleicht ist dies auch der Hintergrund für ein Hildegard-Rezept gegen Magenschmerzen. Man soll diese Kerne in Wasser weich kochen und dann daraus einen Brei machen. Den Brei mischt man mit etwas Süßholzpulver und Pulver von der Wurzel der Engelwurz. Nach nochmaligem Aufkochen esse man das Mus: Es werde „warm und kräftig machen".

KICHERERBSEN

Bei Hildegard: „De Kicher“

Mit Erbsen haben diese Früchte wenig zu tun, allerdings gehören sie ebenfalls zu den Hülsenfrüchten. Der Name kommt nicht vom albernen Lachen, sondern hat sich von dem lateinischen Wort *cicer* (Erbse) abgeleitet.

Kichererbsen zählen zu den ältesten Nutzpflanzen. Sie werden schon seit über 9000 Jahren verwendet. Wahrscheinlich stammen sie aus Kleinasien und gelangten von dort in das Mittelmeergebiet, aber auch nach Indien. Heute baut man sie in vielen warmen Regionen der Erde an, denn sie brauchen nicht viel Wasser und kommen auch mit kargem Boden aus. Im kühlen Mitteleuropa lohnt sich der Anbau nicht, ist allerdings in besonders warmen Gebieten durchaus möglich.

Die Pflanzen werden etwa einen Meter hoch, blühen weiß, rot oder violett und bilden dann Hülsen mit je zwei der dunklen Samen.

Ein wichtiges Nahrungsmittel

In vielen Ländern sind Kichererbsen ein wichtiges Nahrungsmittel, denn sie enthalten reichlich Eiweiß, Kohlenhydrate, Fette, Mineralstoffe und einige Vitamine. Man kann sie nach dem kalten Einweichen (etwa einen Tag lang) beispielsweise kochen, braten, zu einem Teig verarbeiten, für Eintopf oder Suppe verwenden oder sogar Gebäck daraus machen. Besonders in der orientalischen Küche sind Kichererbsen unverzichtbar, etwa für Hummus und Falafel. Rohe Kichererbsen enthalten unverdauliche, schädliche Stoffe; deshalb schüttet man das Einweichwasser weg.

Im Mittelalter sehr bekannt

Im Mittelalter wurde die Kichererbse in zahlreichen Pflanzenverzeichnissen erwähnt. Heute, im eher kühlen Mitteleuropa, erscheint dies kaum verständlich, doch man muss wissen, dass im Hochmittelalter ein recht warmes Klima herrschte; da mag sich das Anbaugebiet auch auf Deutschland erstreckt haben.

Hildegard beschreibt die Kichererbse als „warm und angenehm“ und bescheinigt ihr, sie sei „leicht zu essen und vermehrt dem, der sie isst, nicht die üblen Säfte“. Für uns heute eher ungewöhnlich ist der Einsatz der Kichererbse als Heilmittel: „Wer aber Fieber hat, der brate Kichererbsen über frischen Kohlen und esse und er wird geheilt werden.“

Noch im 16. Jahrhundert pries der deutsche Botaniker und Arzt Hieronymus Bock die Kichererbse, die er Ziser bzw. Zisererbse nannte, als Arzneimittel. Heute scheint man die Hülsenfrucht ausschließlich in der Küche einzusetzen.

Kichererbsen-Snack

Ergibt 1 Portion

500 g Kichererbsen, gekocht oder aus der Dose, abgetropft
3 EL Olivenöl
1 TL gekörnte Gemüsebrühe
1 TL Zwiebelpulver
1 TL Knoblauchpulver
Etwas Zimt
Je eine Prise Pfeffer und Salz

Den Backofen auf 150 °C (Umluft 130 °C) vorheizen. Die Kichererbsen mit Olivenöl, gekörnter Gemüsebrühe, Zwiebelpulver, Knoblauchpulver, Zimt, Pfeffer und Salz vermischen. Abschmecken und gegebenenfalls nachwürzen. Ein Backblech mit Backpapier auslegen, die gewürzten Kichererbsen behutsam darauf verteilen und etwa 1 Stunde backen.

Mehrmals kontrollieren, denn die Kichererbsen dürfen keinesfalls schwarz werden. Den Kichererbsen-Snack in einer flachen Schale servieren.

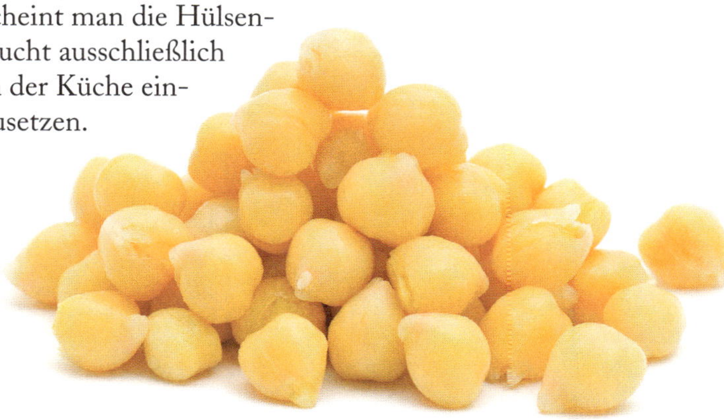

KOHL

Bei Hildegard: „De Kole"

Zu Hildegards Zeiten durfte Kohl in keinem Nutzgarten fehlen. Allerdings hatten die damaligen Kohlsorten im Hinblick auf Vielfalt und Ertragskraft vermutlich wenig gemein mit den heutigen Sorten. Aber bereits damals zählte Kohl zu den ältesten angebauten Gemüsen. Das Wort Kohl entstammt dem Lateinischen: *caulis* ist der Strunk einer Pflanze. Denn typisch für den Wildkohl ist neben den fleischigen Blättern der dicke Stängel. Im zweiten Jahr bildet die Pflanze dann schöne gelbe Blüten mit je vier Blütenblättern.

Kohl lässt sich gut züchten, und alle herausgezüchteten Sorten sind untereinander kreuzbar. Bereits in der Antike kannte man diverse Kohlsorten, und auch im Mittelalter nutzte man neben diesen Sorten auch wilden Kohl – alles zusammen bezeichnete man als „Kohl und Rüben" bzw. „Kraut und Rüben". Aus Kohl und anderen Feldfrüchten bereitete man Mischgerichte, die *muoz* und später *mus* hießen – wovon sich das Wort „Gemüse" ableitet.

Empfehlenswert wie eh und je

Kohl jeder Sorte gilt heute als gesundes Nahrungsmittel. Die Blätter enthalten zwar eher wenig Nährstoffe, dafür aber viele Ballaststoffe, die für eine gute Verdauung sorgen. Zudem ist Kohl reich an Mineralien und Vitaminen. Der britische Entdeckungsreisende James Cook etwa führte auf seinen Reisen Sauerkraut (eingelegten Weißkohl) wegen dessen Vitamin-C-Gehalts als Mittel gegen Skorbut mit, an dem Seeleute früher oft erkrankten.

Hildegards Rat

Auch Hildegard kannte schon mehrere Kohlsorten, die im Mittelalter überall auf den Tisch kamen. Nicht alle kann man heutigen Sorten zuordnen, aber vermutlich waren Weißkohl und der damals noch recht neue Rotkohl dabei. Dass Kohl für Menschen nicht ganz leicht verdaulich ist und zu Blähungen führen kann, wusste auch Hildegard. Deshalb warnte sie fettleibige und kranke Menschen: Für jene sei Kohl nicht ratsam, unter anderem, weil er „schwache Eingeweide verletzt".

Gesunde Menschen hingegen sollten Kohlgerichte ruhig verzehren: „Aber wenn gesunde Menschen, die starke Adern haben und nicht fett sind, diese essen, können sie dieselben durch ihre Kräfte bewältigen."

Weißkohl-Auflauf

Ergibt 4 Portionen

1 kg Weißkohl
2 l gesalzenes Wasser
3 Eier
2 EL saure Sahne
3 EL Semmelbrösel
2 TL Bohnenkraut-Pulver
3 EL Schmand
2 TL Butter
Salz, Pfeffer

Den Weißkohl in feine Streifen schneiden und 5 Minuten in Salzwasser kochen. Abtropfen lassen. Die Eier verschlagen und mit den restlichen Zutaten verrühren. Die Masse unter die Weißkohlstreifen heben und in eine mit Butter gefettete Auflaufform geben. Bei 190 °C etwa 25 Minuten backen.

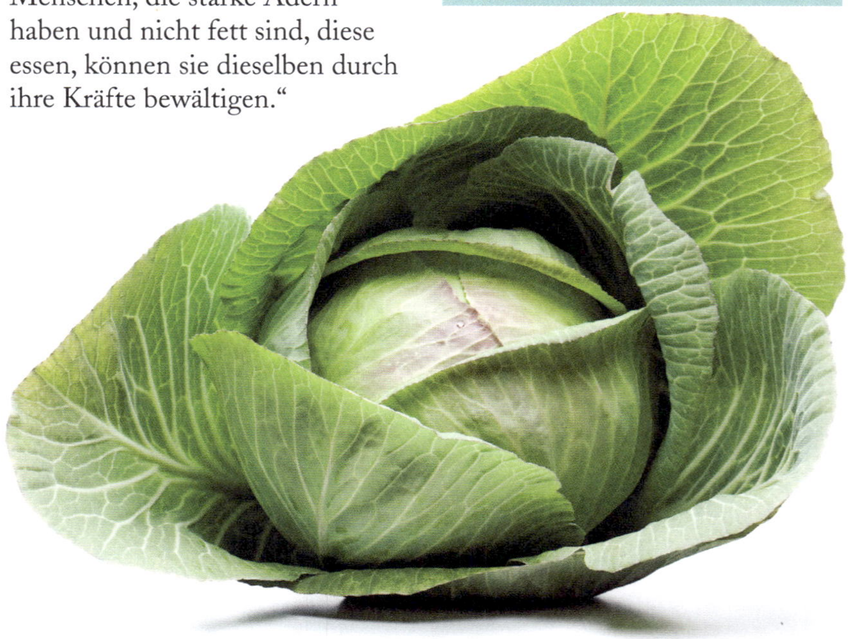

KÜRBIS

Bei Hildegard: „De Kurbesa“

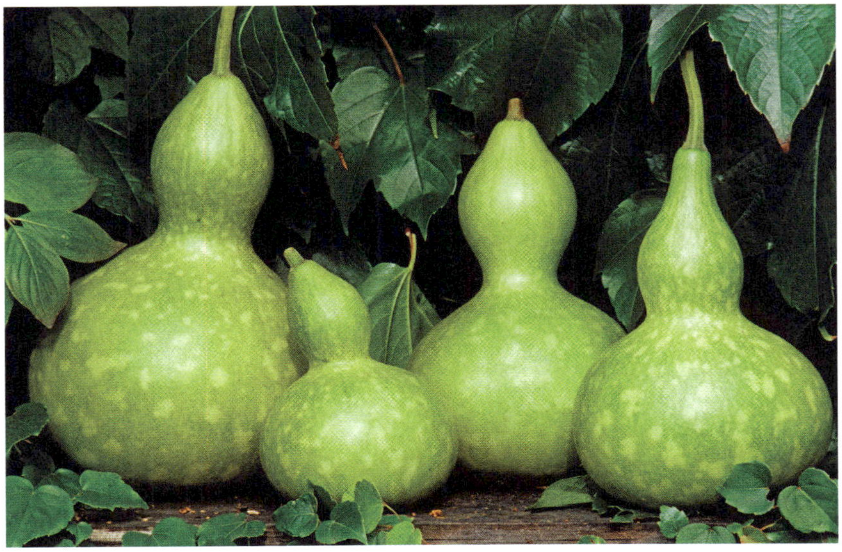

Im Mittelalter kannte man nur den Flaschenkürbis. In jüngerer Zeit erfährt dieses Gemüse bedingt durch viele neue Sorten eine neue Wertschätzung.

Unsere heutigen goldgelben Kürbisse kannte Hildegard nicht – sie stammen nämlich aus Amerika. Dennoch gab es zu ihrer Zeit Kürbisse, nämlich die heute wenig angebauten Flaschenkürbisse (Kalebassen). Das sind einjährige Pflanzen, deren meterlange Triebe am Boden entlang wachsen oder an Hindernissen emporklettern. Die weißen Blüten öffnen sich erst abends. Aus ihnen bilden sich die länglich-bauchigen grünen Früchte, die bei modernen Sorten meterlang werden können.

Heimat des Flaschenkürbis ist Afrika; von dort aus eroberte er große Teile der Erde – vermutlich erreichte er vor mehr als 10 000 Jahren via Asien auch Amerika.

Die reifen Früchte werden seit alters her und bis heute als Gefäße verwendet, weil ihre Schale wasserdicht ist. Und in vielen Regionen nutzte man sie zur Herstellung von Musikinstrumenten.

Über den Kürbis nur Gutes

Auch in Mitteleuropa hatten Flaschenkürbisse eine lange Tradition, bis sie etwa im 16. Jahrhundert durch die goldgelben Kürbisse verdrängt wurden. Das wasserreiche, faserige Fruchtfleisch ist kalorienarm – unter heutigen Gesichtspunkten ein Plus – und enthält wertvolle Mineralstoffe und Vitamine.

Junge Flaschenkürbisse kann man gekocht oder im Backofen gegart essen. Sie sind gut verträglich, wie schon Hildegard wusste: „Die Kürbisse sind trocken und kalt und wachsen von der Luft. Und sie sind für Kranke und Gesunde gut zu essen.“

Kürbis-Pesto

Ergibt 4 Portionen

400 g Flaschenkürbis oder Hokkaido, gewürfelt
300 ml Gemüsebrühe
60 g Rosinen
1 EL Olivenöl
4 Knoblauchzehen, gehackt
1 TL frisch gehackter Salbei
Salz, Pfeffer
3 EL Weichkäse (z. B. Brie)
70 g geriebener Hartkäse

Den Kürbis in der Gemüsebrühe weich kochen und pürieren. Die Rosinen in heißem Wasser einweichen. Das Öl in einer Pfanne erhitzen und den Knoblauch 5 Minuten dünsten. Kürbispüree, Salbei, Salz und Pfeffer einrühren. Rosinen und Käse zufügen. Alles köcheln lassen, bis der Käse schmilzt. Zu Nudeln servieren.

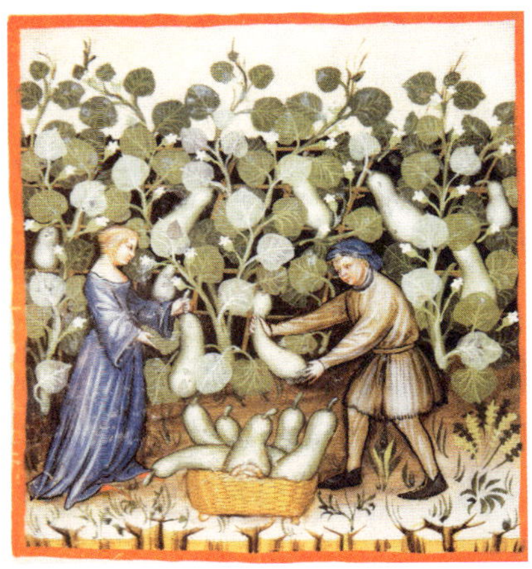

Eine Dame mit ihrem Gärtner bei der sommerlichen Kürbisernte. Miniatur aus den „Schachtafelen der Gesuntheyt“.

MEERRETTICH

Bei Hildegard: „De Merrich"

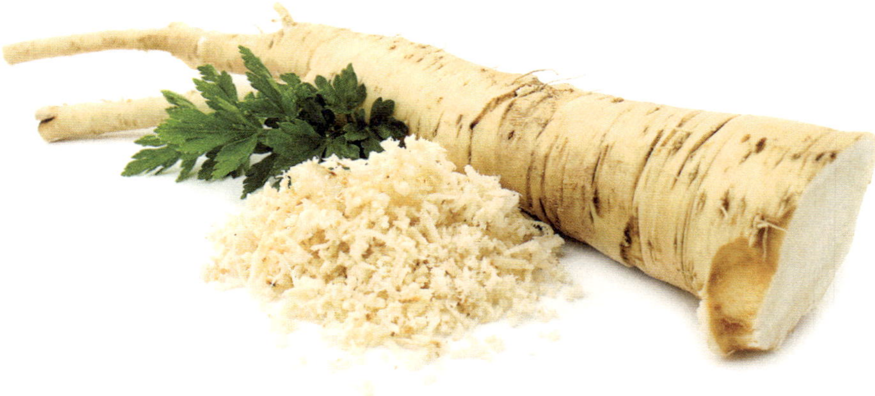

Eine Aussage, die dem griechischen Orakel von Delphi zugeschrieben wird, lautet: „Radieschen ist sein Gewicht in Blei wert, Rettich in Silber, aber Meerrettich in Gold". Das untestreicht die Wertschätzung dieser Pflanze schon in der Antike. Denn Meerrettich ist nicht nur ein vielseitiges Gewürz, er besitzt auch Heilkräfte gegen zahlreiche Beschwerden.

An einer Meerrettichpflanze fallen die zahlreichen Blätter auf, die sich vom Boden aus emporstrecken. Im Mai erscheinen weiße, stark duftende Blüten. Unter der Erde befindet sich das Überwinterungsorgan der winterharten Staude, eine mehr als 40 Zentimeter lange Pfahlwurzel mit etwa 5 Zentimetern Durchmesser. Dies ist der nutzbare Teil der Pflanze.

Unbearbeitet ist die Wurzel geruchlos, doch beim Zerschneiden entsteht ein beißender, stechender Geruch. Er stammt von einer schwefelhaltigen, flüchtigen Verbindung, die sich beim Verletzen der Wurzelzellen bildet. Sie machte den Meerrettich in früheren Zeiten – vor Einführung des Pfeffers – zu einem beliebten scharfen Gewürz. Zudem wirken diese Verbindungen antibiotisch gegen Bakterien, Pilze und Viren. Meerrettich ist außerdem reich an Vitaminen und Mineralstoffen.

Im Mittelalter setzte man die Wurzel gegen Skorbut, Fieber, Wassersucht (Herzschwäche) und Verdauungsprobleme ein. Weil sie Erbrechen fördert, nutzte man sie auch bei Vergiftungen (wobei man heute weiß, dass Erbrechen nicht bei allen Vergiftungen hilft). Heute nimmt man Meerrettich z. B. gegen Infektionen der Harnwege und gegen Erkältungen.

Stärkung der Grünkraft

Das wusste auch schon Hildegard: Im Frühjahr sei er gut zu essen „weil er die Grünkraft der guten Säfte stärkt." Damit meint sie: die Lebens- und Widerstandskraft. Außerdem empfiehlt sie getrockneten Meerrettich, vermischt mit der gleichen Menge Galgant und regelmäßig gegessen, gegen Herzweh (Schmerzen in der Brust). Und „wer in der Lunge Schmerzen hat, der trinke dieses Pulver nüchtern und nach dem Essen in warmem Wein oder warmem Wasser, und er wird geheilt werden" – vermutlich dank der antibiotischen Wirkung der Meerrettich-Inhaltsstoffe.

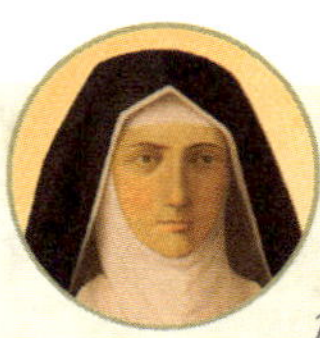

„Der Meerrettich ist warm, und wenn im März alle Kräuter grünen, dann wird auch der Meerrettich weich, jedoch nur für kurze Zeit, und dann ist er gesund zu essen und er ist für gesunde und starke Menschen gut, weil er die Grünkraft der guten Säfte in ihnen stärkt."

Meerrettich-Dressing

Ergibt 4 Portionen
1 Schüssel Schnittsalat
1 Bund frischer Dill
200 ml saure Sahne
2 EL frisch geriebener Meerrettich
Zucker, Salz

Den Salat waschen und den Dill klein schneiden. Saure Sahne mit Meerrettich, Dill, Zucker und Salz verrühren und über den Salat geben.

MERANDA (BROTSTIPPE)

Bei Hildegard: „De Meranda“

Heute wird, wer Brot in den Kaffee oder die Suppe stippt, etwas schief angesehen. Zu Hildegards Zeiten aber gab es sogar eine Mahlzeit aus eingetauchtem Brot: die *meranda* oder *merenda*. Wir können dieses aus dem Mittellateinischen stammende Wort am besten mit Vesper oder Jause übersetzen, denn die Mahlzeit fand am Nachmittag statt. Es war eine kleine Zwischenmahlzeit zwischen Mittagessen und Abendmahlzeit. Meranda bezeichnete offenbar sowohl die Mahlzeit als auch die Speise, die bei dieser Gelegenheit auf den Tisch kam.

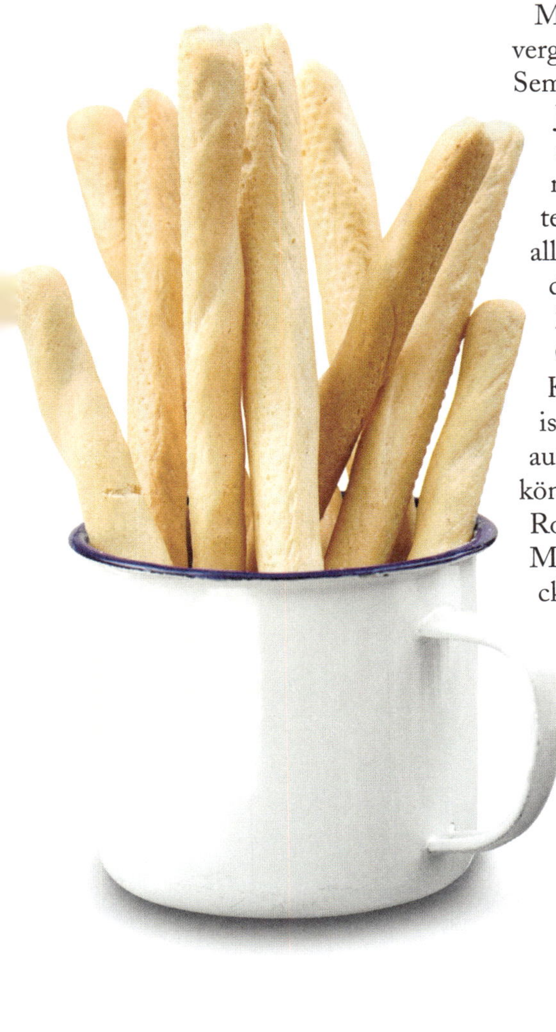

Wie man Meranda zubereitet

Hildegard empfiehlt Meranda vor allem als diätetische Speise für Kranke. Ausführlich erklärt sie, wie man sie zubereitet: Man „zerschneide feines Brot in Wein oder Bier oder Wasser, und diese Flüssigkeit soll das Brot genügend durchdringen, und so esse es der Kranke, weil das Brot, auf diese Weise weich gemacht, um so angenehmer und leichter verdaut werden kann.“

Meranda ist also ungefähr vergleichbar mit Brotsuppe, mit Semmelauflauf, der „Versoffenen Jungfrau“ oder dem „Ofenschlupfer“. Das sind alles Gerichte, bei denen eingeweichtes Brot die Grundlage bildet, allerdings dann verfeinert mit diversen süßen oder herzhaften Zutaten. Heute sind solche Gerichte meist der regionalen Küche vorbehalten, was schade ist. Denn tatsächlich sind sie außerordentlich sättigend und können, wenn sie etwa mit Eiern, Rosinen oder Apfelscheiben, Milch, Butter, Honig oder Zucker sowie Gewürzen wie beispielsweise Zimt bereitet werden, eine leckere Mahlzeit ergeben.

Magenschonende Kost

Solche Zutaten sind allerdings weniger geeignet, wenn man Meranda als Heilmittel einsetzen will. Hildegard ist da recht vorsichtig. Schon die Brotstippe in Wein ist ihr zu „stark“ – eher empfiehlt sie ein anderes Getreideprodukt als flüssige Grundlage: „Aber die Meranda des Bieres ist heilsamer als die des Weins, weil der Brotsaft sich mit dem Biersaft, der ihm gleichsam verwandt ist, verbindet.“

Am geeignetsten für den geplagten Magen freilich sieht sie ganz normales Wasser: Die Meranda des Wassers sei im Magen angenehm leicht und gut verdaulich „wie eine weiche Speise“.

Milde Brot-Suppe

Ergibt 4 Portionen

1,2 l Wasser
8 Scheiben Weißbrot
½ Knoblauchzehe
4 Eier
2 EL Butter
Salz

Das Wasser in einem Topf zum Kochen bringen. Inzwischen das Brot in kleine Würfel schneiden, die halbe Knoblauchzehe fein hacken und die Eier verquirlen. Brot, Knoblauchzehe, Butter und verquirlte Eier ins kochende Wasser geben und alles gut verrühren. Mit Salz abschmecken und etwa 5 Minuten bei schwacher Hitze unter gelegentlichem Rühren ziehen lassen.

MILCH UND MILCHPRODUKTE

Bei Hildegard: „De Lacte", „De Butyro" und andere

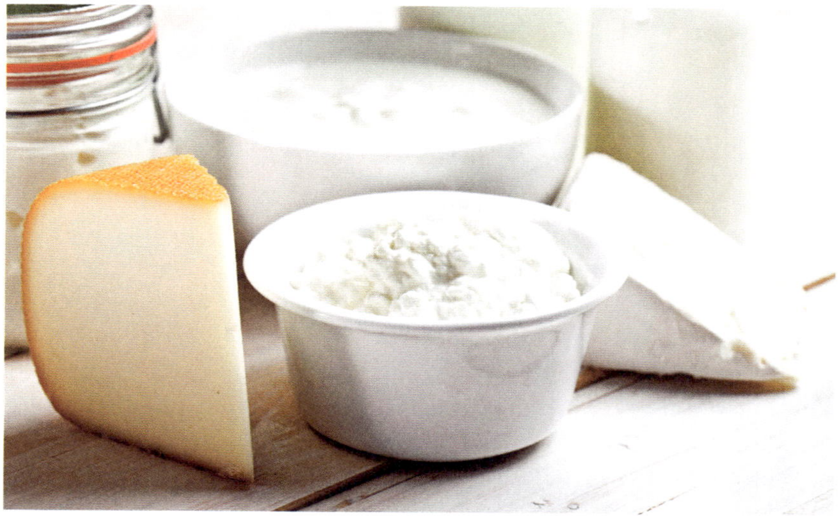

Viele Erwachsene können keine Milch vertragen, und selbst im milchtrinkenden Europa hat jeder Zehnte damit Probleme. Grund dafür ist der Milchzucker (Laktose), der vielfach Verdauungsprobleme bereitet. Immerhin ist die Milchgewinnung aus Tieren eine recht junge Technik, und nur wenige Völker haben sie entwickelt und sich genetisch an Milchnahrung angepasst.

Dadurch aber erschlossen sie sich eine wertvolle Nahrungsquelle. Milch enthält leicht verdauliches Eiweiß, Fette und Kohlenhydrate, zudem aber auch das für den Knochenaufbau unverzichtbare Kalzium sowie zahlreiche Vitamine und Spurenelemente, die für das Jungtier gedacht sind. Daher schützt regelmäßiger Milchkonsum auch vor einer Reihe von Mangelkrankheiten.

Das gilt auch für Produkte aus Milch, etwa Butter und Käse. Auch sie enthalten wichtige Wirkstoffe; harte Käsesorten sind zudem besonders kalziumreich.

Allerdings verdirbt Milch rasch, zumal wenn sie nicht gekühlt werden kann – wie z. B. im Mittelalter. Hildegard empfiehlt deshalb zwar Milch, sagt aber auch, dass diese im Winter heilsamer sei als im Sommer. Auch wer krank und schwach sei, könne Milch essen – das Wort „essen" zeigt, dass Hildegard unter Milch eher Milchprodukte, z. B. Quark, verstand.

Hildegards Lob der Butter

Zudem lobt sie die Butter, für Gesunde wie für Kranke: Zumal wer „am Körper dürr ist, der esse Butter, und sie heilt ihn innerlich und erquickt ihn". Übergewichtige allerdings sollten sich zurückhalten: „Wenn er aber fettes Fleisch am Körper hat, esse er mäßig, damit nicht sein krankes Fleisch noch dicker werde."

Würzquark

Ergibt 4 Portionen

½ Knoblauchzehe, zerdrückt
½ Zwiebel, fein gewürfelt
50 ml Leinöl
250 g Quark
100 g saure Sahne
Kümmel
Frisch gehackte Petersilie
Frisch gehackter Dill
Salz, Pfeffer

In einer Schüssel die Knoblauchzehe, die Zwiebel und das Leinöl vermischen. 1 Stunde ziehen lassen. In einer zweiten Schüssel Quark und saure Sahne mit Kümmel, Petersilie und Dill verrühren. Die Knoblauchmischung unter Rühren in die Quarkmischung geben. Mit Salz und Pfeffer abschmecken.

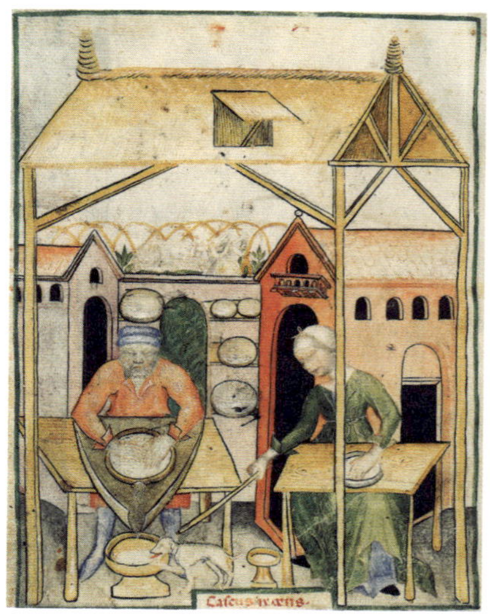

Man kannte im Mittelalter eine Vielfalt an Milchprodukten. Hier wird die Herstellung von Frischkäse gezeigt.

NÜSSE UND MANDELN

Bei Hildegard: „De Haselbaum", „De Nuszbaum", „De Amygdalo"

Walnüsse und Haselnüsse sind besonders nährstoffreiche Nahrungsmittel, denn die Pflanze packt in diese Samen alles hinein, was der Spross braucht, und schützt sie dann mit einer verholzten Schale. Zu dieser Mitgift zählen zunächst vor allem Fette. Sie sind zwar sehr kalorienreich, enthalten aber – anders als etwa tierische Fette – vorwiegend ungesättigte, also besonders wertvolle Fettsäuren. Aber auch der Eiweißgehalt der Nüsse ist bedeutend. Kein Wunder daher, dass Nüsse früher einen wichtigen Bestandteil der Nahrung bildeten, zumal sie sich lange halten, solange sie unbeschädigt sind.

Hervorragende Nährstoffquelle

Neben diesen Nährstoffen bergen Nüsse eine Fülle wichtiger Wirkstoffe. So sind sie reich an B-Vitaminen und an Vitamin E. Auch für Kalium und Spurenelemente wie Kalzium, Magnesium, Eisen und Zink sind Nüsse eine gute Quelle.

Hildegard erwähnt die Nüsse im Zusammenhang mit dem Walnussbaum bzw. dem Haselnussstrauch. Walnüsse solle man in Maßen essen, sonst „entstehe leicht Fieber", was aber gesunden Menschen nichts ausmache. Ausdrücklich aber lobt sie Walnussöl: Es nähre nicht nur, sondern mache „das Fleisch der davon essenden fett" und mache sie „fröhlich". Bei Haselnüssen dagegen rät sie zur Vorsicht: Sie schadeten Gesunden zwar nicht, nützten aber auch nicht. Kranke allerdings würden sie „schwer atmend" machen. Das hängt vielleicht damit zusammen, dass der Haselstrauch im Volksglauben zu allerlei magischen und „heidnischen" Dingen gebraucht wurde.

Die Kraft der Mandel

Die aus Südwestasien stammende Mandel wurde bereits im 3. Jahrtausend vor unserer Zeitrechnung kultiviert. In der Esskultur des Mittelalters spielte sie eine wichtige Rolle: Vielfach nutzte man die fettreichen Mandeln und die daraus hergestellte Mandelmilch als Ersatz für Milch und Eier – zumal sie als pflanzliches Lebensmittel bestimmten Fastenregeln nicht unterworfen war. So sind zahlreiche Rezepte überliefert, die Mandelmilch als Zutat enthalten. Von den Vorzügen der Mandel spricht auch Hildegard, allerdings indirekt, denn sie schreibt über den Mandelbaum, dass er nicht als Heilmittel tauge, „weil seine ganze Kraft in der Frucht steckt".

Walnuss-Gebäck

Ergibt etwa 30 Kekse

100 g Butter
50 g Zucker
225 g Weizenmehl
50 g fein gehackte Walnüsse
Puderzucker

Den Backofen auf 160 °C (Umluft: 140 °C) vorheizen. Butter und Zucker in einer großen Schüssel schaumig rühren. Nach und nach das Mehl unterrühren. Die Walnüsse zugeben. Den Teig in Frischhaltefolie wickeln und für ½ Stunde in den Kühlschrank legen.

Den Teig auf einer bemehlten Fläche zu einem 20-cm-Fladen ausrollen. Kekse ausstechen und auf einem gefetteten Backblech 45 Minuten backen. Die Kekse auf einem Kuchengitter auskühlen lassen und mit Puderzucker bestreuen.

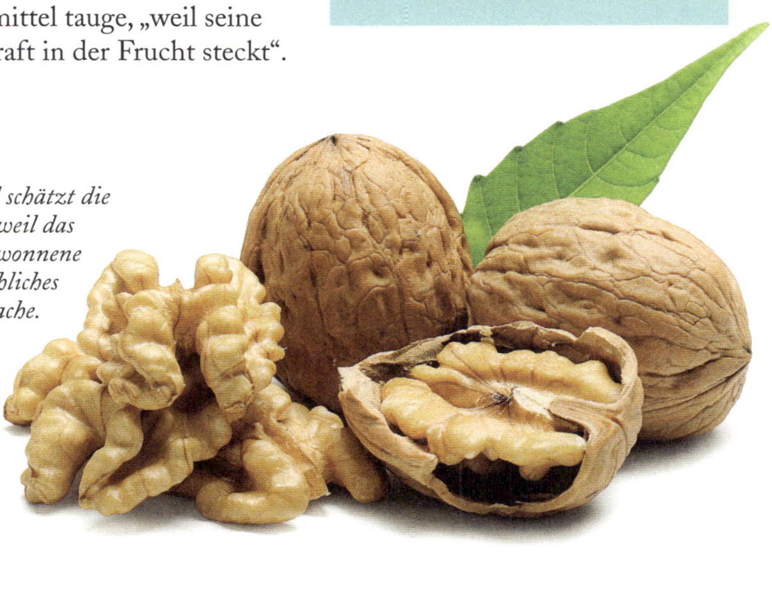

Hildegard schätzt die Walnuss, weil das daraus gewonnene Öl ein fröhliches Gemüt mache.

OBST UND BEEREN

Bei Hildegard: „De Birbaum", „De Affaldra", „De Brema" und andere

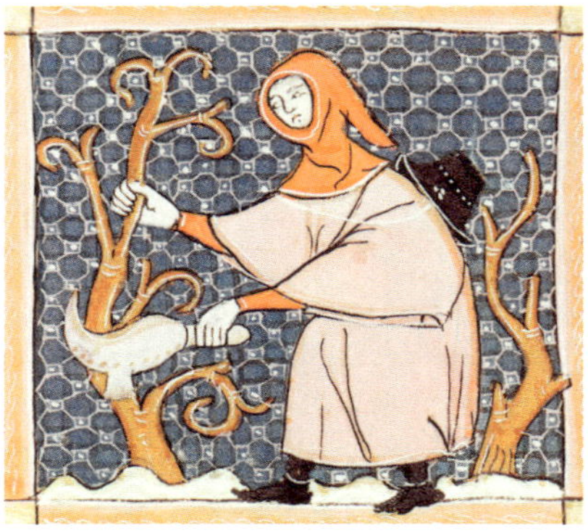

Ein Mann beim Obstbaumschnitt. Man kannte Zuchtsorten, auch wenn diese noch nicht so groß und saftig waren wie die heutigen Züchtungen (Bild aus einem spanischen Codex).

Für die mittelalterliche Bevölkerung war Obst im Sommer und Frühherbst vermutlich ein Hauptnahrungsmittel. Denn die gesammelten oder von den Bäumen gepflückten Äpfel, Birnen, Kirschen und diversen Beeren erlaubten es, die oft mageren Vorräte an Getreide zu strecken. Das Getreide sollte nicht nur über viele Winter- und Frühlingsmonate zur Ernährung ausreichen – es musste auch noch Saatgut übrig bleiben. Außerdem nutzte man das selbst gesammelte und daher billige Obst als Süßungs- oder Säuerungsmittel und zum Verbessern des Geschmacks zahlreicher Gerichte, z. B. als Füllung.

Vogelbeeren und Weißdorn

Neben den heute noch verwendeten Arten verarbeitete man auch Früchte, die heute nicht mehr gegessen werden, und zwar in Form von Mus oder Kompott. Dazu gehören etwa die orangefarbenen Vogelbeeren der Eberesche, die vitaminreich und in gekochter Form gut essbar sind, sowie die auch roh essbaren roten Früchte des Weißdorns, von denen Hildegard jedoch aus nicht mehr nachvollziehbaren Gründen nicht allzu viel hielt.

Allerdings dürfen wir uns das damalige Obst nicht so groß und saftig vorstellen wie das Angebot auf dem heutigen Markt. Denn unsere Sorten spiegeln die jahrhundertelange Arbeit der Züchter wider. Mittelalterliche Äpfel, Birnen und Kirschen waren eher klein, hart und weniger süß, obwohl man schon damals nicht mehr auf die Wildformen angewiesen war, da die Römer Kulturformen zahlreicher Obstsorten ins Land gebracht hatten.

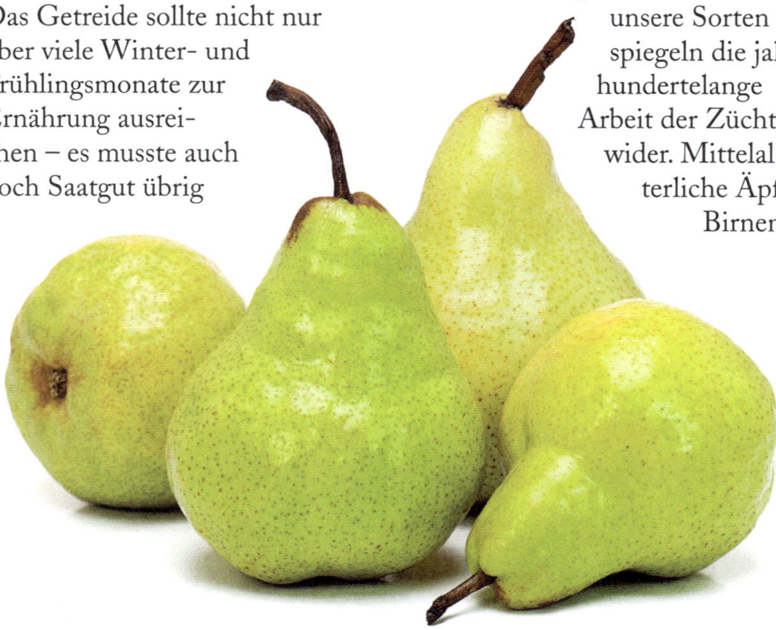

Birne Gorgonzola

Ergibt 4 Portionen

4 halbe Birnen, süß und saftig
8 frische Salbeiblätter
160 g Gorgonzola (oder anderer Blauschimmelkäse)
8 Walnussviertel

Die Kerngehäuse der Birnen entfernen. In jede Mulde 2 Salbeiblätter legen und ein Viertel des Gorgonzolas einschichten. Die Birnenhälften in eine feuerfeste Form legen und bei 180 °C (Umluft 160 °C) in den Backofen schieben. Herausnehmen, wenn der Käse gerade geschmolzen ist. Auf jede Hälfte 2 Walnussviertel legen.

Wertvolle Inhaltsstoffe

Obst ist gesund. Früchte liefern nicht nur Energie dank ihres Fruchtzuckergehalts, sondern darüber hinaus wichtige Vitamine (vor allem A und C) sowie Mineralstoffe, darunter das Element Kalium. Sie sind kalorienarm und enthalten Ballaststoffe, die dem Darm gut tun. Die in ihnen enthaltenen Polyphenole (pflanzen-

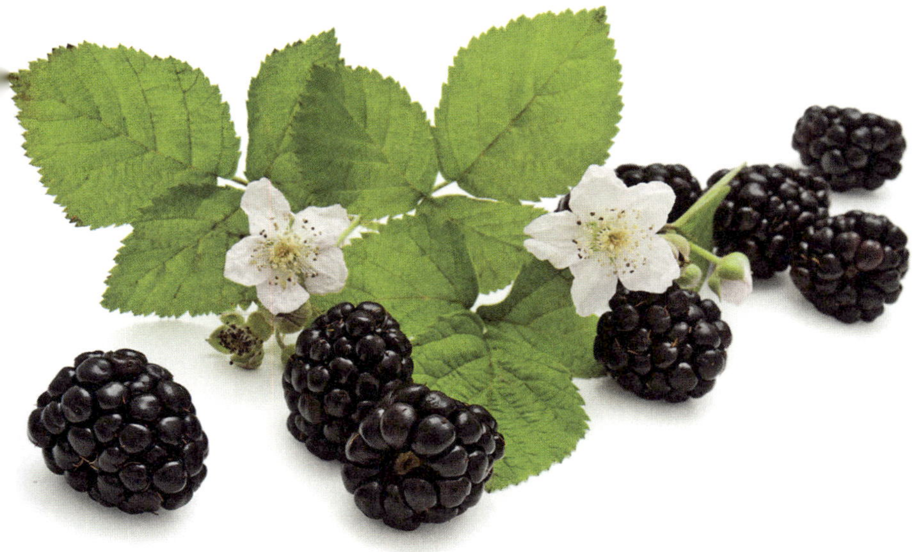

eigene Schutzstoffe) gelten als wirksam unter anderem gegen Herz-Kreislauf-Krankheiten. So sieht auch Hildegard den Obstgenuss positiv. Allerdings macht sie Unterschiede. So seien rohe Äpfel zwar gut für Gesunde, für Kranke aber weniger geeignet. Ihnen empfiehlt sie gekochte oder gebratene Äpfel – in der Tat sind diese besser verdaulich, und das gilt besonders für die im Mittelalter üblichen Sorten. Rohe Birnen solle man nur in Maßen zu sich nehmen, denn „wenn sie jemand roh zu reichlich isst, verursachen sie Migräne im Kopf." Auch hier sei es besser, die Früchte zu kochen, zumal gekochte Birnen die Verdauung fördern.

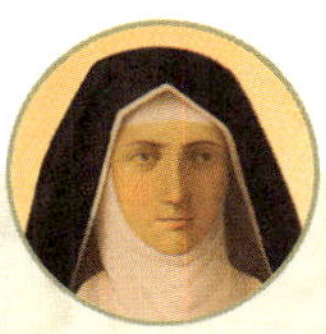

„Und daher sind für gesunde Menschen die rohen Äpfel gut zu essen, weil sie aus starkem Tau gekocht sind. Den Kranken aber schaden rohe Äpfel eher, weil sie schwächlich sind."

Leicht verdaulich: Brombeeren

Eine beliebte Beerenfrucht war schon damals die Brombeere – vielleicht weil Brombeersträucher große Massen an Früchten tragen. An der Brombeere schätzt Hildegard vor allem, dass sie „leicht verdaut" wird.

Mehrere Arten von Früchten, die heute beliebt sind, lehnt Hildegard ab. Dazu zählen Erdbeeren, weil sie nahe der Erde wachsen – aber vielleicht sind der Äbtissin auch Fälle von Erdbeer-Allergien begegnet. Pflaumen sieht sie ebenfalls kritisch: Die Früchte seien „so gefährlich zu essen wie Unkraut". Wer sie denn unbedingt zu sich nehmen wolle, „esse sie mäßig". Ursache der Ablehnung mag die abführende Wirkung der Pflaumen gewesen sein.

Brombeeren mit Schaumcreme

Ergibt 4 Portionen

400 g Brombeeren
70 g Puderzucker
2 EL Cassis (Likör von schwarzen Johannisbeeren)
2 Eier
6 EL Orangensaft

Die gewaschenen Brombeeren auf Dessertteller geben. Die Früchte mit der Hälfte des Puderzuckers bestreuen und den Cassis darüber träufeln. Die Eier trennen. In einer Schüssel die Eigelbe mit dem Orangensaft und dem restlichen Puderzucker verrühren.

Für ein Wasserbad Wasser in einem Topf erhitzen und die Schüssel mit dem Eigelbgemisch in das Wasser stellen. Das Gemisch zu einer Schaumcreme aufschlagen und diese über die Beeren geben.

Immerhin liefern ihr Pflaumenkerne sowie Borke und Blätter des Pflaumenbaums diverse Heilmittel, etwa gegen Kopfschuppen: „Aber mach auch Asche aus der Rinde und den Blättern (…), und mach aus dieser Asche eine Lauge, und wenn dein Kopf schuppig ist oder welkt, wasche ihn oft mit dieser Lauge, und der Kopf wird geheilt werden und wird schön sein und er wird viele schöne Haare hervorbringen."

PASTINAKE UND MOHRRÜBE

Bei Hildegard: „De Pastinaca" und „De Morkrut"

Anders als andere mittelalterliche Pflanzenkundler hat Hildegard in ihren Texten zwar Angaben zu dem Charakter jeder Pflanze im Sinne der Säftelehre gemacht, aber fast nie zum Aussehen oder anderen botanischen Einzelheiten. Das hat zur Folge, dass wir manche dieser Pflanzen heute nicht eindeutig identifizieren können. So erwähnt sie einmal eine *pastinaca,* zum anderen ein *morkrut,* jeweils mit fast wortgleichen Anmerkungen. Vermutlich ist *pastinaca* die Pastinake, *morkrut* die Mohrrübe. Beide sind „eine Erquickung des Menschen", wie Hildegard sagt, und beide füllen den Bauch.

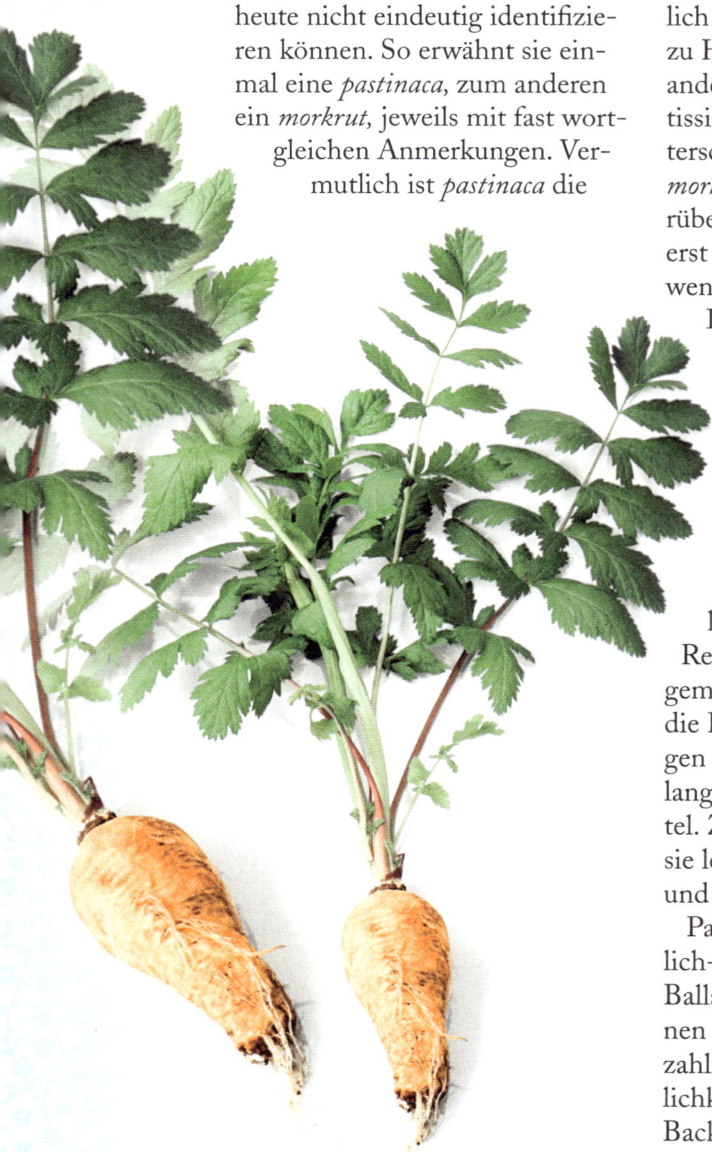

Kein Unterschied bei Hildegard

Die Wildmöhre mit ihrer weißlichen, essbaren Wurzel kommt bei uns auch heute noch vor; vermutlich sah die kultivierte Mohrrübe zu Hildegards Zeiten nicht viel anders aus. Vielleicht hat die Äbtissin deshalb keinen großen Unterschied zwischen *pastinaca* und *morkrut* gemacht. Rote Mohrrüben, wie wir sie kennen, kamen erst später auf. Heute zu Unrecht weniger bekannt ist die Pastinake. Deshalb rief der „Verein zur Erhaltung der Nutzpflanzenvielfalt" die Pastinake zum „Gemüse des Jahres" 2011/2012 aus.

Vermutlich kamen die Kulturformen von Pastinake und Mohrrübe mit den Römern nach Deutschland, denn im Römischen Reich mochte man das Wurzelgemüse gern. In Mitteleuropa war die Pastinake wegen ihrer geringen Anfälligkeit für Krankheiten lange ein begehrtes Nahrungsmittel. Zur Beliebtheit trug bei, dass sie lehmigen Boden gut verträgt und eingelagert werden kann.

Pastinaken schmecken süßlich-würzig und sind reich an Ballaststoffen, Stärke, Vitaminen und Mineralstoffen. Zu den zahlreichen Verarbeitungsmöglichkeiten zählen Breie, Suppen, Backwaren und Würzmittel.

Pastinaken-Eintopf

Ergibt 4 Portionen

500 g Pastinaken
200 g Champignons
2 EL Pflanzenöl
2 TL getr. Thymian, gerebelt
Salz, Pfeffer
400 ml Gemüsebrühe
1 kg Spitzkohl
4 EL Schmand

Pastinaken würfeln, Champignons halbieren und beides in Öl andünsten. Mit Thymian, Pfeffer und Salz würzen. Die Gemüsebrühe zugeben und alles 15 Minuten garen. Den Spitzkohl zerkleinern und in Salzwasser kurz blanchieren. Spitzkohl und Schmand zu den Pastinaken geben. Unter Rühren einige Minuten köcheln lassen.

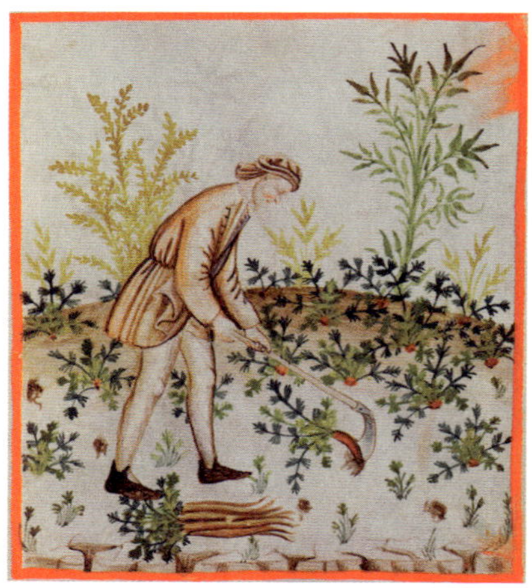

Ein Mann erntet Pastinaken, dargestellt in einem Manuskript, das in Rouen (Normandie) aufbewahrt wird.

PILZE

Bei Hildegard: „De Fungis“

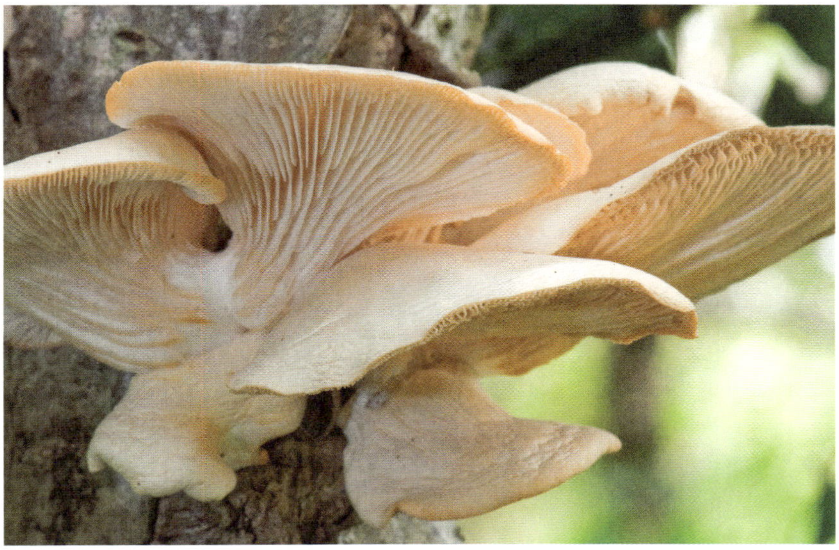

Hildegard empfiehlt nur Pilze, die an Bäumen wachsen. Der abgebildete Austernpilz, auch Austernseitling genannt, gehörte vermutlich zu ihren Favoriten.

Austernpilz-Pfanne mit Brot

Ergibt 1 Portion

300 g Austernpilze
1 EL Butter
50 g durchw. Speck, gewürfelt
Pfeffer
1 EL Frischkäse
1 Scheibe Brot

Pilze in Streifen schneiden. Butter in einer Pfanne erhitzen, Pilze und Speck zugeben und 10 Minuten dünsten. Pfeffern, Frischkäse unterrühren und mit dem Brot servieren.

Pilze sind weder Pflanzen noch gar Tiere; sie bilden eine eigene Gruppe. Auf jeden Fall aber sind essbare Pilze wertvolle Nahrungsmittel. Heutzutage zählt besonders, dass sie fettfrei und arm an Kalorien sind. Zudem enthalten sie reichlich Mineralstoffe und Spurenelemente.

Seit alters her nutzt der Mensch Pilze als Nahrung und Heilmittel. Auch der Eismensch Ötzi trug Pilze bei sich. Vermutlich hat man schon früh entdeckt, wie man Pilze durch Trocknen haltbar machen kann, und durch Versuche mit kleinsten Mengen herausgefunden, welche Pilze essbar und welche schädlich sind. Giftpilze sind übrigens unter allen heimischen Pilzen deutlich in der Unterzahl, können aber durchaus tödlich wirken.

Heute ist es kein Problem, garantiert ungiftige Pilze zu bekommen, und sie stellen einen wertvollen Ersatz für Fleisch dar. Champignons etwa werden in riesigen Mengen gezüchtet, aber auch Pfifferlinge und Mischungen getrockneter Waldpilze sind überall erhältlich. Wer selbst sammeln will, sollte sich aber gut auskennen und zudem die Nähe von Industriegebieten und Straßen meiden – Pilze nehmen gern Schadstoffe auf. Eine gute Pilzquelle sind Pilzzuchten im Fertigpack aus dem Gartenhandel. Bei guter Pflege liefern sie wochenlang gute Mahlzeiten.

Bodenwachsende Pilze

Auch Hildegard empfiehlt Pilze als Nahrungs- und Heilmittel, differenziert allerdings deutlich, wie sie es so oft tut. Von bodenwachsenden Pilzen, „welcher Art sie auch seien“, rät sie ab, da sie dem Menschen etwas schaden, „weil sie Schleim und Schaum in ihm verursachen.“ Vielleicht fürchtete Hildegard bei bodenwachsenden Pilzen Verwechslungen mit giftigen Arten: So ähnelt z. B. der Wiesenchampignon dem gefährlichen Knollenblätterpilz.

Baumwachsende Arten

Infolgedessen rät Hildegard zu Pilzen, die an „gewissen Bäumen“ wachsen. Nur wissen wir nie, welche Art sie genau meint, wenn sie etwa von „Pilzen, die an der Buche entstehen“ schreibt, denn das tun viele Arten. Doch generell seien solche Pilze „für den kranken und den gesunden Menschen in der Speise gut zu essen“.

PORREE

Bei Hildegard: „De Porro“

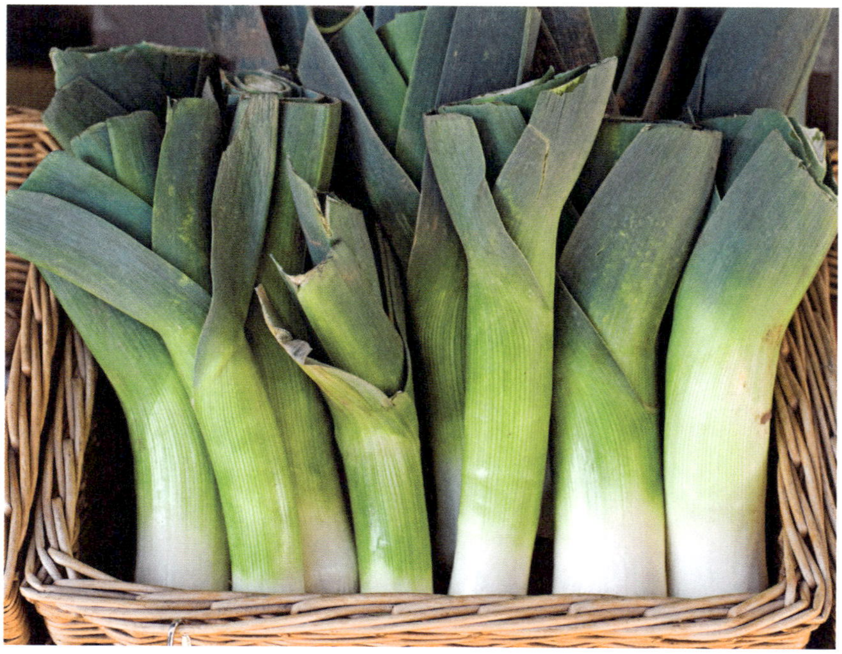

Porree-Salat

Ergibt 4 Portionen
2 Stangen Porree (Lauch)
2 Äpfel
2 hartgekochte Eier
3 Gewürzgurken
250 g Mischung aus halb Mayonnaise, halb Joghurt

Porree in Scheiben schneiden und in kochendem Wasser kurz blanchieren. Restliche Zutaten klein schneiden und alles mit dem Mayonnaise-Joghurt-Dressing vermischen. 15 Minuten ziehen lassen, mehrfach umrühren.

Porree oder Lauch – beide Namen werden seit alters her gebraucht, auch in Hildegards Manuskripten – ist eine uralte Nutzpflanze. Die Bibel erwähnt einige Laucharten, nämlich im 4. Buch Mose, als die aus Ägypten ausgezogenen Israeliten an die guten Dinge dachten, die es dort gegeben hatte – außer Fleisch und Fisch auch den Lauch, Zwiebeln und Knoblauch.

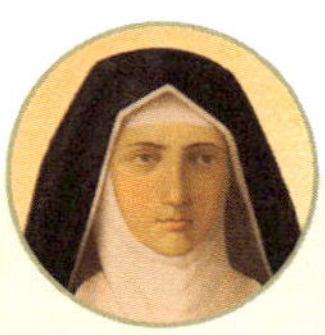

„Aber wer den Lauch roh essen will, der beize ihn zuerst in Wein oder in Essig unter Beigabe von Salz.“

Die aus dem Mittelmeerraum stammende Pflanze, gezüchtet aus einer wilden Lauchart, ist mit Bär-, Schnitt- und Knoblauch, Frühlings- und Küchenzwiebel eng verwandt. Anders als etwa die Frühlingszwiebel mit ihren röhrigen Blättern hat der Porree flache Blätter und keine Zwiebel.

Bis heute wird Porree im gesamten Mittelmeerraum sehr geschätzt. Ein großer Porreefreund war Kaiser Nero, der daher auch als „Porrophagus“ (Porreefresser) verspottet wurde. Die Römer waren es wohl auch, die den Porree nach Deutschland brachten.

Im frühen Mittelalter war die Feldfrucht hier weit und breit bekannt, denn sie wird im „Capitulare“ Karls des Großen als wichtige Pflanze bezeichnet. In der Tat enthält Porree wertvolle Wirkstoffe, neben Vitaminen und Mineralstoffen vor allem Schwefelverbindungen, die nicht nur antibakteriell wirken, sondern zugleich für den scharfen Geruch und Geschmack sorgen.

Porree gebeizt essen

Hildegard rät – wie sie es bei vielen Lebensmitteln tut –, Porree nicht roh zu verzehren. Wer das dennoch bevorzuge, so Hildegard, der beize den Porree in Wein oder Essig unter Beigabe von Salz, und zwar „vom Morgen bis zum Mittag, oder von der Non bis zur Vesper“. Das heißt, er soll einen halben Tag lang eingelegt werden. Denn: „So gemäßigt ist er gut zu essen für die Gesunden.“ Gebeizt sei Porree sogar besser als gekocht. Kranke allerdings sollten das Gemüse besser ganz meiden.

RETTICH

Bei Hildegard: „De Retich“

Zu einem zünftigen bayerischen Biergartenschmankerl gehört der Rettich, bayerisch Radi. Aber er ist auch anderswo als Gemüse beliebt und besitzt heilende Wirkung.

Der Gartenrettich ist eng verwandt mit dem Radieschen und zählt botanisch zu den Kreuzblütlern, wie auch Kohl, Senf, Steckrübe und Meerrettich. Die Pflanze wird bis zu einem Meter groß, hat gezähnte Blätter und treibt im Sommer weiße oder violette Blüten. Nutzbarer Teil aber ist die kegelförmige weiße Wurzel – was man schon seit Jahrtausenden weiß. Der griechische Geschichtsschreiber Herodot (490/480 bis 424 v. Chr.) berichtet, er habe in Ägypten eine Hieroglypheninschrift gesehen, wonach die Arbeiter beim Bau der Cheopspyramide mit Rettich und Zwiebeln versorgt worden seien. Ägyptologen sind allerdings der Meinung, dass damalige Reiseführer Herodot einen Bären aufgebunden haben.

Immerhin hätte der Rettich die Gesundheit der Arbeiter unterstützen können, denn er enthält mehrere bakterienhemmende Inhaltsstoffe. Darunter sind vor allem schwefelhaltige Senfölglykoside, die harntreibend wirken und so die Harnwege reinigen helfen. Zudem ist Rettich reich an Vitaminen wie etwa Vitamin C.

Auch im Römischen Reich war Rettich beliebt; man aß ihn roh mit Salz oder Essig oder auch gekocht, wie Rüben. Im Mittelalter zog man Rettich als wertvolle Nutz- und Heilpflanze in den Klostergärten. Gegessen etwa reinige er, schreibt Hildegard, „das Gehirn und vermindere die schädlichen Säfte der Eingeweide“. Besonders ein „starker und fetter Mensch“ profitiere von der Pflanze, denn dann „heilt er ihn und reinigt ihn innerlich“.

Kräftigung für Kranke

Kranke sollen den Rettich laut Hildegard auf einem erhitzten Stein trocknen und dann pulverisieren und mit Salz, Fenchelsamen und Brot verzehren, dann würde er den „Unrat innerlich reinigen“. Tatsächlich mindert das Erhitzen den Gehalt an Senfölen in der Wurzel, die durchaus Magen- und Darmreizungen verursachen können.

Eine bekannte Nebenwirkung des Rettichs ist, dass er bisweilen Mundgeruch hinterlässt. Aber auch dagegen weiß Hildegard ein Mittel: Man solle Galgant essen, denn dies unterdrücke „den Gestank des Atems“.

Eingelegter Handkäse mit Rettich

Ergibt 4 Portionen

250 g Rettich
1 rote Speisezwiebel
250 g Handkäse oder Harzer Käse
1 TL Kümmel
Salz, Pfeffer
6 EL Weißweinessig
3 EL Speiseöl

Den Rettich schälen und reiben. Die Flüssigkeit abgießen. Die Zwiebel würfeln. Den Handkäse in fingerdicke Scheiben schneiden, in ein verschließbares Gefäß legen und mit dem Kümmel bestreuen. Rettich, Zwiebel, Salz, Pfeffer, Essig und Speiseöl verrühren und über den Käse geben. Das Gefäß verschließen und für 2 Tage in den Kühlschrank stellen.

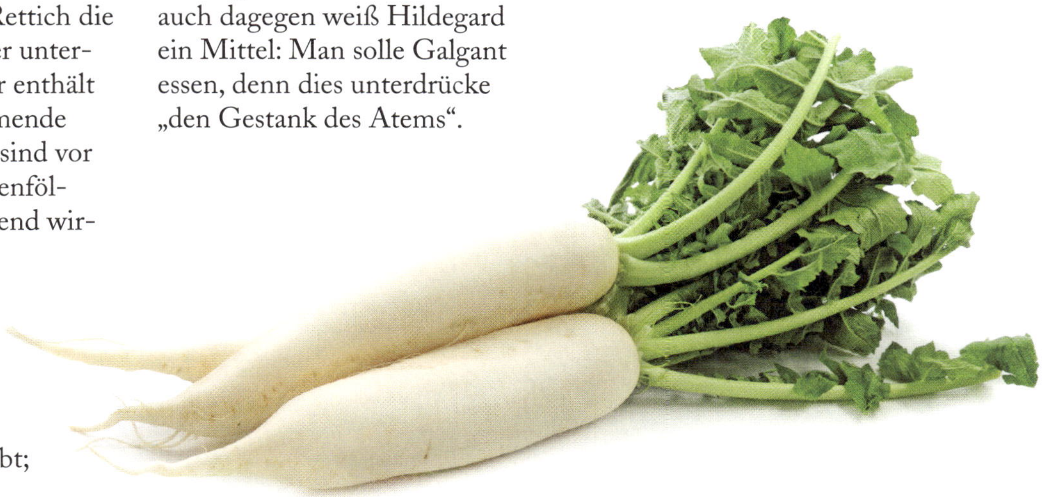

RISPENHIRSE

Bei Hildegard: „De Hirs"

Heute spielt diese Hirseart bei uns kaum noch eine Rolle in der Ernährung; Kartoffeln und Mais haben sie auf eine Rolle als Vogelfutter reduziert. Doch manche Märchen („Der süße Brei") erinnern daran, dass das früher anders war. Auch in dem Schwank vom Schlaraffenland, den der Dichter und Meistersinger Hans Sachs verfasste, ist Hirse etwas Köstliches: Eine Mauer aus Hirsebrei umgibt das Schlemmerparadies, und man muss sich hindurchessen, um hinein zu gelangen – eine fantastische Vorstellung für Menschen, die oft gar nichts zu beißen hatten.

Hirsekörner quellen noch stärker auf als Reiskörner. Der daraus zubereitete Hirsebrei ist sättigend, nahrhaft und von Natur aus süß, was in damaligen Zeiten ein besonderer Vorzug war. Zum Brotbacken eignet sich die Rispenhirse allerdings nicht, nur in Asien backt man Hirse-Fladenbrote. Dort ist sie auch zu Hause: Die Pflanze stammt aus Zentralasien; vermutlich ist sie mit Ackerbauern nach Europa gekommen.

Hirse füllt den Bauch

Rispenhirse wird 30 bis 100 Zentimeter hoch. Man erkennt die reife Pflanze an den hängenden Rispen, die eine große Zahl kleiner Hirsekörner enthalten. Schon zu Hildegards Zeiten war Rispenhirse beliebt, weil sie auch auf sandigen, nährstoffarmen Böden wächst, gute Erträge bringt und daher nicht allzu teuer war. Damals galt sie als „Brot des armen Mannes". Das sagt auch Hildegard: Die Hirse fülle den Bauch. Zur damaligen Zeit war das ein Vorzug, denn die Nahrungsversorgung der einfachen Leute war eher schlecht.

Heute ist Hirse wieder beliebt, meist als süßer oder herzhafter Brei. Vor allem Vegetarier schätzen sie. Dabei gilt als Vorteil, dass Hirse zwar Eiweiß, aber kein Gluten (Kleber) enthält. Menschen, die an Zöliakie (Gluten-Unverträglichkeit) leiden, haben mit ihr keine Probleme,während sie Weizen und Roggen nicht vertragen.

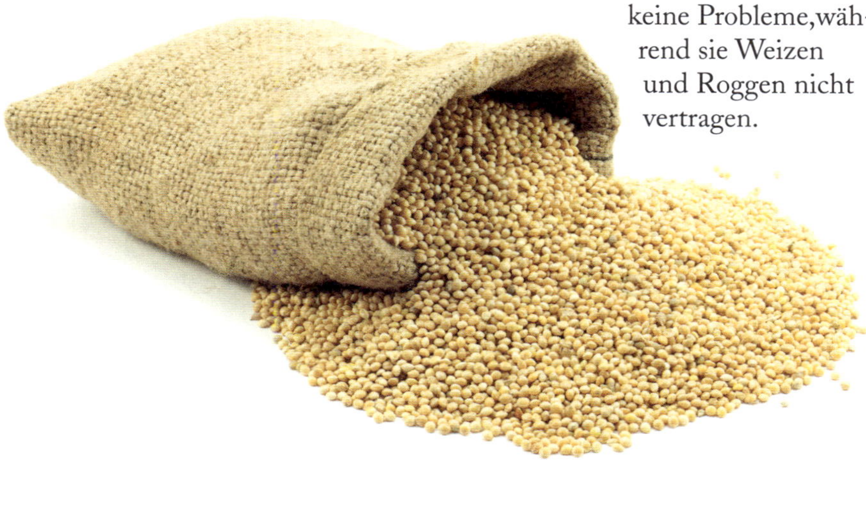

Gebackene Hirse

Ergibt 4 Portionen

2 Zwiebeln
2 Knoblauchzehen
300 g Hirse
50 g Butter
1000 ml Gemüsebrühe
Fett für die Auflaufform
80 g geriebener Käse

Zwiebeln fein schneiden und Knoblauchzehen zerdrücken. Mit der Hirse und der Butter in einen Topf geben und alles leicht andünsten. Die Gemüsebrühe zugeben und alles aufkochen. Beiseite stellen und die Hirse 15 Minuten im geschlossenen Topf quellen lassen.

Inzwischen den Backofen auf 180 °C (Umluft 160 °C) vorheizen. Eine Auflaufform fetten und abwechselnd eine Lage Hirse und eine Lage Käse in die Form schichten. Etwa 20 Minuten goldgelb backen.

Hildegard schätzt Hirse vor allem als Heilmittel. Lungenkranken empfiehlt sie, Hirsekörner auf einem heißen Stein zu erwärmen, dann zu pulverisieren, mit der doppelten Menge Hirschzunge zu mischen und davon oft zu essen.

Heilkräfte enthält ihrer Meinung nach auch die mit der Rispenhirse verwandte Kolbenhirse *(Setaria italica):* Gekocht in Wein und oft warm getrunken heile sie hitziges Fieber.

ROGGEN

Bei Hildegard: „De Siligine"

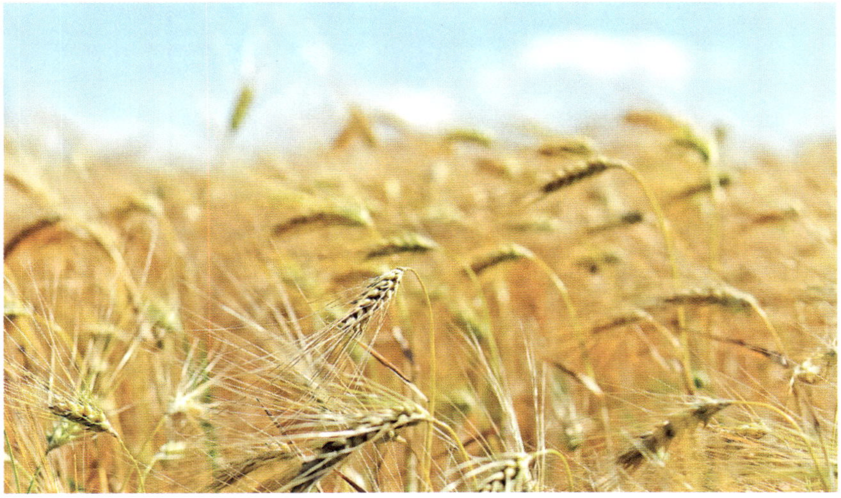

Eigentlich müsste Roggen Hauptbestandteil einer Diät zum Abnehmen sein. Denn laut Hildegard ist Roggenbrot für jene gut, „die fettes Fleisch haben, weil es ihr Fleisch mindert, aber dennoch macht es sie stark".

Im Mittelalter war Roggen das wichtigste Brotgetreide. Roggen kommt sowohl mit Trockenheit als auch der feuchten Witterung mitteleuropäischer Winter gut zurecht, und er ist, was den Boden angeht, eher anspruchslos. Zwar steckt in ihm weniger Eiweiß als in anderen Getreidesorten, aber dafür enthält er mehr Zucker- und Schleimstoffe (Pentosane). Zudem lässt er sich unter Zusatz von Sauerteig gut zu haltbarem Brot verarbeiten. Dann bildet sich eine dunkle, relativ dichte Krume, die zudem sehr aromatisch ist. Daher sind Roggenbrote und Mischbrote aus Weizen und Roggen auch heute sehr beliebt. In Norddeutschland kennt man außerdem einen aus vergorener Roggenmaische destillierten „Korn", einen klaren Brand.

Roggenbrot macht stark

Roggen hat einen hohen Nährwert. Hildegard sagt: „Das aus ihm bereitete Brot ist für gesunde Menschen gut und macht sie stark." Allerdings sei Roggen für Menschen mit schwacher Verdauung (wegen der Pentosane, was Hildegard nicht wusste) „nachteilig, weil ihre Schwäche ihn nicht zur Verdauung bewältigen kann".

Äußerlich angewendet habe Roggen Heilkräfte. Erwärmtes Roggenbrot, auf Furunkel gelegt, lasse sie verschwinden. Und Krätze am Kopf (vermutlich ein Ekzem, keine Krätzmilben) sei mit pulverisierter Roggenbrotkruste zu bekämpfen, wobei man die Stelle nach dreitägiger Einwirkung mit Olivenöl salben solle.

Roggen-Vollkorn-Plätzchen

Ergibt etwa 30 Plätzchen
300 g Butter
2 Eigelb
100 g Rübensirup
400 g Roggen-Vollkornmehl
100 g geriebene Mandeln

Butter, Eigelbe und Sirup schaumig rühren. Das Roggenmehl und die geriebenen Mandeln unterrühren. Teig in Backpapier wickeln und für 1 Stunde in den Kühlschrank legen. Den Backofen auf 180 °C (Umluft 160 °C) vorheizen. Aus dem Teig walnussgroße, abgeflachte Kugeln formen. Backpapier auf ein Backblech legen und die Kugeln darauf legen. Auf der unteren Backofenschiene 25 Minuten backen.

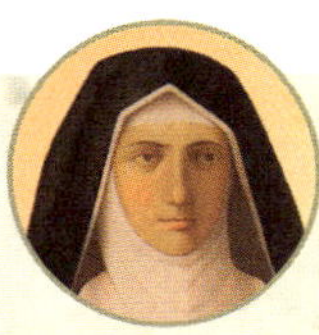

„Das aus ihm bereitete Brot ist für gesunde Menschen gut und macht sie stark. Und für jene ist es gut, die fettes Fleisch haben, weil es ihr Fleisch mindert, aber dennoch macht es sie stark."

SAUBOHNEN

Bei Hildegard: „De Vichbona"

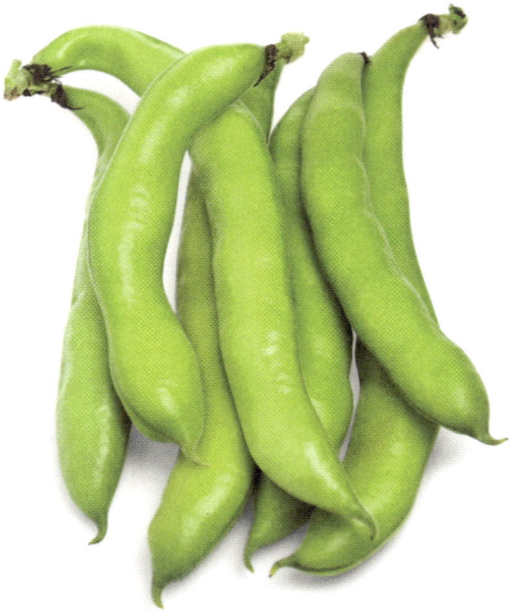

Anders als die Gartenbohnen, die aus Amerika stammen, ist die Sau- oder Ackerbohne in der Alten Welt heimisch – auch wenn man bisher keine Wildform gefunden hat. Die Pflanze treibt ihren dicken Stängel etwa einen Meter hoch und bildet daran fleischige Blätter und im Juni stark duftende Blüten. Diese sind weiß, tragen aber einen dunkelvioletten Fleck. Aus ihnen entwickeln sich die Hülsen, in denen die an Kohlenhydraten und Eiweiß reichen Bohnen stecken.

Die Pflanze braucht zwar gut durchfeuchteten Boden, ist im Übrigen aber nicht allzu anspruchsvoll. Denn für den zur Eiweißproduktion nötigen Stickstoff ist sie – wie andere Hülsenfrüchte auch – nicht auf Dünger im Boden angewiesen, sondern kann ihn mithilfe von Knöllchenbakterien an ihren Wurzeln aus der Luft gewinnen.

Bohnen werden seit Jahrtausenden kultiviert. Sie sind die in der Bibel am häufigsten genannte Hülsenfrucht, und die Griechen hatten sogar einen Bohnengott, Kyamites. In Deutschlawnd baute man Bohnen in den ersten Jahrhunderten unserer Zeitrechnung gern an der Nordseeküste an, denn salzige Böden machen ihr nichts aus.

Die großsamigen Sorten

In der Antike kannte man nur kleinsamige Sorten. Erst im Mittelalter kamen Sorten mit großen Bohnen auf. Heute nutzt man die kleinsamigen Sorten als Viehfutter, allein die „dicken Bohnen", wie man sie heute oft auch nennt, sind der menschlichen Ernährung vorbehalten. Halbreif kann man sie als Gemüse verwenden, die vollreifen Bohnen werden zu Suppe oder Eintopf gebraucht. Dank ihres hohen Gehalts an Kohlenhydraten und Eiweiß sind sie kalorienreich und sättigend. Als allerdings im 20. Jahrhundert der regelmäßige Konsum von Fleisch Mode wurde, kamen Bohnengerichte seltener auf den Tisch.

Hildegard beurteilt Bohnenmehl (aus getrockneten Saubohnen) als ein gutes Nahrungsmittel. Daneben schreibt sie der Bohne aber auch Heilwirkungen zu. So solle eine Brühe aus gekochten und dann abgeseihten Bohnen und etwas Fett, regelmäßig gegessen, gegen „Schmerzen in den Eingeweiden" helfen.

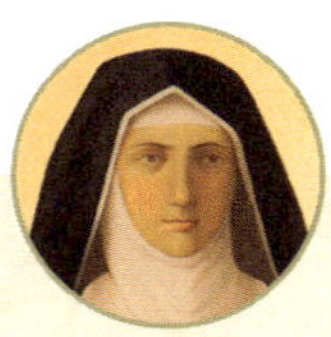

„Das Bohnenmehl ist gut und nützlich für den kranken und den gesunden Menschen, weil es leicht ist und mühelos verdaut werden kann."

Saubohnen-Topf

Ergibt 4 Portionen

300 g Saubohnen, getrocknet
50 ml Olivenöl
1 Zwiebel, gewürfelt
100 g geräucherter Speck in Würfeln
Je 1 kräftige Prise Pfeffer, Oregano (getrocknet), Fenchelsamen und Kümmel
2 Scheiben Brot

Die Saubohnen gar kochen und abgießen. In einer großen Pfanne mit Olivenöl die Zwiebel und den Bauchspeck anbraten. Saubohnen in die Pfanne geben, mit Pfeffer, Oregano, Kümmel und Fenchelsamen würzen und alles gut verrühren. Die Brotscheiben in Stücke brechen und zugeben. Untermischen und alles unter Rühren einkochen lassen.

SCHAF, HAMMEL, LAMM

Bei Hildegard: „De Ove“

Schafe zählen zu den ältesten Nutztieren. Wahrscheinlich wurden sie schon vor mehr als 10 000 Jahren in Anatolien aus dem Mufflon gezüchtet und spalteten sich seither in zahlreiche Rassen auf. Ursprünglich reine Fleisch- und Milchlieferanten, wurden sie später auch ihrer Wolle wegen geschätzt und gezüchtet. Hildegard empfiehlt – mit Bezug auf die Genesis: „Darum gab Gott dem Adam eine Kleidung aus Schaffellen“ – ausdrücklich Schaffelle als Kleidung, „weil sie dem Menschen weder Hochmut, noch Begierde, noch Krankheit bringen, wie es bei anderen Tierfellen geschieht.“

Schafe sind genügsam und robust. Ob als Mutterschaf, Lamm, Bock oder Hammel (ein kastrierter Bock): Stets liefern sie gutes Fleisch, das ernährungsphysiologisch als wertvoll gilt. So deckt schon eine einzige Portion Lammfleisch den Tagesbedarf an dem wichtigen Vitamin B12, aber auch andere Vitamine, Mineralstoffe und Spurenelemente stecken in dem wohlschmeckenden Fleisch. Erstaunlich ist es daher, dass Schaffleisch auf deutschen Speiseplänen selten zu finden ist, dafür umso häufiger im Nahen Osten und im Mittelmeerraum.

Heute leben rund 40 Milliarden Schafe auf der Erde. In Deutschland allerdings ist die Schafhaltung in den letzten Jahrzehnten stark zurückgegangen, und erst recht sieht man Wanderschäfer mit ihren Herden nur noch selten. Auf der Schwäbischen Alb und in der Lüneburger Heide aber nutzt man Schafe auch für den Naturschutz: Sie müssen dort aufkeimende Bäume verbeißen, damit die Flächen frei bleiben für die erwünschten Pflanzen. Auf den grasbewachsenen Deichen an Elbe und Nordsee sorgen sie für die Festigkeit der Grasnarbe.

Lob des Schaffleisches

Auch Hildegard betont die Vorteile des Schaffleisches: Es sei „für gesunde und kranke Menschen gut zu essen“. Insbesondere wer „am ganzen Körper schwach ist und dessen Adern welk sind, der schlürfe oft vom Saft des Schaffleisches und von der Suppe, in der es gekocht wird, wenn er will, und er esse mäßig Schaffleisch“. Auch solle jeder Mensch „oft und genügend Schafleber“ essen. Der Grund: Sie „reinigt den Unrat seines Magens“.

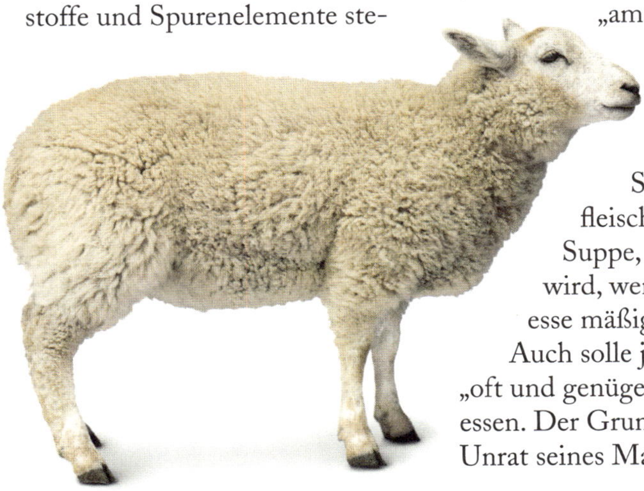

Marinierte Lammkoteletts

Ergibt 4 Portionen

1200 g Lammkoteletts
6 EL Olivenöl
1 Knoblauchzehe, gehackt
4 frische Salbeiblätter, fein gehackt
2 TL getrockneter Rosmarin, gerebelt
Salz, Pfeffer
4 EL Essig
3 TL Honig
250 ml Rotwein
400 ml Gemüsebrühe
3 EL Schlagsahne

Die Fettränder der Lammkoteletts einschneiden. Aus Olivenöl, Knoblauch, Salbei, Rosmarin, Salz und Pfeffer eine Marinade herstellen. Darin das Fleisch im Kühlschrank mindestens 3 Stunden zugedeckt marinieren. Dann das Fleisch in einer heißen Pfanne von beiden Seiten 5 Minuten braten und beiseite stellen.

Das Fett abgießen und die Bratenrückstände mit dem Essig lösen. Honig und Rotwein zugeben, aufkochen und 5 Minuten köcheln lassen. Die Gemüsebrühe zugeben und alles 10 Minuten köcheln lassen. Sahne einrühren und das Ganze mit Salz und Pfeffer abschmecken. Die Lammkoteletts in die Sauce geben und einige Minuten darin ziehen lassen.

SELLERIE

Bei Hildegard: „De Apio“

Die heutigen Selleriesorten wie Knollen-, Stauden- (bzw. Bleich-) und Schnittsellerie wurden erst im 17. Jahrhundert gezüchtet. Hildegard kannte nur den Wildsellerie, den Eppich, der in Deutschland und im Mittelmeerraum auf salzhaltigen Böden wächst.

Äußerlich sieht Wildsellerie etwa aus wie unser Schnittsellerie oder das Grün des Knollenselleries. Er hat lange, breitgefiederte dunkelgrüne Blätter mit gezähntem Rand. Die Blätter besitzen den kräftigen Selleriegeruch und -geschmack. Man kann sie leicht trocknen, und selbst im getrockneten Zustand bewahren sie monatelang das typische Aroma.

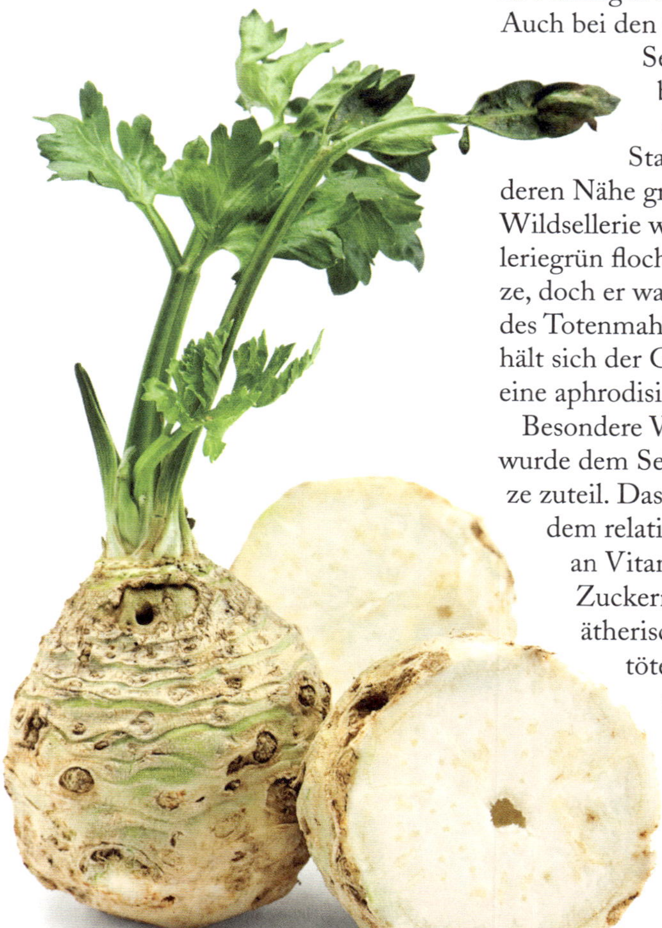

Die positiven Eigenschaften

Wildsellerie enthält, anders als die heutigen Sorten, außer dem Selleriearoma noch Bitterstoffe. Gerade deshalb schätzten die Römer diese Pflanze sehr, etwa in Füllungen für Spanferkel. Auch bei den Griechen war der Sellerie beliebt; sie benannten ihn nach der sizilianischen Stadt Selinunt, in deren Nähe große Bestände von Wildsellerie wuchsen. Aus Selleriegrün flocht man Siegerkränze, doch er war auch Bestandteil des Totenmahls. Und seit langem hält sich der Glaube, Sellerie habe eine aphrodisische Wirkung.

Besondere Wertschätzung aber wurde dem Sellerie als Heilpflanze zuteil. Das liegt weniger an dem relativ geringen Gehalt an Vitaminen und einigen Zuckern, sondern an den ätherischen Ölen. Diese töten Mikroorganismen und senken den Blutdruck, können aber auch Blähungen hervorrufen und harntreibend wirken. Diese Stoffe sind auch in den modernen Selleriesorten enthalten; nur die Bitterstoffe hat man weggezüchtet. Deshalb kann man heute auch problemlos Selleriesalat aus rohem Sellerie genießen.

In Hildegards Sellerie waren die Bitterstoffe noch enthalten. Vielleicht ist dies der Grund, warum Hildegard Sellerie zwar für eine Kompresse gegen triefende Augen und Gicht empfiehlt (wobei wir nicht wissen, was Hildegard mit Gicht gemeint hat), aber vom Essen rohen Selleries abrät, „weil er so viele üble Säfte“ im Menschen bereite. Das Gegenteil gilt bei gekochtem Sellerie: „Gekocht aber schadet er dem Menschen nicht beim Essen, sondern er verschafft ihm gesunde Säfte.“

Sämige Selleriesuppe

Ergibt 4 Portionen

1 Sellerieknolle, gewürfelt
Frische Sellerieblätter
Selleriesamen
1 Knoblauchzehe
500 ml Geflügelbrühe
1 Handvoll frisches Basilikum
3 EL warme Milch

Alle Zutaten – bis auf die Milch – aufkochen, in den Mixer geben und pürieren. In eine Terrine umfüllen, Milch einrühren, mit Salz und Pfeffer abschmecken und servieren.

SPEISEZWIEBEL

Bei Hildegard: „De Unlauch“

Die Speise- oder Küchenzwiebel ist es, die uns als Erstes beim Wort Zwiebel einfällt, denn sie hat allen ähnlichen Formen den Namen gegeben. Wie Schnittlauch, Frühlingszwiebel und Porree zählt die Speisezwiebel zu den Lauchgewächsen. Sie besitzt röhrige Stängel und einen kugeligen Blütenstand. Die unterirdische Zwiebel ist nichts anderes als ein stark gestauchter Spross, wobei die einzelnen Zwiebelschalen den Blättern entsprechen.

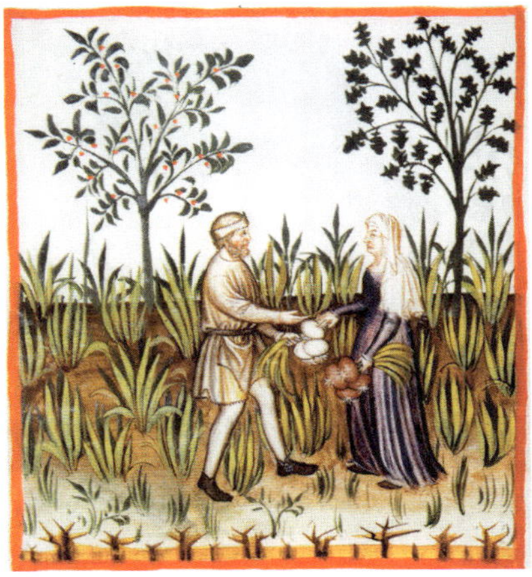

Ein mittelalterliches Bauernpaar bei der Zwiebelernte (aus den „Schachtafelen der Gesuntheyt“).

Von *cepula* zu Zwiebel

Die Heimat der Zwiebel ist vermutlich Zentralasien, aber man kennt keine entsprechende Wildform. Seit vielen Jahrtausenden wird sie als Nahrungs- und Heilpflanze kultiviert: Bereits in Keilschrifttexten sind Zwiebelfelder erwähnt. Bei den Römern war die Zwiebel ein Grundnahrungsmittel der ärmeren Leute, und es waren wohl römische Legionäre, die das Gemüse nach Mitteleuropa brachten. Auf Lateinisch heißt die Pflanze *cepula,* ein Wort, das sich im Deutschen zu „Zwiebel“ entwickelte.

Für die gesamte Pflanze ist die Zwiebel ein Speicherorgan. Neben Wasser enthält sie Vitamine und Mineralstoffe sowie – sicher als Schutz gegen Fraß – diverse Wirkstoffe mit scharfem Geschmack und Geruch. Diese Stoffe sind chemisch gebunden und geruchlos, doch bei Verletzung der Zellen (etwa beim Schneiden der Zwiebel), werden sie freigesetzt und lassen die Augen tränen.

Kein Wunder daher, dass Hildegard der Zwiebel, die sie Unlauch nennt, „scharfe Feuchtigkeit“ attestiert. Gekocht sei der Unlauch „gesund zu essen, weil durch das Feuer das Schädliche, das in ihm ist, vermindert wird“. Und heilsam sei er in gekochter Form auch: „Gut ist er gekocht für jene, die Schüttelfrost oder Fieber oder Gicht haben.“

Meiden sollten nur Magenkranke die Zwiebel, ob roh oder gekocht. Ein guter Rat, denn Zwiebeln haben nicht nur scharfe, den Magen reizende Inhaltsstoffe, sie können bekanntlich auch in den Eingeweiden einen üblen Aufruhr anrichten.

Zwiebelkuchen

Ergibt 1 Kuchen

6 Zwiebeln, gewürfelt
250 g Räucherschinken, gewürfelt
250 g Emmentaler, gewürfelt
200 g Mehl
2 Eier
250 ml Sahne
Salz, Pfeffer
Fett für die Form

In einer Schüssel Zwiebeln, Schinken und Emmentaler mit dem Mehl vermischen. Eier und Sahne verquirlen. In das Mehlgemisch eine Vertiefung drücken, die Ei-Mischung hineingeben und von der Mitte her mit dem Mehl verrühren. Die Masse mit Salz und Pfeffer würzen, in eine gefettete runde Kuchenform geben und bei 200 °C (Umluft 180 °C) 20 Minuten backen.

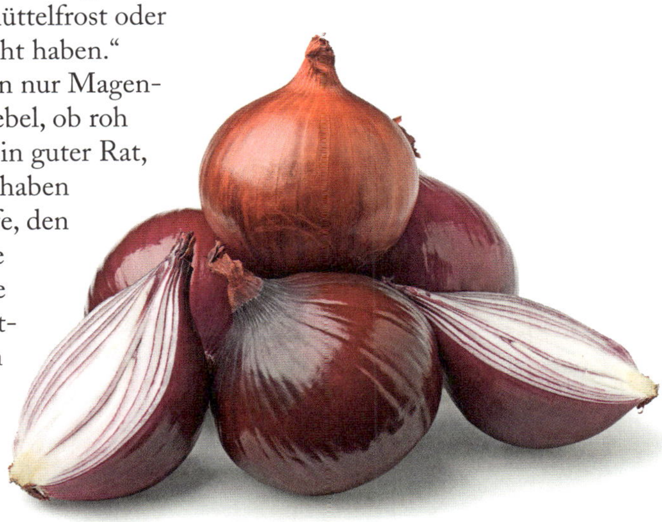

WEIZEN

Bei Hildegard: „De Tritico“

Weizen ist nach Gerste die zweitälteste Getreideart – Einkorn und Emmer, die ältesten Weizenarten, wurden schon vor über 7000 Jahren im Vorderen Orient aus Wildgrasarten gezüchtet. Auch im Hochmittelalter war er geschätzt wegen des weißen Brots, das aus seinem Mehl gebacken werden kann (das Wort „Weizen“ hat die gleiche Wurzel wie „weiß“). Allerdings wurde Roggen viel häufiger angebaut, denn Weizen stellt höhere Ansprüche an Boden und Klima. Heute ist Weizen nach Mais und Reis das weltweit drittwichtigste Getreide – die jährliche Weizenernte würde etwa 32 Millionen Güterwaggons füllen!

Weizen zählt zu den bedeutendsten Stärkepflanzen, denn das Kohlenhydrat Stärke – ein für den Menschen wichtiger Energielieferant – macht etwa 70 Prozent der Weizenkörner aus. Unser Körper zerlegt die Stärke in ihre Zuckerbestandteile und leitet diese zu den Körperzellen. Die kultivierten Süßgräser, zu denen neben Weizen auch die anderen Getreidearten zählen, liefern den weitaus größten Teil unserer Kohlenhydrat-Zufuhr.

Gut zu lagern

Von besonderer Bedeutung waren Weizen und andere Getreidearten für die Entstehung von Hochkulturen. Der Grund: Getreidekörner sind lagerfähig. Wenn man sie vor Feuchtigkeit, Insekten und Nagern schützt, kann man Ernteüberschüsse als Nahrungsvorräte für schlechte Zeiten anlegen. Das erfordert Planung, gesellschaftliche Organisation sowie Arbeitsteilung und führte schließlich zum Entstehen städtischer Siedlungsformen. Die Kulturgetreidesorten haben allerdings mit den in Vorderasien heimischen Wildgetreiden nur noch wenig zu tun. Denn schon seit Jahrtausenden sind sie durch Züchtung genetisch verändert: Statt einem Chromosomensatz haben sie mehrere. Der übliche Weichweizen hat 42 dieser Erbgutträger, Wildgetreide 14; ähnlich ist es bei Hartweizen. Das ist der Grund für den hohen Ertrag.

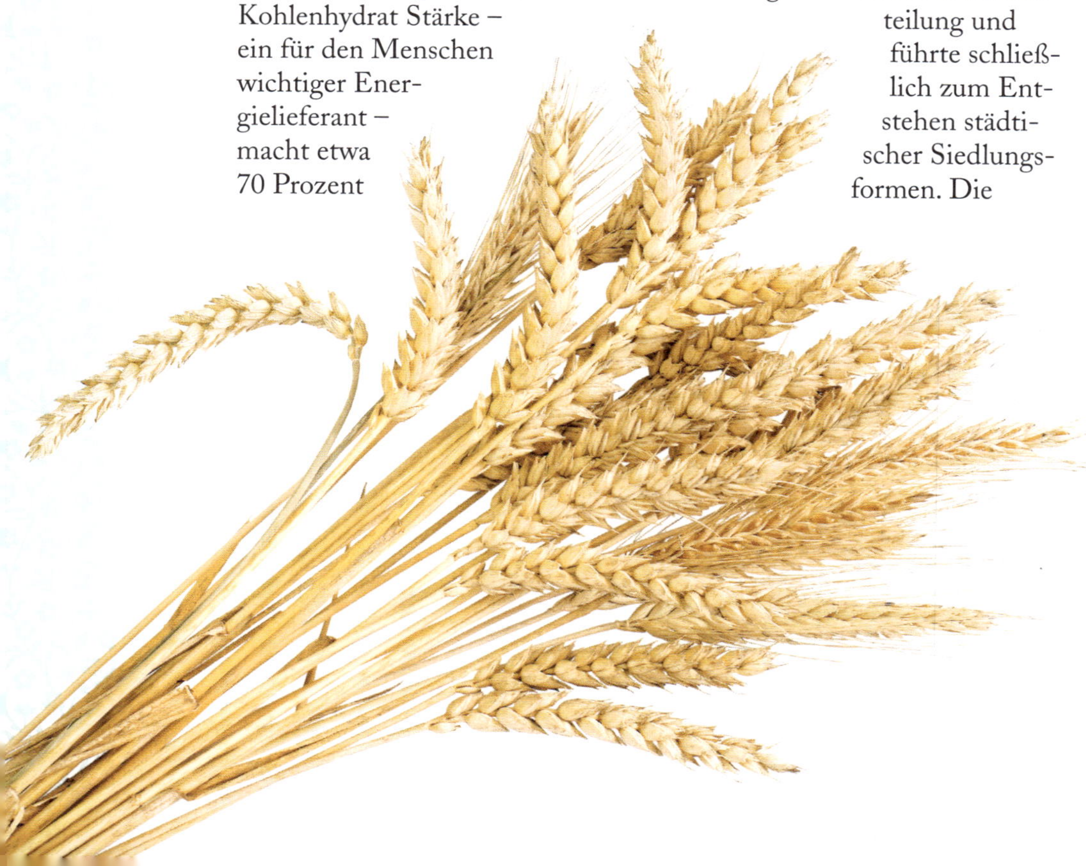

Die Vorteile des vollen Korns

Der Keimling im Weizenkorn ist gut mit Nährstoffen versorgt, denn das Korn enthält neben Stärke auch Proteine (Kleber), dazu Fett, Vitamine und Mineralstoffe. Allerdings stecken im Korninnern nur Stärke und Kleber; Fett und die anderen wertvollen Stoffe befinden sich in den Randschichten und im Keimling. Trennt man diese Randschichten (Weizenkleie) ab, erhält man zwar schönes Weißmehl, aber es enthält auch deutlich weniger Wertstoffe als Vollkornmehl.

Weich- und Hartweizen

Beim Weizen unterscheidet man grundsätzlich zwei Sorten. Zur Mehlgewinnung, Industriestärkeherstellung, zum Brauen von Weizenbieren und neuerdings zur Herstellung von Bioalkohol als Kraftstoff dient der Weichweizen *(Triticum aestivum)*. Zur Herstellung von Nudeln und anderen Teigwaren eignet sich besser der Hartweizen *(Triticum durum)*. Hartweizen liebt die Wärme und

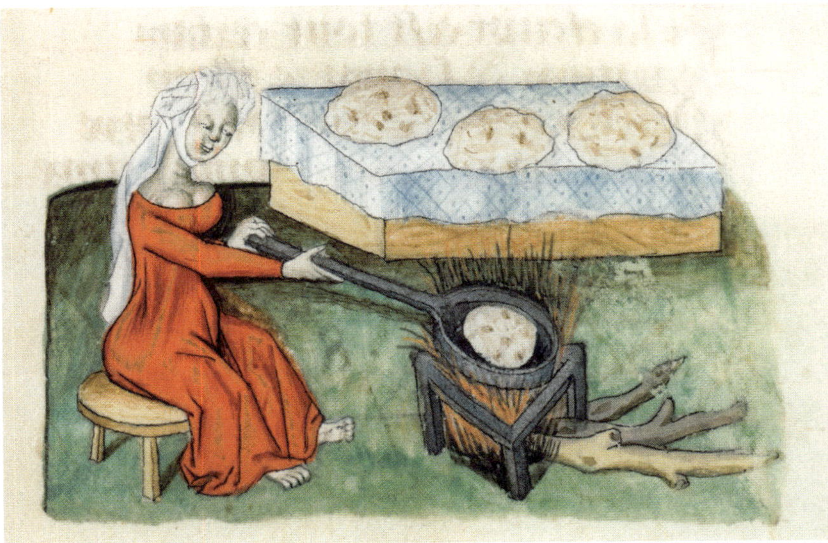

Eine Frau beim Brotbacken über einer Holzfeuerstelle, dargestellt in einer Miniatur aus „Materia medica“ (Die Arzneimittel) des griechischen Arztes Dioskurides.

braucht nicht so viel Wasser; deshalb wird er heute vor allem im Mittelmeerraum angebaut.

Die „vollkommene Frucht“

Weizen war und ist ein Grundnahrungsmittel. Hildegard schätzte ihn als „vollkommene Frucht“. Vermutlich kam Weizenbrot in ihrem Kloster häufiger auf den Tisch. Sie erwähnt das Brot in vielen ihrer Rezepturen, wo sie es als Trägermedium für Wirkstoffe einsetzt, etwa wenn es mit Wein oder Essig getränkt sein soll.

Hildegard wusste auch, dass man die Weizenkörner zu Mehl verarbeiten muss und nicht die unvermahlenen Körner essen soll, auch nicht in Wasser gekocht. Denn die Körner würden „kaum verdaut“ und seien „dem Kranken keineswegs bekömmlich, wenn auch der Gesunde diese Speise wird bewältigen können“. Tatsächlich ist die unvermahlene äußere Hülle des Weizenkorns schwer verdaulich, weil sie spezielle Inhaltsstoffe enthält, die die Pflanze vor dem Gefressenwerden schützen.

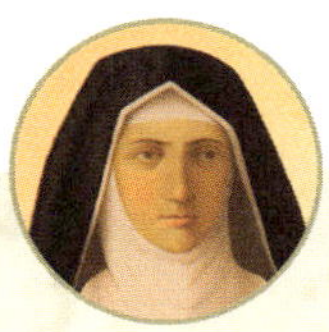

„Wenn man rechtes Mehl aus Weizen macht, dann ist das aus diesem Mehl gemachte Brot gut für Gesunde und Kranke und bereitet rechtes Fleisch und rechtes Blut im Menschen.“

Buntes Weizenomelett

Ergibt 4 Portionen

200 g Weizenkörner
800 ml Wasser
Salz
1 Zwiebel
100 g geräucherter Schinken
125 g küchenfertige Erbsen
3 Eier, verquirlt
Frisch gehackte Petersilie
Olivenöl
2 Knoblauchzehen, gepresst
Salz, Pfeffer

In einem Topf die Weizenkörner mit 400 ml kaltem Wasser übergießen und 1 Stunde quellen lassen. Salz zugeben, aufkochen und zugedeckt bei niedriger Temperatur 1 Stunde garen. Inzwischen Zwiebel und Schinken würfeln und das restliche Wasser mit Salz zum Kochen bringen. Die Erbsen hineingeben und 5 Minuten ziehen lassen. Abgießen.

Die Eier und die Petersilie verquirlen. In einer großen Pfanne Olivenöl erhitzen, Zwiebel und Knoblauch zugeben und bei schwacher Hitze glasig dünsten. Den Schinken zugeben und anbraten. Die Weizenkörner und die Erbsen unterrühren. Die Petersilieneier zugeben und stocken lassen. Das Gericht mit Petersilie bestreuen.

WILD

Bei Hildegard: „De Cervo", „De Wachtela" und andere

Im Mittelalter spielte Wild bei der Ernährung der breiten Bevölkerung kaum eine Rolle. Nicht nur, dass Bauern in der Regel nicht über die richtige Jagdausrüstung verfügten, es gab auch rechtliche Probleme: Jagd und Wild galten als Privileg des Adels, und Wilddiebe wurden hart und oftmals grausam bestraft. Nur Niederwild (beispielsweise Hasen und Federwild) durfte gejagt oder in Fallen gefangen werden. Wenn Hildegard also Hirsch oder Reh empfiehlt, tut sie das aus ihrer Stellung als Mitglied des Adels heraus.

Wildfleisch gilt als besonders gesund. Es ist fettarm, wohlschmeckend und reich an Mineralstoffen und Vitaminen. Heute allerdings stammt viel Wild aus Gatterhaltung, bei der kräftig zugefüttert wird. Außerdem wird heute viel Wild aus Osteuropa und Übersee importiert. Wildschwein allerdings gibt es bei uns neuerdings reichlich infolge des intensiven Maisanbaus.

Hildegard und der Hirsch

Hierzulande zählt der Rothirsch zu den größten Wildtieren. Er kann über 150 Kilogramm schwer werden. Dank seines großen Pansens kann er auch nährstoffärmere Nahrung wie Baumrinde und Gras verdauen; aber normalerweise ernährt er sich von Pflanzen aller Art, dazu auch von Früchten wie Eicheln und Bucheckern. Er frisst also, wie Hildegard schreibt, „reines Futter". Sein Fleisch sei daher „für Gesunde und Kranke gut zu essen". Es sei sogar heilsam: „Wenn aber ein Mensch Hirschfleisch ziemlich warm, aber nicht heiß isst, dann reinigt es seinen Magen und macht ihn leicht." Dieselbe Wirkung habe Hirschleber, die zudem auch die Gicht unterdrücke – wobei wir nicht wissen, ob Hildegard unter „Gicht" die Krankheit verstand, die wir heute als Gicht bezeichnen.

Auch das Reh, unsere kleinste Hirschart, ernährt sich von Pflanzen und Beeren, die es rasch frisst, um dann in Deckung wiederzukäuen. Giftige oder mit Schutz-

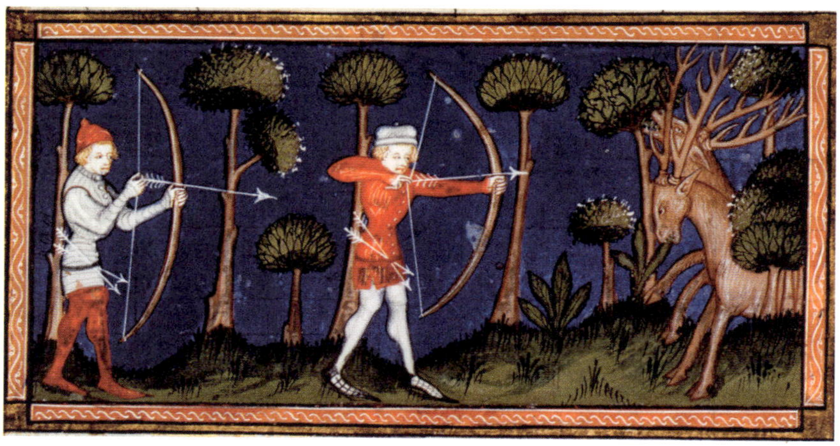

Die Hirschjagd war nur dem Adel erlaubt („Hochwildjagd"). Deshalb kam Rotwildfleisch auch nicht auf den Tisch des einfachen Mannes – wohl aber auf den adliger Ordensleute wie beispielsweise Hildegard.

Hirsch-Medaillons

Ergibt 4 Portionen

1 TL Wacholderbeeren (Glas)
2 EL Butter
2 EL Öl
4 Hirschmedaillons (Rückenfilet)
Salz, Pfeffer
200 g rote Johannisbeeren (Glas)
1 EL Johannisbeergelee
200 g Crème fraîche

Die Wacholderbeeren zerdrücken. Den Backofen auf 180 °C (Umluft 160 °C) vorheizen. Butter und Öl in einer Pfanne erhitzen, die Hirschmedaillons anbraten, salzen und pfeffern. Mit dem Bratfett in eine Gratinform geben und im Backofen 15 Minuten zugedeckt garen.

Inzwischen die Johannisbeeren 5 Minuten in einem Topf erhitzen. Wacholderbeeren und Johannisbeergelee einrühren. Die Crème fraîche zugeben und alles bei mittlerer Hitze cremig einkochen. Diese Sauce über die Hirschmedaillons geben.

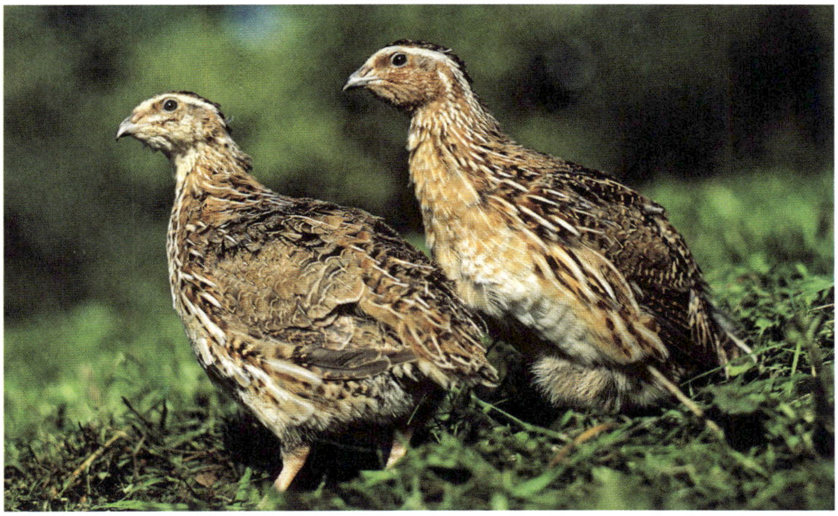

Wachteln sind kleines, delikat schmeckendes Federwild. Man rechnet in Rezepten zwei Exemplare pro Person. Auch Wachteleier sind sehr begehrt.

mechanismen ausgestattete Pflanzen wie Tollkirsche oder Brennnessel dagegen meidet es.

Das gute Rehfleisch

Hildegard hat zum Reh eine ausgesprochen positive Meinung: Es sei „gemäßigt und sanft und hat eine reine Natur und es steigt gern auf Berge". Dort oben suche es „jene Kräuter, die von der dortigen Luft wachsen, und diese frisst es und so verbraucht es gutes und gesundes Futter". Daher sei auch „sein Fleisch für gesunde und kranke Menschen gut." Man solle oft davon essen, dann reinige es „von Schleim und Unrat".

Das Wildschwein erwähnt Hildegard nur am Rande, zusammen mit dem Hausschwein: Es habe „dieselbe Natur, ausgenommen, dass das Wildschwein reiner als das Hausschwein ist."

Zum Wild zählte auch Wildgeflügel, das Federwild. Man erlegte z. B. Wildenten, Wildgänse und Auerhühner. Recht häufig waren Wachteln, unsere kleinsten Hühnervögel. Sie werden zwar nur etwa 100 Gramm schwer, aber als Zugvögel fielen sie in Schwärmen auf den Feldern ein. In Ägypten fing man sie in Netzen, im alten Rom hielt man sie bereits in Käfigen, um Fleisch und Eier zu gewinnen.

Weil Wachteln Bodenbrüter sind, konnten Bauern im Mittelalter die braungefleckten Wachteleier einsammeln. Hildegard empfiehlt diese Eier als Stärkungsmittel, und auch Wachtelfleisch sei für gesunde Menschen gut zu essen, weil Wachteln „reine Nahrung" zu sich nehmen. Wie Haushühner picken sie Samen, Kleininsekten und Würmer.

Geschmorte Wachteln

Ergibt 4 Portionen
8 küchenfertige Wachteln
Salz, Pfeffer
8 dünne Scheiben fetter Speck
24 frische Salbeiblätter
3 EL Speiseöl

Den Backofen auf 200 °C (Umluft 180 °C) vorheizen. Die Wachteln salzen und pfeffern. Auf jede Speckscheibe 3 Salbeiblätter legen und jede Wachtel in 1 Speckscheibe wickeln. Den Speck mit Küchengarn festbinden.

Das Öl in einem Bräter erhitzen und die Wachteln darin anbraten. Den Bräter zudecken, in den Backofen schieben, die Wachteln etwa 25 Minuten schmoren und dann noch einmal 10 Minuten im offenen Bräter bräunen lassen. Zum Servieren die Speckscheiben entfernen.

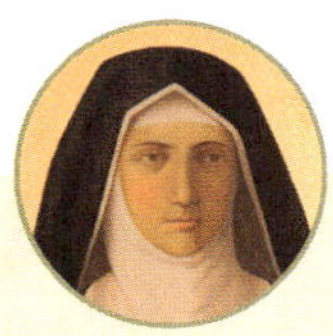

„Der Auerhahn ist warm und etwas feucht und daher ist er für Kranke und Gesunde gut zu essen."

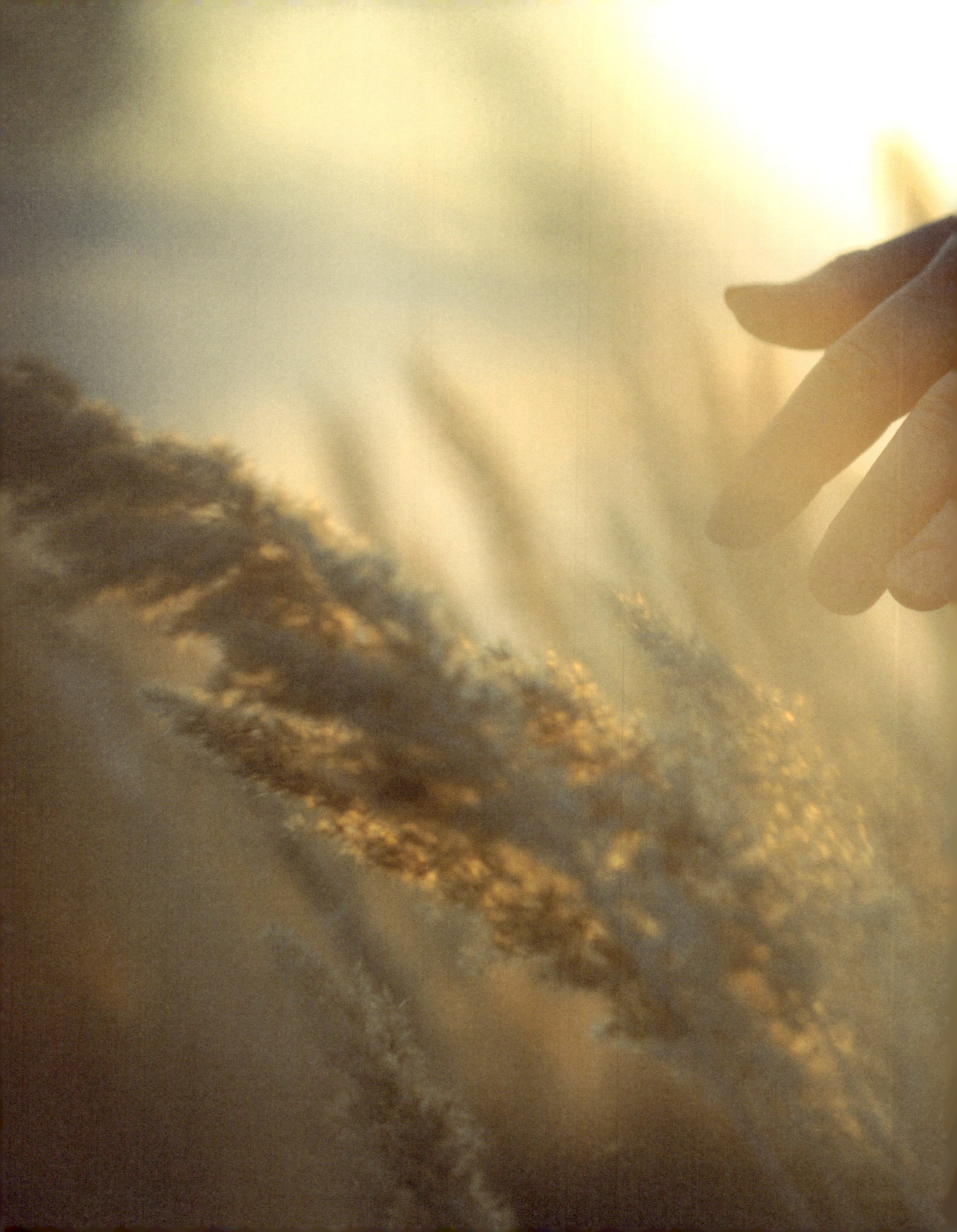

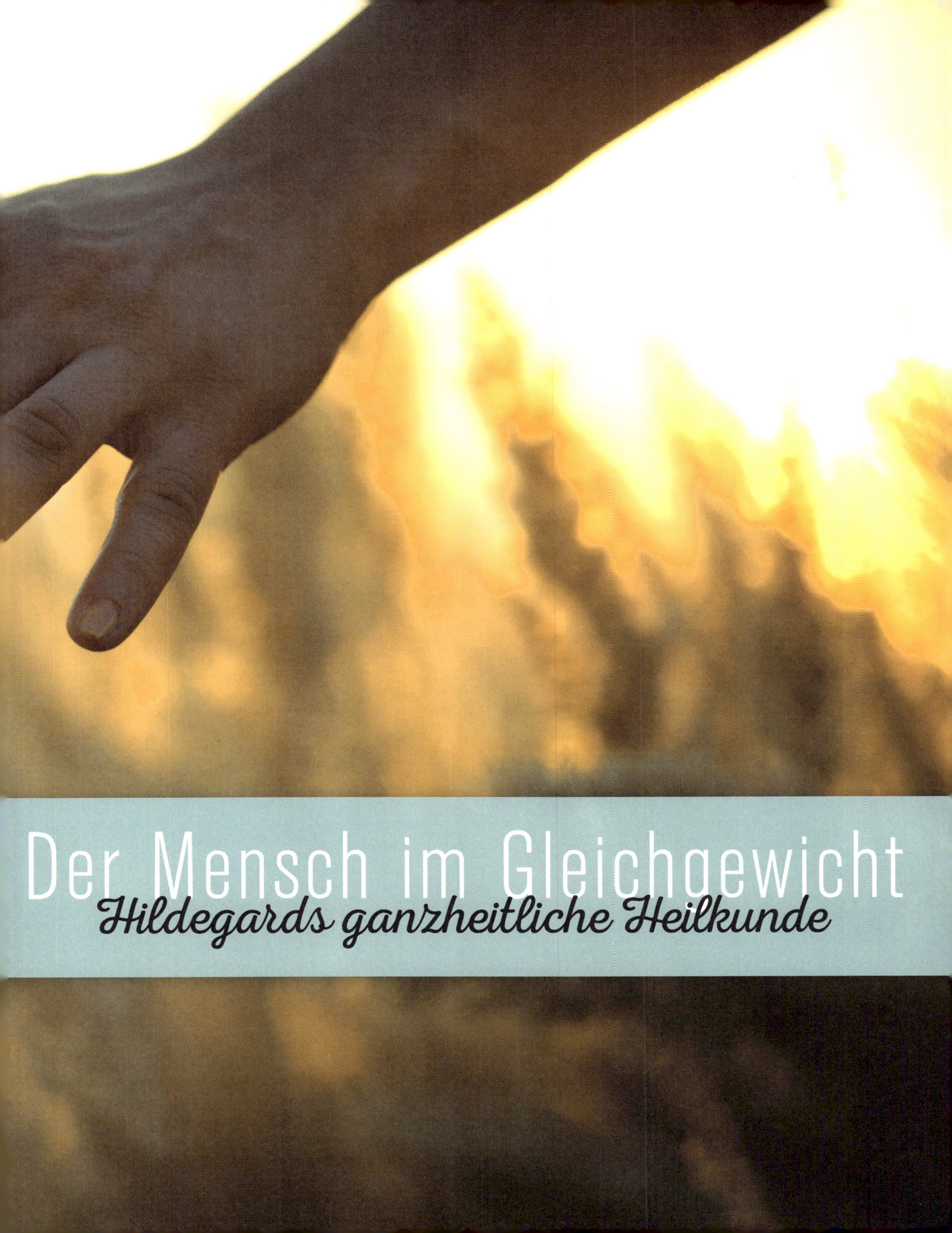

Der Mensch im Gleichgewicht

Hildegards ganzheitliche Heilkunde

Medizin im Mittelalter

Zu Hildegards Zeiten, als die Klostermedizin bereits auf eine jahrhundertelange Tradition zurückblickte, begann sich fortschrittliches medizinisches Wissen zu verbreiten – dank der von den Benediktinern gegründeten Medizinschule von Salerno.

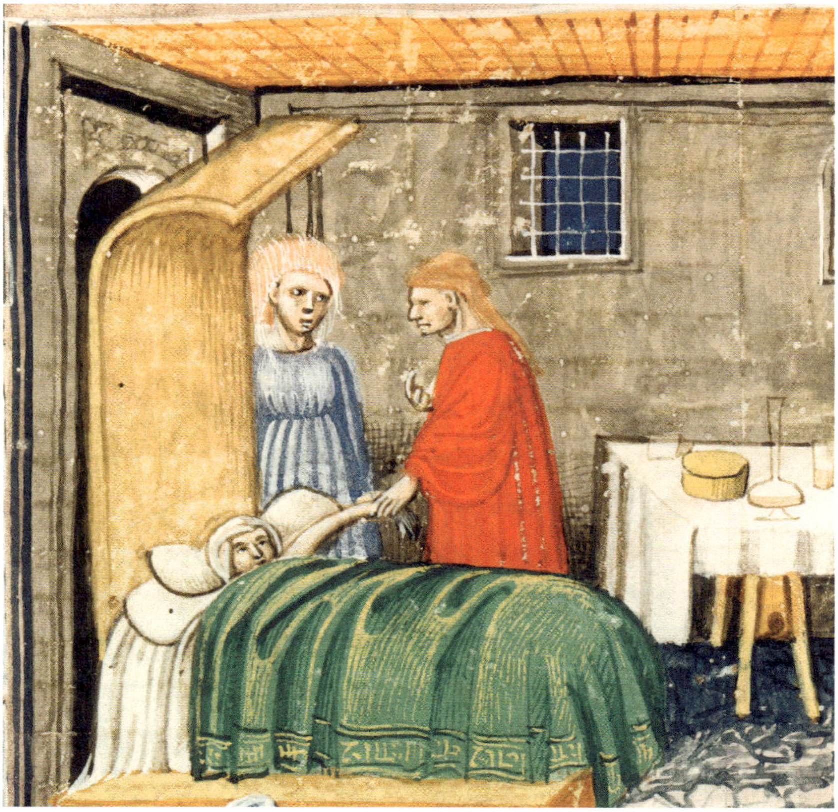

Der Arzt am Krankenbett – nicht viel anders als heute. Dass ein Kranker Ruhe und Bettwärme braucht, wusste man auch im Mittelalter, und selbst den Puls fühlt dieser Arzt bereits. Die Miniatur entstammt einer Handschrift des „Kanons der Medizin" von Avicenna (990–1037).

Die abendländische Heilkunde zu Hildegards Zeiten war der damaligen arabischen weit unterlegen. Die Ursache lag darin, dass viele Kirchenleute das Wirken der Medizin als Eingriff in Gottes Pläne empfanden. Krankheiten seien von Gott gesandt als Strafe oder Aufforderung zur Buße, und so könne man sie, wenn überhaupt, auch nur durch Reue heilen – etwa durch Wallfahrten oder Bußpraktiken. Als besonders heilsam galt das Beten.

Die Kirche verfügte aber auch noch über weitere Methoden, kranken Menschen zu helfen: Sie bot eine ganze Schar von Heiligen auf. Manche von ihnen, wie St. Michael, konnte man bei jeder Art von Krankheit anrufen. Andere waren auf bestimmte Leiden spezialisiert. So rief man bei Epilepsie St. Christophorus an, St. Rochus sollte vor Pest schützen, und St. Veit bei schweren Bewegungsstörungen (Chorea Huntington, „Veitstanz").

Daneben vertraute das Volk auf die Volksmedizin, die auf uraltes Wissen zurückgriff, z. B. über Kräuter. Die Kirche versuchte, die Volksmedizin zu unterdrücken, weil sie oft mit „heidnischen" Beschwörungen arbeitete, hatte aber damit kaum Erfolg.

Rituale und Magie

Wer zu Hildegards Zeiten, also im Hochmittelalter, krank wurde, war dem Schicksal weitgehend ausgeliefert. Die Lebenserwartung war nicht allzu hoch, zumal bei Frauen, von denen viele bei der Entbindung starben. In der Regel musste sich der Körper selbst helfen. Im Ernstfall hatten nur Menschen mit starkem Immunsystem und guter Ernährungslage die Chance zu genesen.

Ärzte gab es nicht. Man ging zum Kräuterweiblein oder zum „Bader", der auch einfache chirurgische Verfahren nutzte, z. B. Zähne zog. Man behandelte mit Hausmitteln und den innerhalb der Gemeinschaft mündlich weitergegebenen Ratschlägen. Zu den bewährten Hausmitteln zählten Bettruhe, Schwitzen, Kühlen mit Wasser, einfache Wundversorgung sowie die Gabe von Heilpflanzen. Es waren auch Rezepturen mit Rabeneiern, Wieselblut und Rinderkot in Gebrauch. „Es stärkt das schwache Auge gewaltig, wenn man die Augen einer Kröte entnimmt und sich selbst um den Hals hängt", lautet etwa solch ein Rezept. Gegen Fieber solle ein Blutstropfen aus dem Ohr einer schwarzen Katze helfen, eingenommen mit Brot.

Bei schwereren Leiden kamen Zauberformeln zum Einsatz. Es gab Sprüche gegen zahlreiche Krankheiten bei Mensch und Tier, und oft stammten sie aus vorchristlicher Zeit. So diente der Zweite Merseburger Zauberspruch dazu, einen verletzten Pferdefuß zu heilen; Wotan sagt: „Bein zu Bein (gemeint ist: Knochen), Blut zu Blut, Glied zu Glied, wie wenn sie geleimt wären." Der Trierer Blutsegen wiederum sollte bei Verwundungen das Blut stillen.

Das antike Erbe

In Südeuropa hingegen war zu jener Zeit das antike Erbe noch lebendig. So bauten die fränkischen Merowinger bereits um 500 in Arles und dann in Poitiers Hospitäler für Arme und Kranke, die dort sogar vom Bett aus dem Gottesdienst folgen konnten.

Auch Karl der Große, dem es ein Anliegen war, die Kultur der Antike wiederzubeleben, machte sich um Hygiene und Krankenpflege verdient. In einem Erlass von 795 dekretierte er: „Alles was mit Händen verarbeitet und zubereitet wird, wie: Speck, Wein, Essig, Senf, Käse, Butter, Malz, Honig und Wachs sollte mit größter Sauberkeit hergestellt werden." Außerdem müsse in den Hospitälern jeder Kranke „mindestens zweimal täglich mit Seife und Bürste gereinigt werden".

Später, im Jahr 812, schrieb Karl der Große in dem Erlass „Capitulare de villis" Landgütern und seinen Pfalzen die Anlage von Gärten vor, die neben Gemüse und Obst auch Heilkräuter enthalten mussten.

Heilkunde bei den Benediktinern

Eine einigermaßen organisierte Krankenfürsorge gab es im frühen Mittelalter nur in den Klöstern, vor allem bei den Benediktinern, denn nach der Regel Benedikts sollte man „um die Kranken vor allem und über allem besorgt sein". Die Ordensleute hatten den großen Vorteil, dass ihnen auch Wissen aus antiken Schriften zugänglich war. So sammelten sie heilkundliche Kenntnisse und wendeten sie an.

Das zur Zeit Karls des Großen im Benediktinerkloster Lorsch entstandene „Lorscher Arzneibuch", das älteste erhaltene Buch zur Klostermedizin im deutschsprachigen Raum, enthält über 500 Rezepturen gegen mancherlei Leiden, vor allem mit Heilpflanzen, und fordert ausdrücklich, dass die Heilkunst auch den Armen zugute kommen müsse. Das Benediktinerkloster auf der Bodenseeinsel Reichenau besaß im 9. Jahrhundert einen großen Klostergarten, der durch das Gartenbuch „Hortulus" des Mönchs Walahfrid Strabo berühmt wurde.

Die Medizinschule von Salerno

Trotz all dem war das medizinische Wissen des frühen Mittelalters begrenzt. Das änderte sich ab 1063, als Erzbischof Alfanus von Salerno, der dem Stammkloster der Benediktiner, Monte Cassino, angehörte, nach Konstantinopel

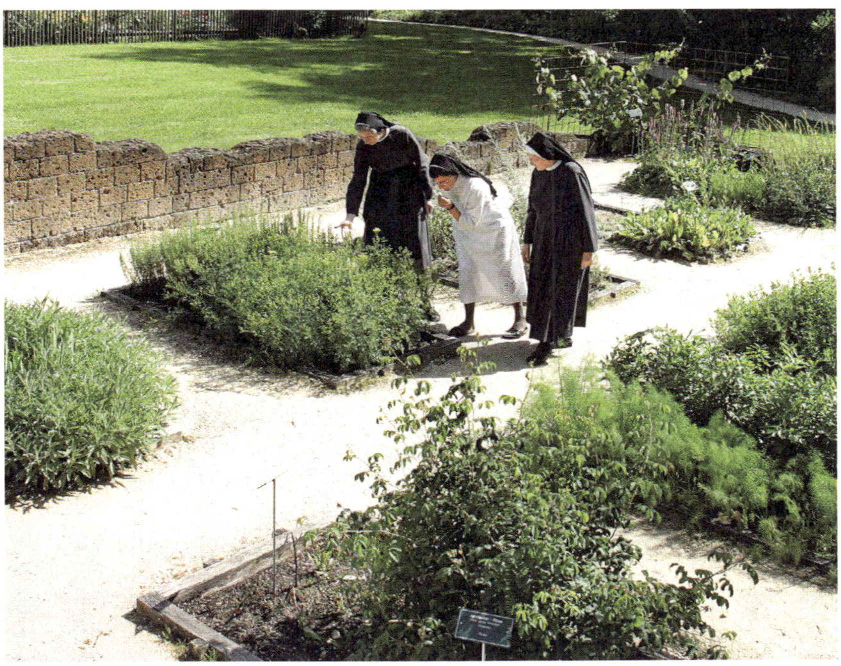

Im Kneippheilbad Bad Wörishofen hat man einige historische Kräutergärten angelegt, darunter auch den Strabo-Garten, der Beete mit Pflanzen aus dem „Hortulus" (lateinisch für „Kleiner Garten") von Walahfrid Strabo (etwa 809–849) enthält.

reiste, der blühenden Hauptstadt des Oströmischen Reichs. Alfanus kam dort mit der byzantinischen und der antiken Medizin in Berührung und begann daraufhin mit der Übersetzung griechischer Werke ins Lateinische. Zudem veranlasste er, dass in der von Monte Cassino aus gegründeten, südlich von Neapel gelegenen Medizinschule von Salerno Werke persischer, arabischer und jüdischer Ärzte, die das Wissen der Antike gesammelt und fortentwickelt hatten, übersetzt wurden. Zu den Ärzten, deren Werke nun im Abendland bekannt gemacht wurden, zählen der Perser Rhazes (865–925), der ägyptische Jude Isaak Judäus (etwa 840–932) und der Perser Avicenna (980 bis 1037). Später, zur Zeit Hildegards, erlangten auch der spanisch-arabische Gelehrte Averroes und der spanisch-jüdische Arzt Maimonides Berühmtheit.

Ihrer aller Werke galten neben denen der antiken Ärzte Hippokrates, Galen und Celsus als Standardlehrbücher. Darin wurden nicht nur Therapien beschrieben, etwa der Aderlass, das Schröpfen und das Kauterisieren (Brennen), sondern auch Operationen wie das Stechen des Grauen Stars, außerdem Heilkräuter und Mineralien. Doch alles fußte noch auf der antiken Säftelehre.

In Salerno konnte man nun moderne Heilkunst lernen. Dieses medizinische Wissen verbreitete sich über Westeuropa und gelangte sicher auch zu Hildegard.

Klosterspitäler

Im arabischen Raum gab es zu Hildegards Zeit schon seit langem gut funktionierende Krankenhäuser, im christlichen Abendland nicht. Zwar hatte schon im Jahr 816 die Aachener Synode gefordert, dass jedes Kloster ein „hospitale" einzurichten habe. Doch darunter muss man sich eher eine Herberge für Pilger und andere Reisende und eine Stätte für Arme und Alte vorstellen; die Versorgung von Kranken, wie Hildegard sie betrieb, war nur ein Teil der Aufgaben einer solchen Einrichtung. Erst im 13. Jahrhundert wurden an Klöstern Krankenstationen eingerichtet, z. B. auch an Hildegards Kloster Disibodenberg – hundert Jahre nach dem Tod der Äbtissin. Die Ruinen dieses Krankensaals sind auf dem Disibodenberg heute noch zu erkennen.

Zwar sah man auch in den Klöstern das Heil der Kranken vor allem in Gebeten und Gottesdiensten, weshalb die Krankensäle ähnlich wie Kirchen eingerichtet und mit einem Altar ausgestattet waren. Aber schon die Benediktsregel schrieb auch sehr weltliche Hilfsmittel vor. Man verschaffte den Kranken in erster Linie Ruhe, vor allem ungestörten Schlaf. Zudem wurden sie gut gepflegt, oft gewaschen oder gebadet – eine sicher hilfreiche Hygienemaßnahme. Und schließlich sorgte man für gutes Essen – für manchen unterernährten Kranken mag allein dies lebensrettend gewesen sein.

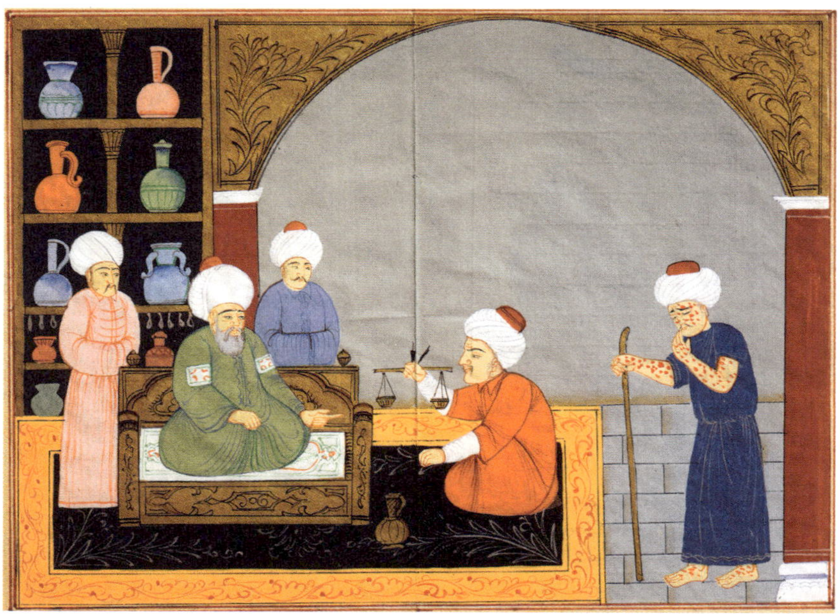

Unter der Anleitung des persischen Arztes Avicenna (Mitte) bereitet ein Apotheker eine Arznei gegen Pocken zu, eine schwere Infektionskrankheit, die heute ausgerottet ist. Die Illustration, die rechts den Pockenkranken zeigt, ist einem osmanischen Manuskript des 17. Jahrhunderts entnommen.

Medizinische Fakultäten

Ab Mitte des 12. Jahrhunderts sank die Bedeutung der Klostermedizin. Denn neben den Mönchen gab es nun immer mehr Ärzte, die an den neugegründeten

Universitäten ausgebildet worden waren. Dort gab es bisweilen auch Sektionen, vor allem an Schweinen, weil man annahm, dass die inneren Organe von Schweinen denen des Menschen ähneln. Die erste offiziell genehmigte Sektion eines Menschen fand zu Beginn des 14. Jahrhunderts an der Medizinischen Fakultät der Universität Bologna statt. Doch die Gelehrten standen damals so im Banne der aus der Antike überlieferten anatomischen und physiologischen Vorstellungen, dass sie diesen eher trauten als ihren eigenen Beobachtungen. Echte Erkenntnisse über die Funktion der Organe gewann man deshalb kaum. Erst in der Neuzeit konnte sich die Medizin von falschen Überzeugungen frei machen.

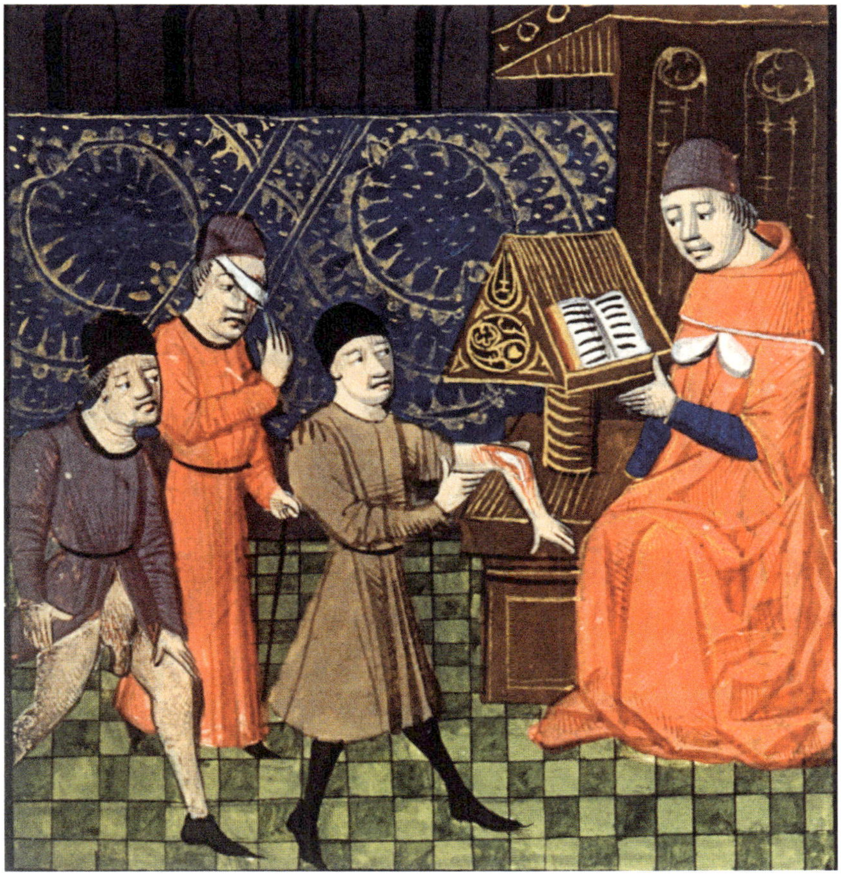

Guy de Chauliac (1300–1368), ein bedeutender Heilkundiger, gehörte zur neuen Generation der an Universitäten ausgebildeten Ärzte. In Avignon war er Leibarzt dreier Päpste und schrieb ein großes Lehrbuch, „Chirurgia magna".

Verdienste der Klostermedizin

Die Leistungen der Klostermedizin wurden in den letzten Jahren wissenschaftlich untersucht, und dabei trat Erstaunliches zutage, das in Vergessenheit geraten war. So kannte man nicht nur die schmerzlindernde und narkotisierende Wirkung des Schlafmohns und wandte (jodhaltigen) Seetang gegen den Kropf an, also gegen die Schilddrüsenvergrößerung durch Jodmangel. Selbst Antibiotika waren schon im Einsatz, allerdings ohne dass die Stoffe selbst bekannt waren. So stießen vor einigen Jahren Wissenschaftler der „Forschergruppe Klostermedizin" am Institut für Medizingeschichte der Universität Würzburg auf ein Rezept aus dem im 8. Jahrhundert verfassten „Lorscher Arzneibuch". Lorsch war ein Kloster der Benediktiner, ebenso wie Monte Cassino und Hildegards Klöster. Das Arzneibuch empfiehlt beispielsweise Folgendes: Um Unterschenkelgeschwüre an den Schienbeinen zu heilen, solle man Schafdung mit schimmeligem Käse und Honig verrühren, die Wunde mit der Masse bestreichen und alles mehrere Tage lang wirken lassen.

Der unappetitliche Brei erwies sich bei genauer chemisch-pharmakologischer Analyse als erstaunlich fortschrittlich: Die Forscher entdeckten, dass er Antibiotika enthält. Diese bakterientötenden Stoffe werden vermutlich vom Schimmelpilz des Käses gebildet, und zwar als Abwehr gegen die Bakterien im Schafdung. Zwar waren den mittelalterlichen Mönchen diese Substanzen noch unbekannt – das erste Antibiotikum Penicillin, auch ein Schimmelpilz-Produkt, wurde erst im 20. Jahrhundert entdeckt. Aber offenbar hatte man schon früh beobachtet, dass diese Naturstoffe Heilkraft besitzen, und man nutzte sie. Dies ist ein schönes Beispiel für „Erfahrungsmedizin", das erst mehr als tausend Jahre später durch die Wissenschaft erklärt werden konnte.

Hildegards große heilkundliche Werke: „Physica" und „Causae et Curae"

Eine Erklärung der gesamten Natur einschließlich zahlreicher Pflanzen, Tiere, Metalle und Edelsteine und dazu eine Fülle an Rezepturen für Arzneien hat Hildegard in diesen Schriften niedergelegt. Sie beweist damit, dass sie mit ihrem Wissen auf der Höhe der Zeit ist und insbesondere die damals modernen Ideen kennt.

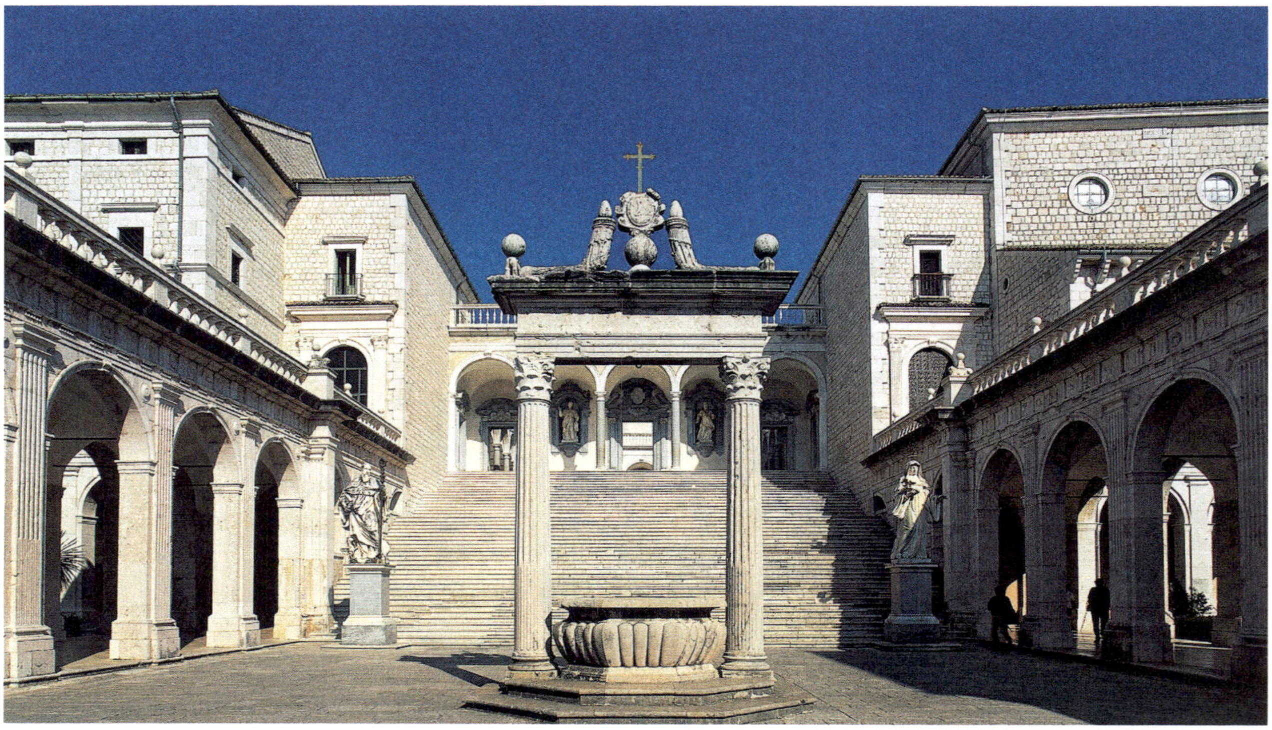

Monte Cassino zwischen Rom und Neapel ist das Stammkloster der Benediktiner. Die besondere Aufgabe, die der hl. Benedikt seinem Orden stellte und der sich auch die Benediktinerin Hildegard verpflichtet fühlte, war die Krankenfürsorge.

Wir stellen uns das Mittelalter immer als dunkle Zeit vor, aber das stimmt nur teilweise. Besonders die Zeit Hildegards war eine Ära des geistigen Aufbruchs. Der Kirchenvater Augustinus hatte um 430 das Sammeln von Erkenntnissen über die Natur für Zeitverschwendung erklärt und die Kirche hatte große Teile antiken Wissens vernichtet oder tief in ihren Archiven verschwinden lassen. Fortan galt allein die Bibel als Hüterin der Wahrheit; eigenes Denken, Fragen oder gar Zweifeln waren unzulässig.

Im 12. Jahrhundert war es dann aber so weit, dass sich zahlreiche Gelehrte, darunter auch Bischöfe und Äbte, diese Bevormundung nicht mehr gefallen ließen. Die Bewegung ging aus von den Kathedralschulen von Paris und Chartres: Dort begannen Männer wie Peter Abälard und Wilhelm von Conches, Zeitgenossen Hildegards, Theologie und Naturwissenschaft voneinander zu trennen. Sie sahen zwar Gott als Schöpfer aller Dinge, versuchten aber, die Natur ohne theologische Begründungen zu erforschen und zu erklären. Diese Geistesströmung, die Scholastik, berief sich auf Aristoteles und sollte im weiteren Verlauf der Geschichte zu echtem wissenschaftlichem Denken führen. Einstweilen allerdings gab es heftige Diskussionen und

Widerstände; einer der schärfsten Kritiker dieses Rationalismus war der in ganz Europa bekannte und einflussreiche Zisterzienser Bernhard von Clairvaux.

Hildegard ihrerseits stellte sich auf die Seite der Pioniere und verband ihre Aufgabe als Benediktinerin, sich besonders um die Kranken zu kümmern, mit dem neuen Denken. Ihre für damalige Zeiten ungewöhnliche Modernität zeigt sie vor allem in ihrem großen naturkundlichen Werk, dem „Liber subtilitatum diversarum rerum naturarum" (Buch von verschiedenen genauen Eigenschaften alles Geschaffenen). Bereits frühe Kopisten teilten diese Schrift in zwei Teile auf: in eine als „Physica" bekannte Naturkunde und eine Welt- und Heilkunde, der sie den Titel „Causae et Curae" (Ursprung und Behandlung der Krankheiten) gaben.

Die Textüberlieferung

Hildegards naturkundliches Werk scheint, anders als ihre theologischen Schriften, auf kein großes Publikumsinteresse gestoßen zu sein, jedenfalls gibt es in Textquellen aus jener Zeit keinerlei Hinweise darauf. Leider besitzen wir auch keinen Originaltext, sondern kennen derzeit nur acht alte Handschriften. Die Mönche, die diese Abschriften anfertigten, nahmen sich – wie damals üblich – reichlich redaktionelle Freiheiten: Sie kürzten manche Stellen und fügten anderenorts neue Texte hinzu. Daher unterscheiden sich die Manuskripte zum Teil recht stark voneinander. Die älteste bekannte Handschrift, die um 1300 – also etwa 120 Jahre nach Hildegards Tod – im Rheinland, womöglich im Umkreis von Hildegards Kloster Rupertsberg, entstanden sein dürfte und 1983 in Florenz in einer Bibliothek gefunden wurde, ist um ein Drittel länger als die längsten jüngeren Manuskripte. Das deutet darauf hin, dass spätere Kopisten gekürzt haben oder Teile verloren gingen. Es sind nämlich auch fragmentarische Manuskripte erhalten; so gibt es z. B. eines in der Handschriftenabteilung der Universitätsbibliothek Freiburg, das nur die Schrift über die Edelsteine enthält. Die älteste gedruckte Ausgabe der „Physica" stammt übrigens aus dem Jahr 1533.

Da kein Manuskript von Hildegards naturkundlichen Schriften erhalten ist, das man noch den Kopisten vom Rupertsberg oder dem Umkreis dieses Klosters zuordnen könnte, hat es Bedenken gegeben, ob tatsächlich Hildegard die Verfasserin ist. Doch aufgrund stilistischer Vergleiche gibt es keine Zweifel daran, dass tatsächlich Hildegard die Verfasserin des allergrößten Teils der Texte ist. Zudem schreibt sie selbst in der Einleitung zu ihrem „Liber Vitae Meritorum" (Buch der Lebensverdienste), dass „ein Gesicht" ihr einige Schriften zu erklären aufgegeben habe, und nennt dabei unter anderem das Werk, aus dem „Physica" und „Causae et Curae" stammen. Von den Arzneien, also den Rezepturen, sagt sie ausdrücklich, sie seien ihr „von Gott offenbart".

Erscheinungsformen der Natur

Die „Physica" besteht in den heute im Buchhandel erhältlichen Fassungen – etwa in der von der Basler Hildegard-Gesellschaft herausgegebenen – aus neun

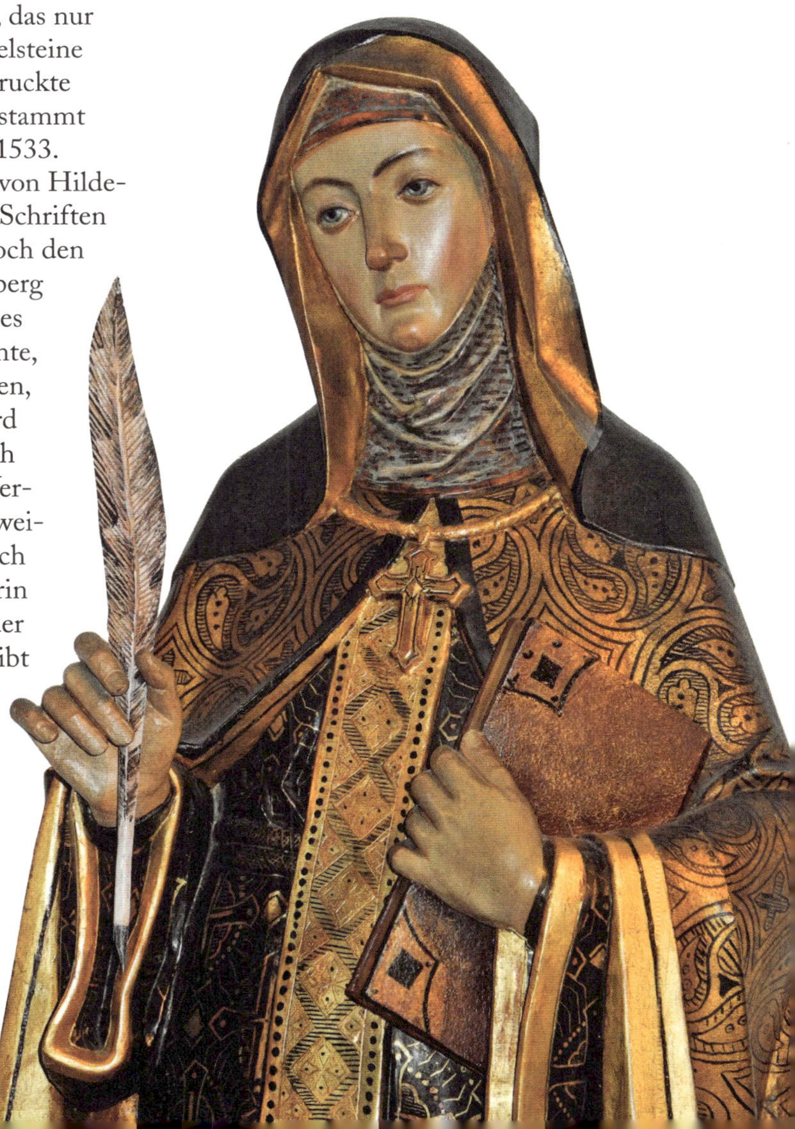

Unter den herausragenden Frauengestalten des Mittelalters gab es keine, die ein so umfangreiches schriftliches Werk hinterließ wie Hildegard (Statue in der Pfarrkirche St. Hildegard, Eibingen).

Teilen, die Pflanzen, Elemente, Bäume, Schmucksteine, Fische, Vögel, Tiere, Reptilien und Metalle behandeln. Unter „Tiere" sind vierfüßige Tiere sowie einige Insekten aufgeführt, der Teil „Elemente" beschreibt vor allem Wasser und diverse Flüsse sowie einige Bodensorten.

Wenn man die „Physica" als Naturkunde bezeichnet, darf man sich freilich kein modernes Biologiebuch vorstellen. Hildegard beginnt ihre Beschreibungen in der Regel mit den jeweiligen Eigenschaften auf Basis der Säftelehre (siehe S. 41/42 und 110/111). So sei der Adler „sehr warm, wie wenn er feurig wäre, und seine Augen sind mehr feurig als wässrig, und daher blickt er auch die Sonne stark an". Nur gelegentlich bringt Hildegard bei Tieren auch Notizen zum Verhalten. Etwa beim Sperling: Er sei „mehr kalt und hat viele Verschiedenheiten in seinem Gebaren wegen seiner Schlauheit und List und er fliegt gerne im Schwarm, damit er nicht von größeren Vögeln verletzt wird". Die Zaunrübe wiederum sei „warm und unnütz zum Gebrauch des Menschen wie Unkraut, das unnütz ist". Schlafmohn wiederum sei „kalt und mäßig feucht und seine Körner führen, wenn man sie isst, den Schlaf herbei".

Zum Nutzen oder Schaden

Besonders ausführlich sind die Hinweise zum Gebrauch von Pflanzen und Tieren, etwa als Heilmittel. Oft werden auch Angaben zur Essbarkeit und Giftigkeit gemacht. Insbesondere der Pflanzenteil enthält eine Fülle von Rezepten und Hinweisen, in vielen Fällen gegen mehrere, teils ganz unterschiedliche Leiden.

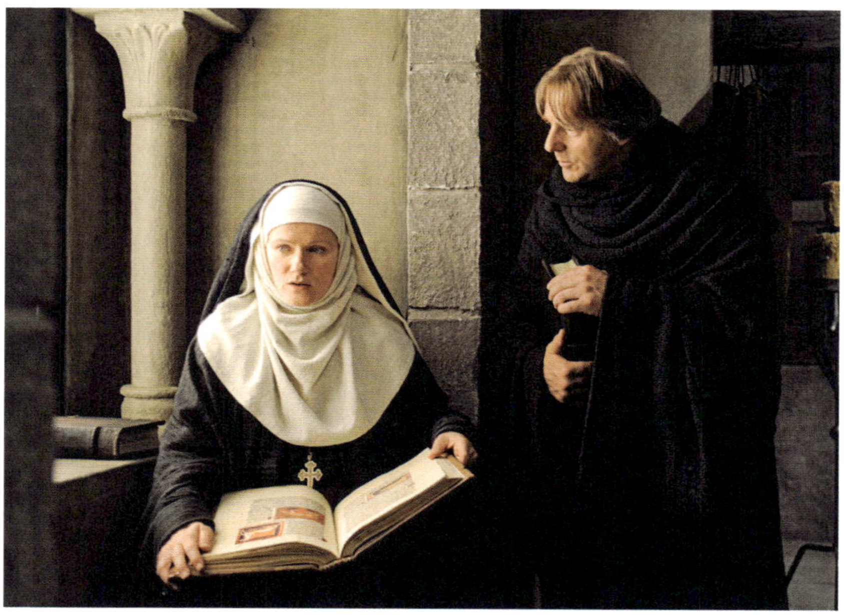

Hildegards Erkenntnisse faszinieren ihren Vertrauten, Volmar vom Disibodenberg. Mit ihm bespricht sie alles, was niedergeschrieben werden soll, die visionären wie die natur- und heilkundlichen Werke (Szene aus dem Film „Vision").

So helfe das Veilchen, das „von der Lieblichkeit und Milde der Luft" wachse, gegen Verdunkelung der Augen, heile aber auch „durch Melancholie geschädigte Lunge", wirke gegen „Schwere im Kopf oder in den Nieren", gegen Kopfweh, gegen „Krebse" (wobei wir nicht wissen, was Hildegard damit gemeint hat) oder „Geschwüre im Körper", die „das Fleisch zerfressen", sowie gegen Fieber. Sie führt aber auch Pflanzen auf, die nach ihrem Dafürhalten keine Heilkraft besitzen, etwa die weiße Seerose: Sie sei „kalt und verwildert und wie ein unnützes Kraut und sie wird nicht viel nützen und auch nicht viel schaden".

Die Kapitel über Bäume, Vögel, Fische, Steine und Tiere enthalten ebenfalls vielfach Heilmittelrezepte. Selbst Schnepfe, Maus, Eichhörnchen und Marder werden zu medizinischen Zwecken herangezogen, ebenso wie Hund („die Wärme der Zunge bringt Gesundheit für Wunden und Geschwüre") und sogar Elefant (der Stirnknochen solle gegen Lungenleiden helfen).

Die Vorreden

Jeden Teil – mit Ausnahme der „Elemente" – leitet Hildegard mit einer Vorrede ein, in der sie sich allgemein über die Eigenschaften der jeweiligen Gruppe äußert und auch deren Rolle in der gesamten Natur und besonders für den Menschen benennt. So habe die Erde „Schweiß und Flüssigkeit und Saft. Der Schweiß der Erde bringt unnütze Kräuter hervor, und ihre Flüssigkeit nützliche Kräuter, die gegessen werden können und die zu anderem Gebrauch des Menschen taugen", schreibt sie im Pflanzenteil-Vorwort. In der Vorrede zu den Schmucksteinen heißt es, „die Natur der Edelsteine verlangt alles Ehrbare und Nützliche, und das Böse und Schlimme der Menschen verschmäht sie, wie die Tugenden das Laster abstoßen und wie Laster mit den Tugenden nicht zusammenwirken können".

Was bei Hildegard nicht vorkommt, ist eine Beschreibung, wie das jeweilige Objekt aussieht – ein Gesichtspunkt, der heutzutage bei einem vergleichbaren Text am Anfang stünde. In anderen mittelalterlichen Kräuterbüchern gibt es durchaus detaillierte und auch bildliche Darstellungen. Doch darum geht es Hildegard nicht: Sie interessiert sich für die Eigenschaften einer Pflanze und ihre Bedeutung für den Menschen.

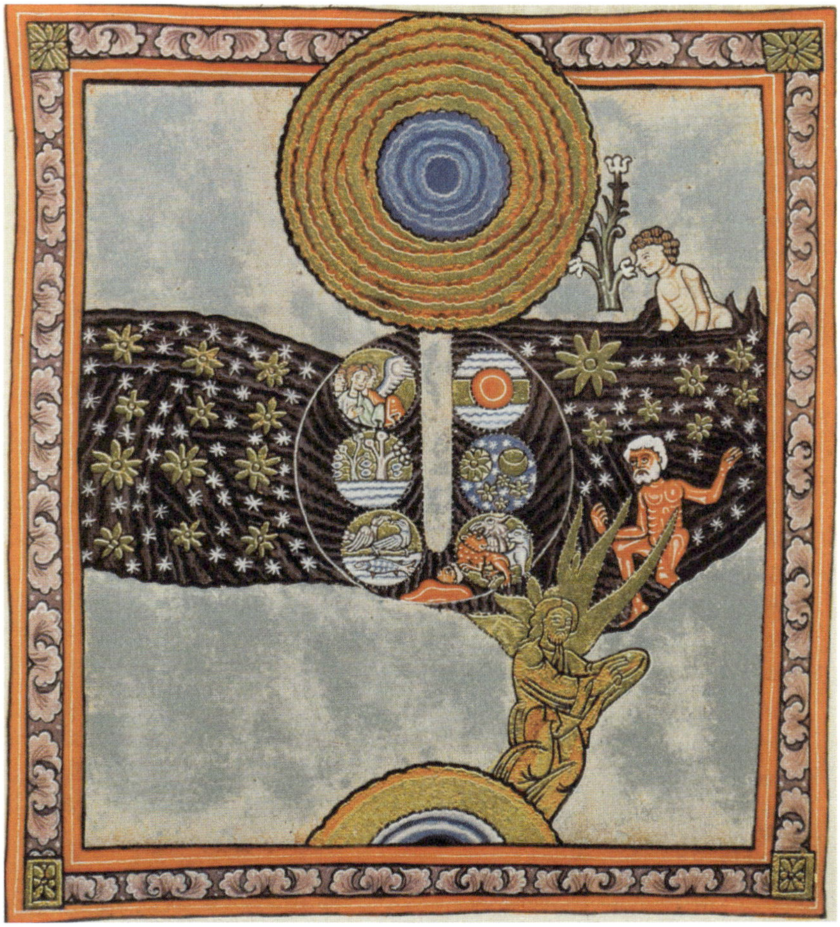

Hildegards Bild von der Schöpfung (aus „Scivias"): Gott (großer Kreis) erschafft die Welt in sechs Tagen (kleine Kreise). Der Mensch (oben, mit weißer Lilie) nimmt eine Sonderstellung ein: Durch das Opfer des Gottessohns (rote Gestalt) bleibt er auch nach dem Sündenfall von Gottes Liebe umhüllt (Figur in Flammen, unten).

Die ganze Welt beschreiben

Die Stofffülle, die Hildegard vor unseren Augen ausbreitet, ist überwältigend, auch wenn Vieles unserer heutigen Kenntnis widerspricht – schließlich ist unser Wissen in den neun Jahrhunderten seit Hildegards Zeit enorm angewachsen und hat manche Irrtümer hinweggefegt. Dennoch ist die Leistung der Benediktinerin bewundernswert – vor allem ihr Wille, die ganze Welt zu beschreiben. Soweit wir wissen, ritzte sie den Text in Wachstafeln, in ihrem nach eigener Aussage „ungefeilten" Latein. Ihr Vertrauter, der Mönch Volmar vom Disibodenberg, übertrug ihn dann auf Pergament und merzte die gröbsten Grammatikfehler aus. Ob Volmar in den naturkundlichen Schriften auch in den Inhalt eingriff, wissen wir nicht.

Einen gewaltigen Reichtum an Wissen enthält auch der zweite Teil der Naturkunde, „Causae et Curae" (Ursprung und Behandlung der Krankheiten). Das Buch ist weit mehr als eine Beschreibung von Krankheiten und ihrer Behandlung, denn es beginnt mit einer umfassenden Weltschau. Ausgehend von der Bibel stellt Hildegard darin die Schöpfung dar. Sie erzählt von den unterschiedlichen Regionen der Erde und von Winden, versucht, diverse Himmelserscheinungen wie Sonne, Mond und Planetenlauf zu erklären, und stellt schließlich die vier Elemente Feuer, Wasser, Luft und Erde vor, wobei sie den unterschiedlichen Gewässertypen besonders viel Raum widmet, vielleicht eine Folge ihrer Kenntnisse über Rhein, Nahe und Glan. Anders als viele Autoren vor ihr beschränkt sich Hildegard aber nie auf theologische Erklärungen, sondern versucht zudem, die

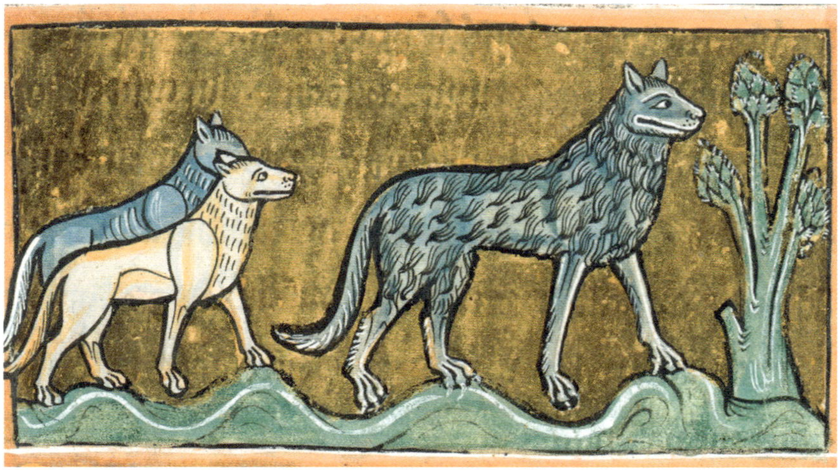

Wölfe – eine Miniatur aus dem „Physiologus". Hildegard hat vermutlich eine Version dieser im Mittelalter in ganz Europa verbreiteten Naturkunde gekannt.

Erscheinungen rational zu erfassen. Nicht selten stellt sie beide Erklärungsweisen nebeneinander.

Für Hildegard, das zeigen all ihre Werke, ist die gesamte Natur eine Einheit, zu der Belebtes wie Unbelebtes gehören, Irdisches und Jenseitiges, und selbstverständlich auch der Mensch. Deshalb führt sie in den folgenden Kapiteln nicht nur die Ursachen diverser Krankheiten sowie Rezepturen zu deren Behandlung auf, sondern beschreibt auch die unterschiedlichen Temperamente von Menschen, lässt sich über körperliche und seelische Unterschiede von Mann und Frau aus und gibt dem Leser Ratschläge zur richtigen Lebensführung, zu Ernährung, Geburt und sogar, recht eingehend, zur Sexualität.

Außerdem beschreibt sie, wie man Diagnosen stellt, d. h. beispielsweise, wie man aus Veränderungen von Stimme, Harn, Puls und Augen auf bestimmte Krankheiten schließen kann. Sie kennt aber auch ihre Grenzen und leitet den Rezepturen-Teil von „Causae et Curae" mit den Worten ein, dass die Genesung eines Kranken letztlich in Gottes Hand liege. Die Einsicht, dass ärztliche Kunst an ihre Grenzen stoßen kann, gilt auch heute noch.

Wissen und Fantasie

Natürlich stellt sich die Frage, woher Hildegard ihr Wissen bezog. Es ist unzweifelhaft, dass sie in jeder Hinsicht dem zeitgenössischen, auf antike Autoren zurückgehenden medizinischen Weltbild verpflichtet ist. Eigene Heilverfahren hat sie nicht entwickelt; sie beschränkt sich auf die damals bekannten Methoden, die teilweise heute noch in der Naturheilkunde oder als Hausmittel in Gebrauch sind. Wohl aber liefert sie oft eigene Erklärungen für die Entstehung der Krankheiten. Manche sind allerdings im Lichte heutiger Erkenntnisse recht abenteuerlich, z. B. diese: „Das Auge aber besteht aus Feuer und Wasser. Durch das Feuer wird es nämlich zusammengehalten und gefestigt, damit es besteht; durch das Wasser aber wird es zum Sehen gebracht. Wenn nun das Blut auf dem Auge des Menschen überhand nimmt, erstickt es das Sehvermögen des Auges, weil es das Wasser, das dem Auge die Sehkraft bietet, austrocknet."

Auch unter ihren Heilmitteln finden sich Rezepturen, die abenteuerlich klingen, aber in ihrer Zeit vermutlich niemanden staunen ließen. So sagt sie über das Einhorn: „Es gibt keine Lepra, die mit seiner Salbe nicht geheilt würde."

Für uns ist heute schwer verständlich, wie Fantasie und Realität, allegorische Bedeutung und naturkundliches Wissen, sichtbare und imaginäre Welt eine derartige Synthese eingehen können. Doch mit dieser Herangehensweise war Hildegard ein Kind ihrer Zeit, und sie stand keineswegs allein. So sind in den sogenannten Bestiarien, den mittelalterlichen Tierkundebüchern, reale Tiere und Fabeltiere ganz selbstverständlich nebeneinander dargestellt. Auch

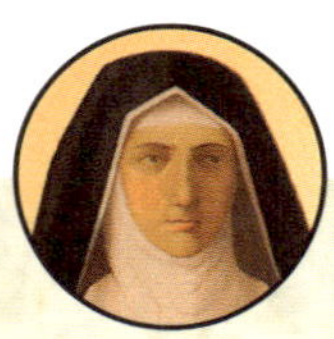

„Von den erwähnten Krankheiten werden die im Folgenden beschriebenen, von Gott offenbarten Arzneien den Menschen entweder befreien oder der Kranke wird sterben oder Gott will nicht, dass er von der Krankheit befreit wird."

in Hildegards „Physica" gibt es neben dem Einhorn Tiere, die sie nicht aus Anschauung kennen konnte, etwa Drachen. Ebenfalls hatte sie wohl keine Gelegenheit, Dromedare, Wale und seltene Edelsteine zu sehen. Dennoch beschreibt sie sie – sicher in dem Bemühen, eine umfassende, enzyklopädische Sicht der belebten und unbelebten Welt zu liefern.

Hildegards Quellen

Ganz gewiss war Hildegard eine gute Beobachterin der Natur, aber zur Zeit der Niederschrift ihrer naturkundlichen Werke wird sie als aktiv tätige Klosterleiterin kaum Ruhe zu umfassenden Naturstudien gefunden haben. Sie verfügte aber offensichtlich über ein gutes Gedächtnis und gewiss über eine umfangreiche Klosterbibliothek. In Benediktinerklöstern war in der Regel der „Physiologus" vorhanden, eine aus Schriften diverser antiker Autoren zusammengestellte Naturkunde, die zu Hildegards Lebzeiten auch auf Deutsch erhältlich war. Sicher kannte sie auch die verbreiteten Werke des Bischofs Isidor von Sevilla, der Anfang des 7. Jahrhunderts das noch erreichbare antike sowie das gesamte Wissen seiner Zeit zusammengefasst hatte. Berühmt ist vor allem Isidors Enzyklopädie „Etymologiae" in 20 Bänden, ein Werk, in dem der Gelehrte die Medizin als vornehmste aller Wissenschaften bezeichnet. In „Buch 4" teilt er die Medizin in drei Fachgebiete auf: Diätetik (gesunde Lebensführung) Pharmazie und Chirurgie. Isidors Buch galt im Europa des gesamten Mittelalters als Standardwerk und war weit verbreitet; noch heute existieren Hunderte von Handschriften.

Der Wissensschatz der Benediktiner

Natürlich standen Hildegard auch das in Jahrhunderten gesammelte heilkundliche Erfahrungswissen der Benediktiner und manche volkskundliche Überlieferung zur Verfügung. Dass sie ihre Kenntnisse nicht allein aus lateinisch verfassten Quellen bezog, beweisen unter anderem die in ihrem lateinischen Text zahlreich auftauchenden deutschen Ausdrücke für heimische Pflanzen, beispielsweise Reynfan (für Rainfarn) oder Retich (für Rettich).

Sicher war Hildegard auch an den Informationsfluss angeschlossen, der von der Medizinschule von Salerno ausging – immerhin eine Gründung der Benediktiner. Und schließlich: Hildegard war in ganz Europa bekannt und empfing immer wieder hochgestellte Besucher in ihrem Kloster, Geistliche und Politiker, mit denen sie Gedankenaustausch pflegen konnte, sowie Pilger und Kreuzfahrer. Auch in der mittelalterlichen Welt reisten Neuigkeiten erstaunlich rasch. In ihren Werken zeigt Hildegard, dass sie mit ihren Kenntnissen auf der Höhe ihrer Zeit und in vielen ihrer Ansichten bemerkenswert modern war.

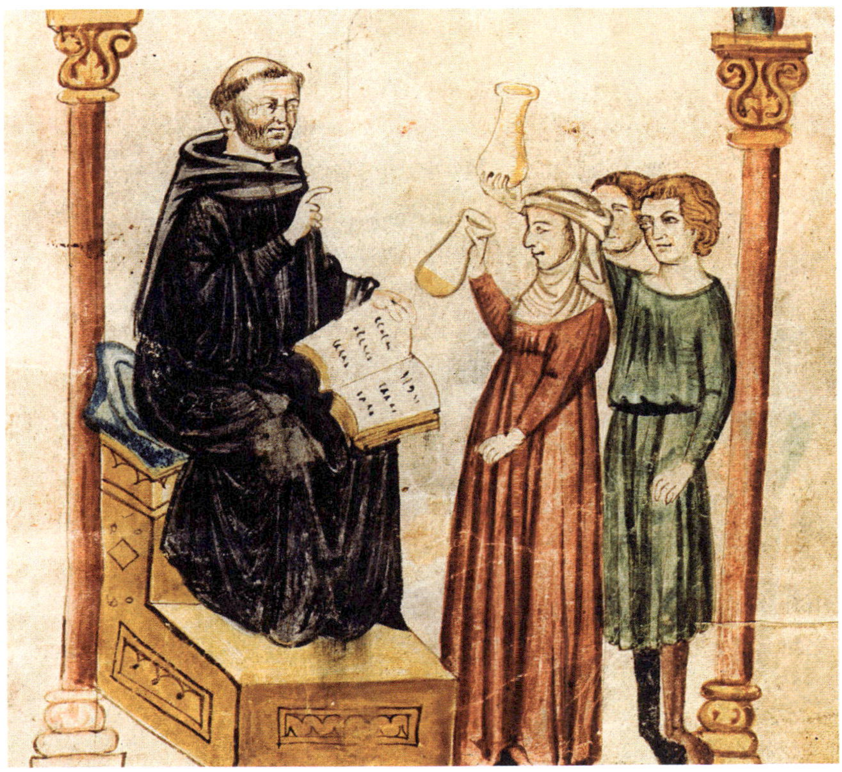

Sicher waren der Benediktinerin Hildegard die Kenntnisse nicht fremd, die in der Medizinschule von Salerno, einer Gründung ihres eigenen Ordens, vermittelt wurden. An der abgebildeten Urologie-Vorlesung Konstantins des Afrikaners, eines Gelehrten und Arabisch-Übersetzers, nehmen bemerkenswerterweise Frauen teil.

Liebe und Güte als Sinn des Seins

Die Welt ist nach Hildegards Meinung von Liebe durchdrungen – Liebe von Gott zur Schöpfung und Liebe von Mensch zu Mensch. Die menschliche Liebe äußert sich als Nächstenliebe, Barmherzigkeit und geschlechtliche Liebe, aber auch als Liebe zu sich selbst.

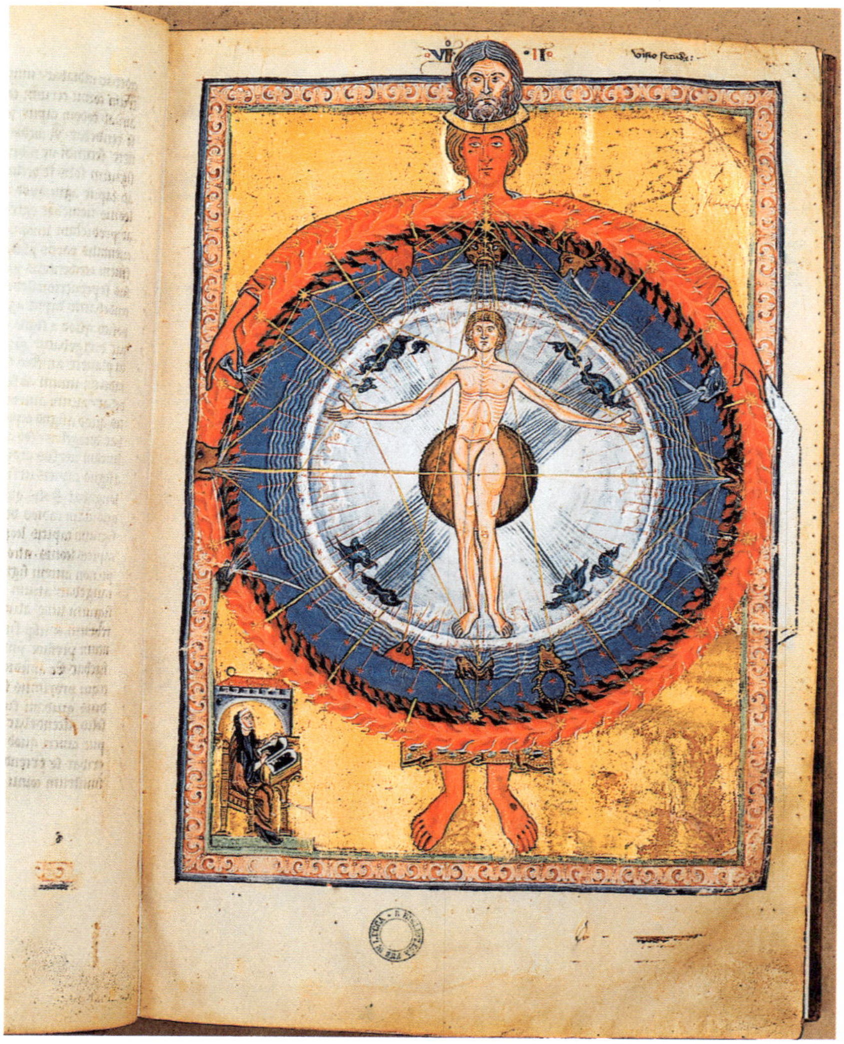

Der Mensch im Zentrum der Schöpfung, umfangen von Gott und Christus im Feuerring der göttlichen Liebe (aus „Liber Divinorum Operum", Lucca-Codex).

Wer Hildegards heilkundliches Wirken auf ihre Rezepturen mit Heilkräutern reduziert, denkt zu kurz. Sie hatte stets den ganzen Menschen im Auge und war – sehr modern aus heutiger Sicht – der Meinung, dass oft das seelische Befinden den Menschen krank macht und dass in solchen Fällen Körper und Seele gleichermaßen gesunden müssen.

Daher gibt sie auch eine ganze Reihe von Ratschlägen, die für gesunde Menschen gedacht sind und helfen sollen, die Gesundheit zu erhalten. Ein gesundes Leben ist für Hildegard auch immer ein fröhliches Leben. Sie zeichnet schon in ihrem ersten Buch „Scivias" ein sehr positives Menschenbild und begründet diese Ansicht sehr geschickt theologisch, nämlich mit ihren Visionen. Damit widerspricht sie dem Kirchenvater Augustinus und den vielen Theologen, die nach ihm kamen und die sagen: Aufgrund der Erbsünde sei der Mensch von Geburt an mit Schuld belastet; nur durch intensivste Anstrengungen könne er überhaupt wieder in Gottes Nähe kommen.

Die Freiheit des Menschen

Das sieht Hildegard anders und ist damit auch im Einklang mit der modernen Strömung der Theologie ihrer Zeit, die von den Schriften des griechischen Denkers Platon und seiner Schüler beeinflusst wurde. Für Hildegard gibt ein barmherziger Gott dem Menschen die Wahlmöglichkeit zwischen Gut und Böse; dazu habe er ihn mit Vernunft und einem freien Willen ausgestattet. Es liege am Einzelmenschen selbst, diese Freiheit zu nutzen. Übrigens: Unter „Mensch" versteht Hildegard immer Mann und Frau. Für sie sind beide vor Gott gleichrangig. Das verstand sich zu Hildegards Zeit keineswegs von selbst; vielmehr war diese Ebenbürtigkeit von Mann und Frau

Teil des neuen Denkens und bei konservativen Theologen jener Zeit heftig umstritten.

Tugenden und Laster

Gut und Böse, Tugenden und Laster stellt Hildegard eindrucksvoll in ihrem „Liber Vitae Meritorum“ (Buch der Lebensverdienste, oder: Der Mensch in der Verantwortung) vor. Sie zeichnet darin eine dramatische Szene: Ein Mann steht im Mittelpunkt – das ist Gott selbst. Er beherrscht die Szene, denn er erstreckt sich von den höchsten Höhen des Äthers bis zu den tiefsten Abgründen. In jedem der Kapitel schaut er in eine andere Himmelsrichtung. Nun treten die verschiedenen Laster auf und stellen sich vor, und die Tugenden antworten. Der Leser begegnet „Herzenshärte“, „Streitsucht“, „Lüge“, „Maßlosigkeit“, „Stumpfsinn“ und „Weltschmerz“, dann aber auch „Barmherzigkeit“, „Geduld“, „Friede“, „Wahrheit“ und „Gerechtigkeit“.

Die negativen Gestalten beginnen, mit den positiven zu diskutieren. Auch alttestamentarische Propheten wie Jeremias und David beteiligen sich am entstehenden Wechselgespräch und Austausch der Argumente, und die ganze Schau wird „moderiert“ von einer erklärenden „Stimme von oben“. Nebenbei werden auch die grausamen Strafen vorgeführt, die den Sünder jeweils erwarten.

Jede Sünde wird durch die „Gerechtigkeit“ beurteilt und gerichtet. Im Grunde aber seien wir Menschen so angelegt, dass unser Handeln uns stets zum Guten bringe. Der Mensch sei nicht von Natur aus böse, sondern in ihm

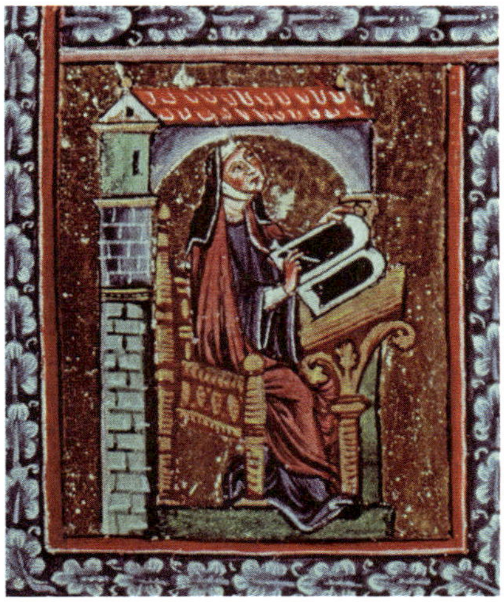

Hildegards Gesamtschau, die sie zunächst auf Wachstafeln niederschrieb, umfasste sowohl die sichtbare Welt als auch die moralischen Gesetze (aus dem Lucca-Codex).

walte die Liebe, die ihn, wenn nötig, mittels Reue und Buße wieder auf den rechten Weg bringe.

Hildegard entwirft hier eine Weltschau, die von einer verbindlichen Ethik durchdrungen ist. Gott habe die Welt nicht nur geschaffen, sondern auch den Keim zur Weiterentwicklung in sie gepflanzt. Und zwar habe er die Welt auf den Menschen zugeschnitten und in dessen Verantwortung übergeben. Der Mensch habe allerdings zunächst versagt, indem er die Erbsünde beging.

Aber das sei – ganz modern ausgedrückt – für Gott kein Grund gewesen, das Projekt Mensch aufzugeben; vielmehr habe er „Reparaturmaßnahmen“ eingeleitet: Er habe mehrere Propheten und schließlich seinen Sohn gesandt, um die Menschen zu bessern. Denn die Welt sei so angelegt, dass sie sich immer weiter entwickeln und entfalten könne. Und am Ende aller Zeiten werde Gott die gesamte Schöpfung wieder zu einem strahlenden Wunderwerk machen.

Das klang ganz anders als das, was die Kirche damals seit rund tausend Jahren gelehrt hatte. Damals glaubte man nicht an einen liebenden Gott – vielmehr thronte im Himmel ein Herrscher, der viel verlangte und unbarmherzig strafte. Jesu Tod am Kreuz wurde nach diesem Verständnis nicht als Liebesopfer für die leidende Menschheit, sondern als Abkommen zwischen Gott und Teufel gedeutet: Der Herrscher der Hölle musste nach dem Tod des Gottessohns die Menschheit, die ihm, dem Satan, durch den Sündenfall anheim gegeben war, wieder an Gott zurückerstatten.

Gott und die Welt sind Liebe

Für Hildegard aber ist die Liebe die grundlegende Eigenschaft Gottes: „Und weil er Gott ist, hat er die Liebe eines gütigen Vaters zu seinen Kindern. Von solcher Art ist nämlich seine liebende

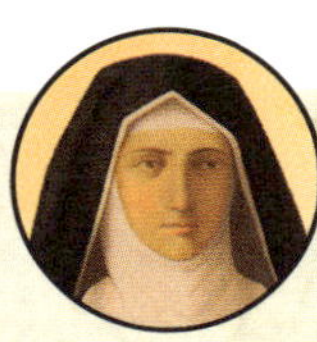

„Nun hat aber die Gnade Gottes den Menschen, der sich auf die Vernunft stützt, erschaffen, damit er in der Erkenntnis des Guten und Bösen Gerechtigkeit wirke und aus dieser Erkenntnis heraus das Gute erstrebe und das Böse von sich werfe.“

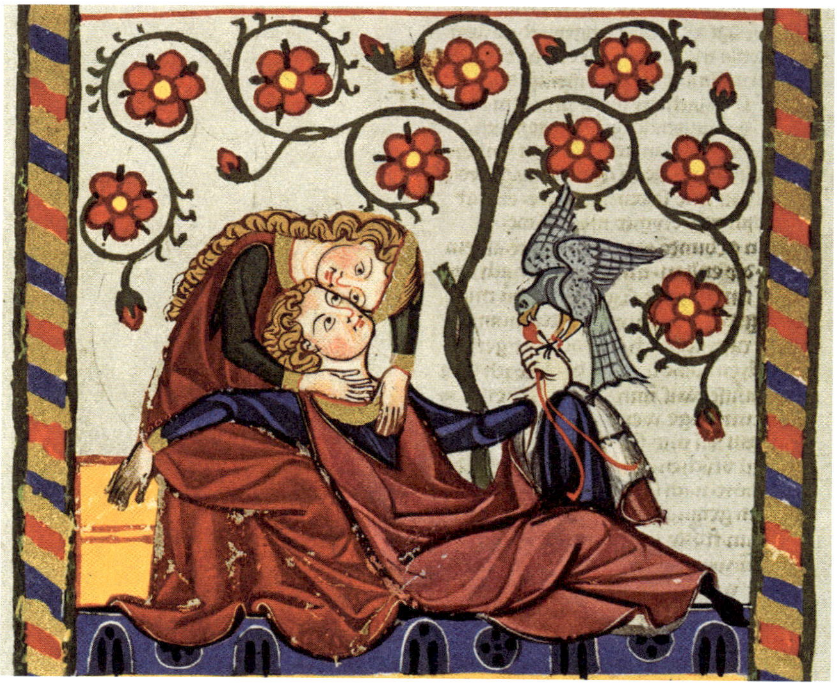

Die Liebe eines Paares zueinander sei der Abglanz der Liebe Gottes zu den Menschen, sagt Hildegard, und sie findet dafür bewegende Worte: In einer Liebesbeziehung „erinnert sich die Seele, wie sie von Gott geschaffen ist". Das Bild zeigt eine Seite aus der Heidelberger Liederhandschrift, in der Minnesänger dargestellt sind. Hier ist es Konrad von Altstetten in liebevoller Umarmung mit einer Gefährtin.

Herzenszuneigung zu den Menschen, dass er seinen Sohn ans Kreuz schickte." Mit dieser Meinung stand Hildegard keineswegs allein. Nicht nur die modern denkenden Theologen, selbst der erzkonservative und asketisch lebende Abt Bernhard von Clairvaux verlangt in seinen Predigten, zwar sollten die Gläubigen Gott fürchten (im Sinne von Ehrfurcht), aber vor allem lieben.

Im Weltbild Hildegards hängt alles mit allem zusammen, nicht zuletzt der Mensch mit der gesamten Schöpfung und mit Gott. Diese Verbindung werde möglich durch die Liebe Gottes: „Die göttliche Barmherzigkeit zeigt zusammen mit der Gnade Gottes das tiefe Mitgefühl der barmherzigen Augen seiner so vielen Erbarmungen, welche auf die Schmerzen der Menschen blicken, die Gott folgen."

Diese Liebe zeige sich auch in der Zeugung des Gottessohns: „Wir sind die Glieder, die du in Liebe geschaffen hast. So wie du in jener Liebe glühst, als du deinen Sohn vor aller Schöpfung in der Urmorgenröte gezeugt hast."

Bei einer so positiven Weltsicht verwundert es nicht, dass Hildegard ein zuversichtliches Zukunftsbild zeichnet. Im Himmlischen Jerusalem, das Johannes, der Visionär des Neuen Testaments, beschreibt, werden Gott und die Menschen wieder in Liebe zusammenfinden. Denn die Liebe, schreibt Hildegard so leidenschaftlich wie eindringlich, „ist ein nie verlöschendes Feuer".

Da der Mensch nach Gottes Ebenbild geschaffen sei, habe auch er die Fähigkeit zur Liebe in sich. Dazu gehört nach Hildegard, dass der Mensch sich selbst liebe: „Denn wenn du Gott liebst, liebst du auch dein eigenes Heil." Übermäßige Askese und Selbstkasteiung dagegen lehnt sie ab – vielleicht weil sie deren Folgen an ihrer geliebten Lehrerin Jutta von Sponheim erlebt hatte, die nicht nur in Nacht und Kälte stundenlang betete, sondern, wie Hildegard nach deren Tod entsetzt feststellen musste, sich mit einem Bußgürtel gequält hatte.

Mit der Eigenliebe sei aber auch die Fähigkeit zur Nächstenliebe gegeben: „Und wie du in alledem dich liebst, wirst du auch deinen Nächsten lieb haben."

Die Liebe zwischen Mann und Frau

Es gibt bei Hildegard keinen Gegensatz zwischen Gott und Welt, ebenso wenig wie zwischen Leib und Seele oder zwischen Mann und Frau – ja die Liebe zwischen Mann und Frau sei geradezu ein Abglanz der göttlichen Liebe: „Die volle Freude kann der Mensch ja nicht aus sich selber haben: sie muss ihm vielmehr von einem anderen geschenkt werden. Erkennt der Mensch aber diese Freude, die ihm von anderen entgegenkommt, dann empfindet er in seinem Herzen großes Entzücken. Denn dann erinnert sich die Seele, wie sie von Gott geschaffen ist."

Hildegard steht – anders als viele Kirchenleute vor und nach ihr – der ehelichen Liebe und Geschlechtlichkeit durchaus positiv gegenüber. Sie illustriert dies mit dem Hinweis auf die Erschaffung Evas aus der Rippe Adams: „Er, der die Frau vom Manne nahm, hat diese gute und ehrenhafte Vereinigung dazu bestimmt, Fleisch aus Fleisch zu bilden. So werden Mann und Frau ein Fleisch in der Liebesvereinigung zur Vermehrung des Menschengeschlechts. Daher muss auch zwischen beiden vollkommene Liebe herrschen wie zwischen den ersten Menschen."

Nächstenliebe

Hildegard zufolge ist der Mensch in der Welt nie nur Zuschauer, sondern stets auch Betroffener und Handelnder. Der Sündenfall des ersten Menschenpaares habe die Schöpfung verletzt. Auch die später aufgrund menschlicher Sünden hereingebrochene Sintflut habe der Natur Schaden zugefügt: „Vor der Sintflut war die ganze Erde voll mit Menschen und Tieren und sie waren weder durch Gewässer noch durch Wälder voneinander getrennt, weil es noch keine großen Flüsse und großen Wälder gab, sondern nur Quellen und kleine Bäche." Auch das Wetter habe sich dadurch grundlegend verändert: „Vor der Sintflut regnete es auch nicht, sondern es fiel nur Tau über die Erde. Nachdem aber die Erde bei der Sintflut mit den Wassern durchtränkt und gefestigt wurde, verlangt die Erde natürlicherweise das Regnen von Wasser."

Aber die Sintflut-Strafe habe auch Gutes bewirkt: „Nach der Sintflut entstanden größere Weisheit und größere Tugenden in den Menschen als vorher gewesen und in Erscheinung getreten waren." Kraft seiner Vernunft und seines freien Willens trage jeder einzelne Mensch Verantwortung für die ganze Welt und müsse sich vor dem Schöpfer rechtfertigen.

Die Barmherzigkeit

Für Hildegard und die Benediktiner im Allgemeinen zählt deshalb noch eine weitere Tugend zu den wichtigen Elementen eines guten und vor Gott gelungenen Lebens: die Barmherzigkeit. Sie bildet den Gegensatz zur Härte des Herzens, die aber unseligerweise in allen Menschen schlummere. Hildegard legt der Herzenshärte im „Liber Vitae Meritorum" die Worte in den Mund: „Warum sollte ich mich wohl um jemanden kümmern oder mich gar für ihn zerreißen? Das werde ich schön bleiben lassen!"

Die Barmherzigkeit hingegen weist auf die Schönheiten der Welt hin, die dem Menschen geschenkt seien. Die Barmherzigkeit „legt ihm (dem Menschen) in liebendem Dienst freudig ihre Güter ans Herz". Die Barmherzigkeit führt weiter aus: „Ich nehme Rücksicht auf alle Not. Den Gebrechlichen helfe ich auf und führe sie zur Genesung. Heilsamer Balsam bin ich für jedes Weh, und meine Worte tun wohl."

Diese von Hildegard formulierten Sätze waren sicher ihre Leitgedanken, als sie die Heilkundebücher niederschrieb. In der Tradition von Platon wusste sie auch schon, dass es nicht allein auf die Kraft der Kräuter und Arzneien ankommt: „Und meine Worte tun wohl." Heute nennt man diese psychologische Dimension Placebo-Effekt aufgrund des Vertrauens in den Arzt, und sicher haben das intensive Charisma Hildegards sowie ihre beruhigende und Vertrauen schaffende Ausstrahlung erheblich zu ihren Heilerfolgen beigetragen.

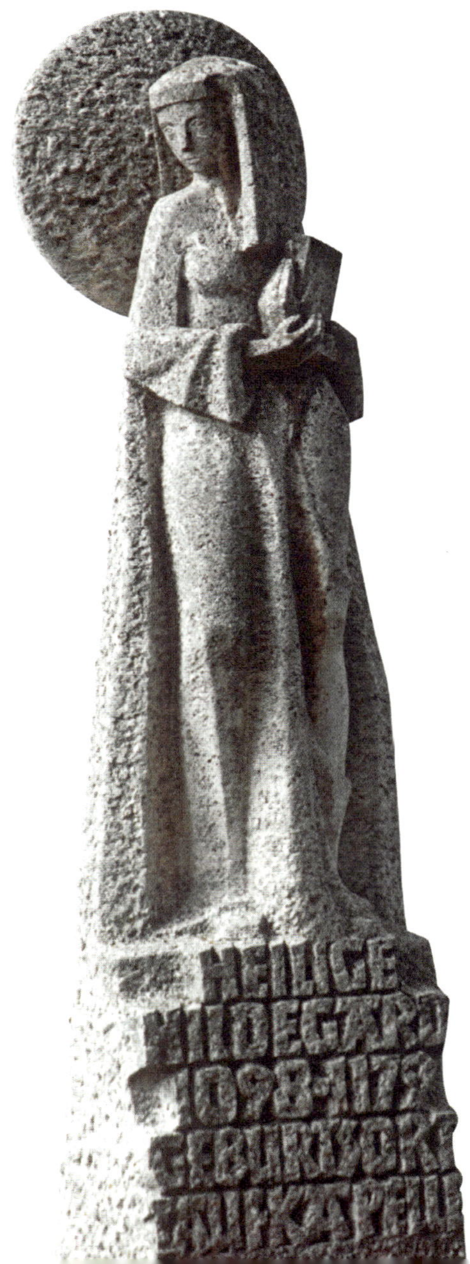

Urbild der edlen Gesinnung: Diese Statue steht vor der Kapelle in Bermersheim, in der Hildegard wahrscheinlich getauft wurde.

Im Blickpunkt:

Von der Freude und vom rechten Maß

Hildegard empfiehlt nicht nur Heilmittel für Kranke, sie denkt auch an die Erhaltung der Gesundheit. Dafür sei geregelter Schlaf, die Abwechslung von Ruhe und Bewegung und vor allem eine optimistische Grundeinstellung wichtig. Gekrönt werden diese Tugenden von einer maßvollen Lebensweise.

Hildegard war überzeugt, dass eine Reihe von Tugenden und Lastern nicht erst im Jenseits, sondern bereits im Diesseits Folgen für die Gesundheit haben. In „Causae et Curae“(Ursprung und Behandlung der Krankheiten) geht sie an vielen Stellen darauf ein, wie man ein Leben „im Guten“ führt, was man vermeiden soll und wie man Körper und Seele mit einer entsprechenden Lebensführung gesund erhalten kann.

Im Wesentlichen empfiehlt Hildegard einen ausgeglichenen Lebensstil, in dem Arbeit und Freizeit, Schlafen und Wachen, Ruhe und Bewegung im Gleichgewicht sind und einander in sinnvollem Rhythmus abwechseln. Besonders wichtig seien dabei Fröhlichkeit, Freude, Freundschaft, Glück und Liebe.

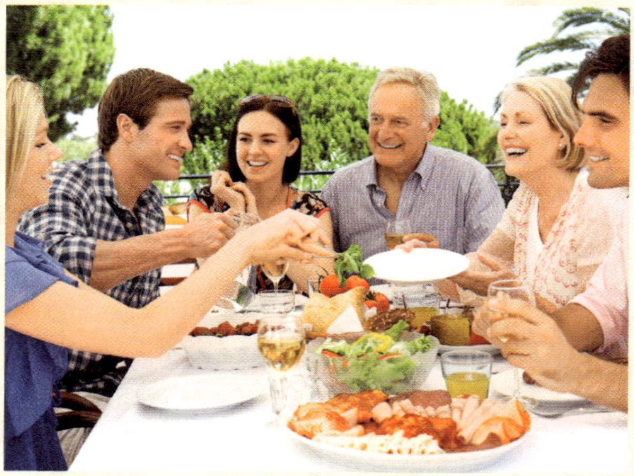

Essen und Trinken in heiterer Runde: Ein solches Bild entspricht der Lebensgestaltung, die Hildegard für gesund, tugendhaft und gottgefällig hält.

Zu den besonders wichtigen Tugenden, die man im täglichen Leben beachten müsse, zählt für Hildegard das Maßhalten. Der Mensch neigt ja, wie sie durchaus wusste, zum Übertreiben. Das kennen wir alle. Wir essen zu viel von dem, was uns besonders schmeckt, wir drehen Musik lauter, als unseren Ohren guttut, wir übertreiben es mit Fernsehen oder Computerspielen, und wir rasen mit 200 Stundenkilometern durch die Landschaft. Viele ärgerliche Vorschriften im Alltag sind wegen solcher Verhaltensweisen erforderlich geworden. Das mangelnde Maßhalten ist dafür verantwortlich.

Konsequenzen der Maßlosigkeit

Was Menschen für derartige Übertreibungen heute droht – Übergewicht, Tinnitus, Fernsehsucht, Strafzettel –, ist harmlos gegen das, was laut Hildegard den Maßlosen in der Hölle blüht: „Und ich blickte auf ein Meer von auffallender Länge und Breite, das durch und durch mit Schwefel durchmischt war und in gewaltigem Feuersbrand loderte. In ihm wurden die Seelen jener Menschen gequält, die sich während ihres irdischen Daseins in Wort und Tat wie auch in jeder Bewegung ihres Leibes und ihres Denkens der Maßlosigkeit anheimgegeben hatten.“

In Hildegards Texten – wie überhaupt bei den Benediktinern – ist ein Kernbegriff die *discretio*. Dieses lateinische Wort bedeutet „Unterscheidungsvermögen“; man müsse lernen,

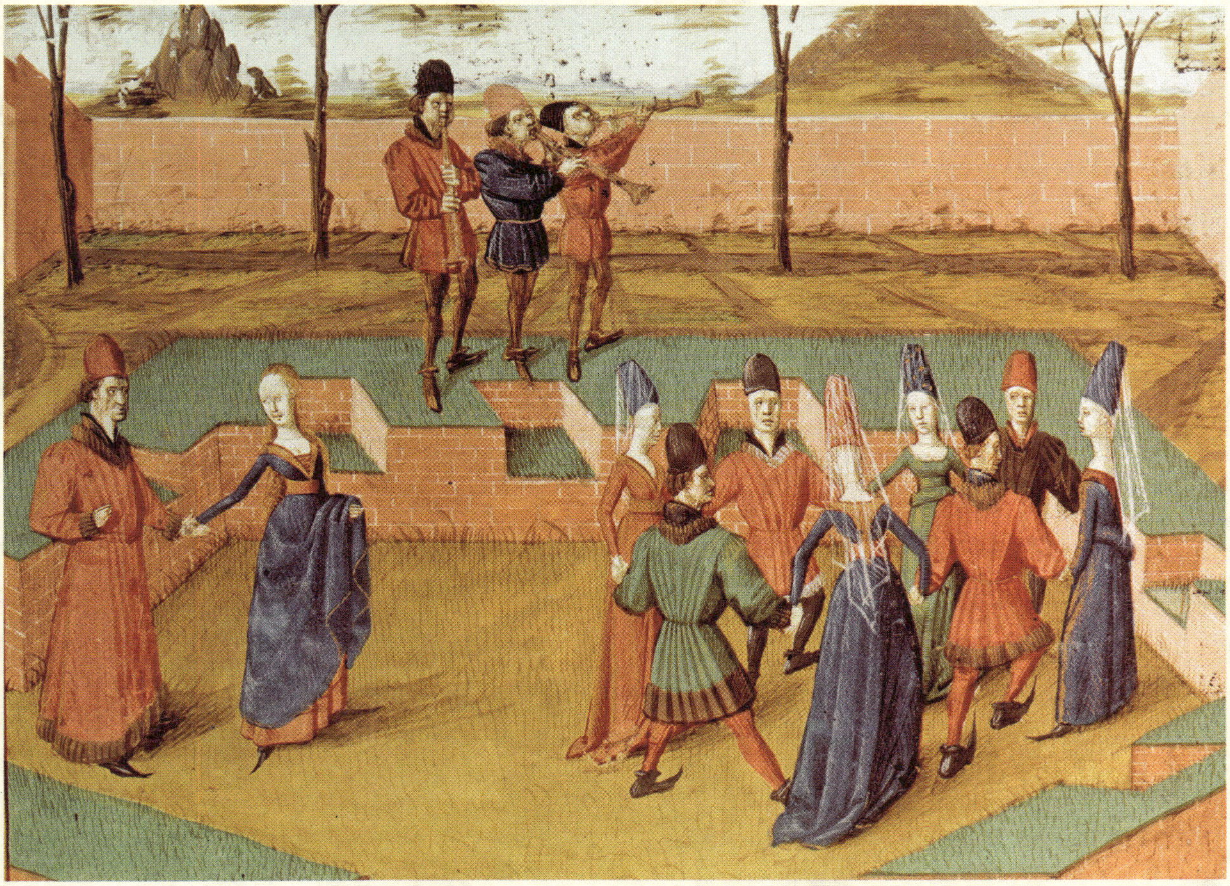

Tanz im Freien: „diu mâze" (mittelhochdeutsch: das rechte Maß) galt in der höfischen Gesellschaft als Ideal. Entsprechend „gemessen" und zurückhaltend bewegte man sich auch beim frohen Zeitvertreib mit Musik.

Gut von Böse zu unterscheiden, Förderlich von Schädlich, also das Urteilsvermögen zu schärfen. Was ist das richtige Maß, was ist zu viel oder zu wenig? Wenn man das nicht beherrscht, drohen körperliche und seelische Schwierigkeiten. In zahlreichen von Hildegards Rezepturen und Ernährungshinweisen findet sich daher das Beiwort „mäßig".

Ein Beispiel hierfür, das Hildegard in „Causae et Curae" bringt, ist der Schlaf: „Wenn jemand viel und übermäßig schläft, wird er davon leicht verschiedene und schlimme Fieber davontragen." Außerdem bekomme er Augenprobleme, weil die Augen im Schlaf übermäßig lange geschlossen seien. Einige Zeilen weiter schreibt sie, dass das Gegenteil genauso wenig förderlich sei: „Wer jedoch viel und übermäßig wacht, wird körperlich schwach und verliert dadurch ziemlich an Kräften und lässt erheblich in seiner Wahrnehmung nach, und das Fleisch, das um seine Augen ist, schmerzt und wird rot und wölbt sich heraus."

Ähnliches gilt für das Essen und Trinken: Menschen, „die trunksüchtig und gefräßig sind, indem sie Fleisch und andere feine Speisen und Getränke genießen wollen, deren Blut verwandelt sich in eine wächserne Farbe und bekommt eine gewisse Dickflüssigkeit".

Der Mensch, ein Wesen aus Leib und Seele

Körper und Seele formen nach Hildegards Auffassung den Menschen. Doch in Übereinstimmung mit der antiken Lehre meint sie auch, dass im Menschen Säfte wirken, und wenn diese als Folge der Erbsünde in ein Ungleichgewicht gerieten, können Körper und Seele krank werden. Hildegard zeigt auf, was man dagegen tun kann.

Gott, so schreibt Hildegard in „Causae et Curae" (Ursprung und Heilung der Krankheiten), habe „den Menschen so aus dem Lehm der Erde geschaffen, dass er zusammen mit dem Hauch der Seele aus wässriger, feuriger und luftiger Erde besteht. Und so bewegt die Seele den Menschen mit den vier Elementen." Körper und Seele gehören nach Hildegard also zusammen: „So lebt auch der Mensch in zwei Naturen, nämlich Körper und Seele."

Obwohl von durchaus unterschiedlicher Art, seien Körper und Seele nach Hildegard voneinander abhängig und aufeinander angewiesen, „wie auch das Fleisch nicht ohne Blut und das Blut nicht ohne Fleisch ist, die doch in ihrer Natur unähnlich sind".

Die Seele „führt jedes Werk, das der Körper fordert, in diesem aus". Im Grunde also sei die Seele dank der Fähigkeit, dies zu tun, die Mächtigere von beiden. Der Körper dagegen sei unabdingbar auf die Seele angewiesen: „Der Körper lebt aber in keiner Weise ohne Seele"; er sei ohne sie nicht einmal in der Lage, sich zu bewegen. Die Seele dagegen könne auch ohne Körper existieren und müsse das nach dessen Tod auch tun. Freilich ungern: Sie möchte gerne wieder in ihren Körper schlüpfen und „verlange nach dem Jüngsten Tag ihre Hülle von Gott, um sie sich anzuziehen".

Körper und Seele als Einheit

Anders als viele Theologen sieht Hildegard also nicht nur die Seele als wichtig an, sondern ebenso den Körper, weil er die gesamte Existenz des Menschen ausmache. Die Seele lebt nach Hildegards Vorstellung nicht in einem bestimmten Teil dieses Körpers, sondern überall, sozusagen in jeder Zelle. Ganz wichtig: Die

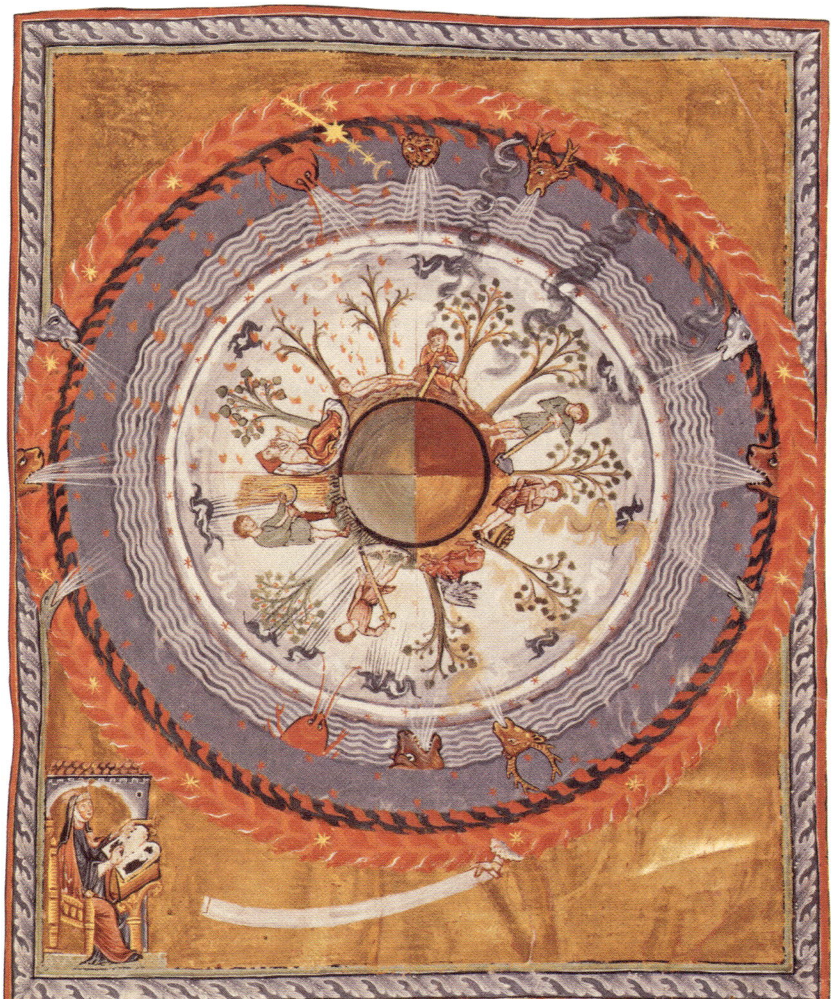

Die Schöpfung besteht aus vier Elementen, dargestellt in vier Kreisen: Feuer, Luft, Wasser sowie die Erde mit der Natur im Lauf der Jahreszeiten und dem Menschen. Dessen Körper besteht ebenfalls aus den vier Elementen – und der Seele.

Seele führt ihre Tätigkeit, das Beleben der Materie, freudig aus: „Wenn die Seele in den Körper gesandt wird, ist sie ein Hauch und von Gott geschickt und sie erhält ihren Lohn durch die leiblichen Werke, seien sie gut oder böse." Durch diese Werke mache die Seele Fortschritte in ihrer Entwicklung: „Von den guten Werken wird sie wie von einem königlichen Mantel umgeben, von den bösen aber verdunkelt."

Die Seele sei also das Gute im Menschen, der Körper aber bereite Probleme: „Die Seele ist ein Hauch, der zum Guten strebt, das Fleisch aber strebt zu Sünden, und selten oder kaum kann sie einmal den Körper davon abhalten zu sündigen, wie auch die Sonne den Würmchen nicht verwehren kann, aus der Erde an jenem Ort herauszukriechen, den sie in ihrem Glanz und ihrer Hitze erwärmt."

Die Grünkraft

Normalerweise freilich seien Körper und Seele in feiner Harmonie. Schließlich habe Gott den Menschen wie einen „wunderschönen Edelstein" auf die Erde gepflanzt und ihm die ganze neu geschaffene Welt übergeben. All die Lebewesen darin blühen und wachsen und pflanzen sich fort, weil in ihnen eine geheimnisvolle göttliche Antriebskraft am Werke sei: die „Grünkraft" *(viriditas)*, die Kraft des Lebens. Diese Wortschöpfung ist allein bei Hildegard zu finden. Der Begriff umfasst aber weit mehr als die Lebenskraft, die Pflanzen sprießen und grünen lässt und Tiere zum Leben und zur Fortpflanzung bewegt. Sie ist bei Hildegard zudem die Kraft, der die Heilkräuter ihre Wirksamkeit verdanken. Außerdem beschreibt Hildegard mit der Grünkraft die Lebenstüchtigkeit bzw. Krankheitsneigung unterschiedlicher Menschen. Bereits bei der Zeugung legen bestimmte Einflüsse – etwa die Mondphase – die Stärke der Grünkraft im werdenden Menschen fest.

Leider habe der „wunderschöne Edelstein" Mensch einst Gottes Gebot übertreten und von der Frucht der Erkenntnis gegessen. Dafür wurde er mit der Erbsünde bestraft. Seither ist der Mensch zu einem Leben mit Krankheit und schließlichem Tod verurteilt. Hildegard führt in „Causae et Curae" jede Krankheit letztlich auf diesen Sündenfall zurück und ist darin viel konsequenter als andere medizinische Autoren vor ihr.

Seither sei die Grünkraft im Menschen nur noch abgeschwächt wirksam. Besonders die Frau habe unter der Erbsünde zu leiden. Hildegard folgt in dieser Hinsicht ganz den biblischen Vorstellungen: Eva habe dem Teufel nachgegeben und sei dafür mit der schmerzhaften Geburt bestraft worden. Aber auch sonst sei der Mann stärker und die Frau dünner, zarter, durchlässiger. Denn Eva sei nicht wie Adam aus Erde geschaffen und von der Viriditas gekräftigt, sondern aus dessen Rippe entstanden. Daher sei Eva „von ihrem Mark her weich", sie habe aber einen „luftigen Ver-

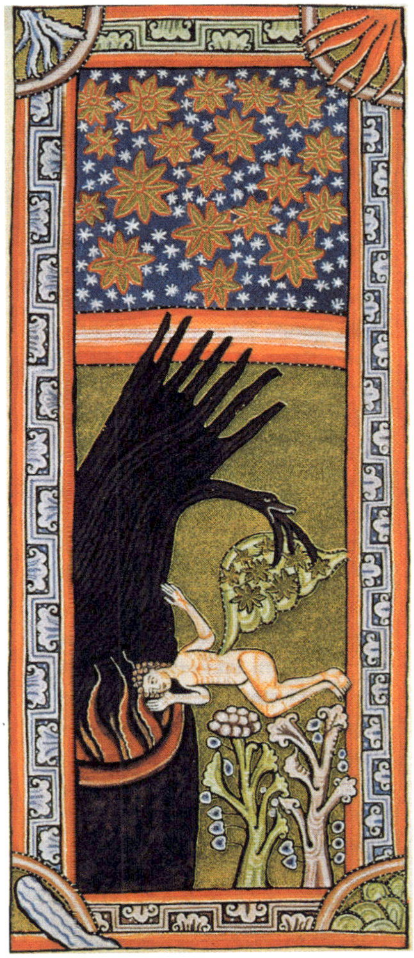

Adam stürzt nach dem Sündenfall aus dem Himmel. Doch der barmherzige Gott schenkt dem Menschen eine Existenz auf der Erde, die dieser zwar mit Krankheit und Tod bezahlen muss, ihm aber auch die Chance zum Glücklichwerden gibt (aus dem „Scivias"-Codex).

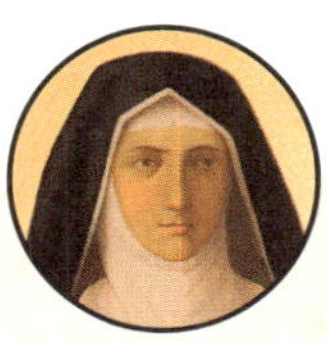

„Der Mensch hat ja Himmel und Erde und die ganze übrige Kreatur schon in sich selber und ist doch eine ganze Gestalt, und in ihm ist alles schon verborgen vorhanden."

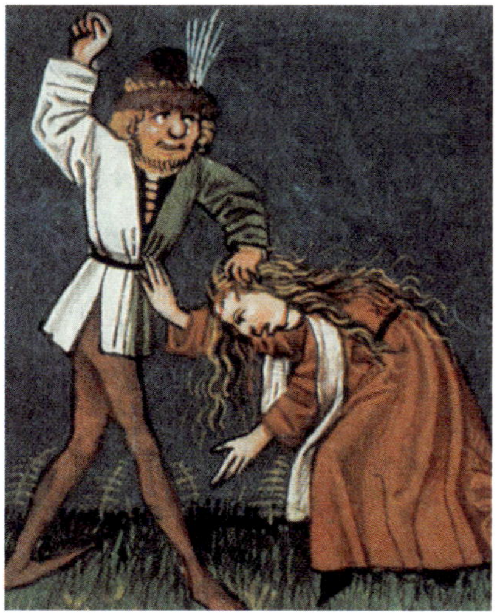

Im Choleriker wirkt ein Übermaß an Gelber Galle, die dem Feuer verwandt ist, und treibt ihn zu gewalttätigen Zornesausbrüchen wie diesem.

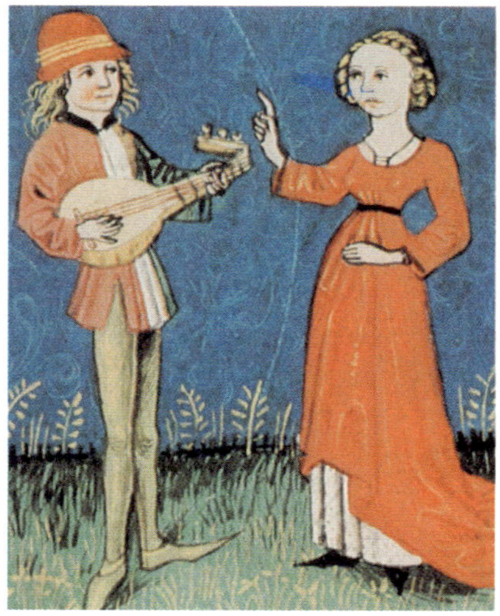

Der Phlegmatiker hat zu viel Schleim im Körper, was ihn träge macht. Andererseits hat er auch genug Ruhe und Konzentration für die Kunst.

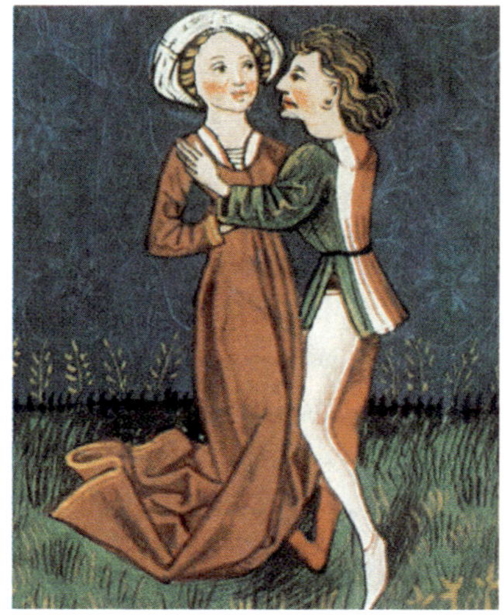

Der Sanguiniker ist ein Mensch, in dem das Blut überwiegt. Er ist lebenslustig und zupackend – im wörtlichen Sinne auch bei Frauen.

stand und scharfsinnige Kunstfertigkeit". Immerhin sei sie die Stammmutter aller Menschen: „So ging das ganze Menschengeschlecht aus ihr hervor."

Der Mensch in der Verantwortung

Nachdem Adam und Eva aus dem Paradies in die Welt vertrieben waren, fanden sie immerhin dort alles, „was ihrer menschlichen Natur gemäß war, alles Lebensnotwendige, und sie eigneten es sich zum eigenen Gebrauch an". Die leiblichen Bedürfnisse, die der Mensch seither verspürt, „sind uns aber auch geschenkt, damit wir einsehen, was uns wohltut, auf dass wir danach zu planen vermögen". Hildegard sagt also, dass Gott jedem Menschen Verantwortung für sich selbst übertragen hat; er ist verpflichtet, achtsam für sich zu sorgen, für seine Lebensnotwendigkeiten und seine Gesundheit.

Hildegard beschränkt sich allerdings nicht auf die theologische Begründung des Zustands der Menschen. Sie bemüht sich auch, die Krankheitsneigung unseres Körpers medizinisch zu erklären. Sie tut dies im Rahmen des damals herrschenden medizinischen Weltbilds, der Säftelehre (Humoralpathologie), die von antiken Autoren entwickelt wurde. Danach besteht die Welt aus vier Elementen, nämlich Feuer, Wasser, Luft und Erde. Diese vier Elemente wiederum sind aus je zwei „Urqualitäten" zusammengesetzt: trocken, feucht, warm und kalt. Feuer zum Beispiel ist trocken und warm, Wasser dagegen kalt und feucht.

Vier Säfte, vier Temperamente

Griechische Mediziner wie Hippokrates und Galen wandten diese Elementelehre dann auf den menschlichen Körper an. Dort gebe es vier „Säfte" (lateinisch: *humores),* die einerseits das Wesen eines Mensch bestimmen, andererseits Gesundheit und Krankheit regelten: Gelbe Galle, Schleim, Blut und Schwarze Galle. Diese Säfte wurden mit den Elementen und deren Eigenschaften verknüpft: Feuer/Gelbe Galle sei warm und trocken, Wasser/Schleim sei kalt und feucht, Luft/Blut sei heiß und feucht, Erde/Schwarze Galle sei kalt und trocken.

Zu jedem dieser Säfte gehöre ein Organ, in dem er entstehe: Die Leber erzeuge die Gelbe Galle, das Gehirn den Schleim, das Herz das Blut und die Milz die Schwarze Galle. Bei einem gesunden Menschen, so glaubte man, befinden sich die vier Säfte im Gleichgewicht. Krankheit entstehe durch ein Ungleichgewicht: Ein Saft könne überwiegen, fehlen oder verdorben sein. Schmerzen beispielsweise entstünden durch ein Ungleichgewicht der Säfte an den betreffenden Stellen.

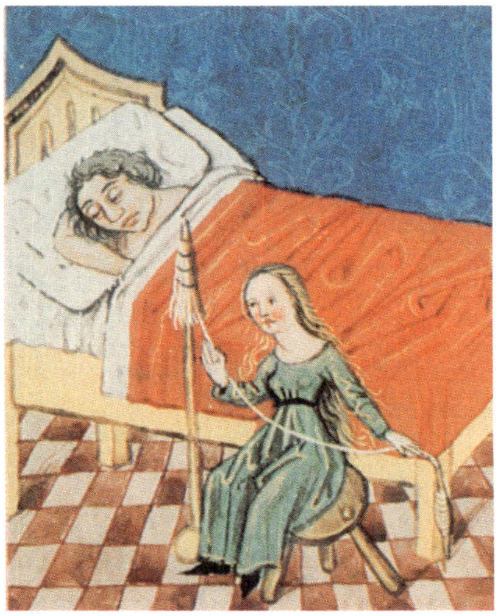

Der Melancholiker, den die Schwarze Galle quält, leidet an sich und der Welt. Er ist grüblerisch und nachdenklich – bis hin zur Unfähigkeit, etwas zu tun.

Bereits in der Antike wurde die Säftelehre zur Temperamentenlehre ausgeweitet. Wer bereits mit einem Ungleichgewicht der Säfte auf die Welt komme, sei nicht mit einem heiter-gelassenen Gemüt ausgestattet; vielmehr sei ein unausgeglichenes Mischungsverhältnis der Säfte die Ursache bestimmter Wesensarten. Noch heute nennen wir zum Beispiel einen jähzornigen Menschen einen Choleriker – er hat nach dieser Lehre zu viel Gelbe Galle (griechisch *cholé*). Eher ruhig geht dagegen ein Phlegmatiker jede Sache an – er hat nämlich ein Übermaß an Schleim (griechisch *phlegma*). Der Sanguiniker verfügt über besonders viel Blut (lateinisch *sanguis*): Er ist ein heiterer, aktiver Mensch. Schwer hat es der Melancholiker: Bei ihm überwiegt die Schwarze Galle *(mélaina cholé)* und verdüstert sein Leben. Diese Charakterbezeichnungen verwenden wir noch heute.

Hildegard nimmt die Säfte- und Temperamentenlehre sehr genau: Sie unterteilt die vier Säfte nämlich jeweils in mehrere Unterarten, um der Komplexität der Krankheiten und der menschlichen Charaktere noch besser gerecht zu werden.

Die eigentliche Ursache der Verwerfungen im Säftesystem sei laut Hildegard in der Erbsünde zu suchen: „Bevor Adam das göttliche Gebot übertrat, leuchtete, was nun Galle im Menschen ist, in ihm wie Kristall und hatte in sich den Geschmack guter Werke. Was jetzt im Menschen die Schwarze Galle ist, glänzte in ihm wie die Morgenröte." Dann aber kam der Sündenfall, und die Galle verwandelte sich in Bitternis und die Schwarze Galle in die Schwärze der Gottlosigkeit. Der Mensch wurde dadurch „ganz und gar in eine andere Existenzweise umgewandelt, und Traurigkeit befiel seine Seele". Am schlimmsten sei die Schwarze Galle, entstanden „aus dem Atem der Schlange". Sie sei dunkel und bitter und stoße jedes Übel aus, „manchmal sogar eine Krankheit am Gehirn, und lässt beim Herzen die Adern gleichsam aufkochen und bereitet Trauer und Zweifel an jedem Trost, sodass der Mensch keine Freude haben kann, die zum himmlischen Leben und zum Trost des gegenwärtigen Lebens führen könnte".

Lebensregeln, die Halt geben

An vielen Stellen erklärt Hildegard, was krank mache und was die Gesundheit erhalte – und klingt dabei erstaunlich modern. Wichtig für eine gute Gesundheit sei eine gute, maßvolle und ausgewogene Ernährung, wobei sie Dinkel, Obst und Gemüse in den Vordergrund stellt. Auch Licht und Luft seien bedeutsam, denn sie senden ihre Grünkraft in die Pflanzen und helfen daher auch

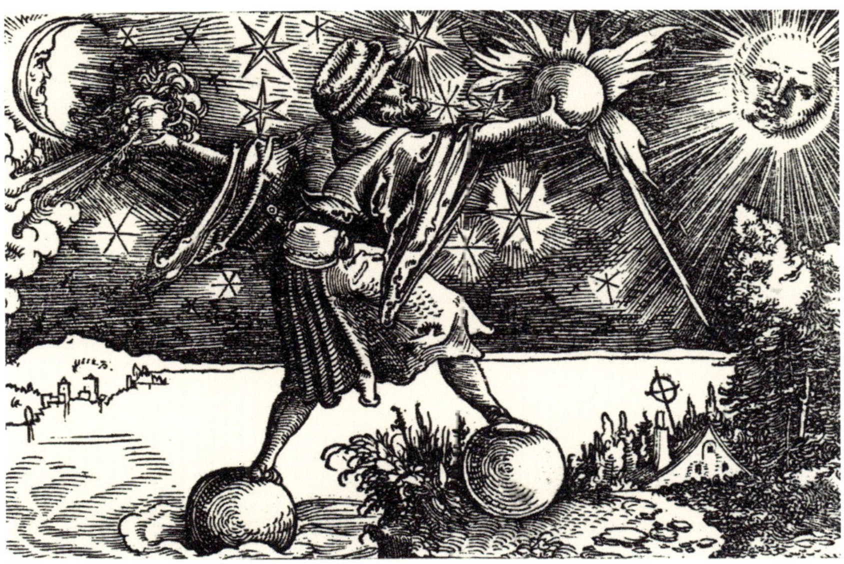

Die vier Elemente in einer Darstellung aus dem 16. Jahrhundert. Der Mann hält in der rechten Hand das Feuer, in der linken die Luft. Mit einem Fuß steht er im Wasser, mit dem anderen auf der Erde. Sonne, Mond und Sterne sehen zu.

dem Menschen. Hilfreich sei ein regelmäßiger Wechsel zwischen Bewegung und Muße, zwischen Aktivität und Ruhe und zwischen Wachen und Schlafen. Dabei seien stets auch die jeweiligen Tages- und Jahreszeiten und Temperaturen, das Alter und die jeweilige Tagesarbeit zu beachten. Diese Lebensregeln sollten, so Hildegard, keine Fesseln sein, keine Last, sondern im Alltag Halt geben und Freude machen.

Eine besondere Rolle im Leben schreibt Hildegard dem Schlaf zu. Zwar habe das Fleisch Adams nach der Erbsünde „große Schwäche und Zerbrechlichkeit" befallen; „aber er wurde danach durch den Schlaf erfrischt wie auch durch Speise erquickt, und so geschieht es bei allen Menschen. Wenn nämlich der Mensch schläft, „erfrischt sich sein Mark und wächst". Deshalb werde der Mensch, wenn sein Mark durch Arbeiten ermüdet oder Nachtwachen geschwächt sei, „vom Schlaf überwältigt und schläft – ob er steht oder sitzt oder liegt – leicht ein, weil seine Seele in ihm das Bedürfnis des Körpers spürt".

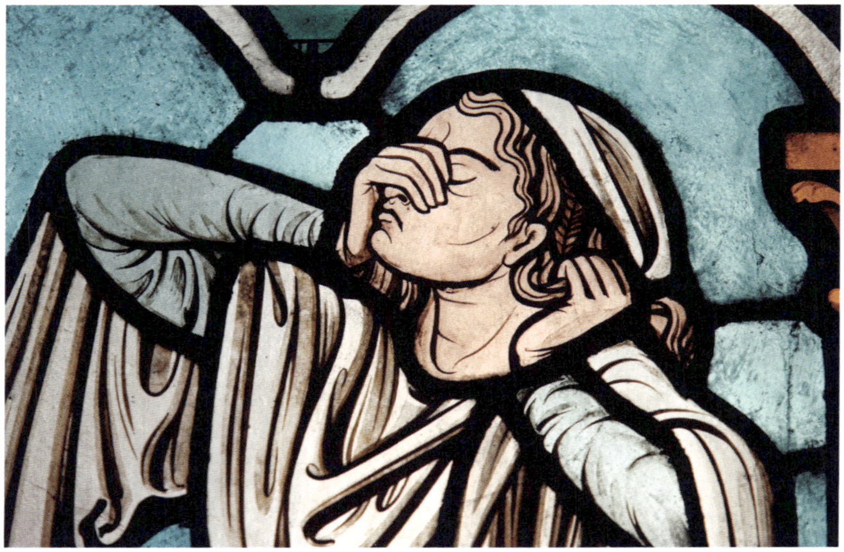

Nicht nur die angeborene Melancholie kann das Leben eines Menschen verdüstern; auch wenn die Seele durch „etwas Widriges", wie Hildegard sagt, beschwert wird, umwölke Nebel das Herz. Das Glasfenster an der Pariser Kathedrale von Notre-Dame zeigt den leidenden Menschen in eindrucksvoller Weise.

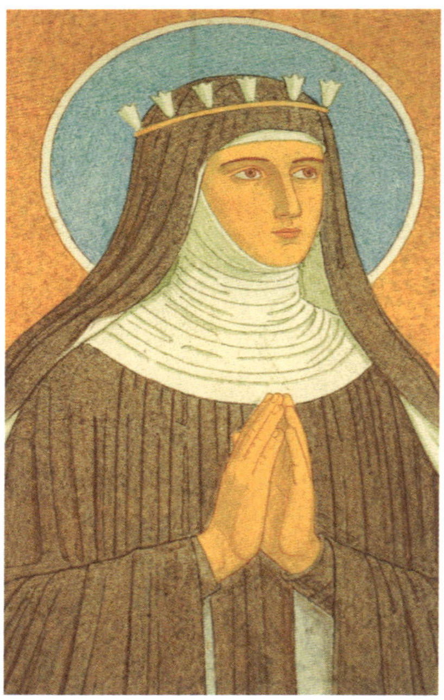

Gottvertrauen und Hoffnung sind die wichtigsten Stützen im Leben eines Menschen, und sie helfen auch über Krankheit und Not hinweg. Hildegard fügt mehrfach ihren Arznei-Empfehlungen hinzu, dass der Kranke gesund wird, „wenn Gott es will".

Was im Traum geschieht

Dann kommen die Träume; für sie gibt Hildegard eine Erklärung, die Sigmund Freud sicher sehr interessiert hätte. Die Träume entstünden nämlich durch das Wirken der Seele: „Aber weil der Körper dann ruht und nicht arbeitet, bringt die Seele, die bei wachem Körper in vielen Angelegenheiten mit ihm beschäftigt war, ihr Wissen, mit dem sie im Körper wirkt, wie eigene Augen in den Träumen hervor und sieht herum, da sie dann nicht durch die vielfältige Tätigkeit des Körpers behindert wird."

Hildegard beschäftigt sich auch mit Wahrträumen und Zukunftsdeutungen und sucht sie zu erklären: „Aber da die Seele des Menschen von Gott ist, sieht sie manchmal Wahres und Zukünftiges, während der Körper schläft, und weiß, was dem Menschen bevorsteht, was manchmal so eintrifft." Eine gewisse Skepsis strahlt aber aus dieser Aussage, wie das zweimalige „manchmal" zeigt. Denn sicher war Hildegard bewusst, dass Gesichte meist eben nicht „wahr sagen", so eindrucksvoll sie im Traum auch gewesen sein mögen. Sie erklärt das so: „Oft geschieht es auch, dass die Seele, durch ein teuflisches Trugbild ermüdet oder durch einen aufgewühlten Geist belastet, das Künftige nicht vollkommen sehen kann und sich täuscht."

Die Eigendynamik der Seele ist aber auf den Schlaf beschränkt. Ist der Körper wach, wirkt die unauflösliche Verbindung zwischen den beiden – in der Form, dass die Seele den Körper beeinflusst: „Wenn das Bewusstsein der menschlichen Seele nichts Trauriges, nichts Widriges und nichts Schlechtes am Menschen spürt, öffnet sich das Herz dieses Menschen der Freude, wie sich die Blumen der Sonnenwärme öffnen. Wenn aber die Seele des Menschen etwas für sich und ihren Körper Widriges spürt, zieht sie Herz und Leber und deren Adern zusammen, und so erhebt sich um das Herz gleichsam ein Nebel und umwölkt das Herz, und so wird der Mensch traurig."

Die Seele im kranken Körper

Kritisch wird es bei Krankheit: „Wenn aber schlechte Fieber im Menschen sind und wenn schlechte Säfte in ihm aufzuwallen beginnen, befällt ihn eine Schwere des Körpers und ein Verdruss des Sinnes, und seine Seele, die das natürlich spürt, weicht infolge dieser Veränderungen wie von Widerwillen begriffen etwas vom Körper zurück und reckt und streckt den Körper und seine Adern, wie sie es dann tut, wenn sie den Körper verlassen muss."

In Gottvertrauen leben

Der Mensch, rät Hildegard, solle bei Krankheit tun, was in seiner Macht steht. Dafür gibt sie ihre Rezepturen und Ratschläge. Wie es dann ausgehe, ob der Mensch gesunde, kürzer oder länger leide oder auch rasch sterbe, liege allein in der Hand Gottes. Für die Verzweiflung der Seele, wenn sie den zu ihr gehörenden Körper verlassen muss, findet Hildegard bewegende Worte: „Nachdem aber die Seele den Körper verlassen hat, wird sie auf andere Weise mit ihm leben, und das erträgt sie kaum, weil sie gut ist. Deshalb ruft sie zu Gott und sagt: ‚Wann werde ich mein Fleisch anziehen, mit dem ich in ewigen Tagen gelebt habe?'"

Hildegard sagt dem Kranken aber auch etwas sehr Tröstliches: Jede Krankheit sei eine Gelegenheit, Tugenden wie Geduld, Hoffnung und Vertrauen zu entfalten. Sie sieht Krankheit also als eine Art Bewährungsprobe für den Menschen; man könne selbst in ihr einen Sinn innerhalb des menschlichen Lebenslaufs sehen.

Dagegen warnt Hildegard davor, sich Trauer und Hoffnungslosigkeit hinzugeben oder gar zornig mit dem Schicksal zu hadern. Das seien Todsünden, zudem würden sie negative Wirkungen auf den Körper ausüben und die Heilung verhindern oder verzögern: Leib und Seele seien eben so eng miteinander verbunden, dass sie praktisch eins seien.

Hildegard und der Einfluss des Mondes

Die Vorstellung Hildegards vom Universum unterscheidet sich grundlegend von unserer heutigen. Wir wissen inzwischen, dass sich der Mond um die Erde bewegt und dafür knapp einen Monat braucht. Dabei wird er von der Sonne angeleuchtet. Je nach seiner Position auf der Umlaufbahn kann man von der Erde aus einen mehr oder weniger großen Teil der beleuchteten Seite sehen. Die Mondphasen sind also reine Lichteffekte.

Hildegard kennt diese Zusammenhänge nicht. Für sie ist der Mond „aus Feuer und dünner Luft, steht in der Luft und hat darin seinen Wohnsitz". Regelmäßig würde er erlöschen und werde dann von Sonne und Planeten wieder angezündet, um immer stärker aufzulodern und dann wieder nachzulassen.

Hildegard glaubt an einen Einfluss des Mondes auf den Körper, besonders bei der Frau, sowie auf manche Tiere und Pflanzen. Und sie ist sicher, dass die Mondphasen Charaktereigenschaften bestimmen. Aber anders als für Astrologen, auch noch für die heutigen, ist für sie nicht der Tag der Geburt der prägende Moment, sondern der Tag der Zeugung.

In „Causae et Curae" beschreibt Hildegard für jeden Mondtag, wie die entsprechenden Charaktereigenschaften aussehen. So hätte ein Mann, der am zweiten Mondtag gezeugt worden sei, „ein umherschweifendes Denken, in der Weisheit einen ausgedehnten Verstand und einen festen Charakter". Eine Frau des zweiten Mondtages hingegen werde „klug sein und nach Vielem ganz genau fragen".

Hildegards Heilmethoden

Hildegard verfügte über zahlreiche Möglichkeiten zu Diagnose und Heilung von Leiden, darunter manche, die heute noch in Gebrauch sind. Andere ihrer Anwendungen allerdings tragen magischen Charakter und wirken höchstens dank des Placebo-Effekts.

Hildegards Wissen über den Körper und die Ursprünge von Krankheiten entspricht den medizinischen Vorstellungen ihrer Zeit. So kannte man zwar die wichtigsten Organe, hatte aber nur eingeschränkte und bisweilen völlig falsche Vorstellungen von deren Funktionsweise. Die Bedeutung des Blutkreislaufs war noch ebenso wenig bekannt wie die Arbeitsweise der Leber. „Die Schaffenskraft der Seele", schreibt Hildegard zum Beispiel in „Causae et Curae", „sandte Schaum und Flüssigkeit zum Kopf, das heißt zum Gehirn, und dadurch ist das Gehirn feucht, und durch diese Feuchtigkeit bringt der Kopf Haare hervor. Die Seele aber ist feurig, windartig und feucht und besitzt das ganze Herz des Menschen. Die Leber aber erwärmt das Herz, die Lunge bedeckt es, der Magen aber ist eine innere Behausung im Körper des Menschen zur Aufnahme der Speisen." Die Funktion des Magens deutet Hildegard also richtig, und interessant ist, dass sie den Sitz der Seele im Herzen verortet – und das tun wir ja heute auch noch oft.

Die äußeren Organe

Gut ist Hildegard mit den äußeren Organen vertraut und findet dafür poetische Formulierungen: „Der Mund ist das Sprachrohr dessen, was der Mensch hervorbringt, und der Empfänger der Labung des Körpers und bringt die Stimme hervor, aber nimmt die Stimme nicht auf. Das Ohr jedoch nimmt die Stimme auf, aber bringt die Stimme nicht hervor. Und die zwei Ohren sind wie zwei Flügel, die alle Töne der Stimmen herein- und herausführen, wie die Flügel einen Vogel in der Luft tragen. Die Augen sind die Wegweiser des Menschen und die Nase sein Geschmackssinn" – womit sie insofern recht hat, als wir mit der Zunge nur die fünf Grundgeschmacksrichtungen wahrnehmen, mit der Nase aber alle Nuancen der Aromastoffe.

Diagnostik im Mittelalter

Heute verfügt ein Arzt über eine Vielzahl von Hilfsmitteln zum Erstellen einer Diagnose, u. a. Laborbefunde, Röntgen, Mikroskopie und Ultraschall. Ärzte früherer Jahrhunderte besaßen solche Hilfsmittel nicht. Aber schon den Medizinern der Antike war bewusst, dass viele Krankheiten mit bestimmten Veränderungen ein-

Der Arzt konzentriert sich, um die Pulsschläge zu zählen. Wie wichtig das Pulsmessen für die Diagnose ist, wusste man schon zu Hildegards Zeiten – was keineswegs selbstverständlich ist, da man die Funktion des Blutkreislaufs nicht kannte.

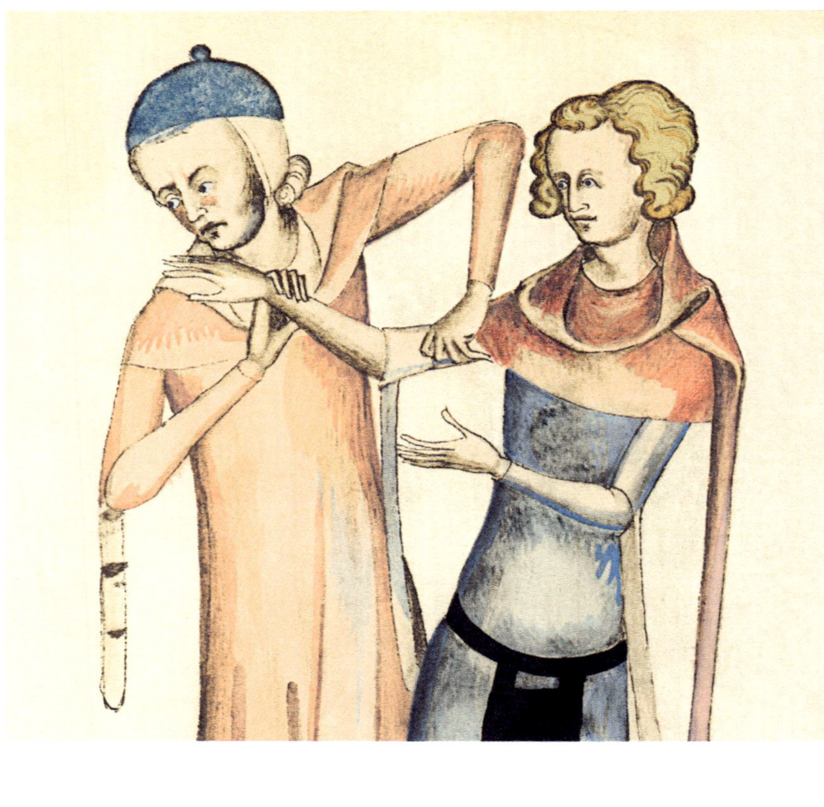

hergehen – etwa der Augen, der Zunge, des Pulses und der Ausscheidungsstoffe. Ein Arzt musste also ein guter Beobachter sein, dann konnte er durch Untersuchung des Patienten mithilfe seiner Sinne eine Fülle von Informationen über Art und Schwere des Leidens gewinnen. Seine Erfahrung sagte ihm dann, welche Heilmittel zu verordnen waren.

Den Puls müsse man am rechten Arm fühlen, dort sei die größte Kraft. Aus dem Pulsschlag eines Patienten könne man bedeutende Schlüsse ziehen: „Wenn er an der Ader in seinem rechten Arm den Pulsschlag regelmäßig und mittelstark abgibt wie ein Mensch, der regelmäßig und ruhig ein- und ausatmet, wird er überleben und nicht sterben." Rasender oder unregelmäßiger Puls sei ein schlechtes Zeichen. So sieht es auch der Arzt von heute.

Zu Hildegards Zeiten waren auch schon Harngläser in Gebrauch, und sie beschreibt, was man mit ihrer Hilfe über den Patienten herausfinden kann. So sei trüber Harn allein noch kein Problem. „Aber wenn er sterben soll, senkt sich die Trübung seines Harns zu Boden."

Das Gleichgewicht herstellen

In der Regel wählt Hildegard die Heilmittel danach aus, ob sie nach der Säftelehre zum Leiden passen. Eine Krankheit entstehe, wenn man zu viel oder zu wenig Gelbe Galle, Schleim, Blut oder Schwarze Galle habe. Jeder dieser Säfte besitze ein Eigenschaftenpaar aus „kalt", „warm", „trocken" und „feucht". Auch jede Heilpflanze, jedes Lebensmittel, jedes

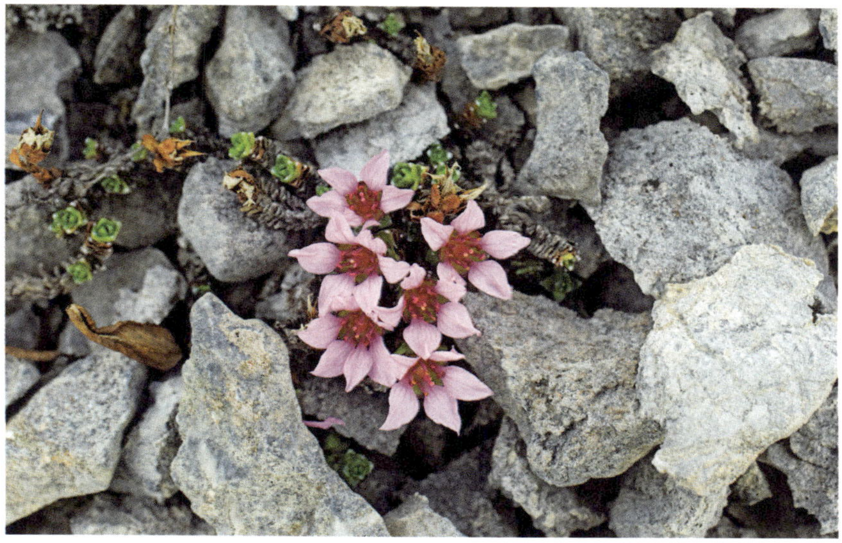

Der Steinbrech hilft gemäß der Signaturenlehre gegen Steinleiden, weil er nicht nur das Wort im Namen führt, sondern auch zwischen Steinen gedeiht.

Tier und jeder Heilstein weise solche Primärqualitäten auf. Die hohe Kunst des Heilens besteht nun darin, durch Auswahl und Kombination der Heilmittel und ihrer Primärqualitäten das Gleichgewicht der vier Säfte im Körper wiederherzustellen, wobei auch die Konstitution des Patienten und sogar die jeweilige Jahreszeit mit einzubeziehen sind.

Die Signaturenlehre

Anders als die Autoren der meisten vergleichbaren Darstellungen begründet Hildegard die Wahl ihrer Heilmittel. Das gilt auch dann, wenn sie ein Arzneimittel nicht aufgrund seiner Primärqualitäten auswählt, sondern aufgrund einer wohl aus der Volksmedizin stammenden Theorie: der Signaturenlehre. Danach weisen manche Pflanzen durch bestimmte Farben oder Formen oder ihren Namen auf das Heilungsziel hin. Der Arzt und Alchemist Paracelsus, der gut 300 Jahre nach Hildegard wirkte, fasst dies in die Worte: „Die Natur zeichnet ein jegliches Gewächs zu dem, darzu es gut ist."

So solle die Walnuss gut gegen Hirnleiden sein, weil ihre Form an die Gehirnwindungen erinnert. Der Steinbrech helfe gegen Blasensteine, der Natternkopf wirke gegen Schlangenbisse, und mit dem Leberblümchen könne man Leberleiden kurieren. Viele dieser Zuordnungen haben sich als unwirksam herausgestellt, aber einige dieser Heilpflanzen helfen auch nach modernen Erkenntnissen tatsächlich gegen die angegebenen Leiden. So erleichtert etwa das Lungenkraut das Abhusten von zähem Schleim. Vermutlich hat das Kraut seinen Namen erhalten, als man seine spezielle Wirkkraft festgestellt hatte.

Heilkunst und Magie

Im Mittelalter war die Heilkunst noch mit viel Magie verbunden. Die Menschen fühlten sich zwar unter dem Schutz Gottes, aber gleichzeitig bedroht vom Teufel und allerlei anderen dunklen Mächten: „Da der Teufel die Tugendhaftigkeit des Menschen hasst", schreibt Hildegard in „Causae et Curae", „hasst er auch alle übrigen Geschöpfe – Vieh und Kräuter –, die etwas taugen und rein und nützlich sind." Daher gibt Hildegard auch Mittel gegen teuflische Einflüsse an, z. B. Gürtel aus Elch- und Rehfell, die man unter Aufsagen frommer Sprüche mit Stahlnieten besetzen und ständig tragen solle. „Denn der Stahl ist Stütze und Schmuck anderer Dinge und ist gleichsam eine gewisse Ergänzung der menschlichen Kräfte (…). Im Elch liegt ebenfalls eine gewisse Stärke, und das Reh ist ein reines Tier, und deshalb verschmähen die teuflischen Geister diese Tiere und schrecken davor zurück."

Hildegards Universalmittel

Eher magisch dürften auch die beiden Universalmittel sein, die Hildegard empfiehlt. Ein Pulver aus Welsleber und einigen Heilkräutern, stets bei sich zu tragen, erhalte die Gesundheit. Und ein weiteres, nach komplizierter Anleitung zu bereitendes Pulver „gegen Gift und Zaubersprüche bringt auch Gesundheit und Kraft und Glück demjenigen, der es bei sich trägt".

Möglich, dass diese Pulver aufgrund des Placebo-Effekts sogar halfen. Placebos helfen selbst dann, wenn kein Wirkstoff enthalten ist, also auch, wenn man das Heilpulver nur bei sich trägt.

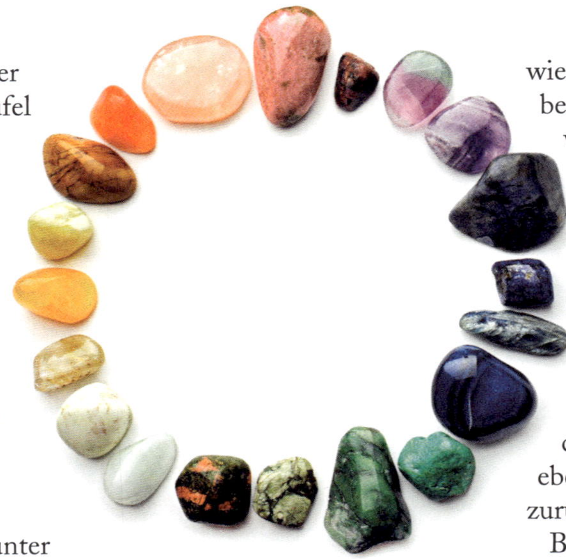

Hildegard widmet ein Kapitel ihrer „Physica" den Schmucksteinen und sagt auch, inwiefern manche Steine gegen bestimmte Leiden helfen können. Sie unterscheidet nämlich nicht zwischen belebter und unbelebter Natur. Alle Dinge haben Wirkkräfte in sich.

Hildegards Apotheke ist außerordentlich umfassend. In der „Physica" beschreibt und bewertet sie rund 300 Pflanzen, dazu Vögel, Fische, Reptilien, einige Insekten sowie Säugetiere. Dazu kommen einige Sorten Erde, Metalle und gut zwei Dutzend Arten von Edel- und Schmucksteinen.

Den Edel- und Schmucksteinen schreibt Hildegard heilende Wirkungen zu, die sie theologisch begründet: „Jeder Stein hat Feuer und Feuchtigkeit in sich. Aber der Teufel scheut und hasst und verschmäht die Edelsteine, weil er sich erinnert, dass ihre Schönheit in ihnen erschien, bevor er von der ihm von Gott verliehenen Ehre hinabstürzte, und weil auch gewisse Edelsteine vom Feuer entstehen, in dem er seine Strafe hat."

Die Heilkraft der Steine aber komme direkt von Gott: „Und wie Gott den Adam zu einer besseren Beziehung wiedergewann, so ließ Gott weder die Schönheit noch die Kraft dieser Edelsteine zugrunde gehen, sondern er wollte, dass sie auf der Erde seien zu Ehre und Segnung und für die Heilkunst." Von den Heilsteinen sind also magische Wirkungen zu erwarten, die nach heutigem Wissen ebenfalls auf den Placebo-Effekt zurückzuführen sind.

Bei vielen Edelsteinen empfiehlt Hildegard Hautkontakt: „Und wenn jemand Kopfweh hat, dann lege er den Rubin für eine kurze Stunde auf seinen Scheitel, nämlich so lange, bis sein Fleisch dort von ihm warm wird. Und dann soll er ihn sogleich entfernen, weil die Kraft des Steins seinen Kopf schneller und mehr durchdrungen hat als die kostbarste Salbe."

Eine Wirkung erwartet Hildegard selbst dann, wenn die Magie des Steins über eine Flüssigkeit ins Körperinnere vermittelt werden soll: So möge zum Beispiel ein Gichtkranker oder ein Schlaganfallpatient einen Diamanten „für einen ganzen Tag in Wein oder in Wasser legen und er trinke die Flüssigkeit darüber."

Das Kauterisieren

Aber natürlich sind Hildegard auch die deutlich invasiveren Methoden nicht fremd, die seit der Antike angewendet werden. Dazu zählt etwa das Brennen (Kauterisieren), also das Setzen einer Brandwunde. Es sei „zu jeder Zeit gut und nützlich", trotzdem rät sie dabei zur Vorsicht und macht allerlei Einschränkungen; doch bei Beschwerden an Kopf, Rücken oder Lenden könne man sich an den passenden Stellen Brandwunden setzen lassen. Heute ist das Kauterisieren praktisch völlig aus der Heilkunde verschwunden, denn immerhin fügt man dem Patienten eine Wunde zu, die sich entzünden kann.

Das Schröpfen

„Jederzeit gut und nützlich" sei auch das Schröpfen, ebenfalls eine seit vielen Jahrtausenden gebräuchliche und heute noch in der Naturheilkunde bisweilen angewendete Methode. Dabei wird an einer Hautstelle Unterdruck erzeugt, sodass dort ein Bluterguss entsteht. Das Schröpfen soll bei zahlreichen Beschwerden helfen; die Anwender heute behaupten, es stimuliere das Immunsystem. Hildegard zählt mehrere Anwendungen auf, von Kopf- und Brustschmerzen bis zu Oberschenkelleiden, macht aber Einschränkungen: Auf jeden Fall solle der Patient nüchtern sein, also noch vor dem Frühstück geschröpft werden.

Hildegard führt die Wirkung darauf zurück, dass „die schädlichen Säfte und Schleime" zwischen Fleisch und Haut des Menschen vermindert würden. Diese Erklärung hält heutigen Kenntnissen nicht Stand, aber Hildegard war eben ein Kind ihrer Zeit.

Der Aderlass

Besonders ausführlich aber stellt Hildegard in „Causae et Curae" den Aderlass dar, und zwar die Anwendung, die Durchführung sowie Verhaltensregeln für die Patienten. Dabei wurde mit einer Klinge eine Ader aufgeschnitten – bereits zu Hildegards Zeit eine althergebrachte Methode der Körperreinigung.

Verständlich ist der Aderlass allerdings nur im Sinne der Säftelehre. Hildegard erklärt das so: „Sind bei einem Menschen die Gefäße mit Blut gefüllt, so müssen sie von dem schädlichen Schleim und dem durch die Verdauung gelieferten Saft durch einen Einschnitt gereinigt werden. Wird bei einem Menschen ein Gefäß angeschnitten, so erleidet das Blut, wie durch einen plötzlichen Schrecken, eine Erschütterung, und was dann zutage kommt, ist Blut, und fauliges und zersetztes Blut fließen gleichzeitig mit ab. Daher kommt es, dass das, was jetzt ausfließt, verschieden gefärbt ist, weil es aus Fäulnis und Blut besteht. Sobald die Fäulnis mit dem Blut ausgeflossen ist, kommt reines Blut heraus, und dann muss man mit der Blutentziehung aufhören."

Hildegard empfiehlt den Aderlass bei zahlreichen Leiden, neben Schmerzen an diversen Stellen auch bei Schwermut, Atembehinderung und Schwindelanfällen. Allerdings macht sie Einschränkungen; so sollte man nur jeweils vergleichsweise kleine Mengen Blut ablassen – höchstens so viel, wie „ein kräftiger durstiger Mann in einem Zug Wasser trinken kann." Denn ein Aderlass, der „über das Maß hinaus vorgenommen wird, schwächt den Körper". Außerdem seien grundsätzlich Mondphase und Planetenstand zu beachten, und bei Menschen unter dreißig Jahren müsse man damit besonders vorsichtig sein.

In der modernen Medizin nutzt man den Aderlass nur noch bei bestimmten sehr seltenen Krankheiten. Allerdings wird die Methode in der Naturheilkunde noch bei einer Reihe von Indikationen

Das Kauterisieren, d. h. das Setzen einer Brandwunde, war im Mittelalter üblich und wurde auch später noch bei Insektenstichen und -bissen angewendet. Die Gefahr einer Wundinfektion ist allerdings groß – wie bei jeder normalen Brandwunde.

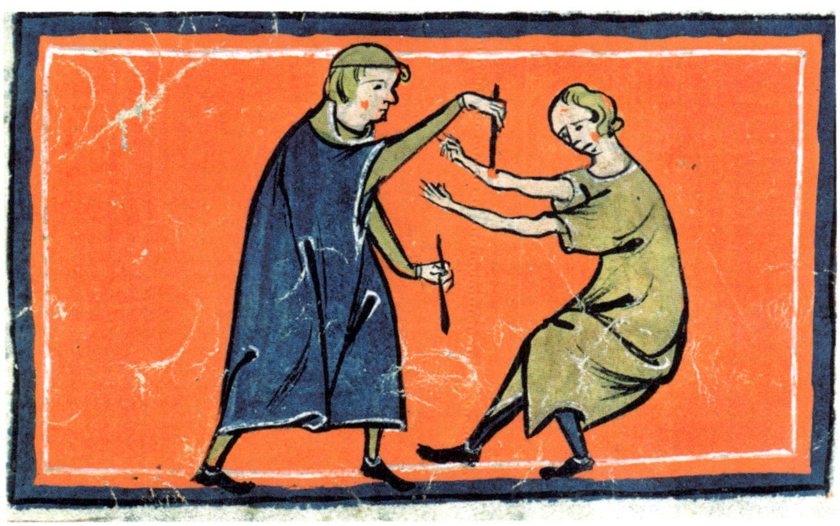

eingesetzt. Ob das sinnvoll ist oder unter Umständen gar gefährlich sein kann, sollte man mit seinem Hausarzt besprechen.

Anwendungen und Rezepturen

Bei Heilkräutern und tierischen Produkten ist es damals wie heute nötig, die wirksamen Stoffe herauszuziehen und in oder an den Körper zu bringen. Hildegard kennt dazu mehrere Methoden. Für innere Beschwerden empfiehlt sie meist einen Aufguss, eine Art Kräutertee. Die Teepflanze selbst kannte Hildegard noch nicht. Aber ihr Erkältungstee aus zerdrückten Hagebutten wird auch heute noch gern verwendet. Diese Früchte sind reich an Vitamin C, und die Wärme tut ein Übriges.

Für äußere Anwendungen soll man meist angefeuchtete Kräuter auf die Haut legen. Bisweilen rät Hildegard zur Herstellung einer Salbe, etwa bei Muskelkrämpfen. Auch Kompressen und feuchte Umschläge empfiehlt sie häufiger, etwa bei Mandelentzündung einen Eisenkraut-Halswickel.

Wärme und Schwitzen

Hildegard weiß, dass Wärme hilft. Gegen Kopfschmerzen etwa solle man erwärmten Salbei um den Kopf legen. Gegen Menstruationsstörungen soll ein Schwitzbad helfen. Schwitzbäder seien zudem gut für einen Menschen mit „fettem Fleisch“, weil er so „die Säfte die in ihm überflüssig sind, zügelt und vermindert“. Der Magere dagegen müsse Schwitzbäder meiden. Er sollte eher normal in der Wanne baden, „um seinem Körper etwas Wärme zu verschaffen und seinen Körper zu befeuchten“. Korpulenten Menschen wiederum rät sie vom normalen Wannenbad ab, „es sei denn, sie nutzen nur sehr selten Wasserbäder, nur um den Schmutz abzuwaschen, und steigen schnell wieder heraus.“

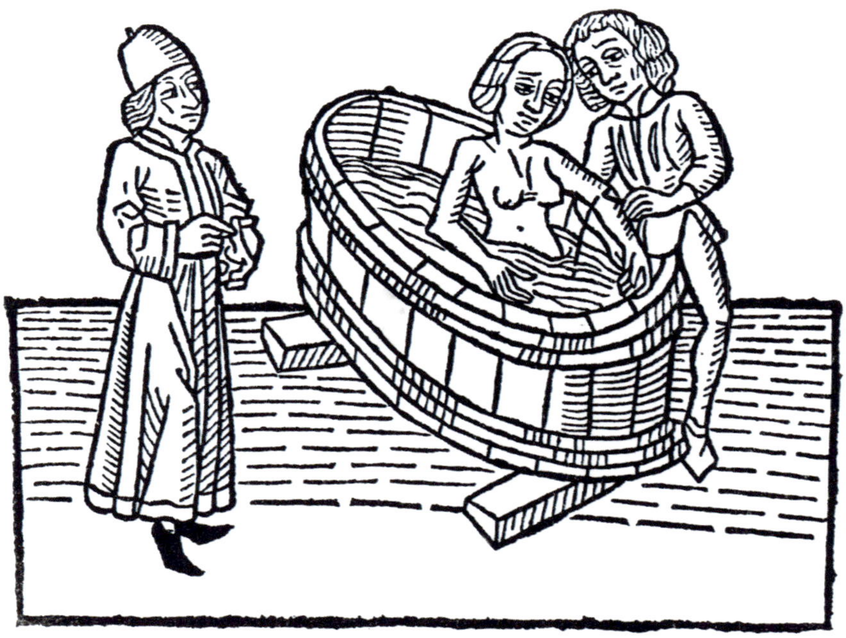

Die heilende Kraft des Wassers hat nicht erst Pfarrer Kneipp entdeckt. Auch Hildegard empfiehlt Bäder, differenziert dabei aber sorgfältig, ob ein Patient mager oder fettleibig ist. Nicht für jeden sei beispielsweise ein Schwitzbad geeignet.

Wichtig für uns heute

Geradezu modern klingt Hildegard, wenn sie vom Schwimmen in einem Bach oder Fluss spricht: Ein Bad in einem fließenden Gewässer schädige dank der Wärme von Sonne und Luft nicht. Auch Thermalquellen brächten den Menschen, die darin baden, Gesundheit.

Überhaupt zählen die „sanften“ Heilmethoden zu den Stärken Hildegards. Von ihnen können wir heute am meisten profitieren. So rät Hildegard ganz im Sinne der Benediktsregel zu guter, ausgewogener Krankenkost, soweit sie vertragen wird, zumal Hildegard es sicher oft mit unterernährten und hinfälligen Patienten zu tun hatte. Der heutige Arzt hat zwar häufiger übergewichtige Patienten vor sich, doch auch die sind in der Regel schlecht, weil falsch ernährt.

Abführmittel, z. B. Zubereitungen mit Ingwer, hält Hildegard nur bei bestimmten Verdauungsstörungen für angezeigt; offenbar war ihr bewusst, dass solche Mittel den Körper schwächen und deshalb nur mit Bedacht eingesetzt werden sollten.

Ganz aktuell wirkt Hildegards Rat zur Einnahme ihrer Arzneien: Sie seien „zurückhaltend und aus nachvollziehbarer Notwendigkeit“ anzuwenden. Ferner sollen sie „mit Brot oder in Wein oder mit irgendeiner anderen Speisenzubereitung und selten nüchtern vom

Menschen eingenommen werden". Wobei zu berücksichtigen ist, dass Hildegards häufige Empfehlung von Wein darauf zurückzuführen ist, dass sauberes Wasser oft nicht zur Verfügung stand.

Ebenfalls den heutigen Erkenntnissen entspricht Hildegards Betonung der seelischen Stärkung: Eine optimistische Einstellung und Vertrauen auf die Heilung mit Gottes Hilfe werde Genesung bringen. Die moderne Neuropsychologie hat längst bewiesen, dass eine positive Grundhaltung die Heilung fördert, während der pessimistische Kranke schlechter wieder auf die Beine kommt.

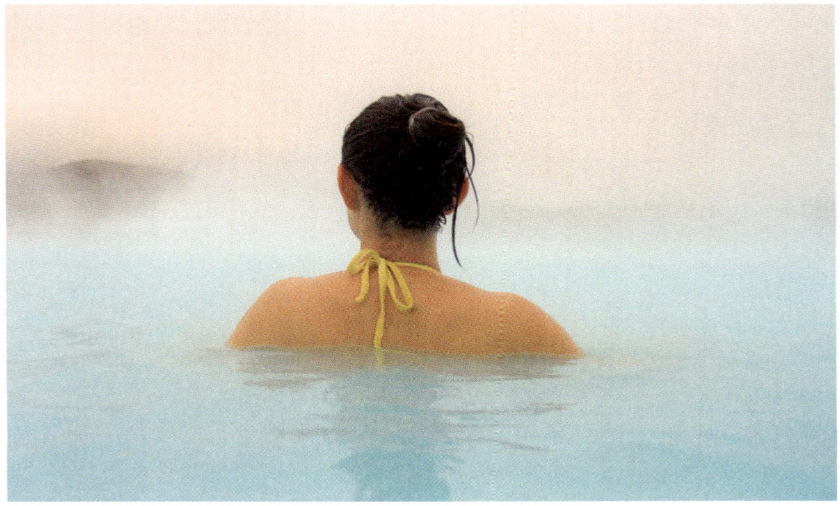

Thermalbäder sind heilsam für viele Arten von Leiden, vor allem des Bewegungsapparats. Auch Hildegard empfiehlt sie. Selbst für Gesunde bietet das sehr warme Wasser eine wunderbare Art, sich vollkommen zu entspannen.

Hildegards Prognosen

Ein guter Arzt kann aufgrund seiner Erfahrung aus der Diagnose, also der Bestimmung der vorliegenden Erkrankung, eine Prognose ableiten, das ist eine Aussage über deren weiteren Verlauf. Ist die Prognose gut, wird der Patient genesen; ist sie schlecht, wird er vermutlich bald sterben.

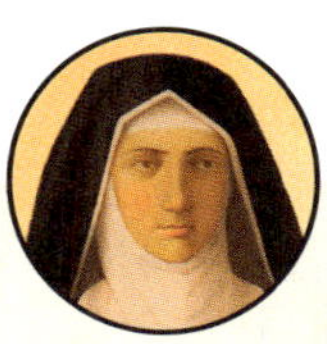

„Wie der Staub der Erde dem Menschen schadet, wenn er ihn nach innen einzieht, so führen auch diese Mittel (d. h.: prinzipiell alle empfohlenen Arzneien), wenn sie ungeregelt eingenommen werden, beim Menschen mehr zu Schaden als zu Gesundheit."

Dabei muss jede Prognose natürlich den Zustand des jeweiligen Patienten berücksichtigen. So hat bei gleicher Krankheit ein gut ernährter und fürsorglich gepflegter Mensch bessere Überlebenschancen als ein abgemagerter, der in einer ungeheizten Hütte hausen muss.

Auch Hildegard verzeichnet in ihrem Werk „Causae et Curae" einige Prognosen zum Krankheitsverlauf. Sie hat diesem wichtigen Bereich ärztlichen Wirkens sogar einen Extrateil gewidmet, in dem sie aus dem Aussehen, dem Puls und der Beschaffenheit von Blut, Harn und Stuhl Schlüsse zieht.

So gelten ihr klare Augen als Zeichen des Lebens: „Denn der Blick der Seele ist in den Augen dieses Menschen mächtig, wenn seine Augen klar und hell sind. (...) Die Augen des Menschen sind nämlich die Fenster der Seele." Wer dagegen trübe Augen habe, obwohl er gesund erscheine, trage das „Zeichen des Todes".

Ähnlich düster sieht die Zukunft eines Patienten aus, der ein aufgedunsenes Gesicht bei klaren Augen habe.

Die Farbe der Wangen ermöglicht ebenfalls Aussagen: „Wenn ein Mensch gesund ist und dessen Farbe auf den Wangen unter der Haut rot oder rötlich ist, sodass man diese Farbe unter der Haut sieht wie bei einem Apfel, der glänzend und glatt ist, der hat das Zeichen des Lebens." Aber auch baldigen Tod können die Wangen verraten: Eine Rötung an der Oberfläche, „sodass man keine Haut unter dieser Röte auf den Wangen erahnen kann", lässt Böses erwarten: „Dieser Mensch wird bald krank werden, und der Tod wird folgen."

Der Aderlass wiederum bietet die Möglichkeit, aus dem Blut eines Patienten eine Prognose abzuleiten. Man solle das Blut genau betrachten – sei es trübe und mit schwarzen Flecken durchsetzt, so zeige dies den baldigen Tod an.

Im Blickpunkt:

Das moderne Heilfasten

In unserer Zeit des Überangebots an allem spürt so mancher von uns das Bedürfnis, zeitweise enthaltsam zu leben. Bevor sich aber die Enthaltsamkeit auch auf das Essen erstreckt, sollte ein Arzt befragt werden.

Heilfasten ist populär, und vielfach wird „Heilfasten nach Hildegard" propagiert. Wer sich mit Hildegards Werken und ihrer Denkweise beschäftigt, findet allerdings darin keinerlei Hinweise auf Heilfasten. Im Gegenteil: Fasten ist für sie, wie sie in ihrem „Liber Vitae Meritorum" (Buch der Lebensverdienste) schreibt, stets Buße und Teil der Strafe bei schweren Vergehen – etwa für Hartherzigkeit („bitteres Fasten und heftiges Geißeln"), Giftmischerei („strenges Fasten mit scharfen Rutenschlägen über längere Zeit") und Kindsmord („äußerst strenges Fasten und heftige Geißelungen").

Man muss bedenken, dass Hildegard in einer Zeit lebte, in der für den überwiegenden Teil der Menschen in aller Regel zu wenig und nicht zu viel auf dem Tisch stand. Ein Mangel an Nahrungsmitteln, oft genug Teil des Alltags, war etwas Lebensbedrohendes. Fasten als gesundheitsfördernde Maßnahme dürfte den Menschen des Mittelalters deshalb eher selten in den Sinn gekommen sein. Dennoch sagt Hildegard etwas über den freiwilligen Nahrungsentzug, und zwar dies: „Wenn manche Menschen auf übertriebene Weise beim Essen enthaltsam sind, sodass sie ihrem Körper die richtige, angemessene Stärkung durch das Essen nicht gewähren (…), dann kommt es manchmal vor, dass in ihrem Körper heftige Unruhen entstehen, weil die Elemente in ihnen gegeneinander aufgebracht werden."

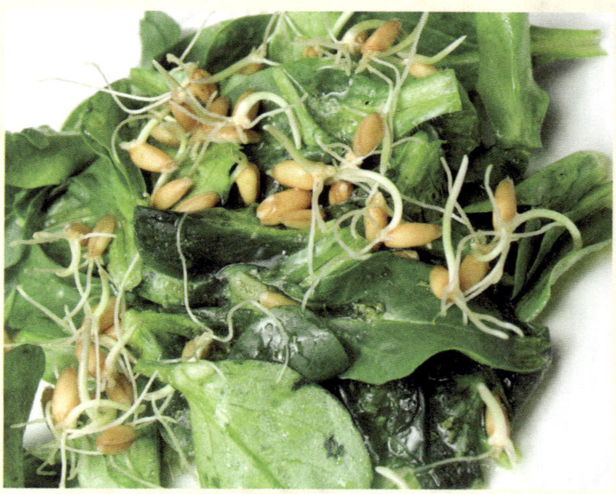

Maßhalten mit Hildegard

Doch was Hildegard an sehr vielen Stellen ihrer Werke empfiehlt, ist das maßvolle Essen und Trinken. Und genau dies kann uns heute hilfreich sein. Denn heutzutage ist die Ernährungslage, zumindest in industrialisierten Ländern, ganz anders: Unser Problem besteht eher in Überernährung. Da dieses Problem relativ jungen Datums ist, ist auch das Heilfasten vergleichsweise neu. Es wurde erst um 1930 entwickelt, und das „Heilfasten nach Hildegard von Bingen" ist eine Erfindung, die um 1970 das Licht der Welt erblickte.

Nach Meinung vieler Naturheilkundiger soll das Fasten den Körper „entschlacken". Das darf man sich allerdings nicht als eine Art Abfall-

Dinkelsprossen auf Feldsalat – ein vitaminreiches, aber kalorienarmes Gericht für denjenigen, der sich auf einige Fastenwochen einstellen will.

beseitigung vorstellen, denn die Entsorgung von Stoffen, die der Körper nicht nutzen kann und deshalb loswerden muss, ist vom Organismus gut geregelt, sonst würden wir nicht lange überleben. Wissenschaftlich konnten bisher keine Schlacken nachgewiesen werden, und auch die mitunter zu lesende Behauptung, dass sich Heilfasten positiv auf die körpereigenen Abwehrkräfte auswirke, ist keineswegs gesichert.

Bei manchen Leiden allerdings kann eine Zurückhaltung beim Essen günstig sein: bei rheumatischen Krankheiten, Bluthochdruck, Gelenkbeschwerden, Gicht, Hautkrankheiten, Herz-Kreislauf-Problemen und Typ-II-Diabetes. Andererseits dürfen Menschen mit Typ-I-Diabetes, schweren Organerkrankungen, Gicht und Krebs nicht fasten, auch Schwangere nicht.

Eine Auszeit für Körper und Seele

Dennoch kann es für uns, deren Lebensstil nur allzu oft von Hetze, Fehlernährung und Bewegungsarmut geprägt ist, gut sein, Körper und Seele von Zeit zu Zeit etwas Erholung zu gönnen. Das funktioniert gut, wenn man bewusst wenig isst, und noch besser, wenn man sich viel an der frischen Luft bewegt, ausgiebig schläft, in Ruhe liest oder Musik hört und mit guten Freunden zusammen ist – also Arbeit, Alltag und Stress hinter sich lässt.

Zum Abnehmen allerdings ist die deutliche Einschränkung der Kalorienzufuhr wenig geeignet. Denn der Körper empfindet das Ausbleiben von Nahrung als Notzeit und stellt den Stoffwechsel auf Sparprogramm um, ein jahrmillionenlang erprobtes Überlebensprogramm. Gibt es dann wieder die gewohnte Kost, werden die Fettspeicher aufgefüllt, und der Organismus ist sogar so schlau, für etwaige weitere Notzeiten noch etwas mehr einzulagern als je zuvor.

Wer trotzdem das Bedürfnis nach einer strengen Fastenkur verspürt, muss dies mit dem Hausarzt besprechen. Sie dauert in der Regel einige Wochen und wird oft von Wellnesstherapien begleitet. Meist beginnt sie mit Übergangstagen, damit sich der Körper umgewöhnt. Je nach Fastenprogramm wird die Nahrung dann immer weiter reduziert, bis es – in der strengsten Form – gar nichts mehr gibt außer Wasser und Kräutertee. An die Kur schließt sich das Nachfasten an, in dem der Körper wieder an erhöhte Nahrungsmengen gewöhnt wird. Die Fastenkuren „nach Hildegard“ zeichnen sich dadurch aus, dass sie sich – solange man noch etwas zu sich nehmen darf – auf Nahrungsmittel aus Dinkel, Hildegards Lieblingsgetreide, stützen.

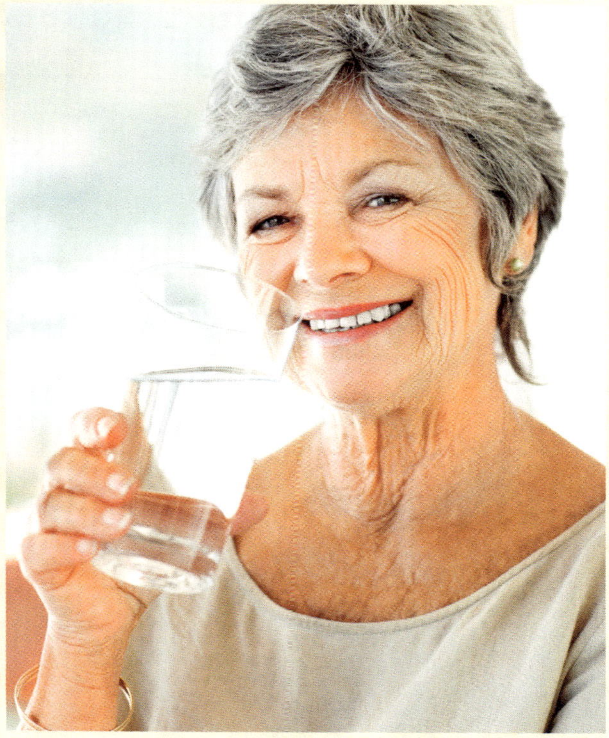

Das Trinken ist während einer Fastenkur besonders wichtig. Wasser und Kräutertee eignen sich am besten; Kaffee und natürlich Alkohol sind tabu.

Wichtig ist, in Zeiten des Nahrungsentzugs reichlich zu trinken, mehr noch als sonst. Mit Wasser oder Kräutertee hält man die Stoffwechselprozesse in Gang.

Beschwerden von A–Z

Alle Heilung kommt von Gott, sagt Hildegard. Aber in ihren Visionen habe Gott ihr auch offenbart, wie der Mensch zur Genesung eines Kranken beitragen kann: indem er alles, was die Schöpfung bereithält, als Arzneimittel nutzt. Vor allem aber gibt Hildegard selbst ein Beispiel, wie die Zuwendung eines Menschen einem Kranken helfen kann, wieder eine gesunde, harmonische Persönlichkeit zu werden.

Den weitaus größten Teil in Hildegards „Physica" (Naturkunde) und „Causae et Curae" (Ursprung und Behandlung der Krankheiten) nehmen Rezepturen gegen diverse Leiden ein. Hildegard stellt sich damit in die alte Tradition der Krankenfürsorge der Benediktiner. Zwar ist sie sich ihrer Grenzen deutlich bewusst, nämlich dass es letztlich allein in Gottes Hand liege, ob der Patient gesund werde oder sterbe. Dennoch hält sie es für ihre von Gott auferlegte Pflicht, ihr heilkundliches Wissen weiterzugeben.

Eine Reihe der von Hildegard genannten Beschwerden und Krankheiten sind auf den folgenden Seiten aufgeführt. Wichtige Symptome werden beschrieben, man findet nützliche Hintergrundinformationen, und passende Rezepte Hildegards werden durch moderne Heiltipps ergänzt.

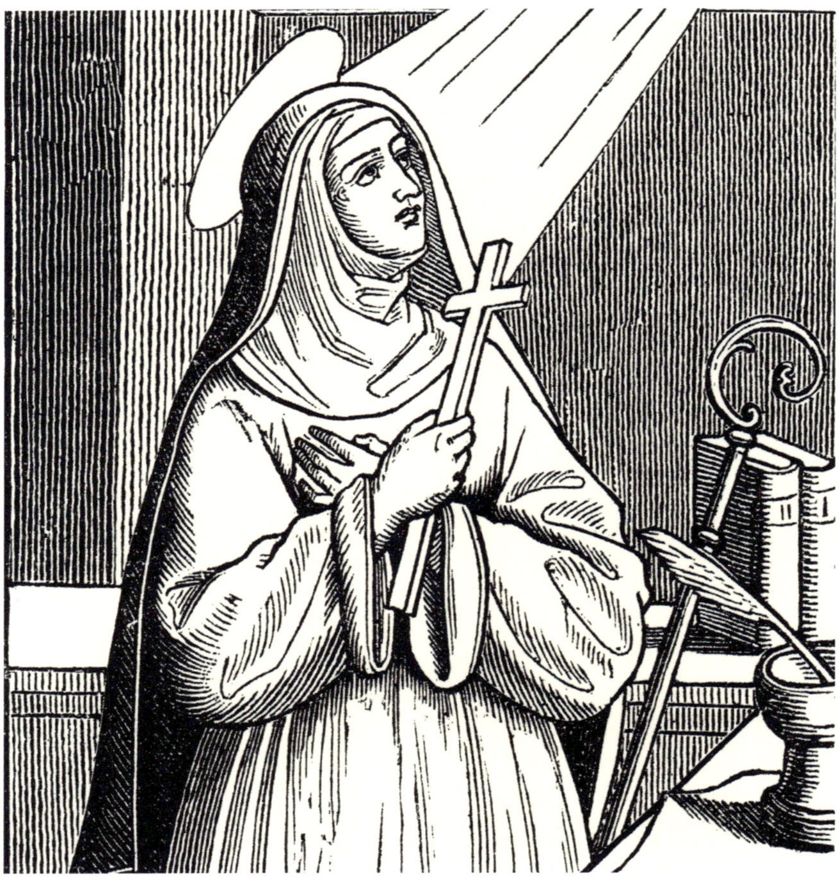

Eine Auswahl

Die hier vorgestellten Beschwerden bilden freilich nur eine Auswahl aller von Hildegard erwähnten Leiden. Das hat zwei Gründe. Der erste: Es ist nicht zu verantworten, Therapie-Ratschläge zu schweren Krankheiten zu geben. Dazu gehören vor allem Krebs und ernste Infektionskrankheiten, aber auch Augen- und Kinderkrankheiten. Der zweite Grund, weshalb einige Erkrankungen hier nicht vorgestellt werden: In manchen Fällen ist heute nicht mehr zu ermitteln, welche Krankheiten Hildegard meinte. Damals waren zahlreiche Irrtümer über den menschlichen Organismus, die Körperfunktionen und das Wesen von Krankheiten verbreitet, und die medizinische Diagnostik steckte noch in den Kinderschuhen. So spricht Hildegard beispielsweise häufig von Gicht, aber ob sie damit die heute als Gicht bezeichnete Erkrankung meinte, wissen wir nicht.

Ein ähnliches Problem gibt es bei einigen Zutaten der Rezeptu-

Hildegard sah sich in allem, was sie tat, von Gott geleitet. Das galt nicht zuletzt für ihr Wirken als Heilerin.

ren Hildegards. Längst nicht jede erwähnte Heilpflanze ist heute aufgrund der von ihr verwendeten Bezeichnung sicher zu identifizieren, auch wenn sich Fachleute damit schon viel Mühe gemacht haben. Hier wurden deshalb Rezepturen mit unzureichend bekannten Zutaten weggelassen. Das gleiche gilt für Zutaten, die zwar identifizierbar sind, die aber nach heutiger Kenntnis schädliche Nebenwirkungen haben.

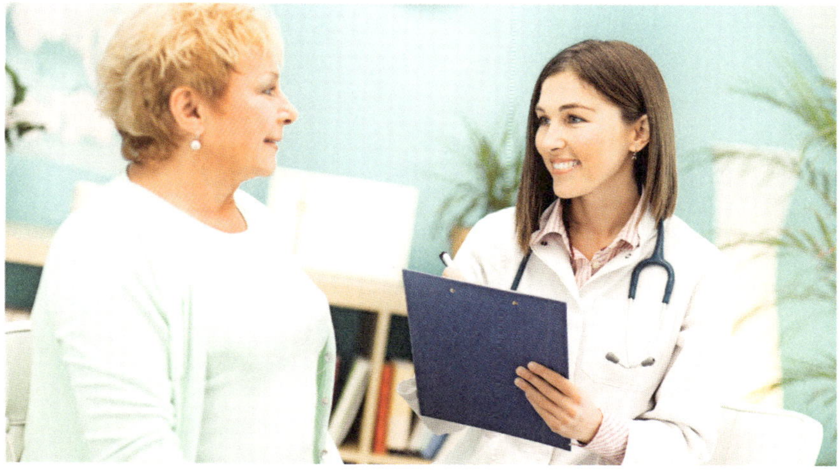

Für jeden Therapeuten kann Hildegard Vorbild sein. Interesse am einzelnen Menschen, Mitgefühl, Trost und Mutmachen bieten entscheidende Hilfen zur Genesung.

Hildegards Klugheit

Selbst Hildegard wusste schon um solche Probleme. Ausdrücklich warnt sie Gesunde, die Rezepturen anzuwenden: „Denn die verschiedenen edlen Kräuter und Pulver und die aus edlen Kräutern gefertigten Zubereitungen werden gesunden Menschen nichts nutzen, wenn sie ohne Ordnung gegessen werden, sondern sie werden ihnen eher Schaden bringen.“ Auch heute muss ein Arzt abwägen zwischen Nutzen und Nebenwirkungen, die eine Arznei oder Therapie für den Kranken hat, und darf sie nur bei Überwiegen der positiven Wirkungen anwenden.

Es wäre auch nicht im Sinne Hildegards, wenn der heutige Leser von ihren Rezepturen Wunderheilungen erwarten und sich allein auf sie verlassen würde. Spätestens wenn das jeweilige Leiden nach wenigen Tagen immer noch anhält oder besorgniserregende Symptome auftreten, ist dringend ein rascher Arztbesuch geboten.

Doch auch leichtere Beschwerden oder Befindlichkeitsstörungen können einem Menschen zusetzen. Auf diesem Gebiet weiß Hildegard einen Rat, der heute noch uneingeschränkt gilt: Liebe, Freude und eine Zuwendung, die dem ganzen Menschen gilt, heilen so manches Wehwehchen und so manchen seelischen Schmerz.

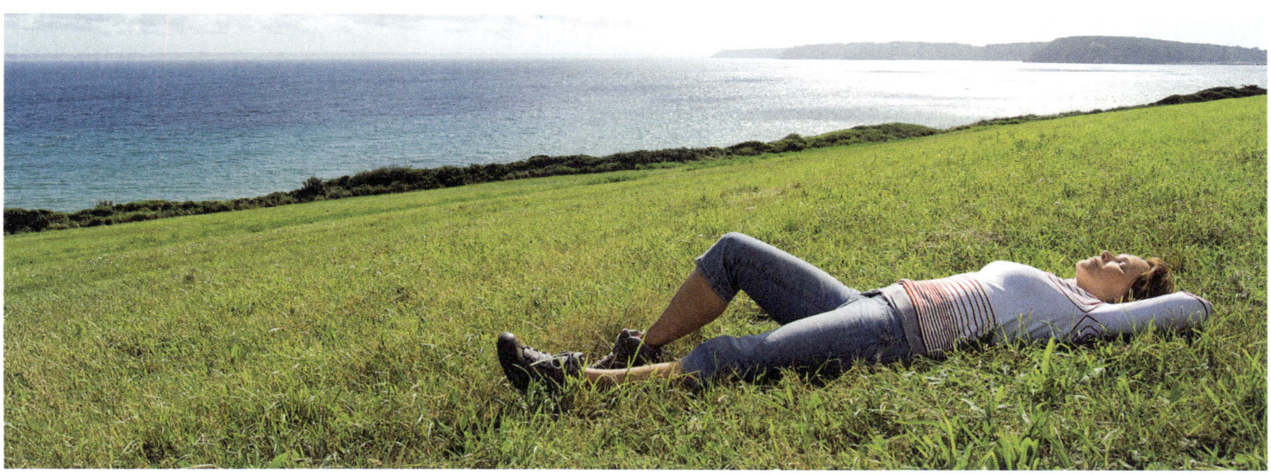

Der Mensch ist gesund, wenn er körperlich und seelisch im Gleichgewicht ist. Hildegard war, wie alle in ihrer Zeit, überzeugt, dass der Mensch vier Säfte im Körper habe, zwischen denen ein Gleichgewicht herrschen müsse, andernfalls werde man krank. Insofern kann man der überholten Viersäftelehre auch heute noch einen gewissen symbolischen Sinn zusprechen.

APPETITLOSIGKEIT

Wenn das Essen nicht schmeckt, sinkt auch die Stimmung. Solange man den Grund für diese Abneigung nicht gefunden hat, befolgt man am besten Hildegards Rat, die Speisen schön zu würzen, denn Gewürze und aromatische Kräuter fördern den Appetit.

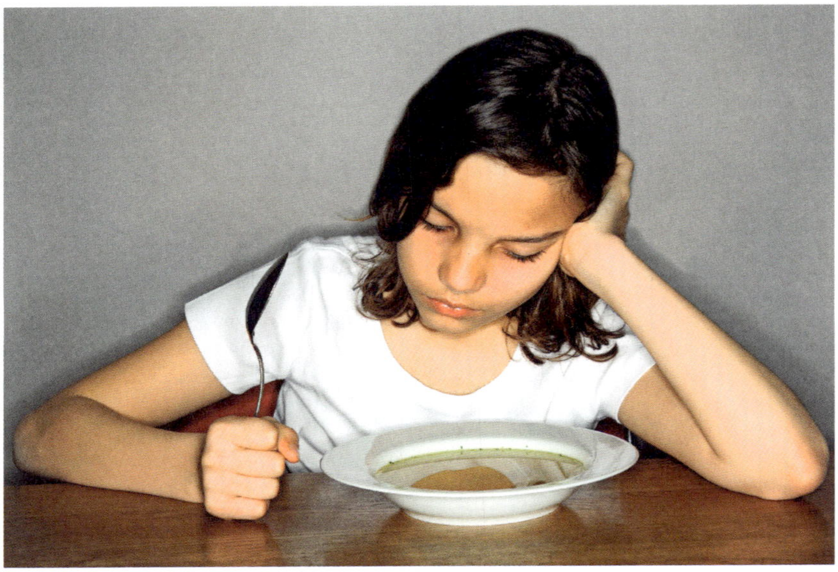

Geht Appetitlosigkeit nicht mit anderen Symptomen einher, kann man es zunächst mit Hildegards Rat versuchen, maßvoll zu essen, d. h. leichtere Kost zu bevorzugen.

Die meisten Menschen klagen eher über zu viel Appetit, da ist es schon ein Anlass zur Sorge, wenn jemand selbst auf die leckersten Speisen keine Lust hat. Die Steuerung des Hungergefühls im Körper beruht auf dem komplexen Zusammenspiel vieler Faktoren, daher können auch die Gründe sehr vielfältig sein. Es gibt mehr als hundert Ursachen, die in Frage kommen.

Hält die Appetitlosigkeit länger als einige Tage an, ist daher ein Arztbesuch ratsam – ganz besonders, wenn damit Gewichtsverlust oder gar Krankheitssymptome wie Schmerzen, Übelkeit oder Fieber einhergehen. Dann könnten beispielsweise Probleme am Verdauungstrakt, an Herz, Leber oder Niere sowie Infektionskrankheiten dahinterstecken. Vielleicht handelt es sich auch um eine Nebenwirkung von bestimmten Medikamenten, Alkohol oder Rauchen. Das muss unverzüglich ein Arzt abklären.

Eine kurzzeitige Appetitlosigkeit ist dagegen vergleichsweise harmlos – hier könnten Sorgen und Stress, eine Erkältung, Zahnprobleme oder auch kleine Infekte im Magen-Darm-Bereich eine Rolle spielen. In diesem Fall kann man mit Hausmitteln versuchen, den Appetit anzuregen. Dazu zählt unter anderem Bewegung – ein kleiner Spaziergang vor dem Essen reicht schon.

Man sollte sein Essen geruhsam einnehmen und es nicht – wie heute oft üblich – rasch hinunter schlingen, womöglich vor dem TV-Gerät. Vor einer Mahlzeit sollte man auch besser nichts trinken – sonst ist der Magen schon vorher voll. Generell halte man sich an Hildegards Ratschlag, maßvoll zu leben und zu essen. In diesem Zusammenhang bedeutet das: lieber mehrere kleine, leichte Mahlzeiten statt wenige große zu sich zu nehmen.

Das Auge isst mit

Natürlich muss das Essen auch sorgfältig und liebevoll zubereitet sein. Hübsch angerichtete, mit Kräutern bestreute und farbenfroh garnierte Speisen regen den Appetit viel eher an als ein nachlässig auf den Teller gehäuftes Gericht. Außerdem sorgen vor allem frische Kräuter für eine zusätzliche Zufuhr wertvoller Nährstoffe.

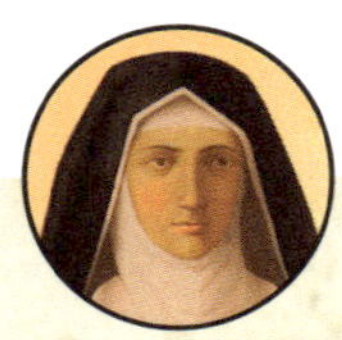

„Wenn jemand (…) vor den Speisen ekelt, so daß er nicht essen will, so soll dieser in irgendeiner Speise mit Brot mäßig Pfeffer essen, und es wird ihm (…) besser gehen und er wird den Ekel vor dem Essen ablegen."

AUSSCHLAG, FURUNKEL UND HAUTMALE

Rötet sich die Haut ohne erkennbare Ursache oder tauchen dort Male, Warzen oder Pusteln auf, so ist dies ein Fall für den Hautarzt. Gibt er Entwarnung, so können Hildegards Ratschläge helfen, die Beschwerden zu lindern.

Die Haut ist unser größtes Organ und umfasst etwa zwei Quadratmeter. Sie schützt uns vor Keimen und Strahlung, verhindert das Austrocknen des Körpers, steckt voller Sensoren für Hitze, Kälte, Schmerz und Berührung, bildet Haare und vermag den Körper mit Schweiß zu kühlen.

Aber die Haut kann auch auf äußere oder innere Reize empfindlich reagieren; sie stellt gleichsam einen Spiegel dar, auf dem sich Gesundheitsprobleme zeigen. Deshalb sollte man Hautveränderungen – etwa Rötungen, weiße Flecken, Bläschen, dunkle Stellen und Juckreiz – sorgfältig beobachten. Halten sie mehrere Tage an, ohne dass die Ursache erkennbar ist, wird ein Arztbesuch erforderlich. Zwar kann z. B. eine eher harmlose Pilzinfektion dahinterstecken, aber es gibt auch Dutzende ernsterer Krankheiten, die mit Hautveränderungen einhergehen, von Masern über Gürtelrose bis hin zu Aids.

Allergien

Tritt der Ausschlag plötzlich auf, nachdem man etwa ein neues Medikament oder ein zuvor nicht benutztes Reinigungs- oder Körperpflegemittel verwendet hat, könnte eine allergische Reaktion die Ursache sein. In diesem Fall sollte man dieses Mittel fortan meiden und die betroffenen Partien mit einer leichten Hautpflegesalbe aus der Apotheke behandeln, etwa auf der Basis von Kamille. Hilft das nicht, ist auch in diesem Fall ein Arztbesuch nötig.

Furunkel

Lästig und nicht ungefährlich sind Furunkel – Entzündungen des Haarbalgs –, vor allem wenn sie am Kopf sitzen. Hildegard sagt dazu: „Wer aber Furunkel an seinem Körper hat, welcher Art sie auch sind, lege Roggenbrot, das am Feuer gewärmt worden ist oder warm vom Ofen gebracht und gebrochen wird, auf die Furunkel und die Wärme der Roggenbrot-Kräfte verzehrt sie und lässt sie verschwinden.“ Man kann das probieren, doch wenn keine Besserung oder gar eine Verschlechterung zu beobachten ist, muss die Entzündung einem Arzt gezeigt werden.

Dunkle Hautmale

Besonders aufmerksam sind „Muttermale“ bzw. „Leberflecken“ zu beobachten. Ist ein solches Mal schwärzlich, flach in der Haut und wächst es, muss es dem Arzt gezeigt werden. Oft handelt es sich um ein Basaliom, eine weniger gefährliche Form des Hautkrebses, weil es in der Regel keine Metastasen bildet. Nichtsdestoweniger muss ein Basaliom entfernt werden, weil es sich in ein Spinaliom verwandeln kann, eine extrem gefährliche Form des Hautkrebses, die Metastasen im ganzen Körper bildet.

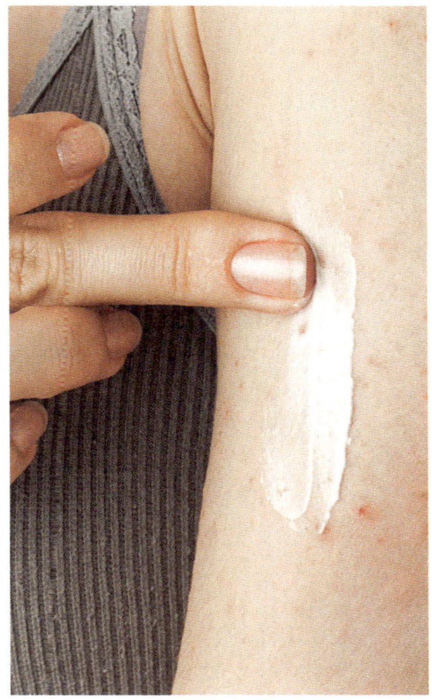

Ein Hautausschlag, der durch eine Allergie verursacht wird, kann mit einer lindernden Salbe behandelt werden, bis die Ursache gefunden und beseitigt ist.

Heilerde hilft

Ein Universalmittel gegen leichtere Hautprobleme, z. B. Pickel, ist eine Heilerdemaske. Man verrührt 3 EL Heilerde mit so viel lauwarmem Wasser, bis eine dickflüssige Paste entstanden ist. Beim Auftragen die Augenpartie aussparen. Nach etwa 30 Minuten mit lauwarmem Wasser entfernen.

FIEBER

Wenn die Körpertemperatur ansteigt und man sich schlapp fühlt, ist meist eine eher harmlose Infektion schuld. Hildegard weiß, dass dann unter anderem Bettruhe und Schlaf helfen – und man das Fieber nicht zu rasch durch Arzneien senken sollte.

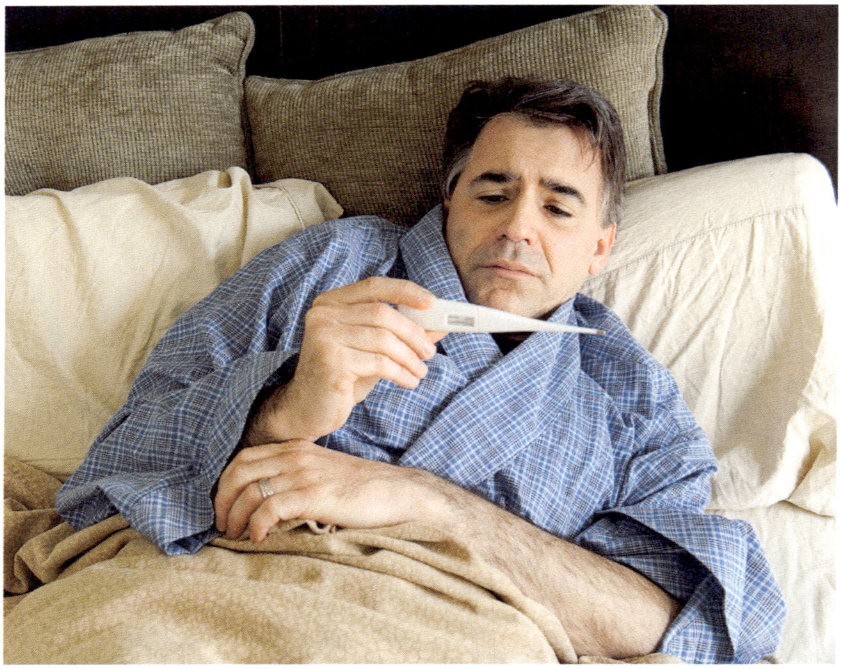

Mit Fieber und Erschöpfung signalisiert der Organismus, dass er gegen eine Erkrankung kämpft. Man bleibt also am besten im Bett und gönnt sich Ruhe. Sinkt das Fieber nicht nach drei Tagen von selbst, muss der Arzt gerufen werden.

Normalerweise hat ein gesunder Mensch eine Körpertemperatur um 37 Grad Celsius, die im Tagesverlauf leicht schwankt. Erst bei Temperaturen über 38,5 Grad spricht man von mäßigem, über 39 Grad von hohem Fieber.

Fieber ist aber keine Krankheit, sondern ein Symptom, also ein Anzeichen für eine Krankheit. Im Grunde ist es sogar ein Heilmittel: Das Immunsystem des Körpers treibt die Temperatur empor, um mit Keimen besser fertig zu werden. Deshalb ist es zunächst gar nicht ratsam, fiebersenkende Mittel einzusetzen – solange das Fieber nicht weit über 39 Grad steigt. Dies hat schon Hildegard erkannt. Sie sagt: „Nachdem aber das akute Fieber den Menschen befallen hat, ist es für ihn nicht zuträglich, eine Arznei zu nehmen, um es zu vertreiben, weil es ihn bis zum Schweißausbruch nicht völlig verlässt, sondern es bleibt je nach eingenommener Arznei umso länger in ihm verborgen und lässt ihn umso länger krank sein, da die schädlichen Säfte nicht offen und ordnungsgemäß ausgetrieben wurden."

Es können die unterschiedlichsten Krankheiten sein, die mit Fieber einhergehen. Von harmlosen Infektionen, etwa einer Erkältung, bis hin zu schweren Erkrankungen ist Vieles möglich. Daher ist bei anhaltendem und vor allem bei hohem Fieber ein Arzt zurate zu ziehen. Das gilt insbesondere für Kinder und Senioren, oder wenn das Fieber von weiteren Krankheitszeichen wie Erbrechen, Durchfall, Hautrötungen, Kopfschmerzen oder anderen Schmerzen begleitet wird.

Wadenwickel

Hat der Patient Fieber ohne derartige Begleitsymptome, so bieten sich Hausmittel wie beispielsweise Wadenwickel an. Dazu feuchtet man zwei kleinere Handtücher mit lauwarmem Wasser so an, dass sie nass sind, aber nicht rinnen. Dann umwickelt man jeden Unterschenkel des Patienten mit einem der Tücher und umgibt sie mit größeren, trockenen Handtüchern. Auch das Bettzeug sollte man mit Handtüchern schützen. Nach etwa zehn Minuten werden die Tücher erneut angefeuchtet, insgesamt aber nur dreimal. Häufiger sollte man Wadenwickel nicht anwenden, damit der Patient nicht auskühlt. Dann misst man das Fieber; es sollte nun deutlich gefallen sein.

Fiebersenkung auf ärztlichen Rat

Hat der Patient trotz des Fiebers kalte Füße oder Schüttelfrost, sind Wadenwickel fehl am Platze, und der Arzt muss gerufen werden. Das gilt auch für den Fall, dass sich das Fieber der 40-Grad-Grenze nähert. Der Arzt wird dann entscheiden, ob fiebersenkende Medikamente eingesetzt werden.

Wichtig: Flüssigkeitszufuhr

Hildegard wusste ebenfalls, dass der Fieberkranke viel trinken muss, denn die Fieberhitze „zwinge ihn wegen der übergroßen Trockenheit in ihm zu trinken; deshalb soll er Wasser trinken, damit er weniger leidet". Hinzufügen kann man: Gut geeignet sind auch Kräutertees oder leichte Brühen, etwa Hühnerbrühe, weil so der Salzverlust, der durch das Schwitzen eintritt, ausgeglichen wird. Erst recht müssen fiebernde Kinder trinken: Sie trocknen rascher aus als Erwachsene, was gefährlich werden kann.

Hildegard konnte von den unterschiedlichen Ursachen, die ein Fieber haben kann, nur eine ungefähre Vorstellung besitzen; von Bakterien und Viren wusste man noch nichts. Dennoch hat sie einige Mittel parat, die das Befinden von Fieberkranken verbessern sollen. So könne man etwa bei leichtem Fieber Kolbenhirse oder Bockshornklee-Samen in Wein erwärmen und auf nüchternen Magen trinken. Auch Petersilie wirke hilfreich: „Gegessen mildert sie die Fieber, die den Menschen nicht erschüttern, sondern nur leicht berühren."

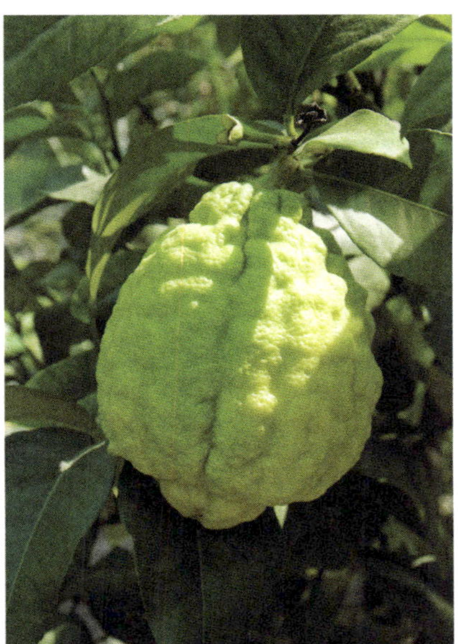

Als „Frucht des Zitronenbaums" kannte Hildegard nur die Cedrat-Zitrone. Die Äbtissin schätzte die (Vitamin-C-reiche) Frucht als Mittel gegen Fieber.

Dreitagefieber oder Malaria

Eine recht große Rolle spielt bei Hildegard das „dreitägige" oder „viertägige" Fieber, worunter wir heute vermutlich das Dreitagefieber verstehen, eine Virusinfektion, die in unserer Zeit selten geworden ist. Gegen ein solches „dreitägiges Fieber" hat Hildegard ebenfalls eine Rezeptur parat: Man „nehme Veilchen und zu dessen drittem Teil Wegerich, und Pfefferkraut, zweimal soviel wie Wegerich, und diese Kräutlein esse man häufig mit Essig oder gebratenem Salz".

Noch wahrscheinlicher ist allerdings, dass sich hinter Hildegards „Fieber" Malaria verbirgt. Denn es gibt Malaria-Formen mit Drei- und mit Viertages-Fieberschüben. Malaria war zu Hildegards Zeiten in Europa durchaus verbreitet, und auch in Deutschland bis ins 19. Jahrhundert noch recht häufig – in Norddeutschland war sie als „Marschenfieber" bekannt. Heute wird der von Mücken übertragene Malaria-Erreger, ein Einzeller, bisweilen von Ferntouristen eingeschleppt, und jeder Erkrankte muss unbedingt ärztlich behandelt werden.

Mit Zitrone gegen Fieber

Gegen fiebrige Erkältungen wird oft Vitamin C empfohlen. Bei Hildegard liest sich das so: Wenn die Früchte des Zitronenbaums „gegessen werden, unterdrücken sie das Fieber im Menschen". Hildegard kannte zwar nur die grünschalige Cedrat-Zitrone, aus der noch heute Zitronat gewonnen wird; aber auch diese ist reich an Vitamin C, wie unsere gelben Zitronen, und wurde damals gegen zahlreiche Leiden eingesetzt.

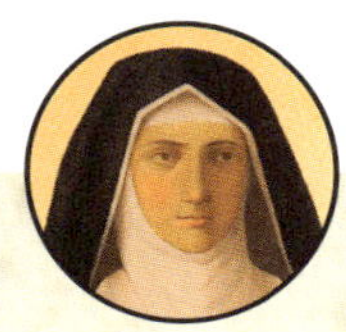

„Wer am täglichen Fieber leidet, nehme Dost und Kampfer und Blutwurz – Tormentill – (mehr als von den beiden ersteren), pulverisiere das und gebe dieses Pulver genau im Fieberanfall in warmen Wein und trinke das, lege sich ins Bett und schlafe: Die Wärme von Dost und Kampfer, gemischt mit der Kälte der Blutwurz, und mit warmem Wein genau im Fieberanfall eingenommen, damit er sich umso schneller legt, vertreibt das Fieber."

HAARAUSFALL

Es ist nicht gefährlich, wenn der Kopfschmuck schwindet, aber Männer leiden doch darunter, und bis heute gibt es kein Mittel, das die Haare wieder sprießen lässt. Betroffenen Jugendlichen allerdings könnten Hildegards Tipps vielleicht helfen.

Blonde tragen mehr als 150 000 Haare auf dem Kopf, Rothaarige müssen sich mit weniger begnügen. Aber bei vielen Menschen sind es auch deutlich weniger: Vor allem Männer leiden im Alter unter zunehmendem Haarausfall, manche trifft es sogar schon in jungen Jahren. Ein Verlust von etwa 25 bis 100 Haaren pro Tag ist durchaus normal. Kritisch wird es erst, wenn sich das Haupthaar sichtbar lichtet oder gar kreisrunde Kahlstellen entstehen.

Vielfältige Ursachen

Der Haarverlust kann viele verschiedene Ursachen haben. So lassen Medikamente, vor allem Chemotherapeutika gegen Krebs, die Haare ausfallen; doch nach Beendigung der Therapie wachsen sie wieder nach. Anders ist es bei einer Strahlentherapie gegen Krebs – die Strahlen können die betroffenen Haarwurzeln dauerhaft und irreversibel schädigen.

Auch manches Leiden geht mit Haarverlust einher. Bekannt ist dies zum Beispiel von Diabetes, Bulimie, Morbus Crohn (einer Darmwandentzündung) und Anämie. Haare lassen muss zudem oft, wer an einer Infektionskrankheit wie Grippe, Typhus und Scharlach leidet. Ebenso kann ein massiver Mangel an wichtigen Vitaminen (K, A, H, B) oder Spurenelementen wie Selen oder Zink die Ursache sein.

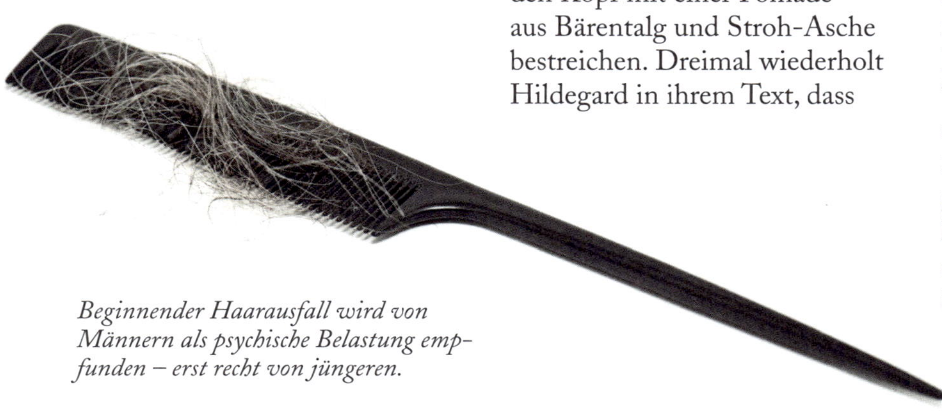

Beginnender Haarausfall wird von Männern als psychische Belastung empfunden – erst recht von jüngeren.

Hildegards Placebo-Effekt

Wenn ein Jugendlicher unter Haarausfall leidet, so liegt dies oft an hormonellen Störungen. Doch in diesem Alter ist nicht selten eine weitere Ursache im Spiel: Stress. Denn gerade die Übergangszeit zwischen Jugend und Erwachsensein ist nicht ohne Klippen. Wenn dann noch ein frühzeitiger Verlust der Haarpracht dazu kommt, ist der Frust umso stärker.

Hildegard hat eine Rezeptur, die sie ausdrücklich gegen Haarausfall bei Heranwachsenden empfiehlt: Der Jugendliche soll den Kopf mit einer Pomade aus Bärentalg und Stroh-Asche bestreichen. Dreimal wiederholt Hildegard in ihrem Text, dass dieses Mittel wirkt – eine Methode, die vergleichbar ist mit dem Placebo-Effekt, der bekanntlich oft auf wundersame Weise hilft.

Noch mehr Placebo-Effekt oder echte Wirksamkeit?

Gegen alters- und genetisch bedingten Haarausfall hingegen gibt es bis heute kein Mittel. Was auf dem Markt ist, wirkt nur sehr begrenzt und oft auch gar nicht; das haben Untersuchungen der Stiftung Warentest ergeben.

Doch vielleicht ist auch in diesem Fall die Psyche einsichtiger, als die Mittel der Pharmaindustrie wirksam sind. Man kann es deshalb durchaus mit einigen Hausmitteln versuchen, beispielsweise diesem: Man nehme je 50 g Kapuzinerkresse und Feldthymian sowie 1 l 60-prozentigen Alkohol. Die Zutaten in ein verschließbares Gefäß füllen und nach zehn Tagen durchsieben. Dieses Haarwasser zweimal täglich in die Kopfhaut einmassieren.

Eine andere Möglichkeit: Man nehme 200 g Brennnesselwurzeln, 500 ml Apfelessig und 1 l Wasser. Diese Zutaten werden in einen Topf gegeben und aufgekocht; anschließend lässt man den Sud 30 Minuten lang köcheln. Dann gießt man ihn durch ein Sieb, lässt ihn abkühlen und füllt ihn in eine Flasche. Dreimal pro Woche in die Kopfhaut einmassieren.

HAUTGESCHWÜRE

Hautwunden und Entzündungen, die nicht heilen wollen, sind immer ein Fall für den Arzt. Aber zur unterstützenden Behandlung kann man Hildegards Rezepturen ausprobieren, die auf ihrer Erfahrung als Heilkundige beruhen.

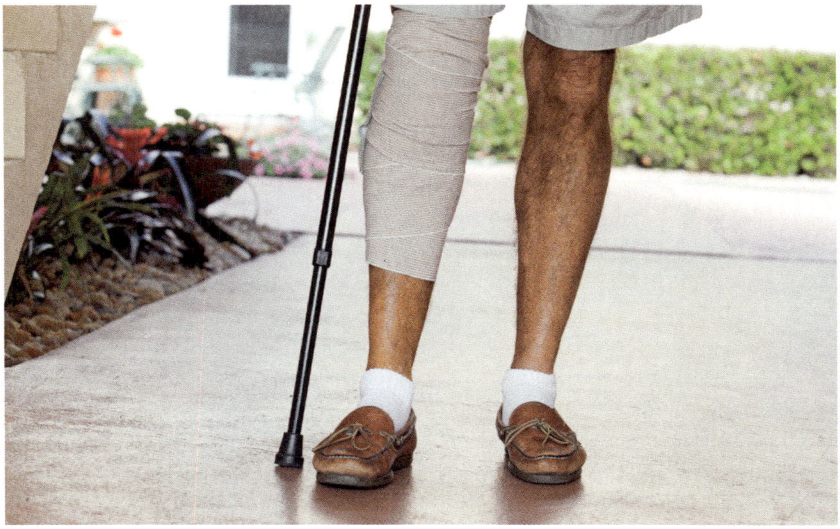

Bei älteren Menschen kann es aufgrund mangelhafter Durchblutung zu Geschwüren kommen. Das Abdecken des Wundbereichs empfahl schon Hildegard.

Normalerweise heilen kleinere Wunden der Haut relativ rasch. Zellen des Immunsystems säubern die Wunde von Keimen und zerstörtem Gewebe, und die Hautschichten bilden neue Zellen, um die zerstörten zu ersetzen.

Bei größeren und insbesondere bei verschmutzten Wunden kann es allerdings auch länger dauern. Dann bildet sich möglicherweise Eiter, der aus abgestorbenen Immunzellen und Bakterien besteht, und von unten her füllt Granulationsgewebe die Wunde aus. Allerdings bleibt dann in der Regel eine Narbe zurück. Auf dieser wachsen weder Haare noch finden sich dort Talg- und Schweißdrüsen.

Wenn es bei der Wundheilung zu Störungen kommt, entstehen Geschwüre. Das sind Hautwunden, die nicht heilen wollen und sich mit der Zeit entzünden.

Ursachen gestörter Heilung

Gestörte Wundheilung kann viele Ursachen haben. So zerstört Diabetes die feinen Äderchen in der Haut, sodass Immunzellen und Aufbaustoffe schlechter an die Wunde gelangen. Bei älteren Menschen nimmt die Blutversorgung der Haut ab, vor allem, wenn Gefäße durch Ablagerungen geschädigt sind. Zudem können Medikamente und Mangelernährung die Wundheilungsfähigkeit mindern.

Besonders am Fuß und an den Beinen können auf diese Weise langwierige Geschwüre entstehen („offenes Bein"). Heute schützt man die Wunde durch Abdecken, bekämpft Keime und den Juckreiz mit Medikamenten und verbessert die Blutversorgung, etwa durch Stützstrümpfe. Wichtig ist weiter, so viel wie möglich zu gehen, um durch die Muskelbewegungen den Fluss der Lymphe und des venösen Blutes anzuregen. Zudem sollte man so oft wie möglich die Füße hochlegen, um den Rückfluss des Blutes durch die Venen zu erleichtern.

Abdecken ist auch die Methode, zu der Hildegard rät – mit den Mitteln ihrer Zeit: Wer unter Geschwüren leide, „nehme ein Leintuch, tränke es mit neuem Wachs, bestreiche es auf der Oberseite mit Olivenöl und lege es so auf das Geschwür".

Mit Beifuß und Honig

Nach Rücksprache mit dem Arzt kann man es auch mit folgender Rezeptur Hildegards probieren: „Wenn Tropfen oder schlechte Säfte an irgendeiner Stelle des menschlichen Körpers nach Aufbrechen der Haut (…) ausfließen, dann soll dieser Mensch Beifuß nehmen und seinen Saft in einem Mörser durch Reiben ausdrücken und (…) Honig hinzufügen, sodass der Beifußsaft den Honiganteil um ein Drittel übersteigt, und damit soll er einreiben (…). Sofort danach soll er auch das Klare von Eiweiß darüberstreichen und ein Tuch darüber binden."

HUSTEN

Meist ist Husten eines der Symptome, die mit einer Erkältung einhergehen – oder eine Folge zu vielen Rauchens. Hildegards Rezeptur, in der sie die Herstellung eines Kräuterweins beschreibt, kann die mit Husten verbundenen Brustschmerzen lindern.

Wie Fieber ist Husten zunächst keine Krankheit, sondern eine notwendige Funktion des Körpers: Die explosionsartig ausgestoßene Luft soll die Atemwege von Fremdkörpern reinigen. Störend wird der Husten allerdings, wenn der Reiz nicht aufhört und insbesondere einen geruhsamen Schlaf verhindert. Meist ist eine Erkältung die Ursache – dann kann man den Husten mit Hausmitteln behandeln.

Tritt allerdings nach einigen Tagen keine Besserung ein, sollte man den Arzt aufsuchen, denn

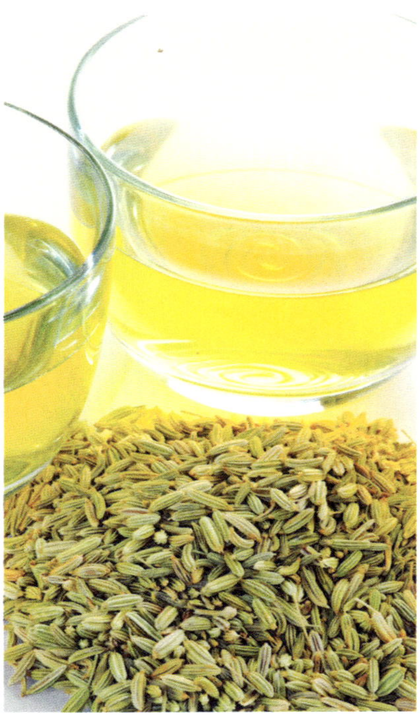

Fenchel spielt in Hildegards Rezepturen, auch in der gegen Husten, eine große Rolle. Als Tee oder in Wein entfalten die Samen eine wohltuende Wirkung.

Husten kann auch ein Symptom für eine schwerere Krankheit sein – etwa Keuchhusten oder eine Erkrankung des Magens, der Atmungsorgane, der Nasennebenhöhlen oder des Herzens. Dringend wird der Arztbesuch, wenn der Auswurf blutig ist.

Menschen, die das Rauchen nicht lassen können, müssen besonders auf einen etwaigen „Raucherhusten" achten. Der Giftstoffcocktail im Tabakrauch zerstört die Schleimhautzellen der Luftröhre und setzt sich auch in den empfindlichen Lungenbläschen ab. Dauerhusten kann dann ein erstes Symptom für Lungenkrebs sein.

Reizhusten oder Auswurf?

Man unterscheidet trockenen Husten („Reizhusten") von „produktivem" Husten mit schleimigem Auswurf. Eine Erkältung beginnt meist mit Reizhusten, erst nach einigen Tagen kommt es dann zur Schleimproduktion. Klarer Schleim spricht für eine Virusinfektion, gelbgrüner Schleim deutet auf eine bakterielle Infektion hin.

Zur Linderung nächtlichen Reizhustens gibt es einfache Mittel. So sollte man vor dem Einschlafen etwas dünne Suppe oder mehrfach kleine Schlucke Wasser trinken oder lauwarmen Fencheltee zu sich nehmen. Produktiven Husten hingegen sollte man nicht unterdrücken, denn Schleim muss abgehustet werden. Empfohlen wird bisweilen, eine Mischung aus Honig und Zwiebelstückchen etwa eine Stunde lang immer wieder umzurühren, dann die Zwiebeln abzugießen und von der Flüssigkeit etwa alle drei Stunden einen Esslöffel voll zu nehmen. Sie löst den zähen Schleim und erleichtert es, ihn abzuhusten.

Heutzutage halten die Apotheken spezielle Hustentee-Mischungen bereit, die diverse Heilkräuter enthalten. Auch Hildegard rät zu Kräuter-Aufgüssen, allerdings – wie häufig bei ihr – in Wein (Rezeptur siehe Kasten).

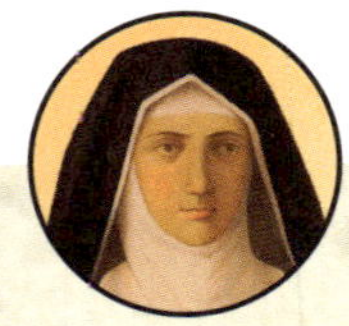

„Wenn jemand auf der Brust hustet, so dass es dort gerade zu schmerzen beginnt: Nimm zu gleichen Teilen Salbei und Liebstöckel und zweimal so viel Fenchel, wie es von diesen beiden ist, und lege das zusammen so lange in guten Wein, bis dieser Wein ihren Geschmack angenommen hat. Dann wirf die Kräutlein weg, erwärme den Wein und trinke ihn warm nach dem Essen."

INNERE UNRUHE

Nicht anders als heute bot das Dasein zu Hildegards Zeiten viele Probleme, und das bewegte und von Krankheiten geprägte Leben der Äbtissin ist ein gutes Beispiel dafür. Doch sie gibt auch Tipps, wie man Tiefen und emotionalen Stress überwindet.

Das Leben ist nicht immer einfach. Schöne Momente wechseln mit Aufregung, und nicht selten stehen wir vor Problemen, für die sich nicht gleich eine Lösung anbietet. Das mögen berufliche Überforderung, Ärger mit dem Chef oder Angst vor einer entscheidenden Verhandlung sein. Auch das Privatleben bringt hin und wieder Schwierigkeiten mit sich – Ehekonflikte oder Existenzängste, beispielsweise wegen Schulden oder Arbeitslosigkeit.

Wenn sich solche Stresssituationen häufen oder wenn uns „alles zu viel wird", reagieren wir mit Schlafstörungen, Nervosität, Abgespanntheit und innerer Unruhe. Dann sollten die Alarmglocken läuten. Denn anhaltender Stress schädigt nicht nur die Seele, sondern auch den Körper.

Die beste Möglichkeit, diesen Belastungen zu entkommen, nämlich den Lebensstil zu ändern, steht uns in der Regel nicht offen. Hilfreich können jedoch vertrauensvolle Gespräche mit Freunden über die Probleme sein oder auch Entspannungsübungen und viel Bewegung an der frischen Luft. Es helfen auch Beruhigungstees, vor allem vor dem Schlafengehen. Sie bestehen meist aus einer Mischung von Heilkräutern mit nervenberuhigender Wirkung wie beispielsweise Baldrian, Pfefferminze, Melisse, Lavendel, Fenchel und Kamille.

Zu Hildegards Zeiten war das Wort Stress noch unbekannt, zumal sich die meisten Menschen notgedrungen viel mehr bewegen mussten als wir heute. Aber starken Emotionen wie Zorn, Trauer und anderen inneren Qualen waren auch sie ausgesetzt, wie wir modernen Menschen heute.

Ein wenig Wein kann helfen

Hildegard sieht in diesen negativen und peinigenden Gefühlen – entsprechend der Säftelehre – das Wirken der Schwarzen Galle. Da Wein damals, als es oft kein sauberes Wasser gab, ein gebräuchlicheres Getränk war als heute, rät sie, ein wenig Wein zu sich zu nehmen: Ein zorniger oder trauriger Mensch solle „alsbald Wein auf dem Feuer erhitzen, mit etwas kaltem Wasser mischen und trinken, und so wird der Rauch der Schwarzen Galle, der sich in ihm zum Zorn erhoben hat, unterdrückt". Doch auch Hildegard wusste schon, dass es unbedingt bei „ein wenig" bleiben muss.

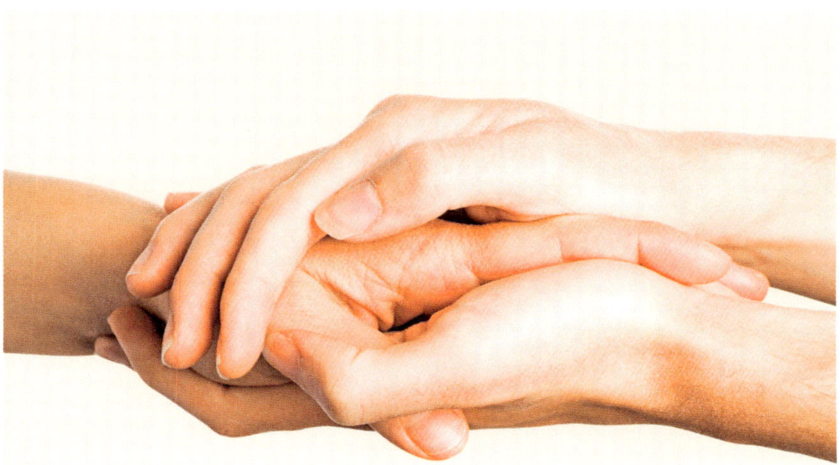

Wer sich vom Leben überfordert fühlt, braucht die mitfühlende Zugewandtheit eines anderen Menschen. In Hildegards Weltbild nimmt die Liebe – die göttliche und die menschliche – eine zentrale Stellung ein.

Entspannungsbad

Für ein duftendes Kräuterbad, in dem man sich wunderbar entspannen kann, je 100 g Kamillen-, Linden- und Lavendelblüten in 2 l Wasser aufkochen. 30 Minuten köcheln lassen. Inzwischen heißes Wasser in die Wanne einlassen. Den Sud durch ein Sieb gießen und in das etwas abgekühlte Vollbad geben. Wer mag, hört Musik, während er im Bad liegt.

KOPFSCHMERZEN

Es kann ganz unterschiedliche Ursachen haben, wenn der Kopf schmerzt, und die Schmerzen fühlen sich auch unterschiedlich an. Mit Ruhe und Hildegards Heilmitteln gehen sie aber nach kurzer Zeit vorbei – wenn nicht, ist ein Arztbesuch notwendig.

Praktisch jeder Mensch hat schon einmal Kopfschmerzen gehabt. Etwa jeder zwanzigste Bundesbürger leidet sogar täglich darunter. Die häufigste Kopfschmerzart ist der Spannungskopfschmerz: ein dumpfer, drückender Schmerz im gesamten Kopf. Die Ursache ist ungeklärt, doch in der Regel ist er nicht Folge oder Symptom einer anderen Krankheit. Meist hält er nicht lange an und lässt sich mit Schmerzmitteln lindern.

Es gibt typische Auslöser für den Spannungskopfschmerz. Manchmal sind Wetterfühligkeit (Föhn) oder Muskelverspannungen vom langen Sitzen am Bildschirm die Ursache. Auch auf schlechte Raumluft reagiert so mancher mit Kopfschmerz.

Ein Hustenanfall kann bei manchen Menschen zu Kopfschmerzen führen, die einige Minuten lang anhalten. Nach intensiver körperlicher Anstrengung kann der Kopf mehrere Stunden schmerzen, etwa nach dem Tragen sehr schwerer Gegenstände oder intensivem Sport. Sogar sexuelle Aktivität löst bei manchen Menschen stundenlange Kopfschmerzen aus.

Eine weitere Gruppe von Kopfschmerzen geht offenbar vom Trigeminusnerv aus. Sie stellen pochende, meist kurzzeitige scharfe Schmerzreize dar, die sich auf eine Kopfseite, meist nahe Schläfe oder Auge konzentrieren und mit tränenden Augen, Nasenfluss, und Schwellung der betroffenen Gesichtshälfte einhergehen. In anderen, völlig ungeklärten Fällen erleiden vor allem ältere Menschen starke, mehrere Stunden andauernde Kopfschmerzanfälle, und zwar immer zur gleichen Nachtstunde.

Es gibt allerdings Fälle von Kopfschmerz, bei denen doch eine ernstere Ursache dahintersteckt. Daher sollte man bei anhaltenden Kopfschmerzen oder wenn diese mit anderen Symptomen verbunden sind, einen Arzt aufsuchen. Auch wenn ein Kind Kopfschmerzen hat, ist unbedingt ein Arztbesuch notwendig.

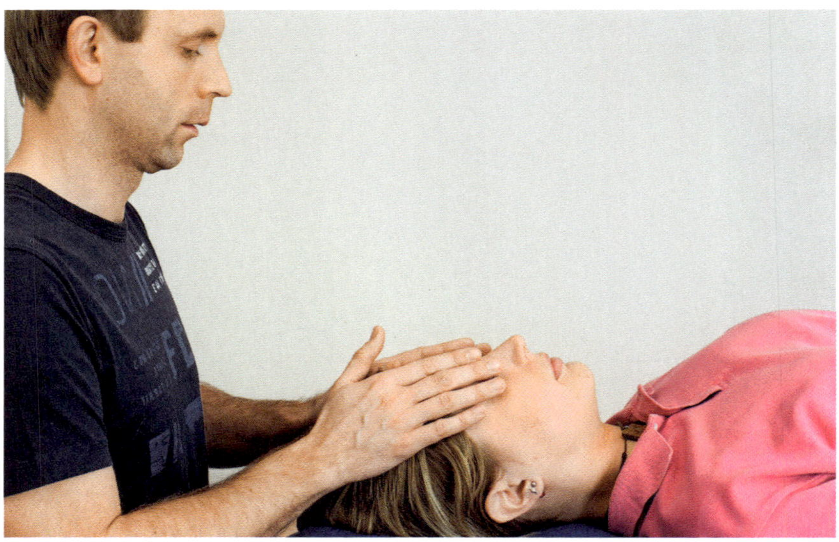

Wurde bei häufigen Kopfschmerzen ärztlicherseits eine körperliche Ursache ausgeschlossen, könnte man einen Besuch beim Heilpraktiker erwägen. Vielleicht gelingt es ihm, die Selbstheilungskräfte des Körpers oder den Placebo-Effekt zu aktivieren.

Wärme und Ruhe

Gegen kurzzeitige Kopfschmerzen gibt es – abgesehen von Schmerztabletten – eine Reihe von Hausmitteln. In manchen Fällen ist Bettruhe oder Schlaf gut. Nicht selten helfen Wärmeanwendungen, etwa ein entspannendes Duftbad.

Auch Hildegard empfiehlt Wärme, Ruhe und dazu Heilkräuter. So solle man Muskateller-Salbei in Wasser kochen, ihn nach Auspressen des Wassers warm um den Kopf legen, mit einem Tuch befestigen und schlafen. Gegen Fieberkopfschmerz hingegen rät sie zu Einreibungen mit Olivenöl, in das man Malven- und Salbeisaft eingerührt hat. Brummt der ganze Schädel, „wie wenn er taub wäre", solle man einige Gewürznelken kauen.

LIBIDOSTÖRUNGEN

Sex gehört zu einem erfüllten Leben. Gibt es Probleme in diesem Bereich, so sind die Ursachen oft psychischer Art. Vielleicht sind Hildegards Rezepturen deshalb so kompliziert. Wer fest genug an ihre Wirkung glaubt, bei dem tritt sie vielleicht auch ein.

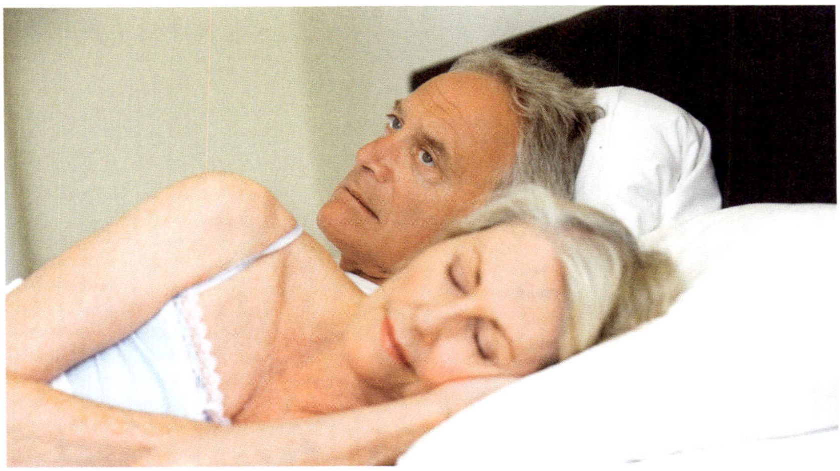

Die Probleme eines Paares beginnen, wenn ein Partner weniger Lust hat als der andere. Oft hilft ein offenes Gespräch über Wünsche und Vorlieben.

Jeder wünscht sich ein harmonisches und erfüllendes Sexualleben, aber nicht immer funktioniert das. Manchmal gibt es körperliche Probleme, etwa beim Mann Erektionsstörungen, die ärztlicher Hilfe bedürfen. Aber häufiger noch fehlt es an der Libido, der sexuellen Lust.

Das kann mehrere Ursachen haben. Oft sind es Kommunikationsprobleme, vielleicht auch die Gewöhnung – der Sexualverkehr wurde zur Routine und mit der Zeit einfach langweilig. Libido hat aber sehr viel mit Neugier und Abenteuerlust zu tun – und die gilt es wachzuhalten. Zudem mindern viele Medikamente die Libido, und natürlich sind Sorgen und Stress sowie Schlafmangel einem befriedigenden Sexualleben nicht gerade förderlich. Rauchen ist nicht nur wegen des schlechten Mundgeruchs zu vermeiden, sondern hemmt auch die Sexualfunktionen bis hin zur Impotenz. Alkohol ist ebenfalls ein schlechter Freund: Zwar „fördert er das Verlangen, aber dämpft das Tun“, wie schon Shakespeare wusste.

Es gibt aber eine Reihe von einfachen Maßnahmen, die meist zum Erfolg führen. Eine gute Ernährung hilft sehr. Dazu zählen Obst und Gemüse, Nüsse und Samen, Geflügel und Fisch. Maßvoller Sport baut nicht nur Stress ab, sondern macht auch Lust.

Zu viel Lust als Hindernis

Hildegard schreibt in einer für ihre Zeit bemerkenswerten Offenheit über Sexualfunktionen und -probleme. Als Äbtissin gibt sie aber auch Mittel weiter, um eine überschüssige „Fleischeslust“ abzutöten, denn auch das ist in ihren Augen eine Libidostörung. Dazu lässt man mehrere Wurzeln mit einigen daranbelassenen Blättern über Nacht trocknen: eine Storchschnabelwurzel, zwei Malvenwurzeln und sieben Wegerichwurzeln, versetzt mit etwas Bisamkraut. Diese Kräuter-Zubereitung wickelt man in ein Tuch, das sich Mann und Frau um die Lenden binden oder auf den Bauch legen. „Und man wird eine Abkühlung spüren.“

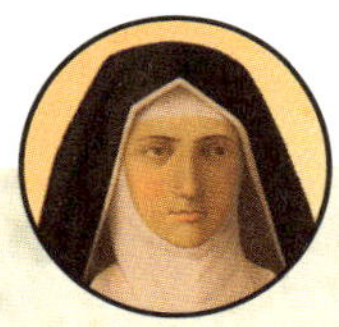

„Wenn ein Mann einmal so in Lust erregt ist, dass der Schaum zum Glied des Ergusses gelangt, aber dennoch innen im Körper auf irgendeine hemmende Weise zurückgehalten ist, (…) soll er Raute und ein bisschen weniger Wermut nehmen, den Saft davon ausdrücken und diesem Saft Zucker und mehr Honig als Zucker und so viel Wein, wie der Saft dieser (Kräuter) ausmacht, zufügen. Das soll er (…) warm trinken, nachdem er ein wenig gegessen hat.“

MAGENPROBLEME

Stress, zu viel oder zu fettes Essen – das sind neben verdorbenen Speisen die häufigsten Ursachen für Magenverstimmungen. Das gab es bei Hildegards Zeitgenossen auch schon, und deshalb hat sie eine ganze Reihe von Mitteln dagegen.

„Einen gesunden Magen spürt man nicht“ – dies ist eine Wahrheit, an die wir schmerzlich erinnert werden, wenn der Magen uns Probleme bereitet, weil er nicht so funktioniert, wie er sollte. Der kräftige Muskelsack ist ein wichtiges Verdauungsorgan und sorgt für die vorübergehende Aufbewahrung und die Durchmischung der Nahrung. Hildegard, die über die innere Anatomie des Menschen nur begrenzte Kenntnisse haben konnte, wusste schon: „Der Magen aber ist eine innere Behausung im Körper des Menschen zur Aufnahme der Speisen.“

Allerdings beginnt im Magen auch die Verdauung von Eiweißen und damit die Vorbereitung des eigentlichen Verdauungsprozesses, der im Darm stattfindet. Außerdem hat der Magen noch eine weitere, sehr wichtige Aufgabe: Seine Säure wirkt als Barriere für die mit der Nahrung aufgenommenen Bakterien, sodass diese nicht in den Körper gelangen können. Trotzdem leben im Magen hunderte von Bakterienarten, wie man seit Kurzem weiß, und zwar auf der Magenschleimhaut unterhalb der schützenden Schleimschicht. Dazu gehören auch schädliche Keime wie Helicobacter, der Magenschleimhautentzündungen und Magengeschwüre verursachen kann.

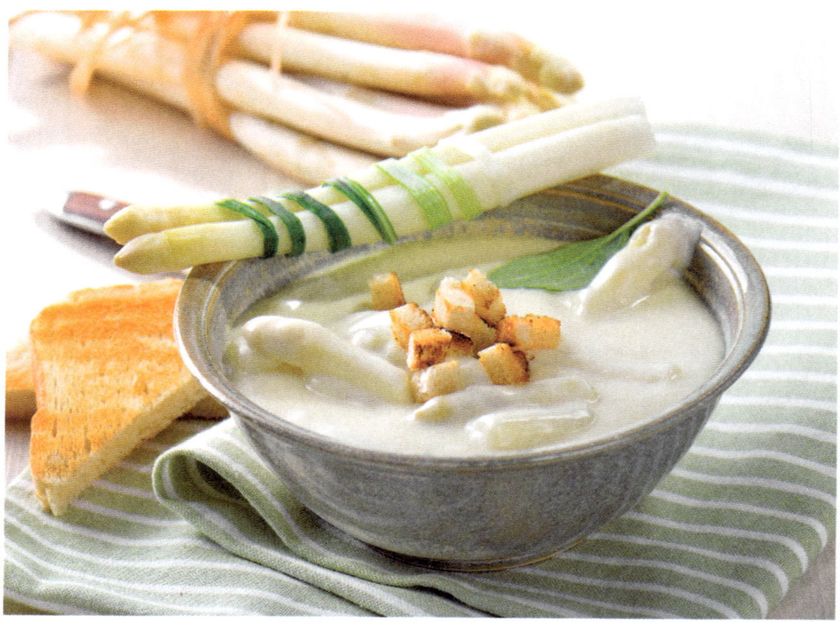

Wer eine Magenverstimmung oder einen Reizmagen hat, sollte sich auf Schonkost beschränken: wenig Fett, kaum Gewürze. Eine Spargelcremesuppe mit einer Scheibe Toastbrot ist sicher ein Gericht, das auch der empfindliche Magen vertragen kann.

Die Leistungen unseres Magens sind spektakulär. Pro Jahr knetet er etwa eine Tonne Nahrung zu Brei, und die 35 Millionen Drüsen in seiner Schleimhaut erzeugen täglich rund drei Liter des säurehaltigen Verdauungssafts.

Der Reizmagen

Magenkrankheiten sind quälend. Häufig zum Beispiel ist ein nervöser Magen, auch Reizmagen genannt. Er äußert sich in gelegentlich oder häufig auftretenden Beschwerden wie etwa Übelkeit, Erbrechen, häufiges Aufstoßen, Sodbrennen, Druckgefühl, Blähungen, Appetitlosigkeit, Völlegefühl und sogar Mundtrockenheit. Meist fühlt man sich dann auch insgesamt unwohl, spürt oft sogar Angst, Herzbeschwerden oder kann nicht gut schlafen. Die Ursachen sind meist

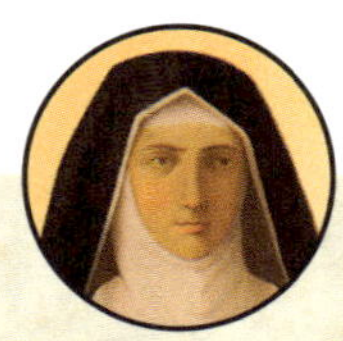

„Wer aber einen kalten Magen hat, der koche Hanf in Wasser und nach dem Ausdrücken des Wassers wickle er es in ein Tüchlein. Und er lege es warm oft auf den Magen und das stärkt ihn und bringt ihn wieder in seinen Zustand.“

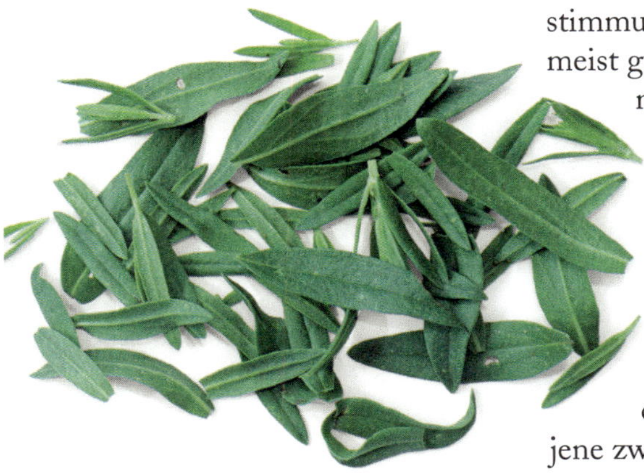

Der Ysop ist ein Heilkraut, das Hildegard gegen Magenprobleme eingesetzt hat. Er solle in Wein eingelegt und dann gegessen werden (siehe auch S. 274).

seelischer Natur, etwa bevorstehende schwere Entscheidungen, Lebenskrisen, Probleme mit der Arbeit – etwa Schichtarbeit oder Mobbing. Auch zu hastiges Essen, zu fette Speisen, Alkohol oder eine generell falsche Ernährung können dazu beitragen. Besonders vor gepökeltem, geräuchertem und stark gegrilltem Fleisch warnen die Ärzte.

Meist sind diese Probleme nur vorübergehend. Treten sie allerdings häufig auf, sind sie heftig oder gar mit Fieber, Erbrechen oder Durchfall verbunden, sollte man einen Arzt aufsuchen: Dahinter könnte eine ernste Erkrankung stecken, beispielsweise ein Magengeschwür, eine Blinddarmentzündung oder Magenkrebs.

Hildegards vielfältige Rezepturen

Hildegard waren Magenprobleme gut bekannt: „Wenn manchmal unverdaute Speisen im Magen des Menschen gerinnen und hart werden, bereiten sie dem Magen Schmerzen." Doch sie wusste auch, dass einfache Magenverstimmungen mit Hausmitteln meist gut in den Griff zu bekommen sind, beispielsweise mit einer aufgelegten Wärmepackung. Außerdem empfiehlt sie Fenchelsamen in fester Form: Man „nehme Fenchel und etwas mehr Brennnessel und Liebstöckel, zweimal soviel wie jene zwei, und mache daraus mit etwas Mehl oder Brot eine Speise und esse sie oft, und es nimmt dem kranken Magen den Schleim weg". Ein anderer Ratschlag von ihr besteht darin, rohen, in Wein eingelegten Ysop zu essen und den Wein dann zu trinken. Auch Petersilie sei heilsam für den Magen. Wer öfter unter Magenproblemen leidet, könne Esskastanien zerkleinern und zu Brei kochen, mit etwas Süßholz und gepulverter Engelwurz-Wurzel mischen, daraus Mus machen und als warme Speise oft essen.

Habe man allerdings nur vorübergehend ein Völlegefühl von einer zu reichlichen Mahlzeit, solle man „oft Bachminze roh oder gekocht mit Fleisch oder in Suppen oder in Mus gekocht" essen. Den gleichen Effekt habe die Poleiminze. Die heutige Naturheilkunde rät außerdem zu Kräutertees, zubereitet im Wesentlichen aus Pfefferminze, Süßwurzel oder Kamille. Ebenfalls bewährt haben sich Melisse und Fenchel.

Magenproblemen vorbeugen

Grundsätzlich ist es natürlich besser, Magenverstimmungen vorzubeugen. Auch hier ist ein allgemeiner Ratschlag Hildegards nützlich: mäßig leben, nicht übertreiben. Hilfreich sind dabei regelmäßige, ausgewogene Mahlzeiten mit viel Obst, Gemüse, fettarmem Eiweiß sowie stärkehaltigen Lebensmitteln. Vermeiden sollte man allzu fette Speisen, zumal abends. Auch stark gewürztes Essen kann dem Magen Probleme bereiten.

Rauchen sollte man auf jeden Fall unterlassen – Nikotin entspannt den Magenschließmuskel und kann zu Sodbrennen führen; zudem vergiften die Inhaltsstoffe des Rauchs den Körper, und der Teer schädigt die Lunge. Außerdem müssen Menschen besonders aufpassen, die häufiger ASS (Acetylsalicylsäure, Aspirin®) als Schmerzmittel einnehmen: Es schädigt die Magenschleimhaut. Wer allerdings auf ärztlichen Rat hin ASS zur Blutverdünnung einnimmt, greife zu Tabletten, die mit einem magenschonenden Überzug versehen sind.

Haferschleim

Haferschleim ist zwar nicht jedermanns Sache, doch dieses Gericht hilft bei Reizmagen und angegriffener Magenschleimhaut – das wussten schon unsere Großmütter. Man kocht 125 g Haferflocken mit 1 Prise Salz und 1 EL Butter unter ständigem Rühren in etwa 1 l Milch auf, nimmt den Topf vom Herd und lässt das Gericht weiterquellen, bis es nur noch lauwarm ist. Langsam und löffelweise essen.

MELANCHOLIE

Dieses Wort ist selten geworden. In schweren Fällen sprechen wir von Depression, einem echten und recht weit verbreiteten Leiden. Hildegard empfiehlt den Betroffenen, sich mit guter Ernährung das Leben etwas zu erleichtern.

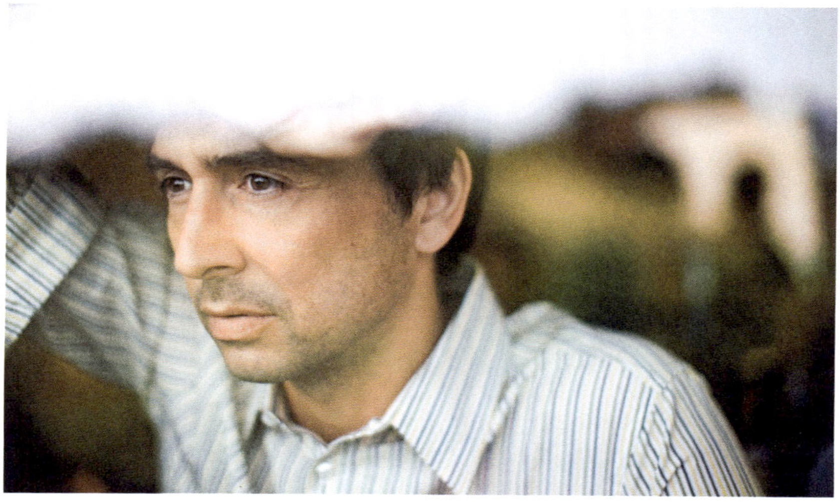

Melancholie – heute spricht man von Depression – ist eine Krankheit, die oft ohne äußeren Anlass auftritt. Der Betroffene ist traurig, ohne dass er sagen kann warum.

Schwermut, so glaubte man einst, rühre von der Schwarzen Galle her – das aus dem Altgriechischen stammende Wort Melancholie bedeutet übersetzt etwa „Schwarzgalligkeit". Die Melancholie sei eine der vier Veranlagungen, wie sie die Temperamentenlehre definiert. Diese Lehre prägte seit der Antike das medizinische Weltbild, auch das Hildegards.

Man glaubte, der Zustand des Melancholikers werde dadurch verursacht, dass sich die Schwarze Galle mit dem Blut mische. Hildegard beschreibt die Melancholie mehrfach, beispielsweise so: „Und diese Schwarze Galle ist dunkel und bitter und bläst jedes Übel aus, manchmal sogar eine Krankheit am Gehirn, und lässt beim Herzen die Adern gleichsam aufkochen und bereitet Trauer und Zweifel an jedem Trost, so dass der Mensch keine Freude haben kann." Heute nennt man diesen beklagenswerten Zustand depressive Verstimmung, in schweren Fällen spricht man von der Gemütskrankheit Depression.

Zerstörerische Krankheit

Melancholie kann auf den Menschen zerstörerisch wirken. So wurden sowohl Luther als auch Churchill von lähmenden Melancholie-Anfällen gepeinigt. Heute wissen wir, dass die Ursachen in Störungen der Gehirnchemie liegen. Anfälle zeigen sich deutlich in Änderungen des Verhaltens. Zu den Symptomen zählen Antriebslosigkeit, Appetitmangel, Schuldgefühle, häufige Gedanken an das Sterben und Schlafstörungen. Bei Senioren ist dieses Leiden deutlich häufiger als bei Jüngeren, und es bedarf ärztlicher Behandlung, bei der in der Regel hochwirksame Antidepressiva eingesetzt werden.

Wenn Hildegard von Melancholikern spricht, zeigt sich wieder einmal ihre Menschenfreundlichkeit: „Aber auch wenn der Mensch an großer Traurigkeit leidet, soll er genug von ihm bekömmlichen Speisen essen, damit er durch Speisen wiederbelebt wird, wenn ihn schon die Trauer belastet."

Tatsächlich rät man auch heute zu einer kohlenhydratreichen Ernährung. Haushaltszucker sollte man allerdings eher meiden, weil dessen stimmungsaufhellende Wirkung nicht lange anhält. Aber B-Vitamine und die Aminosäure Tryptophan sind hilfreich, also sollten Fisch, Fleisch, Eier, Milch Hülsenfrüchte und Orangensaft auf dem Speiseplan stehen.

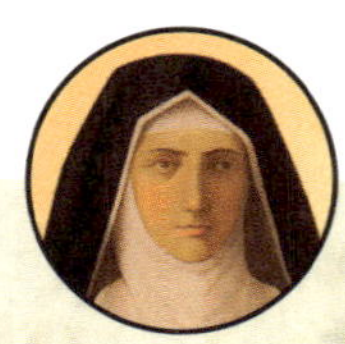

„Sogar ein Mensch, den die Melancholie plagt, der zerstoße Fenchel zu Saft und er salbe oft Stirn, Schläfen, Brust und Magen, und die Melancholie in ihm wird weichen."

MENSTRUATIONSSTÖRUNGEN

Heute meint man, unser Lebensstil sei Schuld daran, dass viele Frauen unter Beschwerden bei der Monatsblutung leiden. Das scheint nicht zu stimmen, denn Hildegard hält für ihre Zeitgenossinnen zahlreiche Ratschläge genau dafür bereit.

Die Monatsblutung der Frauen war seit alters her von Geheimnissen und Aberglauben umgeben. Menstruierende Frauen galten in vielen Kulturen als unrein, und die Regelblutung wurde noch bis in die Neuzeit als eine Art Reinigung, eine Ausscheidung von Giftstoffen, verstanden.

In Wirklichkeit jedoch ist die Menstruation die Abstoßung der Gebärmutterschleimhaut, wenn keine Befruchtung stattgefunden hat. Die Flüssigkeit enthält dementsprechend Blut, Schleimhautreste und Sekrete.

Was die eigentliche Ursache ist, davon konnte Hildegard keine vernünftige Vorstellung haben. Doch sie wusste natürlich, dass viele Frauen unter unregelmäßigen Blutungen oder unangenehmen Begleiterscheinungen, meist Leibschmerzen, litten. Schließlich war sie selbst eine Frau.

Eine umfangreiche Rezeptur

So gibt Hildegard mehrere Rezepte gegen stockende Monatsblutungen. Eine besonders umfangreiche ist diese: „Eine Frau, die am Stocken der Monatsblutung leidet und davon Beschwerden hat, soll Anis nehmen und die gleiche Gewichtsmenge Mutterkraut und etwas mehr Königskerze als von einem dieser Kräuter und koche sie in Wasser (…)."

Danach „soll sie die Kräuter heiß auf einen Schemel legen und sich darauf setzen und diese Kräuter warm um ihre Genitalien bis zum Nabel und um den ganzen Nabel herum auflegen, „damit durch die Säfte dieser Kräuter ihre Haut und ihr Fleisch von außen und die Gebärmutter von innen weich werden und damit ihre Adern, die geschlossen sind, geöffnet werden. Denn die Wärme des Anis bewegt die Säfte, die Wärme des Mutterkrauts heilt und die Wärme der Königskerze führt den Fluss herbei."

Mönchspfeffer

Präparate mit Mönchspfeffer greifen regulierend in den Hormonhaushalt ein und können prämenstruelle Beschwerden wie Brustspannen lindern, aber auch zu starke Blutungen unterbinden. Wechseljahrsbeschwerden gehören ebenfalls zu den Anwendungsgebieten.

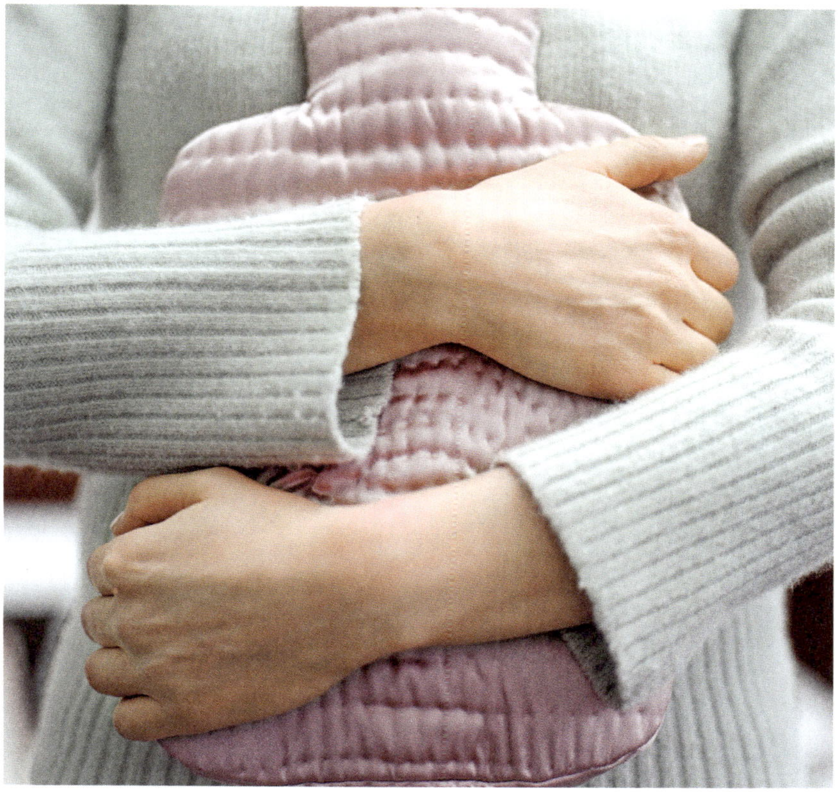

Bei Menstruationsbeschwerden hilft oft Wärme. Auch Hildegard rät zu Wärmeanwendungen, äußerlich durch erhitzte Kräuter, innerlich durch Getränke.

MIGRÄNE

Hildegards Rezepturen gegen den Halbseitenkopfschmerz dürften noch mehr als ihre anderen Tipps eigener Erfahrung entspringen, denn sie war zeitlebens von Migräne geplagt – möglicherweise verdankt sie ihr aber auch die visionären Erfahrungen.

Etwa jeder zehnte Mensch leidet unter einer der vielen Formen der Migräne, dem Halbseitenkopfschmerz (Hemikranie) – Frauen dreimal so häufig wie Männer. Hildegard beschreibt das Leiden so: „Die Hemikranie hat in sich so große Stärke, dass der Mensch es nicht ertragen könnte, wenn sie das ganze Haupt des Menschen gleichzeitig besetzen würde. Man kann sie nur schwer vertreiben ..."

Meist äußert sich das Leiden in einem in kurzen Abständen auftretenden, teils fast unerträglichen hämmernden oder stechenden Schmerz an einer Kopfseite. Vielfach beginnt es an der Stirn oder Schläfe, manchmal aber auch am Hinterkopf oder zieht sich vom Ohrbereich hinauf. Oft gehen damit Symptome wie Übelkeit, Appetitlosigkeit, Erbrechen, Licht- und Geräuschempfindlichkeit einher. Bewegt man sich, pulsiert der Kopfschmerz rascher, bei Ruhe dagegen langsamer. Vielfach hält diese Phase mehrere Tage lang an, wobei die schmerzende Kopfseite wechseln kann.

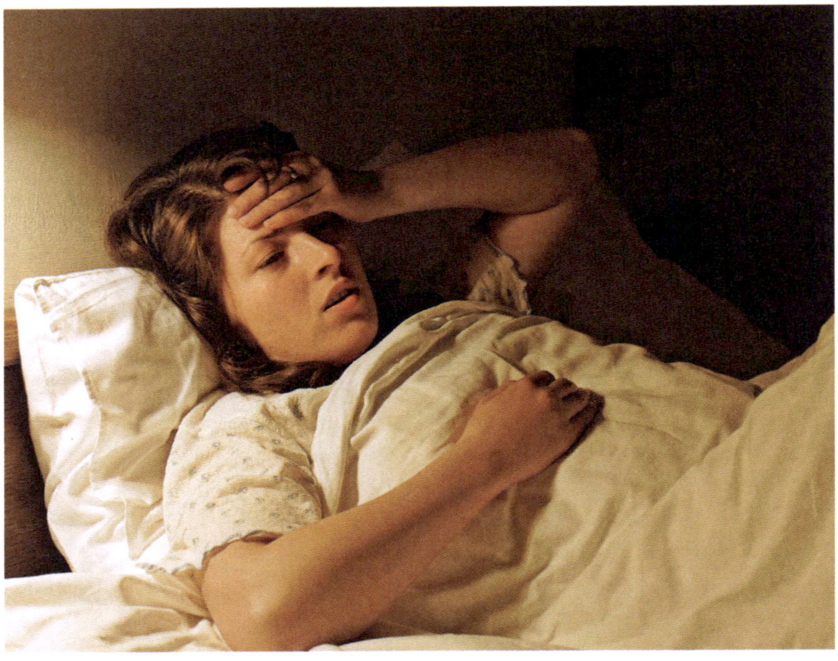

Ein Migräneanfall wird sehr häufig von Licht- und Geräuschempfindlichkeit begleitet, weshalb sich viele der Betroffenen in ein abgedunkeltes Zimmer legen.

Die Migräne-Aura

Dem Migräneanfall geht in etwa 15 Prozent aller Fälle ein seltsamer Zustand voraus, der Aura genannt wird. Schon der griechische Arzt Hippokrates beschrieb um 400 v. Chr. diese Aura als Vorbote eines Kopfschmerzes, womit er vermutlich den Halbseitenkopfschmerz meinte, denn normalen Kopfschmerzen geht keine Aura voraus. Meist beginnt sie mit Sehstörungen (daher der Name Aura), etwa einem Flimmern vor den Augen oder der Wahrnehmung gezackter Erscheinungen. Bisweilen fällt ein Teil des Gesichtsfeldes aus. Hinzu kommen eine Überempfindlichkeit der Kopfhaut, ein Kribbeln in Armen, Beinen oder Gesicht oder Gleichgewichtsstörungen. Beeinträchtigungen des Geruchssinns kommen ebenfalls häufig vor. Meist verschwinden die Aura-Erscheinungen nach etwa einer Stunde – offenbar ohne Schäden zu hinterlassen.

Hildegard und die Aura

In einigen Fällen sind die Sehstörungen sehr stark, und das haben manche Künstler als Quelle für Inspirationen genutzt. Der britische Neurologe Oliver Sacks deutet die Visionen Hildegards von Bingen als Halluzinationen bei Migräne-Auren und sieht ihre Miniaturen, mit denen sie ihre Visionen illustriert hat, als Ausdruck von Aura-Empfindungen.

Hildegard meint, der Halbseitenkopfschmerz komme, wie so manches, was die Gesundheit beeinträchtigt, „von der Schwarzen Galle". Heute ist diese Säftelehre zwar überholt, doch die genaue Ursache der Migräne hat auch die moderne Medizin nicht gefunden. Allerdings kennt man eine Reihe von Auslösern, die von Mensch zu Mensch unterschiedlich sind. Dazu zählen vor allem Stress, Schlafstörungen (zu viel oder zu wenig Schlaf), bestimmte Lebensmittel (Alkohol, Käse, Schokolade, Kaffee) und Hormonschwankungen. Bei Frauen gibt es eine enge Beziehung zum Menstruationszyklus. Auch Schmerzen (etwa bei der Zahnbehandlung) oder Erkältungen können Migräneanfälle auslösen.

Da die Migräne-Auslöser individuell sehr unterschiedlich sind, hilft es dem Arzt sehr, wenn ein Migräne-Tagebuch geführt wird. In ein solches Tagebuch trägt man neben dem Datum Stärke und Dauer des Anfalls ein. Zudem verzeichnet man die jeweiligen Begleitsymptome – etwa Erbrechen, Übelkeit, Lärmscheu oder Lichtempfindlichkeit – sowie die möglichen Auslöser (etwa Kaffee oder andere Lebensmittel, Stresserlebnisse, Schlafprobleme, Menstruation, ärztliche Behandlungen) und etwaige eingenommene Medikamente.

Führt man ein solches Tagebuch mehrere Wochen oder besser sogar Monate lang, zeichnet sich oft ein Muster ab, anhand dessen man den Migräne-Auslösern auf die Spur kommen kann.

Die Suche nach Heilmitteln

Schon seit dem Altertum unterscheidet man Migräne von anderen Kopfschmerzarten und sucht nach Behandlungsmethoden. Im Mittelalter schreckte man auch vor Maßnahmen wie der Trepanation nicht zurück, bei der ein

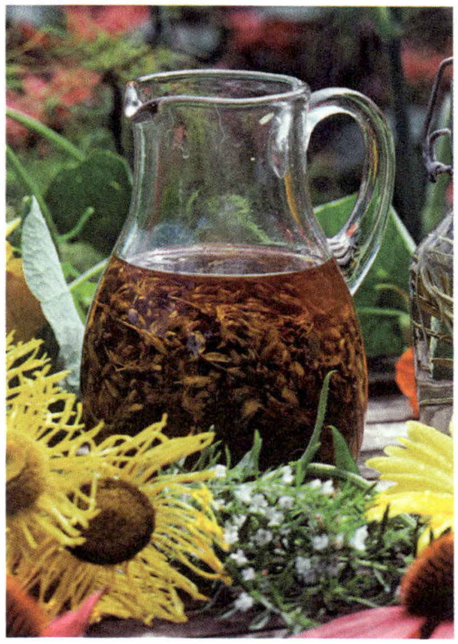

Alant (gelbe Blüten vorn links) wird seit Hildegards Zeiten als Heilpflanze geschätzt. Hildegard rät, gegen Migräne Alant in Wein zu sich zu nehmen.

Loch in die Schädeldecke gebohrt wurde. Heilbar ist die Migräne bis heute nicht – es bleibt in der Regel nichts Anderes übrig, als die bei sich selbst erkannten Auslöser zu meiden, soweit dies möglich ist, und zu versuchen, die Symptome zu lindern.

Hildegard empfiehlt zur Linderung der Migräne unter anderem eine heute noch berühmte Heilpflanze: den Alant. Man solle Alantwein oder eine Alant-Honig-Lösung täglich mäßig vor dem Essen trinken, dann würde er die Migräne unterdrücken. Im Übermaß genossen kann Alant allerdings Erbrechen, Durchfall und sogar Lähmungen hervorrufen, was auch Hildegard schon wusste: „Aber wenn einer ihn häufig so trinken würde, den würde er wegen seiner Stärke schädigen."

Ein weiteres Rezept Hildegards nutzt die Wirkungen von Aloe und Myrrhe: Man solle aus diesen gepulverten Kräutern unter Zusatz von Mohnöl und Semmelmehl eine Masse (also eine Salbe) herstellen und den Kopf damit einreiben. Dann soll man den Kopf drei Tage lang mit „einer Mütze" bedecken. Gemeint ist, dass der Kopf warmgehalten werden soll. Möglicherweise hat gerade dieses Warmhalten des Kopfes mehr noch als die Salbe aus Heilpflanzen gegen den Halbseitenkopfschmerz gewirkt; denn manche Migräneformen lassen sich durch Wärme tatsächlich zeitweise lindern.

Heute werden bisweilen Präparate aus Pestwurz zur Linderung von Migräne empfohlen. Sie enthalten als Wirkstoffe nur die Petasine der Pflanze, nicht ihre anderen, nämlich schädlichen Inhaltsstoffe. Die Pharmaindustrie hat zudem starke Mittel gegen den Schmerz sowie spezielle Anti-Migränewirkstoffe wie die Triptane entwickelt. Diese Mittel sind verschreibungspflichtig und dürfen nur unter ärztlicher Aufsicht genommen werden.

Kräuteröl

Bei manchen Migränegeplagten helfen Kräuteröle. Infrage kommen Pfefferminz-, Nelken- und Rosmarinöl. Man reibt Stirn, Schläfen und Nacken mit jeweils einigen Tropfen ein. Auch eine Einreibung derselben Kopfpartien mit wenigen Tropfen Melissengeist könnte wirken.

MUNDGERUCH

Er mag vom Magen herrühren, von schlechten Zähnen oder Belägen auf der Zunge – unangenehm ist Mundgeruch immer. Vor allem für andere Menschen. Hildegard aber weiß Rat gegen den „stinkendem Atem", wie sie es nennt.

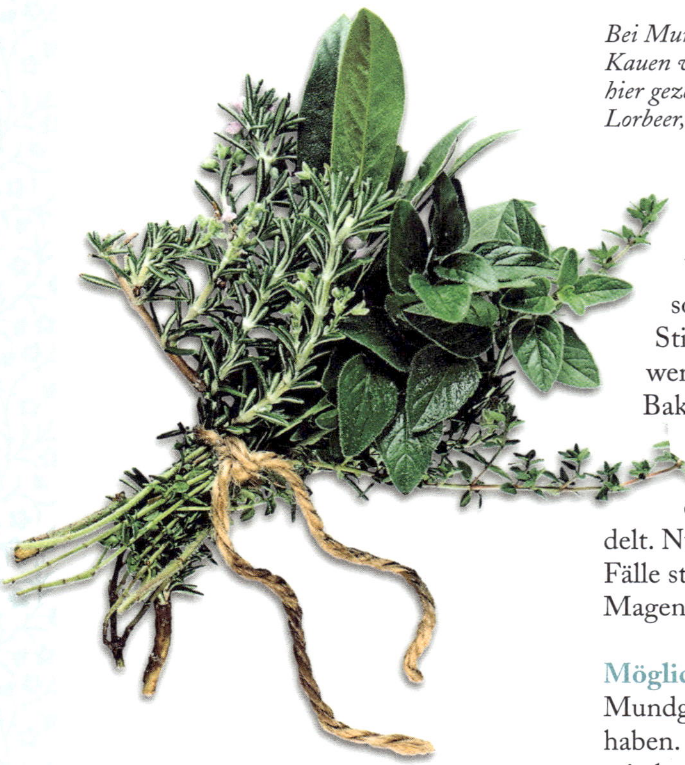

Bei Mundgeruch rät Hildegard zum Kauen von Duftkräutern wie den hier gezeigten (von links): Rosmarin, Lorbeer, Minze und Thymian.

Der Betroffene merkt es oft zunächst nicht, wohl aber seine Freunde: Übler Geruch aus dem Mund. Das kann sporadisch auftreten, etwa nach einer Knoblauchmahlzeit. Auch Alkohol führt bekanntlich zu einer „Fahne". Und Raucher kann man sogar oft an ihrem rauchig-stinkenden Atem identifizieren. Kritischer aber ist lang andauernder Mundgeruch ohne diese Ursachen. Selten ist dieses Problem nicht: Es tritt bei etwa einem Viertel aller Menschen hin und wieder auf, meist morgens. Chemiker identifizierten im schlechten Atem über 3000 unterschiedliche chemische Verbindungen, meist solche, die Schwefel oder Stickstoff enthalten. Gebildet werden sie in der Regel von Bakterien in der Mundhöhle oder im Rachenraum. Auch die Zunge ist meist dicht von Keimen besiedelt. Nur in wenigen Prozent der Fälle stammt der Geruch aus dem Magen.

Mögliche Ursachen

Mundgeruch kann viele Ursachen haben. Neben Rauchen, Alkoholmissbrauch oder Knoblauchgenuss ist in der Regel eine schlechte Mundhygiene die Basis des Übels. Putzt man die Zähne nicht oft genug oder nicht richtig, bleiben – vor allem in den Zahnzwischenräumen – Speisereste zurück, die von Bakterien als willkommene Nahrungsgrundlage genutzt werden.

Oft führt das Wirken der Keime zu zahnzerstörenden Schäden wie Karies sowie zu Zahnfleischentzündungen, die ihrerseits zum schlechten Atem beitragen. Allerdings können auch Infektionen im Nasen-Rachen-Raum, etwa in den Nasennebenhöhlen, die Ursache sein.

Haben der Hals-Nasen-Ohren-Arzt und der Zahnarzt behandlungsbedürftige Krankheiten ausgeschlossen, wird eine sorgfältige Mundhygiene den Mundgeruch aller Wahrscheinlichkeit nach beseitigen. Dazu zählt, nach Rat des Zahnarztes, Spülen mit desinfizierendem Mundwasser. In der Naturheilkunde werden Aufgüsse der Goldraute empfohlen, die entzündungshemmende Wirkstoffe enthält. Bakterizid wirken auch Lorbeeröl und Fenchel, die Hildegard empfiehlt. Hilfreich seien Törtchen aus Lorbeeröl und Mehl: „Iss sie, und sie werden den Magen reinigen und die stinkenden Säfte überwinden und rechte und gute Säfte in dir bereiten."

Bei Duftkräutern kommt hinzu, dass sie schlechten Atem überdecken können. Hildegard schlägt deshalb vor: „Und iss auch oft andere edle Kräuter, die einen guten Geruch haben, sowohl nüchtern wie nach dem Frühstück, damit ihr guter Geruch auf die Lunge übergeht und den stinkenden Atem unterdrückt."

Apfelessig-Spülung

Wer unter morgendlichem Mundgeruch leidet, rührt 1 TL Apfelessig in ein Glas Wasser und spült gleich nach dem Aufstehen gründlich den Mund damit.

MUSKELKRÄMPFE

Auch fast ein Jahrtausend nach Hildegard weiß man immer noch nicht genau, wie die unvermittelt auftretenden schmerzhaften Versteifungen mancher Muskeln zustande kommen. Doch Hildegards Rezepte können im Ernstfall helfen.

Zumindest Ältere unter uns kennen das Gefühl: Man wacht in der Nacht oder am Morgen auf, weil ein stechender Schmerz das Bein durchfährt und der Wadenmuskel bretthart ist. Ein solcher Muskelkrampf ist außerordentlich schmerzhaft, und oft spürt man noch stundenlang danach Schmerzen im Bein.

Da tröstet es wenig, dass man dieses Schicksal mit vielen anderen Menschen teilt. Auch Sportler bleiben keineswegs verschont, insbesondere wenn sie Muskeln überanstrengen oder unterkühlen. So kann zum Beispiel ein plötzliches Abkühlen des Muskels durch kaltes Wasser, etwa beim Schwimmen, Schnorcheln oder Tauchen, Krämpfe auslösen. Auch zu starkes Schwitzen, vor allem beim Leistungssport, und der damit verbundene Salzverlust kann Muskelkrämpfe auslösen.

Woher kommt der Krampf?

Wie ein Krampf zustande kommt, ist weitgehend geklärt, aber nicht dessen Ursache. Muskelfasern ziehen sich zusammen, wenn ein Nervenreiz sie dazu anregt, und entspannen sich im Normalfall danach gleich wieder. Treffen aber aufgrund einer unkontrollierten, vom Gehirn nicht gesteuerten Aktivität der Nerven zu viele Reize auf einmal ein, kann sich der Muskel nicht entspannen; er bleibt angespannt, was wir als Krampf erleben.

Als eine Ursache kommt eine mangelhafte Durchblutung des Muskels infrage. Auch ein Magnesiummangel könnte schuld sein, denn er kann die Erregungsleitung innerhalb der Nervenbahnen beeinflussen; deshalb versucht man bisweilen, die Neigung zu Krämpfen mit Magnesiumpräparaten zu mindern. Besser geeignet sind allerdings magnesiumreiche Mineralwässer, viel Obst, Gemüse und Vollkornprodukte.

Gelegentliche Muskelkrämpfe sind harmlos, ob sie nun beim Sport oder nachts im Bett auftreten. Kommen sie aber häufiger vor, sollte ein Arzt aufgesucht werden, denn es könnten auch Krankheiten an Nieren, Leber oder Schilddrüse dahinterstecken.

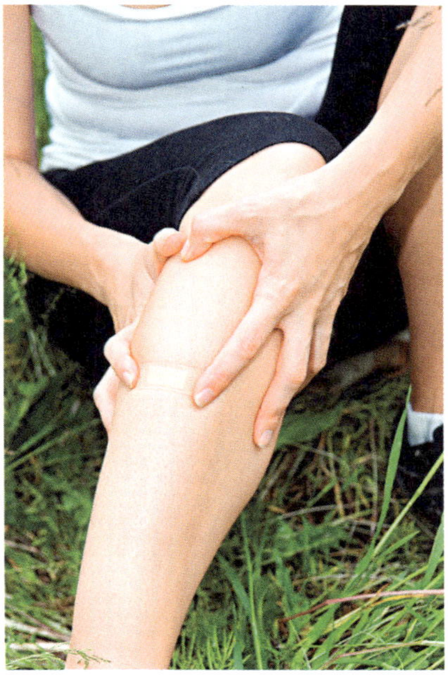

Ob nachts im Schlaf oder tagsüber beim Sport: Ein Krampf verursacht große Schmerzen, und man atmet befreit auf, wenn er sich wieder löst.

Die Muskeln dehnen

Tritt nun ein Krampf ein, so hilft es, den Muskel zu dehnen, bei einem Wadenkrampf also den Fuß gegen eine Wand zu drücken und dabei die Zehen in Richtung Knie zu ziehen. Jeder kennt die Bilder von krampfgeplagten Fußballspielern, die mit ausgestreckten Beinen auf dem Rasen sitzen und mit der Hand einen Fuß zum Körper hin ziehen.

Rosenblättersalbe

Gegen Muskelkrämpfe hat Hildegard ein Rosenblätter-Rezept parat: „Die Rose werde genommen und zur Hälfte davon Salbei unter Beigabe von frischem Fett, das zerlassen ist. Und dies soll gleichzeitig in Wasser gekocht werden, damit daraus eine Salbe werde, und wo der Mensch von Krampf (...) geplagt wird, dort soll er mit der Salbe gesalbt werden, und es wird ihm besser gehen.“ Auch Massage hilft, wie schon Hildegard wusste: „Wenn ein Krampf einen Menschen irgendwo in seinem Körper beeinträchtigt, nehme er Olivenöl und reibe sich kräftig an genau der Stelle, wo es weh tut.“ Und wenn kein Öl zur Hand ist, solle man „seine Hände in kräftiger Bewegung hierhin und dorthin ziehen, und jener Schmerz wird nachlassen.“

NASENBLUTEN

Erschreckend ist es allemal, wenn plötzlich Blut aus der Nase läuft, aber nur selten gefährlich. Auch wenn das Bluten meist von selbst wieder aufhört, können bestimmte Kräuter den Heilungsprozess unterstützen.

Unsere Nase enthält innen ein stark durchblutetes Gewebe. Da kann es schon mal zu Blutungen kommen. Häufige Ursachen können Nasebohren, Erkältungen, Grippe oder heftiges Niesen sein, eventuell auch allergische Reaktionen. Im Winter trocknen zudem die Schleimhäute in der feuchtigkeitsarmen Wohnungsluft bei Beginn der Heizperiode aus und sind dann besonders anfällig. Bei Kindern können unter anderem aufziehende Krankheiten wie ein grippaler Infekt die Nase bluten lassen; aber auch Schulstress kann zu Nasenbluten führen.

Natürlich erschrickt man, wenn es plötzlich rot aus der Nase rinnt, selbst wenn dies in aller Regel schmerzlos geschieht. Aber normalerweise hören diese Blutungen nach einigen Minuten von ganz allein wieder auf. Halten sie etwas länger an, sollte man den Kopf nach vorn beugen (nicht nach hinten!) und die Nase mit Daumen und Zeigefinger wenige Minuten zusammenpressen. Auch ein feuchtes kaltes Tuch oder eine Kaltkompresse im Nacken kann helfen; die Kälte löst einen Reflex aus, der die Blutgefäße verengt und den Blutfluss eindämmt.

Hält die Blutung aber länger als etwa 20 Minuten an oder ist sie sehr stark, ist ein rascher Besuch beim Arzt dringend ratsam. Auch bei häufigem Nasenbluten oder wenn zusätzlich grünliches Sekret aus der Nase fließt, muss der Arzt die Ursache abklären.

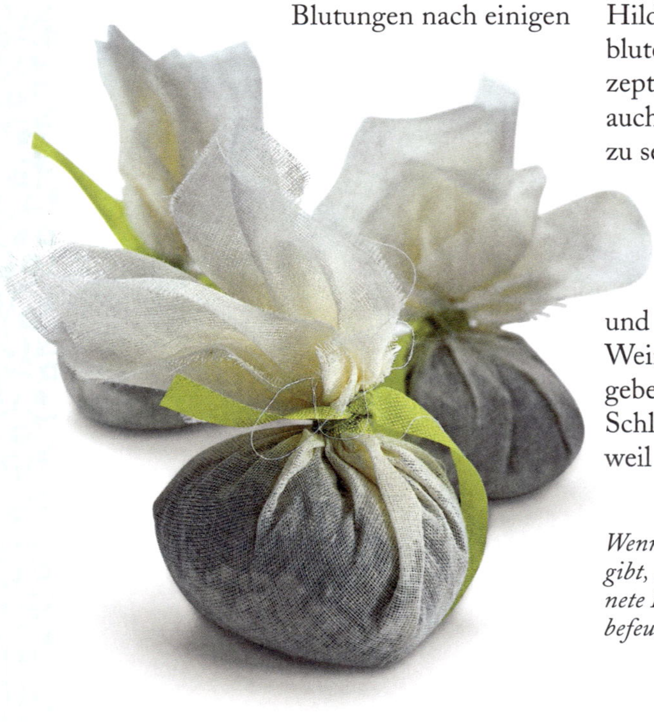

Abhilfe mit Heilkräutern

Hildegard empfiehlt bei Nasenbluten frische Heilkräuter (Rezeptur siehe Kasten). Um aber auch für den Winter gewappnet zu sein, trockne man die frischen Kräuter beizeiten, sagt Hildegard. „Wenn es im Winter ist, soll er die Kräuter zu Pulver machen und dieses Pulver mit ein bisschen Wein begossen in ein Säckchen geben und (dieses) über Stirn und Schläfen und Brust legen (…), weil die Wärme des Weins diesem Pulver Kräfte zur Bändigung des Blutes beisteuert."

Wenn es keine frischen grünen Kräuter gibt, soll man laut Hildegard getrocknete Kräuter pulverisieren, mit Wein befeuchten und in ein Säckchen geben.

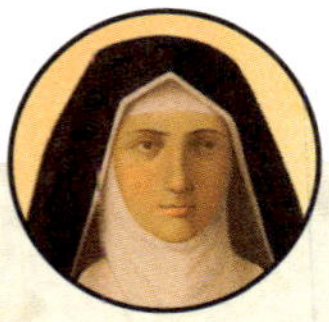

„Wenn viel Blut aus der Nase fließt, nehme man Dill und zweimal so viel Schafgarbe und lege diese Kräuter grün auf Stirn und Schläfen und Brust. Denn die Trockenheit und Kälte des Dills löscht die Glut des Blutes, und die Wärme der Schafgarbe zieht das Blut an sich und hält es zurück, damit es nicht übermäßig aufwallt. Und diese Kräutlein müssen grün sein."

Heute wird in der Naturheilkunde auch Hirtentäschelkraut zum Stillen von Nasenbluten empfohlen. Man gießt 5 g getrocknetes Hirtentäschelkraut mit einer Tasse heißem Wasser auf, lässt den Aufguss 15 Minuten ziehen, gibt ihn durch ein Sieb und lässt ihn abkühlen, bis er lauwarm ist. Dann zieht man ihn durch die Nase hoch. Bitte beachten: Die Pflanze enthält Tyramin; diese Substanz, auch in Rotwein und Käse enthalten, kann bei manchen Menschen Migräne auslösen.

RÜCKENSCHMERZEN

Schmerzen im Rücken sind heute eine Volkskrankheit, deren Ursachen oft unklar sind. Auch zu Hildegards Zeiten kannte man das Leiden, und die Äbtissin hat verschiedene Rezepturen, die Linderung bringen könnten.

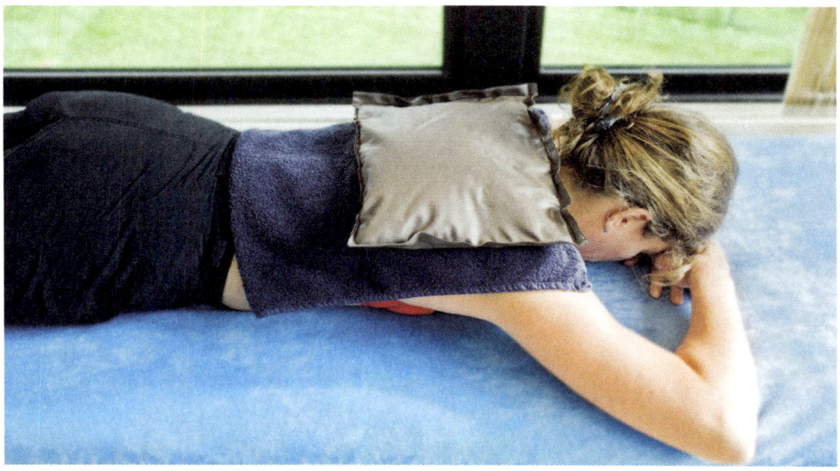

Eine Wärmeanwendung ist bei Rückenschmerzen immer gut. Hier liegt eine Fangopackung auf dem Schultergürtel, in dem Muskelverspannungen aufgetreten sind.

Zu Hildegards Zeiten mussten die meisten Menschen weit mehr und schwerer körperlich arbeiten als heute. So werden sie auch damals schon des öfteren ihren Rücken gespürt haben – auch wenn Rückenleiden im Gegensatz zu heute noch keine Volkskrankheit waren.

Es gibt zahlreiche Ursachen für Schmerzen im Rücken. Klingen akute Kreuzschmerzen mit Bewegungsproblemen, der sogenannte Hexenschuss, nicht bald wieder ab, ist ärztlicher Rat erforderlich – erst recht dann, wenn Muskelstörungen oder Gefühlsschwäche im Bein oder Probleme mit Mastdarm, Blase oder Potenz hinzukommen. Zudem können Schmerzen aus ganz anderer Quelle, etwa Nieren oder Herz, in den Rücken ausstrahlen; auch das muss ein Arzt abklären.

Vielfach liegt die Ursache des Schmerzes in der Wirbelsäule, z. B. einem Bandscheibenvorfall; dann kann sogar eine Operation nötig werden. Häufiger aber sind Verspannungen und Muskelzerrungen oder auch überdehnte Bänder die Schuldigen. Grundsätzlich kann man daher in vielen Fällen mit Bewegung und geeignetem Sport Rückenbeschwerden vorbeugen. Auch das Abbauen von Übergewicht ist sehr ratsam.

Hildegard rät zu Wärme

Schmerzende Rückenmuskeln kann man mit Wärme beruhigen. Am besten legt man sich hin und sucht eine Position, bei der man möglichst entspannt ist und wenig Schmerz spürt. Das kann die Rücken-, die Seiten- oder die Bauchlage sein. Dann platziert man ein Heizkissen, eine Wärmflasche, eine warme Gelkompresse oder eine warme Fangopackung auf dem schmerzenden Bereich.

Zu Hildegards Zeiten gab es den Luxus solcher Hilfsmittel noch nicht. Aber auch sie weiß, dass Wärme helfen kann, und kennt eine Anwendungsmethode: „Und wer im Rücken und in den Lenden Schmerzen hat, der koche Weizenkörner in Wasser und lege sie so warm auf jene Stelle wo es schmerzt, und die Wärme des Weizens wird die Kräfte jener Krankheit vertreiben."

Zusätzlich zur Wärmeanwendung rät Hildegard zu einer Rezeptur, die innerlich bei Rückenschmerzen helfen könne. Wie so oft bei ihr wird dafür Wein verwendet: Man „siede Galgant in Wein und trinke ihn oft warm und der Schmerz wird aufhören".

Melissengeist

Zur Zubereitung einer lindernden Einreibung 200 g frische Melissenblätter in 1 l 60-prozentigem Alkohol gut verschlossen an einem warmen Ort zehn Tage lang ziehen lassen. Dann durch ein Sieb gießen und im Verhältnis 4:1 mit Wasser verdünnen. Mit diesem Sud den Rücken einreiben oder eine Kompresse damit tränken und auf den Rücken legen.

SCHLAFLOSIGKEIT

Regelmäßiger Schlaf ist lebensnotwendig für uns, und Schlafstörungen sind daher auf Dauer gefährlich für Körper und Seele. Es gibt aber probate Mittel, die dagegen helfen – etwa die von Hildegard empfohlenen aromatischen Kräuter.

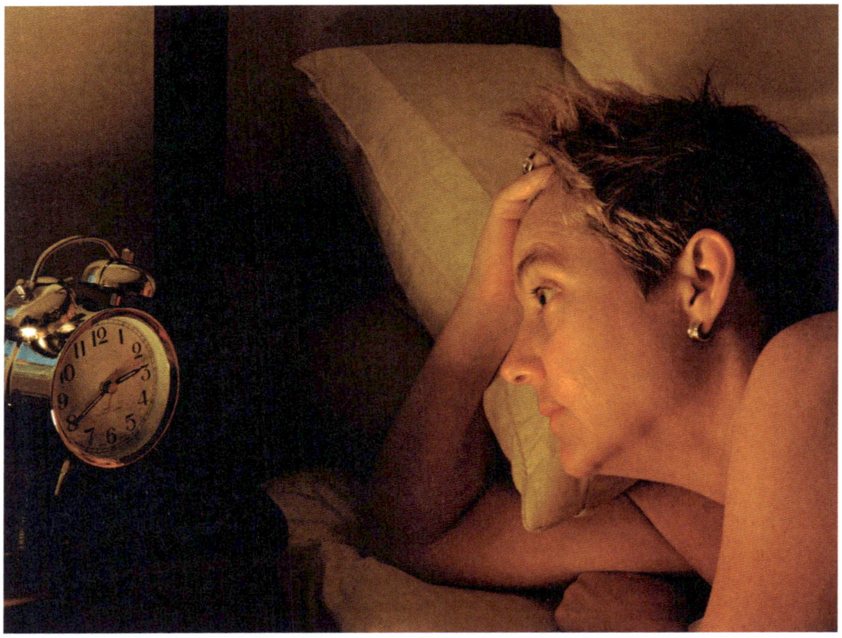

Schlafstörungen sind eine Pein. Der eine kann nicht einschlafen, der andere nicht durchschlafen, und der dritte wacht in aller Frühe auf und fühlt sich wie gerädert.

Es gibt kaum etwas, das Körper und Geist derart zermürbt wie andauernde Schlaflosigkeit. Unser Körper braucht die mehrstündige Ruhephase dringend, auch wenn wir noch immer nicht genau wissen, was bei Schlaf und Traum genau geschieht. Jedenfalls: Nur wer gut schläft, erwacht morgens fröhlich und leistungsfähig.

Es gibt aber leider eine Reihe von Faktoren, die den Schlaf stören können. Neben äußeren Einflüssen wie Licht und Lärm oder eine ungeeignete Ruhestätte sind das meist Dinge, die man selbst beeinflussen kann: Dazu gehören ein zu voller oder leerer Magen, zu fettreiche Speisen kurz vor dem Schlafengehen, Koffein oder zu viel Alkohol.

Depressionen und Sorgen sind ebenfalls Schlafräuber. Übergewicht kann unter Umständen die Atmung während des Schlafens behindern, und Schnarchen stört nicht nur den Schlaf des Bettpartners, sondern auch den eigenen. Für das Bekämpfen des Schnarchens sollte man ärztlichen Rat einholen, denn auf Dauer schädigt es die Gesundheit.

Vorbeugende Maßnahmen

Guten Schlaf kann man fördern. So helfen mäßiger Sport tagsüber, leichte Mahlzeiten am frühen Abend, ein warmes Bad vor dem Zubettgehen, ein nicht zu warmes Schlafzimmer sowie bequeme Nachtwäsche. Auch heitere Lektüre oder Entspannungsmusik hilft oft. Zudem ist es ratsam, immer zu derselben Zeit zu Bett zu gehen, sodass der Körper an einen festen Wach- und Schlaf-Rhythmus gewöhnt wird.

Einige Heilpflanzen haben eine beruhigende Wirkung und können das Einschlafen erleichtern. Hildegard empfiehlt Fenchel, Schafgarbe und Salbei: Die Wärme des Fenchels bringe den Beginn des Schlafs, die Wärme der Schafgarbe mache den Schlaf dauerhaft und die Wärme des Salbeis mache das Herz langsam und dämpfe die Adern des Halses, „so dass der Schlaf eintritt".

Auch grüner, mit etwas Wein besprengter und auf Herz und Hals gelegter Salbei soll Hildegard zufolge helfen.

Schlummertrunk

Die heute zur Entspannung, Beruhigung und als Einschlafhilfe viel verwendeten Kräuter Baldrian und Hopfen ergeben wohlschmeckende Tees. Man kann diese Tees mit Honig süßen, allerdings dürfen sie dann nur körperwarm sein, damit die Inhaltsstoffe des Honigs nicht zerstört werden.

SCHLUCKAUF

Richtige Heilmittel braucht man gegen Schluckauf meist nicht, denn in der Regel verschwindet er nach kurzer Zeit von selbst. Aber schon Hildegard kannte einige Tricks, mit denen man das Hicksen rascher vertreiben kann.

Für den Betroffenen ist er lästig, für die Umgebung oft eine Quelle der Heiterkeit – der Schluckauf. Doch in den meisten Fällen geht er rasch wieder vorbei.

Ein Zwerchfellkrampf

Ursache ist eine plötzliche Verkrampfung des Zwerchfells – des Muskels, der Brust- und Bauchhöhle trennt. Dadurch schließt sich reflexartig die Stimmritze, also der Raum zwischen den Stimmbändern – mit der Folge, dass die Luft aus der Lunge zunächst nicht entweichen kann, gegen die Stimmbänder drückt und schließlich mit dem bekannten „Hicks" doch entweicht.

Meist entsteht ein Schluckauf, wenn man zu hastig schluckt oder zu heiße, zu kalte oder zu stark gewürzte Speisen zu sich nimmt. Auch Alkohol kann zu Schluckauf führen – die Witze über „hicksende" Alkoholiker haben also tatsächlich eine medizinische Grundlage. All diese Faktoren reizen den Zwerchfellnerv, der dann den Krampf auslöst.

Tricks gegen Schluckauf

Es gibt aber eine Reihe einfacher Tricks, die gegen Schluckauf wirken. So kann man versuchen, durch Luftanhalten die Atmung wieder zu beruhigen. Oder man trinke lauwarmes Wasser in kleinen Schlückchen. Manchmal wird auch geraten, den Schluckauf-Geplagten zu erschrecken. Jedenfalls soll er abgelenkt werden, dann vergehe das Hicksen von selbst – ob das funktioniert, muss man ausprobieren.

Gegenmittel Zitwerwurzel

Hildegard hält gegen Schluckauf mehrere Rezepturen bereit. So rät sie unter anderem, Zitwerwurzel zu kauen: „Zitwer aber soll er oft nach dem Frühstück essen, und das soll er einen Monat lang tun (…). Die Wärme des Zitwers aber ist stark und vertreibt die Kälte des erwähnten Übels; und das tut sie bei einem Menschen, der gefrühstückt hat, denn wenn er nüchtern wäre, würde ihm die Kraft des Zitwers schaden." Auch das Kauen einer Gewürznelke werde helfen, meint Hildegard.

Es kann aber auch passieren, dass der Schluckauf länger anhält. Hat man relativ häufig Schluckauf oder vergeht er auch nach einigen Stunden nicht und kommen eventuell noch Symptome wie Sodbrennen, Bauchschmerzen oder Übelkeit hinzu, sollte man einen Arzt aufsuchen. Immerhin gibt es eine Reihe von teils gefährlichen Krankheiten, die mit Schluckauf einhergehen. Dringend geboten ist das Rufen des Notarztes, wenn der Schluckauf von Kopfschmerzen, Übelkeit, Lähmungserscheinungen, Schwindel, Sprach- und Sehstörungen begleitet ist – diese Symptome könnten auf einen Schlaganfall hindeuten.

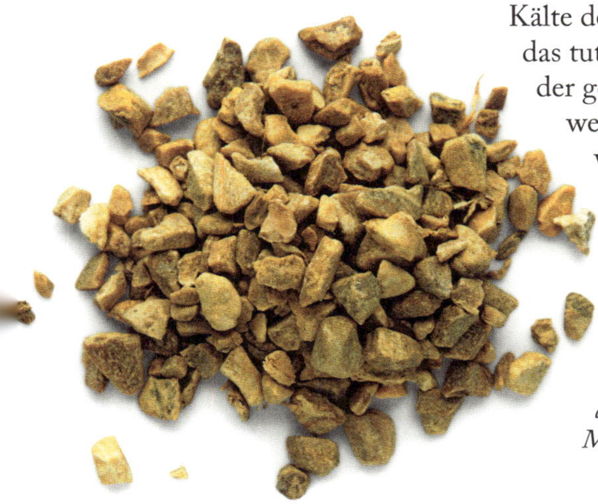

Zitwerwurzel, eine Kurkuma-Verwandte, ist laut Hildegard ein wirksames Mittel gegen Schluckauf, das aber nicht auf nüchternen Magen gegessen werden soll.

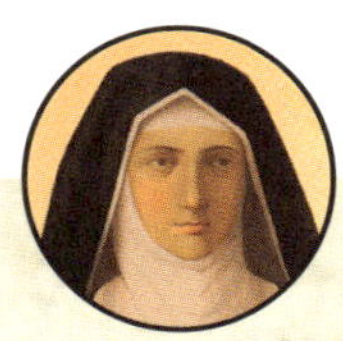

„Wer an Schluckauf leidet, soll reichlich Zucker nehmen, ihn in warmem Wasser auflösen und dieses Wasser warm trinken, da die Wärme des Zuckers mit der Milde des erwärmten Wassers die Trockenheit, die die Kälte des Schluckaufs dem Menschen bringt, befeuchtet."

SCHNUPFEN

Hildegard konnte nicht wissen, wie Schnupfen zustande kommt – von Viren war zu ihrer Zeit nichts bekannt. Doch sie hatte schon Rezepte parat, um mit den Wirkstoffen heilkräftiger Kräuter die Nase zu befreien.

Eine verstopfte oder laufende Nase – das sind die typischen Symptome eines Schnupfens. Durch den ständigen Juckreiz kommt noch Niesen hinzu. Ursache ist eine Entzündung der Nasenschleimhaut durch eine oder mehrere von den mehr als 200 Virenarten, die man kennt. Meist ist der Schnupfen nach etwa einer Woche überwunden. Er kann aber auch andauern und ist dann ein Fall für den Arzt.

Schnupfensymptome können auch durch eine Allergie verursacht sein, etwa eine Pollenallergie (Heuschnupfen) im Frühjahr oder Frühsommer. Das geht dann meist mit tränenden Augen, einem Brennen im Mund-Rachen-Raum und bisweilen sogar Atembeschwerden einher.

Die typische Erkältung

Meist aber ist Schnupfen Teil einer Erkältung – dann geht er in Frösteln, Husten, Heiserkeit, Halsschmerzen und Fieber über. Mit Kälte hat die Erkältung übrigens wenig zu tun; allerdings kann eine starke Abkühlung des Körpers das Immunsystem schwächen, sodass die Viren leichtes Spiel haben und einer zusätzlichen bakteriellen Infektion den Weg bereiten können.

Keine Immunität

Gegen Schnupfen und Erkältung wird man nicht immun. Tatsächlich zählen diese Infektionskrankheiten zu den häufigsten Erkrankungen überhaupt, zumal die Erreger recht ansteckend sind. Man kann sich aber durch viel Bewegung an der frischen Luft und eine Ernährung mit reichlich Obst und Gemüse bis zu einem gewissen Grad abhärten.

Ist man erkältet, helfen einige Hausmittel gegen die Symptome. Geeignet sind warme Tees, etwa Holunder- oder Lindenblütentee – hier addieren Inhaltsstoffe, Wärme und Flüssigkeitszufuhr ihre Wirkung. Vitamin C dagegen ist zwar vermutlich hilfreich, aber kein Wundermittel. Allerdings sind vitaminreiche Früchte generell gesund. Sehr wirksam aber ist das täglich mehrfach wiederholte Inhalieren mit warmem Dampf: Man übergießt in einer Schüssel Kamillenblüten mit heißem Wasser, hält das Gesicht über die Schüssel und überdeckt den Kopf mit einem Handtuch (Vorsicht bei Kindern: Verbrennungsgefahr!). Dann atmet man einige Minuten lang mit geschlossenen Augen den Dampf ein: Er verflüssigt den Schleim.

Laufende Nasen, niesende und hustende Menschen gab es natürlich auch schon zu Hildegards Zeiten. Die Äbtissin empfiehlt zum Lösen festsitzenden Schnupfens eine Rezeptur mit Reiherschnabel-Kraut: „Nimm daher Reiherschnabel und weniger Bertram als Reiherschnabel, und Muskatnuss, weniger als Bertram, und so mache diese zu Pulver und mische sie gleichzeitig (…). Und wer Schnupfen hat, lege das Pulver an seine Nase und ziehe seinen Duft in sich ein, und der Schnupfen wird sich leichter und milder lösen und verschwindet schnell ohne jede Gefahr für jenen Menschen."

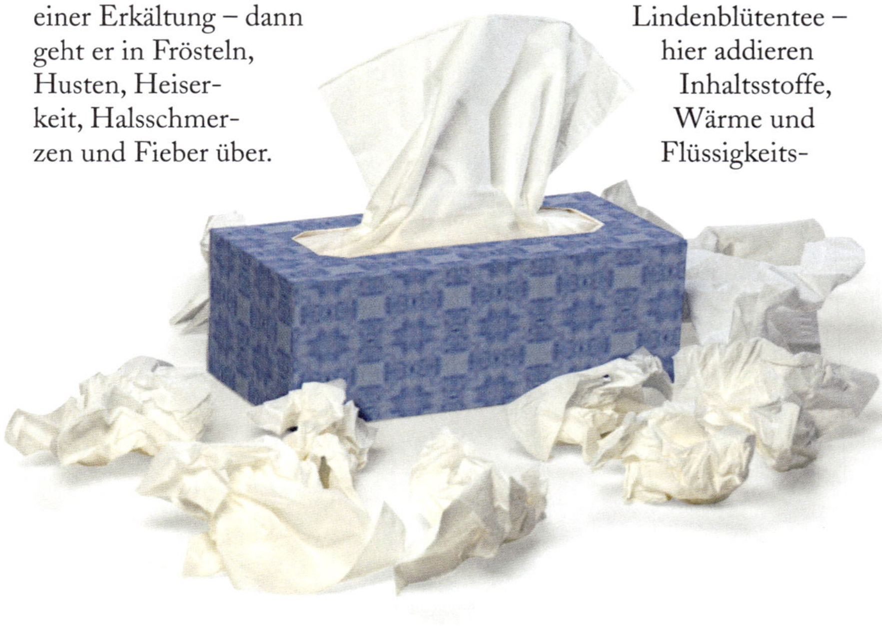

Schnupfen muss durchgestanden werden. Hildegard wusste, dass man nur die Symptome lindern kann, und sie hat eine Rezeptur dafür.

ÜBELKEIT UND ERBRECHEN

Der Brechreiz ist in vielen Fällen eine normale Reaktion des Körpers, etwa auf verdorbene Nahrung, bisweilen aber auch Symptom einer Krankheit. Einige Tipps von Hildegard helfen bei vorübergehenden Anfällen.

Es ist vermutlich eine Vorsichtsmaßnahme des Körpers: Übelkeit und Erbrechen. Denn nur so hat der Körper die Möglichkeit, ungeeignete oder vielleicht verdorbene Speisen rechtzeitig wieder loszuwerden, ehe der Verdauungsvorgang beginnt.

Weil das Erbrechen eine Schutzfunktion des Körpers ist, darf man es auch nicht zu unterdrücken versuchen – es sei denn, man verliert dadurch gefährlich viel Wasser und Mineralstoffe. Bei anhaltendem Erbrechen ist unbedingt ärztliche Hilfe nötig.

Hildegard warnt andererseits ausdrücklich davor, Erbrechen absichtlich herbeizuführen: „Wenn aber ein Mensch sich selbst zum Erbrechen bringt und ein Mittel nimmt, um dadurch Erbrechen hervorzurufen, ist ihm das nicht heilsam und gesund (…), denn das Erbrechen, das sich von selbst (und) nicht (künstlich) hervorgerufen im Menschen erhebt, ist besser als jenes, das ein Mensch bei sich durch ein Mittel hervorruft.“ Man muss hinzufügen: Selbst bei dem Verdacht, man habe eine giftige Substanz zu sich genommen, ist Erbrechen nicht immer die richtige Maßnahme. In einem solchen Fall ist unverzüglich der Gift-Notruf anzurufen.

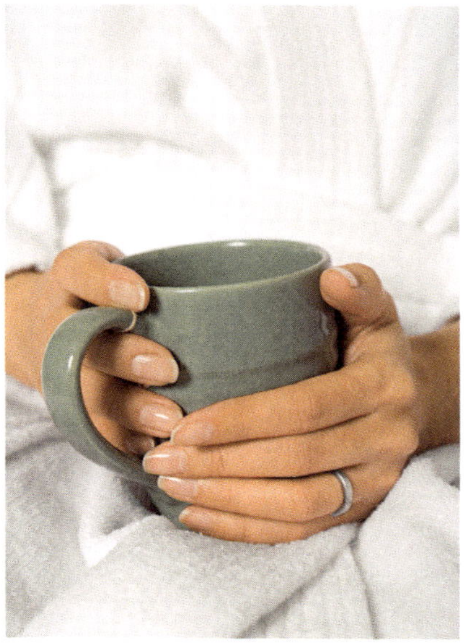

Bei Erbrechen verliert man viel Flüssigkeit. Deshalb soll man versuchen, Tee oder leichte Brühe zu sich zu nehmen.

Magen-Darm-Infektionen

Außer der Reaktion auf schlechte Speisen gibt es natürlich noch viele andere Ursachen von Übelkeit. Die häufigste Ursache sind Probleme im Magen-Darm-Bereich, meist eine Infektion (Gastroenteritis). Bei heftigem Erbrechen und schweren Durchfällen kann das Norovirus die Ursache sein, aber bei sonst gesunden Erwachsenen verläuft diese Infektion in der Regel glimpflich. Leichtere Magen-Darm-Infektionen gehen ohnehin rasch vorüber.

Es gibt aber auch andere Gründe für Übelkeit und Erbrechen. So manche Schwangere hat damit zu kämpfen, und bestimmte Medikamente und Infektionen können den Gleichgewichtssinn stören und Schwindel und Brechreiz auslösen. Auch wenn der Arzt eine Spritze gibt oder einen Abszess aufschneidet, reagieren manche Menschen mit Übelkeit.

Viel Flüssigkeit

Wichtig ist, nach dem Erbrechen viel zu trinken. Das soll die verlorene Flüssigkeit ersetzen, außerdem aber kann warmer Tee den Brechreiz dämpfen. Bewährt hat sich in der Naturheilkunde Ingwertee: Man lässt einige frisch geschnittene Scheiben Ingwer etwa 20 Minuten in heißem Wasser ziehen, süßt mit etwas Honig oder Zucker und trinkt den warmen Tee schluckweise. Für Schwangere ist Ingwer allerdings ungeeignet; er kann vorzeitige Wehen auslösen.

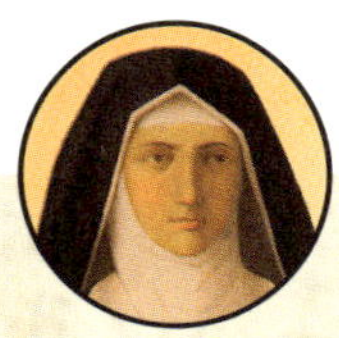

„Wer an Übelkeit leidet, nehme Kümmel, ein Drittel davon Pfeffer und etwa ein Viertel vom Kümmel an Bibernelle, pulverisiere das, nehme reines Semmelmehl und gebe dieses Pulver in das Mehl. Er mache mit Eidotter und ein bisschen Wasser Küchlein, entweder im Ofen oder unter heißer Asche (…).“

VERDAUUNGSSTÖRUNGEN

Täglich essen und trinken wir, und in aller Regel verläuft der komplizierte Verdauungsprozess ohne Probleme. Tritt aber doch einmal eine vorübergehende Störung auf, kann man sich Rat bei Hildegard holen.

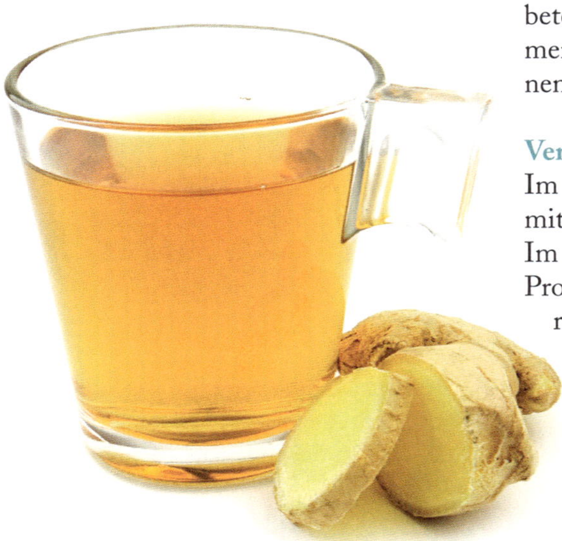

Ingwertee ist gegen viele Arten von Magen-Darm-Beschwerden ein gutes Mittel – auch bei Verstopfung.

Was wir essen, kann der Körper nicht unmittelbar für sich nutzbar machen: In aller Regel muss es erst verdaut, also chemisch zersetzt werden. Meist werden die Nahrungsmittel dabei in kleinere Moleküle aufgespalten, die dann wiederum als Rohstoffe für den Aufbau neuer Körperzellen oder als Energieträger dienen. Kohlenhydrate wie etwa Stärke werden so zu Zuckern, Eiweiße zu Aminosäuren, Fette werden in Fettsäuren und Glyzerin gespalten. All das geschieht im Verdauungstrakt. Der Körper unterstützt diesen Prozess mit Hilfsstoffen aus diversen Drüsen sowie der Leber. Außerdem ist daran die Darmflora ganz wesentlich beteiligt, das sind Mikroorganismen, von denen dutzende Billionen den Darm besiedeln.

Verdauung beginnt im Mund

Im Mund beginnt der Speichel mit dem Zerlegen von Stärke. Im Magen fängt der Abbau der Proteine an; dort wird die Nahrung außerdem zu einem Brei verknetet. Im Zwölffingerdarm werden weitere Enzyme produziert, und es kommen von der Leber abgegebene Galle und Sekrete aus der Bauchspeicheldrüse hinzu, die Fette und Eiweiße abbauen. Darmzotten nehmen die verdauten Nährstoffe auf und überführen sie ins Blut. Die Abfallprodukte dieser Vorgänge sowie die unverdaulichen Ballaststoffe wandern weiter in den Dickdarm, der dem Brei einen Großteil des Wassers entzieht, bis er schließlich den Körper verlässt.

Durchfall oder Verstopfung

Im Allgemeinen funktioniert die Verdauung problemlos und ohne dass wir viel davon merken. Doch mitunter gibt es bei diesem verwickelten Prozess Probleme. Sie äußern sich etwa in Durchfall, Blähungen, Bauchschmerzen oder Verstopfung – oder im Wechsel von Durchfall und Verstopfung. Meist sind schwer verdauliche oder auch verdorbene Speisen dafür verantwortlich, möglicherweise auch Aufregung oder andere starke Emotionen. In der Regel gehen die Beschwerden rasch vorbei. Halten sie aber an, sollte auf jeden Fall ein Arzt aufgesucht werden, denn hinter diesen Symptomen können sich auch ernste Krankheiten wie etwa Blinddarmentzündung, Morbus Crohn, Reizdarm, Divertikulitis, Herzinfarkt oder Darmkrebs verbergen. Oder es stellt sich heraus, dass man gegen bestimmte Nahrungsinhaltsstoffe allergisch ist – zum Beispiel gegen Milchzucker (Laktose) oder Gluten (Kleber) aus Getreide. In diesem Fall muss man die jewei-

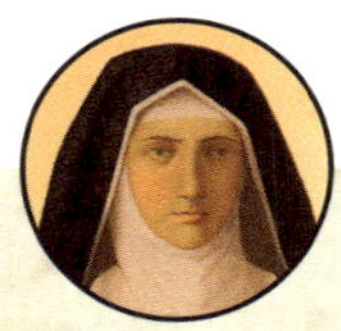

„Wer an Durchfall leidet, soll Eidotter nach Verwerfen des Eiweißes in einer Schüssel verrühren und schlagen. Wenn er das getan hat, fülle er (das verrührte Eigelb zusammen mit) Kümmel und etwas geriebenem Pfeffer in die Eierschalen, brate es am Feuer und gebe es dem Kranken zu essen, nachdem der etwas zu sich genommen hat."

ligen Lebensmittelinhaltsstoffe meiden. Im Zweifel hilft die Lektüre der auf der Packung angegebenen Inhaltsstoffe. Der Handel bietet mittlerweile eine große Auswahl laktose- oder glutenfreier Nahrungsmittel an.

Wichtig: Ballaststoffe

Bei Verstopfung ist grundsätzlich eine ausgewogene Ernährung mit reichlich Obst und Gemüse sowie Vollkornprodukten hilfreich, weil sie viele Ballaststoffe enthält, die den Transport der Abfallprodukte durch den Darm fördern. Wichtig ist auch, genügend zu trinken, damit der Stuhl nicht zu hart wird. Zudem unterstützt – was oft vergessen wird – gründliches Kauen die Verdauungssäfte bei ihrer Arbeit, weil zerkleinerte Nahrungsbrocken besser zu verarbeiten sind als große. Demzufolge ist hastiges Herunterschlingen des Essens für eine gute Verdauung höchst ungünstig.

Bei Verstopfung kann man mit Heilkräutern nachhelfen. So empfiehlt Hildegard dafür Ingwer; sie mischt ihn allerdings mit „Saft von Ochsenzunge" – heutigem Geschmack kommt wohl Ingwertee eher entgegen. Abführend wirkt Hildegard zufolge auch ein Mus aus Bachbunge oder gedünstete Brunnenkresse.

Außerdem schlägt sie vor: „Wer keine rechte Verdauung haben kann, der nehme Wegwarte und große Klette in gleichem Gewicht, und er trockne das an der Sonne (…), und so pulverisiere er es, und diesem Pulver füge er gemäß dem dritten Teil (eines dieser zwei Bestandteile) helles oder gebratenes Salz bei, und dann mache er daraus mit Honig eine Honigwürze. Und dies trinke er oft so abends nach dem Essen."

Vorsicht bei giftigen Kräutern

Manche von Hildegards Arzneipflanzen und Rezepturen erfordern nach heutigen Erkenntnissen eine gewisse Vorsicht. So empfiehlt Hildegard, wie viele Heilkundige früherer Zeiten, z. B. Osterluzei und Wolfsmilch zum Abführen. Diese Pflanzen enthalten aber Giftstoffe, die schädlich sein können. Im Arzneipflanzenteil ab S. 184 wird daher im Abschnitt „Achtung" auf Risiken und Nebenwirkungen hingewiesen.

Sauerkraut

Rohes Sauerkraut oder auch Sauerkrautsaft machen im Fall einer akuten Verstopfung den Stuhl weicher. Wer einen robusten Magen hat, trinkt bereits vor dem Frühstück ein Glas kalten Sauerkrautsaft – das hilft. Sauerkraut wirkt wegen der darin enthaltenen Milchsäure auch vorbeugend, denn es hält die Darmflora gesund. Deshalb sollte man, wenn man mag, mehrmals pro Woche ein Glas trinken.

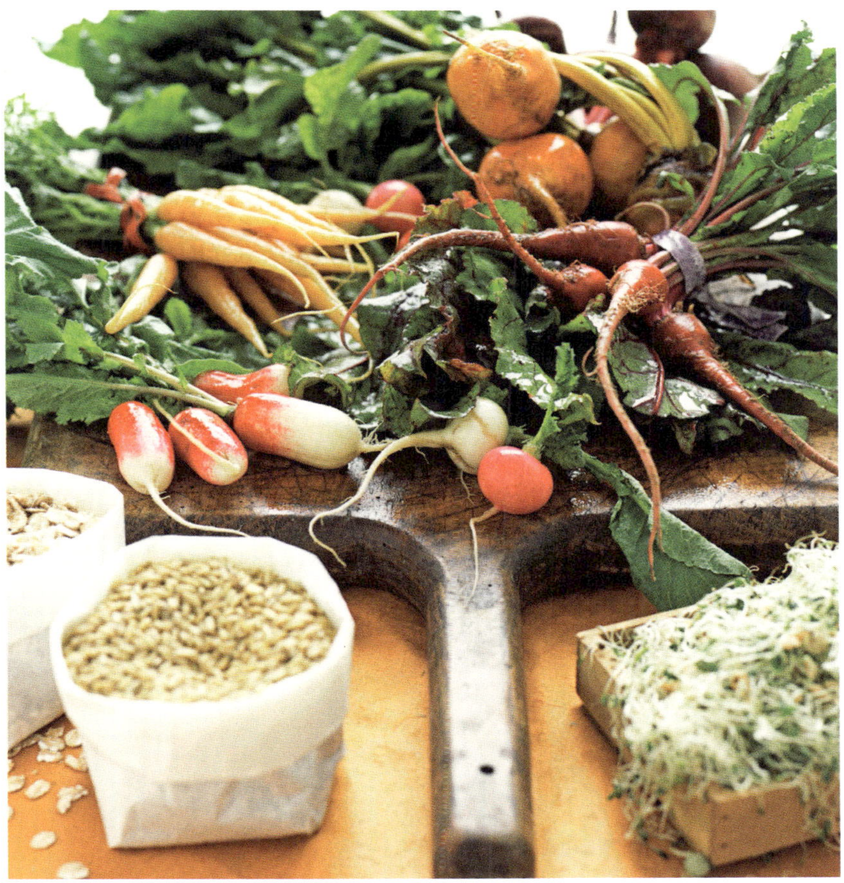

Ballaststoffe, enthalten in Gemüse, Obst und Vollkornprodukten, sind eine wirksame Waffe gegen viele Arten von Verdauungsproblemen, vor allem gegen Darmträgheit.

VERGESSLICHKEIT

In unserer hektischen Zeit müssen wir jeden Tag eine Fülle von Eindrücken verarbeiten. Dabei kann man schon einmal etwas Wichtiges vergessen. Es gibt aber einige Mittel, die dem Gehirn bei der Gedächtnisarbeit helfen.

Nicht alle Menschen haben von Natur aus ein gutes Gedächtnis. Und außerdem hängt es stark vom Interesse ab, das man für eine Sache aufbringt, ob man sie sich gut merken kann. Deshalb fällt es Kindern, die sich mühelos Namen und Daten zahlreicher Musikgruppen einprägen können, gleichzeitig so schwer, mathematische Formeln zu behalten.

Mit dem Alter nimmt die Gedächtnisleistung in der Regel zwar ab; häufig allerdings machen sich ältere Menschen bereits Sorgen, wenn ihnen etwa ein Wort oder ein Name partout nicht einfallen will, während ein jüngerer achselzuckend darüber hinweggeht. Nur wenn die Gedächtnisaussetzer auffällig zunehmen, ist ein Gang zum Arzt unvermeidlich, der zum Beispiel auf eine beginnende Demenz oder Alzheimer-Erkrankung prüft.

Negative Faktoren

Dabei gibt es auch in der Jugend Faktoren, die das Merkvermögen negativ beeinflussen. Dazu zählen etwa Stress, Sorgen, Müdigkeit und Alkoholmissbrauch. Auch Rauchen schädigt das Gehirn. Natürlich können sich auch Krankheiten und Medikamente auf das Gedächtnis auswirken.

Dagegen können eine gesunde Ernährung, viel Bewegung und eine ausreichende Flüssigkeitszufuhr das Gedächtnis bis ins hohe Alter frisch halten. Denn das Gehirn ist ein Energie-Großverbraucher: Das nur etwa 1500 Gramm schwere Organ verbraucht rund 20 Prozent der Gesamtenergie, die der Körper aufnimmt. Energiemangel macht sich daher rasch bemerkbar. So ist wohl zu erklären, dass Studien zufolge ein regelmäßiges gutes Frühstück mit Eiweiß und Kohlenhydraten das Gedächtnis deutlich verbessert.

Wirksamer noch ist wahrscheinlich ein Mittel, das Hildegard nicht kennen konnte: Kaffee. Regelmäßiger Genuss von koffeinhaltigem Kaffee, so zeigten wissenschaftliche Untersuchungen, kann das Gedächtnis bis ins Alter fit halten.

Wichtig ist auch, das Gedächtnis ständig zu trainieren, und sei es nur mit Kreuzworträtselraten. Denn nicht nur für den Körper, auch für den Geist gilt: Wer rastet, der rostet.

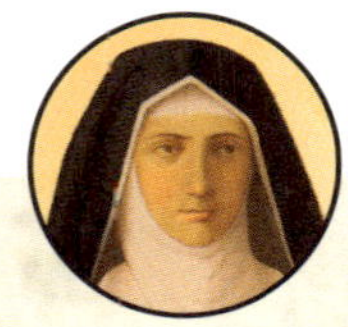

„Der Mensch, der ohne seinen Willen vergesslich ist, nehme eine Brennnessel, reibe sie zu Saft und gebe ein bisschen Olivenöl dazu. Und wenn er schlafen geht, soll er seine Brust und seine Schläfen damit einreiben und soll das oft tun, und die Vergesslichkeit wird bei ihm nachlassen: Die scharfe Hitze der Brennnessel nämlich und die Wärme des Olivenöls regen die zusammengezogenen Adern der Brust und der Schläfen an, die von wachen Sinnen etwas eingeschlafen sind."

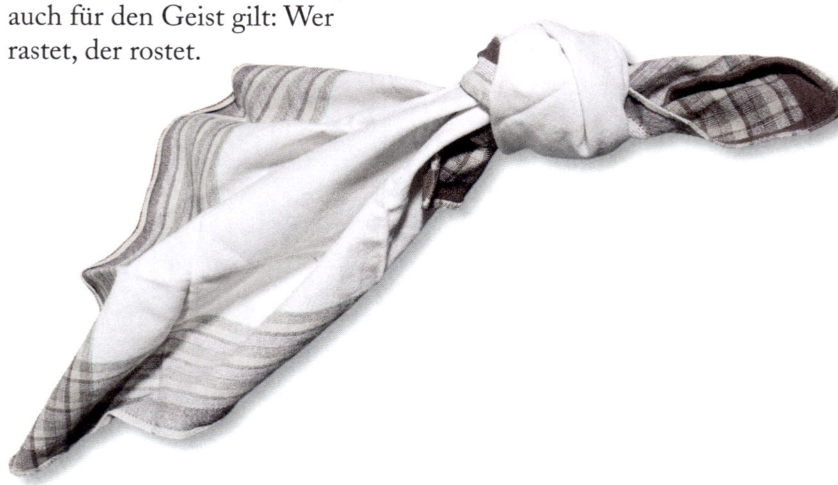

Ein Knoten im Taschentuch kann der Erinnerung auf die Sprünge helfen. Etwas vergessen ist nur dann ein Grund zur Sorge, wenn sich die Ausfälle häufen.

VERLETZUNGEN

Größere und verschmutzte Wunden gehören grundsätzlich in die Hände des Arztes. Aber für die kleinen Unfälle des Alltags hält Hildegard einige Mittel bereit, die das Abheilen beschleunigen können.

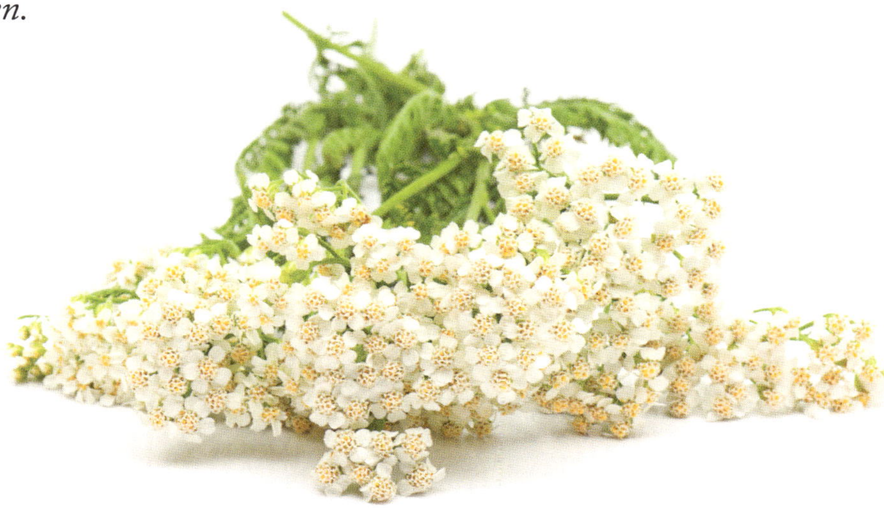

Schafgarbe, ob frisch gekocht oder getrocknet und pulverisiert, ist für Hildegard die beste Pflanze für alle Arten von Wunden, ob äußerlich oder innerlich.

Autsch! Einmal kurz nicht aufgepasst, schon hat man sich bei der Küchenarbeit in den Finger geschnitten. Die menschliche Haut ist dünn, und so können auch Dornen und leichte Stürze sie schon verletzen – von Bisswunden, Schlägen oder Verbrennungen ganz zu schweigen.

Aber gerade weil solche Verletzungen seit Jahrmillionen geradezu normal sind, hat der Körper zahlreiche Reparaturmechanismen entwickelt. In der Regel schließt sich eine nicht zu große blutende Wunde relativ rasch, weil das Blut gerinnt und schützenden Schorf bildet. Dann räumen Bestandteile des Immunsystems die zerstörten Gewebeteile weg, und die Haut bildet neue Zellen, die unter dem Schorf den Schaden reparieren. Außerdem eilen bei einer Verletzung sofort verschiedenartige Immunzellen herbei, um eingedrungene Fremdkörper und Keime zu beseitigen. Sind es viele, sorgen Botenstoffe zudem für weit geöffnete Blutgefäße, damit Hilfstruppen mit dem Blutstrom rasch an die Verletzung gelangen können: Die Wunde rötet sich und schwillt an.

Vorsicht bei Verschmutzung

Die richtigen Maßnahmen richten sich nach Art und Größe der Wunde. Nicht allzu stark blutende Schürfwunden – sie entstehen z. B., wenn man auf rauem Untergrund ausrutscht – sehen meist schlimmer aus als sie sind. Hier hilft Abtupfen und Säubern, dann lässt man die Wunde trocknen, sodass sich schützender Schorf bildet. Eine Platzwunde ist eine tiefere Verletzung der Haut, die ärztlich behandelt werden sollte, weil sie sonst oft unschöne Narben hinterlässt. Auch mit Bisswunden sollte der Arzt aufgesucht werden, vor allem bei Katzenbissen, denn die spitzen Zähne des Tieres dringen tief ein und können gefährliche Keime in die Wunde bringen.

Kleinere Schnittverletzungen lässt man zunächst bluten, damit nicht zu viele Keime in der Wunde bleiben. Das Blut wäscht einen Großteil der Fremdkörper hinaus. Wer sich eine mit Erde verschmutzte Wunde zugezogen hat und nicht in den letzten zehn Jahren gegen Tetanus (Wundstarrkrampf) geimpft wurde, muss zum Arzt. Das gilt auch für große Wunden und besonders dann, wenn das Blut pulsierend herausschießt – dann ist eine Arterie verletzt und es besteht die Gefahr eines hohen Blutverlusts.

Wein und Schafgarbe

Zu Hildegards Zeiten gab es weniger Möglichkeiten der Wundversorgung. Bei einer Schlagverletzung empfiehlt sie, die Wunde mit Wein auszuwaschen. Dahinter steckt sicher die aus Erfahrung gewonnene Kenntnis, dass Alkohol desinfiziert. Dann solle „in Wasser mäßig gekochte Schafgarbe, nachdem das Wasser mäßig ausgepresst wurde, so warm über jenes Tuch leicht gebunden werden, das auf der Wunde liegt". Denn: „Die Schafgarbe ist etwas warm und trocken und sie hat gesonderte und feine Kräfte für Wunden."

ZAHNPROBLEME

Seit Urzeiten hat der Mensch mit zahnschädigenden Bakterien zu kämpfen, und oft half nur, den Zahn zu ziehen. Hildegards Tipps für die Zahnreinigung und gegen Zahnschmerzen dürften daher auf vielfältigen Erfahrungen beruhen.

Zu Zeiten Hildegards kannte man zwar schon Zucker und Honig, aber nur wenige Menschen hatten Zugang zu diesen teuren Leckereien, und auch das eher selten. Dennoch waren die Zähne damals nicht immer in gutem Zustand, weil Gesteinsstaub, der beim Mahlvorgang ins Mehl gelangte, mit den Jahren die Zähne abscheuerte. Und wenn erst der schützende Zahnschmelz beschädigt ist, haben Kariesbakterien leichtes Spiel. Auch Trockenobst, das gerne in den Zahnzwischenräumen festklebt, kann rasch zu Karies führen. Und die bei älteren Menschen häufigste Erkrankung, die Zahnbettentzündung (Parodontitis), war bei schlechter Mundhygiene auch damals schon ein Problem und führte in der Regel schließlich zu Zahnverlust. So mancher ältere Mensch hatte dann kaum noch einen Zahn im Mund und konnte sich nur von Suppe und Brei ernähren – Zahnersatz war praktisch unbekannt. Stattdessen hatte man eine spezielle Heilige, Apollonia von Alexandria, die als Schutzheilige für den Erhalt der Zähne zuständig war.

Plaque und Zahnstein

Auch über Ursachen von Zahnschmerzen gab es noch keine zutreffenden Vorstellungen. Vielfach glaubte man, ein Zahnwurm nage im Zahn und verursache die Pein. Die wahre Ursache, Bakterien, war unbekannt. Aber zumindest Hildegard wusste offenbar schon, dass der Schleim auf den Zähnen schädlich ist. Sie sagt, der Mensch solle jeden Morgen den Mund gründlich mit frischem Wasser spülen, „und mit diesem Wasser, das er im Mund hat, soll er die Zähne waschen und das oft tun".

Wir nennen den Zahnbelag Plaque; er wimmelt von zahnschädigenden Bakterien. Besonders gefährlich sind die festen Krusten auf der Zahnoberfläche, die sich bei schlechter Mundhygiene nach einiger Zeit bilden. Dieser Zahnstein ist nämlich porös und damit ein idealer Schlupfwinkel für gefährliche Keime – und er ist so hart, dass man ihn mit der Zahnbürste nicht beseitigen kann; hier ist der Zahnarzt gefragt, sonst drohen Entzündungen und Zahnverlust.

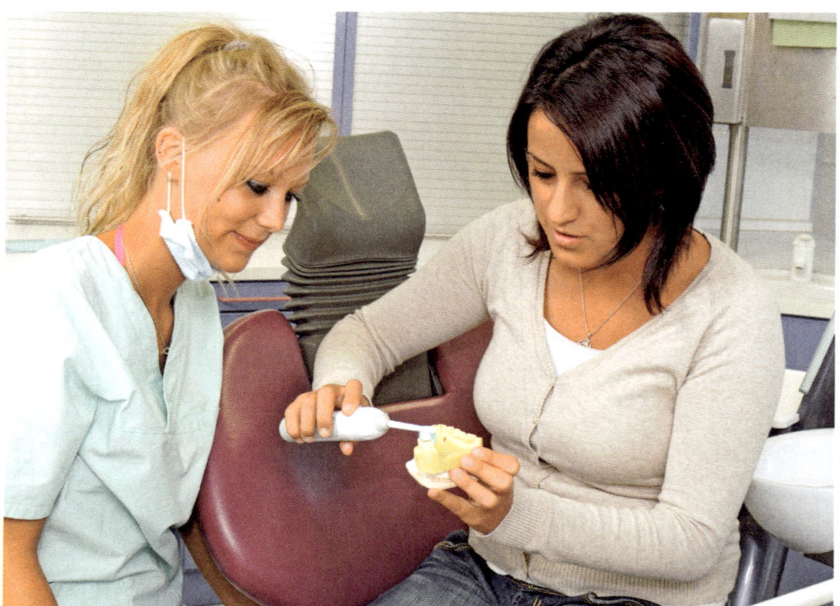

Unter dem wachsamen Blick der Zahnhygienikerin übt die Patientin an einem Gebissmodell, wie man richtig mit einer elektrischen Zahnbürste umgeht.

Am wichtigsten: Zahnpflege

Doch regelmäßige und richtige Zahnpflege kann, wie man bereits in vielen alten Kulturen, etwa bei den Ägyptern, wusste, das Gebiss lange Zeit gesund erhalten. Meist nutzte man dafür aufgefaserte Holzstäbchen, teils bestreut mit Asche, Ingwer oder anderen Heilkräutern. Heute lässt man sich von der Zahnhygienikerin, die in den meisten Zahnarztpra-

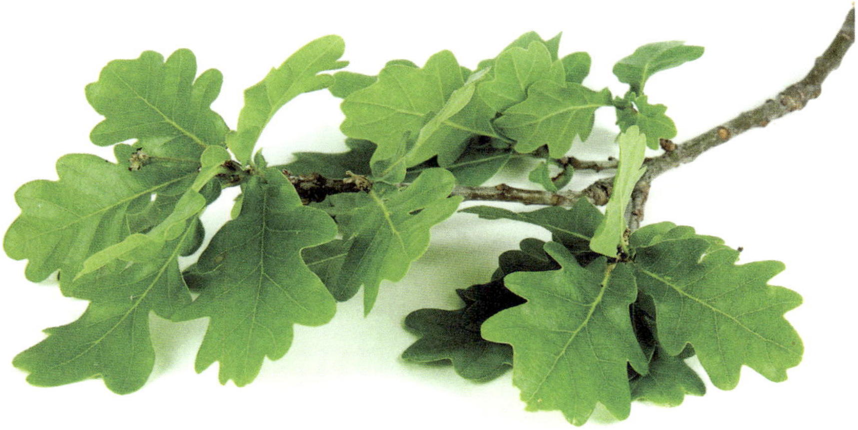

In einer Rezeptur gegen Zahnfleischentzündungen empfiehlt Hildegard zerriebene Eichenblätter. Deren entzündungshemmende Wirkung war ihr also bekannt.

xen arbeitet, zeigen, wie man richtig die Zähne putzt. Was man heutzutage dafür braucht, sind eine fluorhaltige Zahnpasta, eine gute Zahnbürste sowie kleine Zahnzwischenraumbürsten und Zahnseide. All das ersetzt natürlich nicht die regelmäßigen Kontrollen beim Zahnarzt, am besten zweimal im Jahr.

Mit Wein und Rebenasche

Zu Hildegards Zeiten gab es das natürlich noch nicht. Sie empfiehlt eine Rezeptur mit Weinreben: Wer faule Zähne habe, „lege warme Rebenasche in Wein, wie wenn er eine Lauge machen wollte, und dann wasche er mit jenem Wein die Zähne und das Fleisch, das um die Zähne ist. Und das tue er oft und jenes Fleisch wird gesund werden und die Zähne werden fest." Aus heutiger Sicht klingt das nicht schlecht: Der Alkohol im Wein desinfiziert, die Asche scheuert Plaque ab und versorgt zudem die Zähne mit Mineralstoffen, die bei der Härtung von Zahnschmelz helfen. Ähnlich dürfte eine andere Rezeptur von ihr gewirkt haben, in der sie gepulverte Fischknochen und Salz zum Einreiben der Zähne vorschlägt.

Gegen den „Zahnwurm" empfiehlt Hildegard den Rauch von Heilkräutern: „Wenn aber ein Wurm die Zähne des Menschen annagt, soll der Betroffene Aloe und Myrrhe zu gleichen Teilen nehmen und diese in einem Tongefäß, das am Hals eine enge Öffnung hat, über glühende Kohlen aus Buchenholz setzen und anzünden. Und den Rauch soll er durch ein enges Schilfrohr zu dem schmerzenden Zahn leiten." Das solle man mehrfach pro Tag tun, aber den Rauch selbst nicht einatmen. Zu Hildegards Zeiten ist das sicher eine Hilfe gewesen.

Hildegard hält noch einen Rat bereit: „Wer (…) Zahnschmerzen hat, soll Wermut und Eisenkraut zu gleichen Gewichtsteilen nehmen und sie in einem neuen Topf in klarem und gutem Wein kochen. Den so gekochten Wein seihe er durch ein Tuch, gebe ein bisschen Zucker dazu und trinke diesen Wein." Vor der Verwendung von Wermutkraut sollte man allerdings einen Apotheker fragen, denn in überhöhter Dosierung ist dieses Kraut schädlich.

Zahnfleischentzündungen

Schmerzhaft ist auch entzündetes Zahnfleisch. Hildegard empfiehlt, das Zahnfleisch mit einem kleinen Messer einzuschneiden, „damit dort der Eiter austreten kann". Das sollte heute nur ein Zahnarzt machen. Die Ursache, meist Bakterien, kannte Hildegard nicht, aber sie gibt ein sinnvolles Rezept: „Er nehme die sprießenden Blätter der Eiche und gebe etwas mehr Kerbel bei, und dies zerreibe er mäßig und füge Wein hinzu und lege es in seinen Mund und er behalte es eine Zeitlang im Mund und es vertreibt die unrechten Säfte im Zahnfleisch."

Diese Mischung kann durchaus gegen Zahnfleischentzündungen gewirkt haben, denn alle drei Bestandteile enthalten bakterienhemmende Inhaltsstoffe.

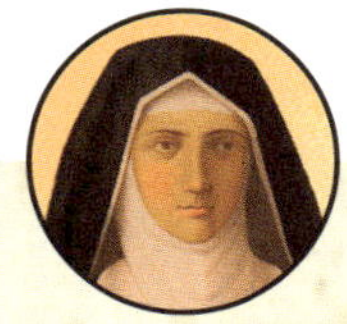

„Wenn aber der Mensch nicht oft zwischendurch seine Zähne durch Waschen mit Wasser reinigt, wächst und vermehrt sich davon Schleim auf dem Fleisch, das um die Zähne ist, und das Fleisch wird davon krank."

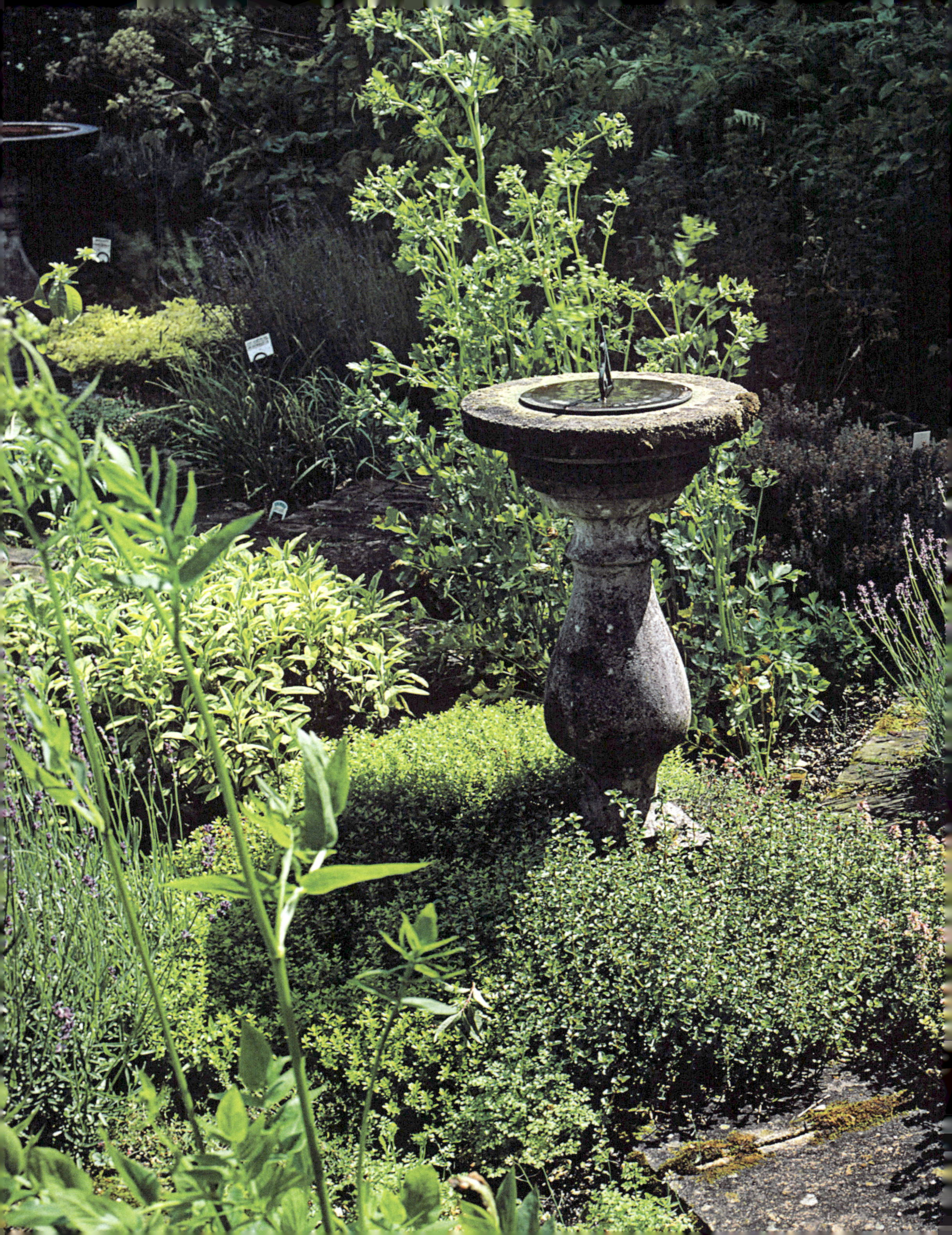

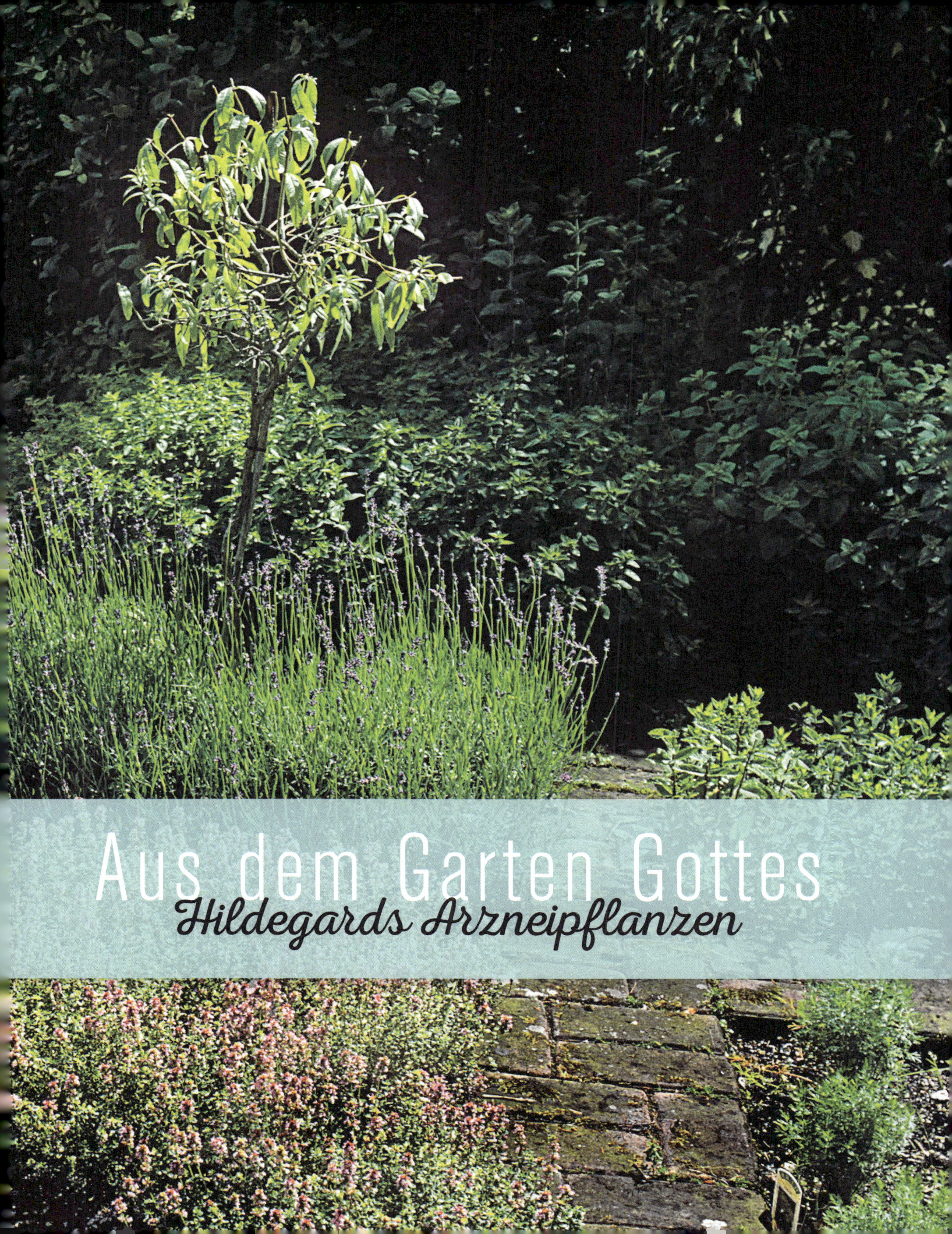

Aus dem Garten Gottes

Hildegards Arzneipflanzen

Hildegards beste Heilkräuter von A–Z

In ihrem naturkundlichen Werk beschreibt Hildegard mehr als zweihundert Arzneipflanzen und gibt Anleitungen für ihre Anwendung. So entstand ein praktisches Handbuch für die klösterliche Krankenpflege. Auf den folgenden Seiten wird eine Auswahl der für Hildegard wichtigen Heilpflanzen vorgestellt.

Hildegard lebte ganz in der Natur, die sie als Einheit auffasste und als deren Teil sie sich sah. Den Heilpflanzen widmete sie besondere Aufmerksamkeit. Sie verband das im Volk vorhandene Wissen über die Wirkungsweise von einheimischen Kräutern, die „vor der Haustür" in Feld und Flur bzw. im Klostergarten wuchsen, mit Erkenntnissen über mediterrane Gewächse, die im frühen Mittelalter mit den Mönchen über die Alpen nach Mitteleuropa gekommen waren. Darüber hinaus schöpfte sie zweifellos aus antiken Werken, die sich in der Klosterbibliothek befunden haben mussten – und nicht zuletzt aus eigenen Erfahrungen und Beobachtungen.

Das erste Buch in Hildegards großem Werk „Physica" (Naturkunde) befasst sich mit damals bekannten Pflanzen – auch mit exotischen Gewürzen wie Ingwer und Zimt – und deren Nützlichkeit für den Menschen. Aber auch Pflanzen, die Hildegard für „unnütz", ja sogar schädlich hielt, finden in diesem Werk ihren Platz, denn sie wusste schon, dass sich nicht jedes Kraut und jedes Gehölz für Heilzwecke eignet.

Hildegard gibt keine naturkundliche Darstellung der jeweiligen Pflanze. Sie beschreibt nicht, wie die Pflanze aussieht und wo sie wächst, denn sie interessiert sich ausschließlich für deren medizinische Verwendbarkeit. Ebenso wie bei den Nahrungsmitteln unterscheidet Hildegard bei den Arzneipflanzen zwischen warmen, kalten, feuchten und trockenen. Diese vierfache Natur entspricht dem Schema der Säftelehre, der zufolge im Menschen vier Säfte wirken: Die Gelbe Galle ist warm und trocken, der Schleim kalt und feucht, die Schwarze Galle kalt und trocken, das Blut warm und feucht. Wenn diese Säfte im Menschen aus dem Gleichgewicht geraten, wird man krank. Dem wirkt der Heilkundige nun entgegen, indem er Arzneipflanzen auswählt, die das Zuviel oder Zuwenig eines Saftes kompensieren. Das heißt: Aus den Eigenschaften der Pflanze ergeben sich die Anwendungsmöglichkeiten. Rezepturen finden

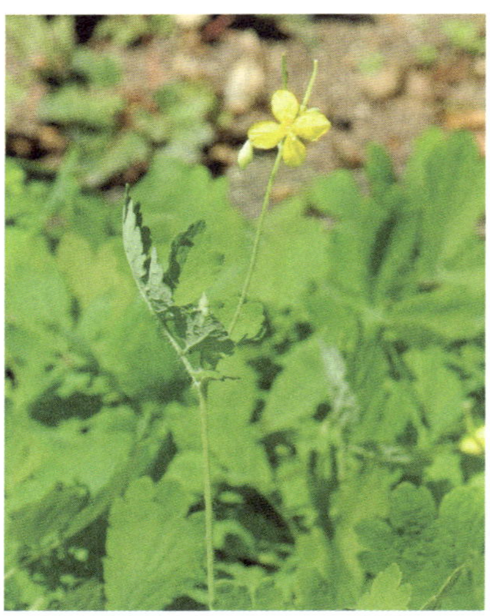

Das Schöllkraut, Hildegards „Grintzwurtz", eignet sich hervorragend zur Behandlung von Hautkrankheiten.

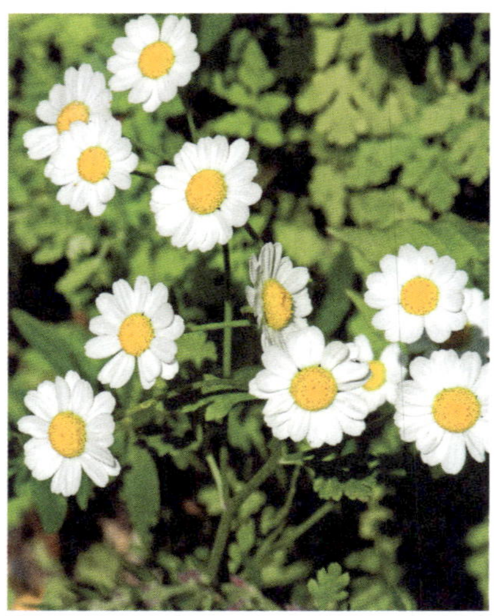

Das Mutterkraut, Hildegards „Metra", trägt diesen Namen, weil es seit alters her gegen Frauenleiden eingesetzt wird.

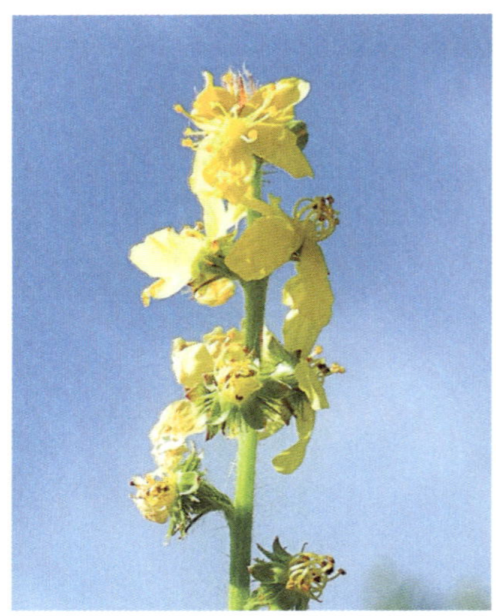

Der Odermennig, Hildegards „Agrimonia", hilft durch seinen hohen Gehalt an keimtötenden Gerbstoffen.

sich bei Hildegard häufig, wobei sie allerdings in der Regel keine exakten Mengen angibt, sondern meist Verhältnisse zwischen den Bestandteilen einer Arznei.

Eine Auswahl nach heutigen Gesichtspunkten

Als Hildegard ihre Pflanzenheilkunde niederschrieb, standen ihr nicht unsere biochemischen und pharmazeutischen Erkenntnisse zur Verfügung. Daher konnte sie nicht wissen, dass so manches scheinbar segensreiche Gewächs verborgene schädliche Nebenwirkungen verursachen kann. Umgekehrt beschrieb sie eine Reihe von Pflanzen als unnütz oder schädlich für den Menschen, von denen man heute weiß, dass sie wertvolle Heilpflanzen sind. So stimmen ihre Empfehlungen teilweise mit den heutigen Erkenntnissen überein, teilweise aber nicht. Bei den hier vorgestellten Pflanzenarten wurden solche ausgewählt, bei denen Hildegards Urteil und das heutige Wissen weitgehend übereinstimmen.

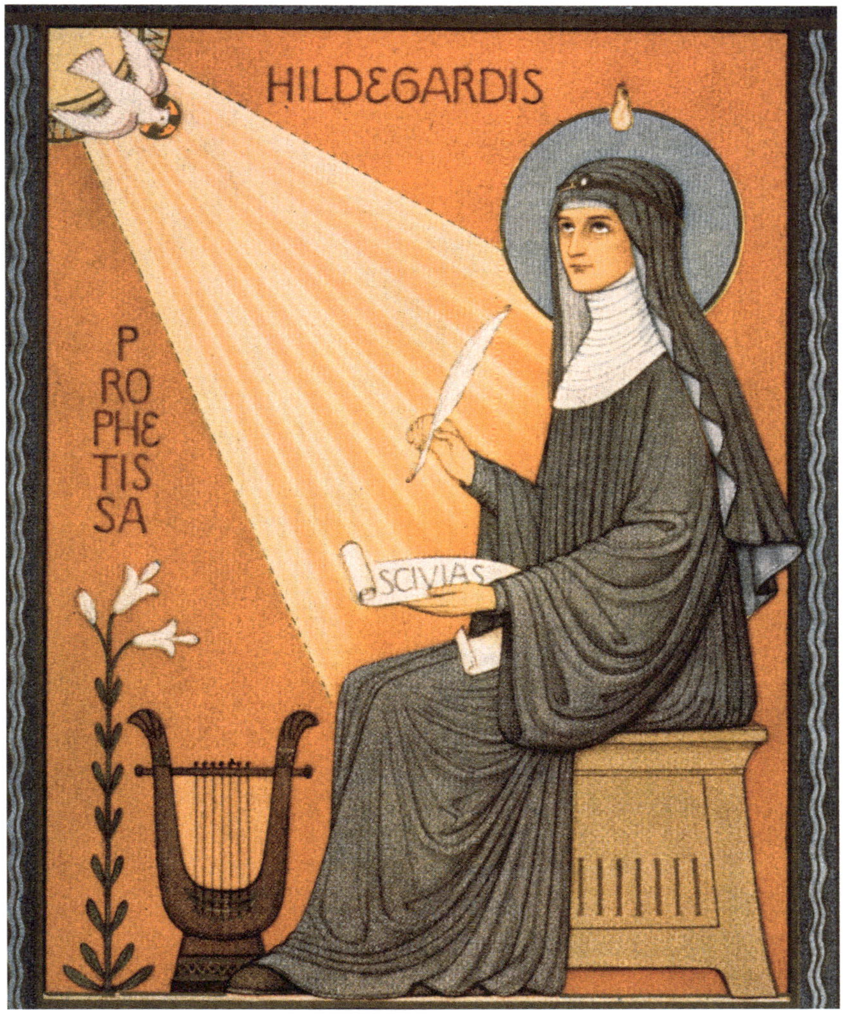

Diese Postkarte (um 1910) stellt Hildegard in ihrer Vielseitigkeit dar: als Prophetin (die Visionsschrift „Scivias" in ihrer Hand), als Musikerin (die Lyra) und als Heil- und Kräuterkundige (die Lilie). Die weiße Lilie ist zugleich Symbol der Reinheit.

Die Pflanzennamen

Hildegard verwendet entweder die aus der Antike überlieferten lateinischen Pflanzennamen oder deutsche, vor allem bei einheimischen Gewächsen. Die Überschriften lauten immer „De …", was eine lateinische Fomulierung ist und „Vom …" bzw. „Von der …" bedeutet. Das ergibt bei Verwendung deutscher Namen amüsante Kombinationen, wenn es z. B. „De Lubestuckel" („Vom Liebstöckel") heißt. Es kommt natürlich auch vor, dass die eine oder andere Heilpflanze Hildegards nicht sicher zu identifizieren ist; solche wurden in diesem Buch weggelassen.

Jede der ausgewählten Hildegard-Pflanzen wird im Detail vorgestellt: die Art ihrer Verwendung als Arzneipflanze, die enthaltenen Wirkstoffe sowie die Rolle, die sie historisch in der Heilkunst spielte. Man erfährt, wofür Hildegard die Pflanze einsetzte – was durch ein ausführliches Originalzitat Hildegards untermauert wird.

Außerdem sind in einem grün unterlegten Kasten aktuelle Anwendungsbeispiele mit konkreten Mengenangaben aufgeführt. Dabei handelt es sich um Rezepturen, die sich in der wissenschaftlichen Medizin, in der Pflanzenheilkunde oder als Hausmittel bewährt haben. Es muss aber gesagt werden, dass die Anwendungen nicht den Arzt ersetzen können und nicht der ausschließlichen Selbstmedikation dienen dürfen.

ALANT (Glockenwurzel) *Inula helenium*
Bei Hildegard: „De Alant“

Merkmale
Mehrjährige krautige, bis zu 1 m hohe Pflanze; kräftiger, verzweigter Stängel mit langen, ovalen, gezähnten Blättern; kräftiger, dicker Wurzelstock; goldgelbe Blütenköpfe im Juli bis September; einsamige Schließfrüchte

Verwendung
Als Heil- und Gewürzpflanze

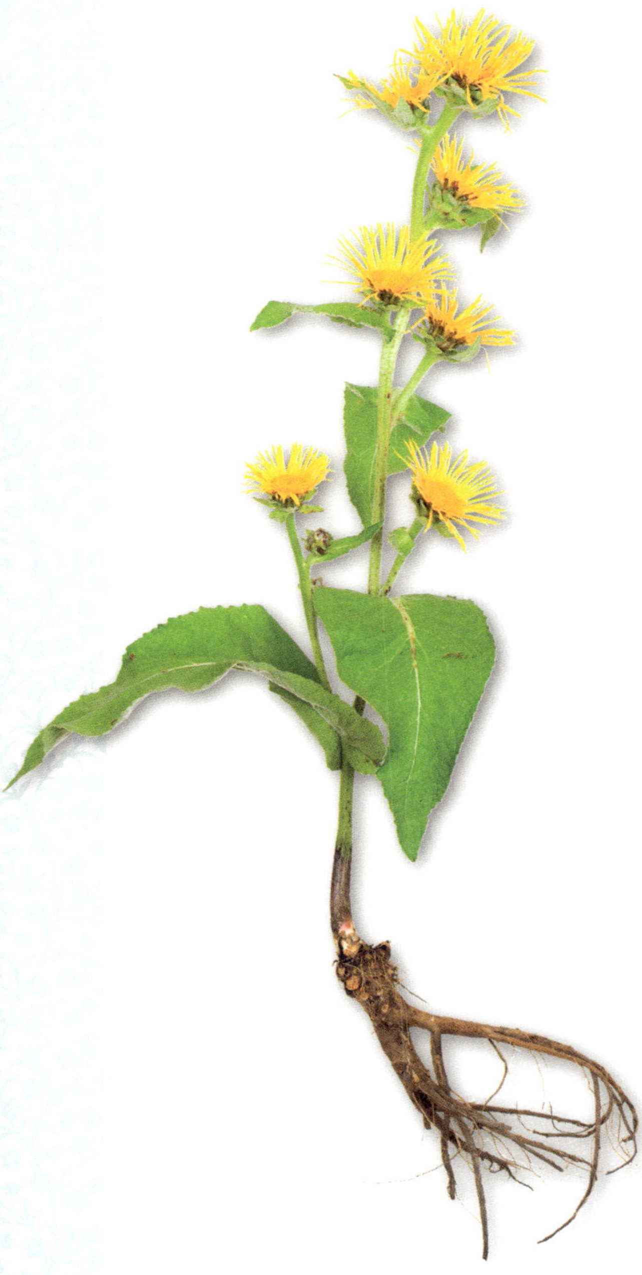

In der Heilkunde verwendete Teile
Wurzelstock

Inhaltsstoffe
Inulin (Alantstärke), ätherisches Öl (enthält Alantolacton, auch Helenin genannt), Bitterstoffe, Harze, Wachse, Pektine

Anbautipps
Die robuste Pflanze kann im Frühjahr direkt ins Freiland gesät werden. Sie gedeiht auf nährstoffreichen, humosen, tiefgründigen Böden in sonniger bis halbschattiger Lage. Der Alant braucht viel Platz; Rückschnitt im Spätsommer.

Sammeltipps
Die Wurzeln werden im Herbst oder Frühjahr (ab 2. oder 3. Jahr nach Aussaat) geerntet.

Der ursprünglich aus Asien stammende Alant war schon im Altertum ein beliebtes Heil- und Würzmittel. Im antiken Ägypten, Griechenland und Rom wurde die Alantwurzel nicht nur als Heilpflanze geschätzt, sondern auch zum Würzen von Getränken und Backwaren verwendet. Im Mittelalter baute man die Pflanze auch in Mitteleuropa an. Sie war in der damaligen Heilkunde unentbehrlich und wurde gegen zahlreiche Leiden wie Bronchialkatarrh, Leberleiden, Blähungen, Harnverhalten, Magen-Darm-Beschwerden und Würmer verwendet. Auch im Bereich der Mystik und im Aberglauben spielte der Alant früher eine große Rolle.

In den auf das Mittelalter folgenden Jahrhunderten fand der Alant ebenfalls häufig Verwendung, sowohl innerlich als auch äußerlich, geriet dann allerdings weitgehend in Vergessenheit. Heute wird die vielseitige Heilpflanze wieder eingesetzt.

Der Alant bei Hildegard
Hildegard schätzte die „nützlichen Kräfte“ der Alantwurzel sehr. In Wein oder Wasser und Honig eingelegt empfiehlt sie den Trunk vor allem bei Lungenleiden und Migräne. Bei Lungenerkrankungen hilft Alant laut Hildegard in Kombination mit der halben Menge Feige und etwas Galgant.

Therapie mit dem Alant heute
Heute wird Alant eher selten angewandt. Doch nach neuesten medizinischen Erkenntnissen eignet sich die Pflanze vor allem für die Behandlung von chroni-

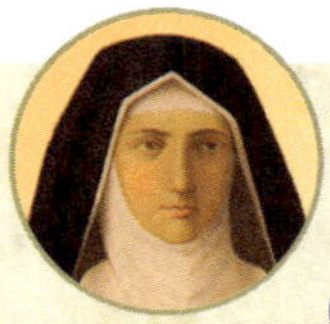

„Und das ganze Jahr über soll er (Alant) sowohl dürr als auch grün in reinen Wein gelegt werden (…) Und wer in der Lunge Schmerzen hat, der trinke ihn täglich mäßig vor dem Essen und nach dem Essen, und das Gift – das ist der Eiter – nimmt er aus seiner Lunge weg, und er unterdrückt die Migräne und reinigt die Augen.“

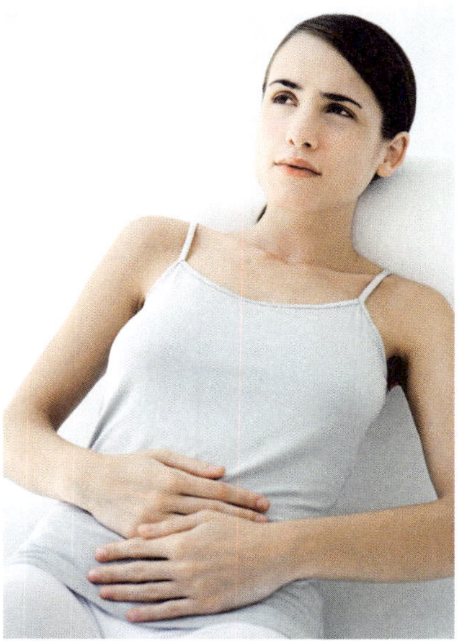

Gegen Magen-Darm-Beschwerden wurde Alant, in Wein eingelegt, bereits im Mittelalter eingesetzt.

scher Bronchitis, Husten und anderen Atemwegserkrankungen. Auch hilft er bei Leberleiden sowie bei Beschwerden der Gallenblase und bei Nierensteinen. Außerdem kann der Alant die Verdauung anregen und hat eine harntreibende Wirkung.

Bei Menstruationsbeschwerden zeigt ein Tee aus Alantwurzel eine bessernde Wirkung. Etwas Alantwein vor den Hauptmahlzeiten wirkt appetitfördernd und allgemein stärkend.

Der Alant eignet sich ebenfalls für Mischungen mit anderen Heilpflanzen, beispielsweise Veilchenwurzel, Huflattich und Spitzwegerich – eine Kombination, die bei Atemwegs-, Menstruations- und Verdauungsbeschwerden Wirkung zeigt. Der Alant wird auch zur Behandlung bestimmter Pilzerkrankungen der Haut angewandt. Zudem lindert er den Juckreiz bei Hautausschlägen.

In der Diabetikerernährung dient der Inhaltsstoff Inulin als Stärkeersatz, da es den Blutzuckerspiegel nicht beeinflusst. In der Lebensmittelindustrie wird Inulin oft als Fettersatz oder als Geschmacksverbesserer (z. B. in Joghurt) verwendet.

Als Würzmittel hat der Alant nicht mehr die große Bedeutung wie im Altertum; er wird aber häufig für die Herstellung von verdauungsfördernden Kräuterlikören genutzt.

Wirkungsweise

Die Alantwurzel fördert bei Atemwegserkrankungen das Abhusten von Schleim und lindert den Hustenreiz. Das beruht darauf, dass vor allem der Inhaltsstoff Helenin im ätherischen Öl husten- und krampflösend wirkt. Daher wird Alantwurzel häufig Hustensäften zugesetzt.

Außerdem wirkt das Helenin gegen Pilze und wird wegen der verdauungsfördernden Wirkung gegen Wurmbefall empfohlen. Die Inhaltsstoffe des ätherischen Öls zeigen zudem eine antibakterielle Wirkung.

Achtung

Bei einer Überdosierung von Alant kann es zu Übelkeit, Erbrechen, Durchfall, Darmkrämpfen sowie Schleimhautreizungen kommen. Deshalb darf er insbesondere in Schwangerschaft und Stillzeit nicht verwendet werden.

Hautallergien können durch die Sesquiterpenlactone in der Wurzel ausgelöst werden, vor allem bei Menschen, die gegen Korbblütler allergisch sind.

Anwendungen

Innerlich

● **Bei Husten und Entzündungen der Atemwege als Tee:**
5 g getrocknete Wurzel auf 1 l Wasser; 10 Minuten kochen lassen, abseihen und über den Tag verteilt 4 bis 5 Einzelportionen trinken

● **Gegen Magenverschleimung, Gelbsucht, Appetitlosigkeit, Lungenverschleimung oder Asthma in Wein:**
2 g frische Wurzel in 100 ml Wein geben, 10 Tage zugedeckt bei Raumtemperatur ziehen lassen; abseihen und täglich 1 bis 2 Schnapsgläser voll trinken

Äußerlich

● **Bei Pilzerkrankungen, oder Hautausschlägen**
– als Tee:
Tee wie oben bei Husten zubereiten und damit die betroffenen Stellen waschen oder Umschläge darauf legen
– als Salbe:
Ein Fertigpräparat mit 50 % Alant mehrmals täglich auftragen

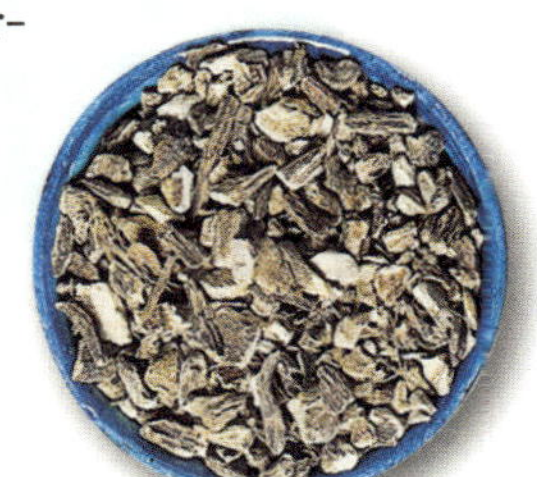

ANDORN (Weißer Andorn) *Marrubium vulgare*
Bei Hildegard: „De Andorn“

Merkmale
Mehrjährige krautige, 30–80 cm hohe Pflanze; vierkantige, graufilzig behaarte, im unteren Teil verholzende Stängel mit eiförmig bis kreisförmigen, geäderten, gezähnten Blättern; kugelige Scheinquirle weißer Blüten von Mai bis August

Verwendung
Als Heilpflanze

In der Heilkunde verwendete Teile
Blühende Triebspitzen

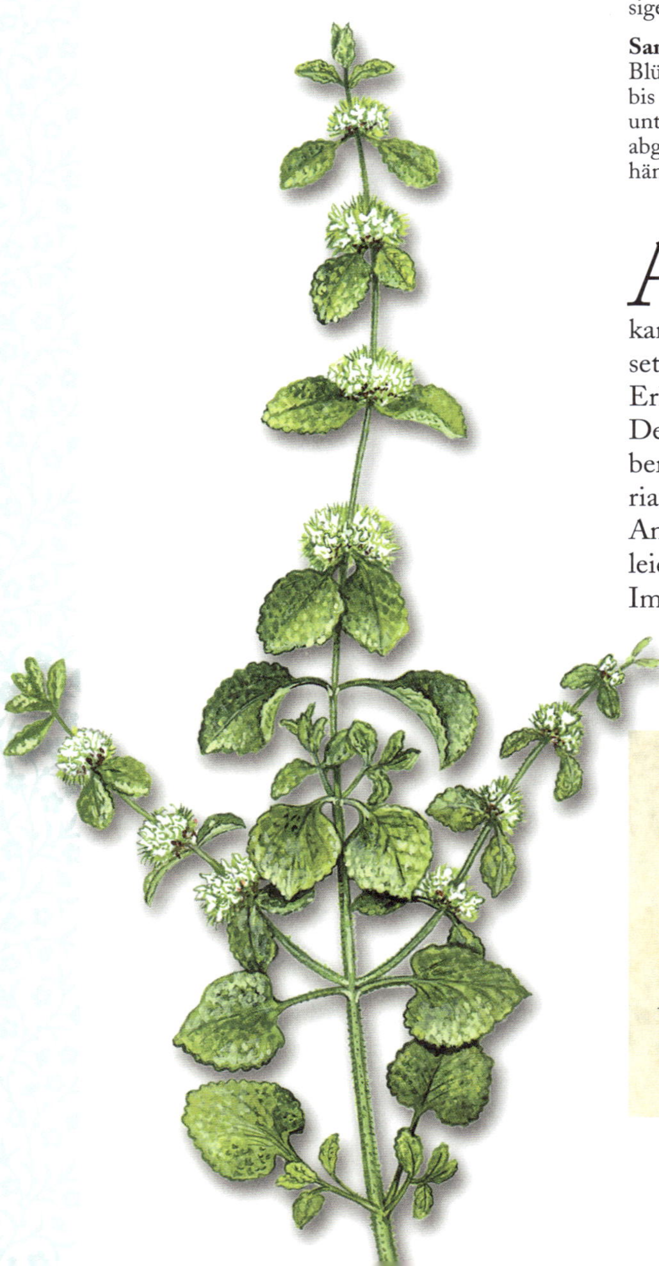

Inhaltsstoffe
Bitterstoffe (Marrubiin, Marrubiinsäure, Peregrinol, Vulgarol), Flavonoide, Gerbstoffe, Phenolcarbonsäuren, ätherisches Öl (Camphen, Limonen), Schleimstoffe

Anbautipps
Die Aussaat ab April ins Freiland ist möglich. Da die Keimung nicht immer erfolgreich ist, kann man auch vorgezogene Pflanzen kaufen oder sie durch Teilung der Wurzel gewinnen. Die Pflanze gedeiht auf jedem lockeren und durchlässigen Gartenboden in sonniger Lage.

Sammeltipps
Blühende Triebspitzen werden Juni bis August etwa 10 cm unterhalb der untersten Blüte bis zum verholzten Teil abgeschnitten, gebündelt und kopfüber hängend getrocknet.

Als Heilpflanze ist der Andorn schon sehr lange bekannt. Bereits die alten Ägypter setzten ihn als Heilmittel bei Erkrankungen der Atemwege ein. Der griechische Arzt Dioskurides berichtet in seinem Werk „Materia medica“ (1. Jh. n. Chr.) über Anwendungen bei Husten, Ohrenleiden, Wunden und Geschwüren. Im Mittelalter nutzte die Klosterheilkunde den Andorn gegen eine Vielzahl von Beschwerden. Im „Lorscher Arzneibuch“ aus dem frühen Mittelalter wird die Heilwirkung der Pflanze bei Erkältungskrankheiten, Verdauungsbeschwerden sowie Lepra erwähnt. Im 11. Jahrhundert schreibt der aus Meung an der Loire stammende kräuterkundige Mönch Odo Magdunensis über die positive Wirkung von Andorn bei Husten, Asthma und Schwindsucht, die auch von Hildegard bestätigt wird.

Andorn bei Hildegard
Hildegard schätzte die Heilpflanze sehr und nutzte ihre Heilwirkung. Sie empfiehlt die Einnahme von Andorn bei Verdauungsproblemen und Erkältungskrankheiten. Auch bei Ohrenleiden setzte sie das Kraut ein und rät zu heißen Umschlägen.

Therapie mit Andorn heute
Andorn wird vor allem zur Behandlung von Appetitlosigkeit sowie bei Verdauungsbeschwerden

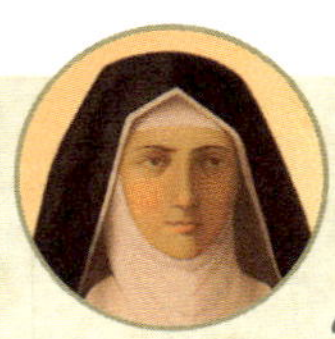

„Und wer in der Kehle krank ist, der koche Andorn in Wasser, und er siebe jenes gekochte Wasser durch ein Tuch, und er füge zweimal so viel Wein bei, und er lasse es nochmals in einer Schüssel aufkochen, (…) und so trinke er es oft, und er wird in der Kehle geheilt werden (…). Und wer kranke und gebrochene Eingeweide hat, der koche Andorn mit Wein unter Beigabe von genügend Honig. Und dieses Gekochte schütte er in einen Topf und trinke es oft abgekühlt, und die Eingeweide werden geheilt.“

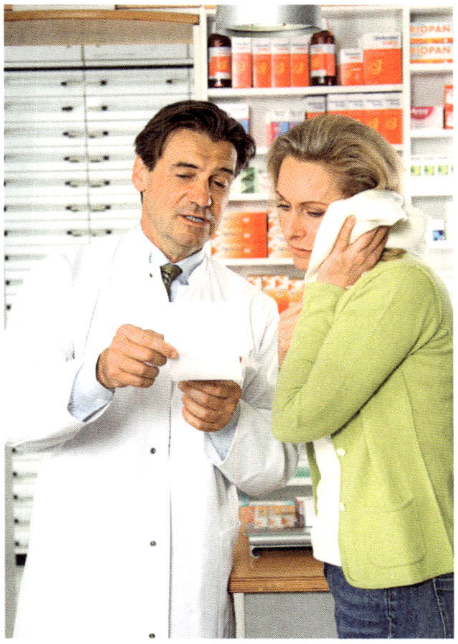

Bei Ohrenschmerzen muss in erster Linie der Arzt aufgesucht werden. Doch heiße Andorn-Kompressen können unterstützend helfen. Der Apotheker kann Tipps für die Zubereitung geben.

wie Völlegefühl und Blähungen angewandt. Ein weiteres großes Anwendungsgebiet sind Atemwegserkrankungen. Insbesondere bei entzündeten Schleimhäuten, Husten und Halsschmerzen bringt Andorn-Tee Linderung.

Auch bei Gallen- und Leberfunktionsschwäche wird das bitter schmeckende Kraut eingesetzt. In der Naturheilkunde findet Andorn bei Menstruationsbeschwerden, Kreislaufschwäche sowie äußerlich zur Behandlung schlecht heilender Wunden, Ekzeme und Geschwüre Anwendung.

In der Homöopathie wird Andorn zur Behandlung von Entzündungen der Atemwege verordnet.

Wirkungsweise

Die Wirkung des Andorns beruht vor allem auf dem hohen Gehalt an Bitterstoffen, von denen Marrubiin und Marrubiinsäure die wichtigste Rolle spielen. Das Marrubiin bewirkt, dass vermehrt Gallensäfte produziert werden; zudem regt es die Magensäurebildung an und fördert die Magen-Darm-Tätigkeit. Deshalb können Zubereitungen aus Andorn bei Gallenbeschwerden helfen, aber auch Blähungen und Völlegefühl lindern und so den Appetit anregen. Das Marrubiin hat außerdem auswurffördernde Eigenschaften.

Das ätherische Öl wirkt zusätzlich krampflösend, gefäßerweiternd und ebenfalls auswurffördernd. Daher unterstützt Andorn die Schleimlösung und erleichtert das Abhusten.

Andorn ist Bestandteil einiger Leber-Gallen-Fertigtees; einige Magen-Darm-Medikamente und Hustensäfte enthalten ebenfalls Extrakte aus dem Heilkraut.

Achtung

Andorn ist streng geschützt und darf deshalb nicht in der freien Natur gesammelt werden!

Nach heutigem Kenntnisstand ist die Einnahme von Andorn in therapeutischen Dosierungen unproblematisch. Nebenwirkungen sind nicht bekannt, jedoch sollte die Pflanze während der Schwangerschaft und Stillzeit nicht angewandt werden.

Bei Herzerkrankungen sollte man Andorn nur nach Rücksprache mit dem Arzt anwenden, da Marrubiin in hoher Dosierung Herzrhythmusstörungen auslösen kann. Allgemein sollte eine Tagesdosis von 4,5 g nicht überschritten werden.

Anwendungen

Innerlich

● **Bei Verdauungsstörungen, Husten oder Entzündungen der Atemwege**

– als Tee:
1 TL (1 g) getrocknetes Kraut mit 1 Tasse kochendem Wasser übergießen, 10 Minuten ziehen lassen und abseihen; 3 Tassen täglich trinken

– als Tinktur:
Ein Schraubdeckelglas im Verhältnis ein Drittel Andornkraut zu zwei Drittel 45-prozentigem Alkohol (oder Doppelkorn) füllen, sodass die Pflanzenteile bedeckt sind; 2–6 Wochen zugedeckt stehen lassen, abseihen und in einer dunklen Flasche aufbewahren; davon 3-mal täglich 10 Tropfen einnehmen

Äußerlich

● **Bei Geschwüren oder eitrigen Wunden als Umschlag:**
30–60 g getrocknetes Kraut mit 1 l Wasser übergießen, 3 Minuten kochen und 10 Minuten ziehen lassen; ein Tuch mit der warmen Abkochung tränken und 1- oder 2-mal täglich auflegen

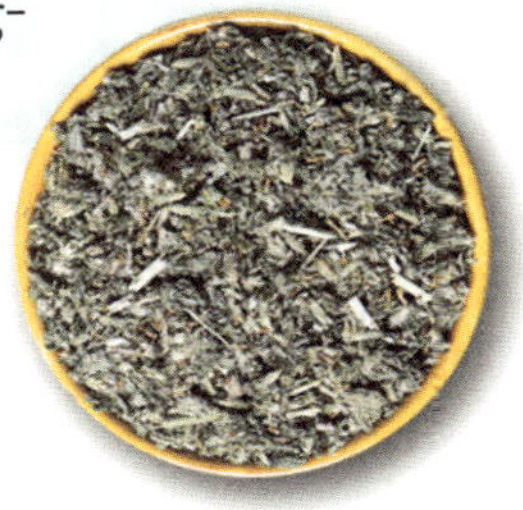

BACHMINZE (Wasserminze) *Mentha aquatica*

Bei Hildegard: „De Bachmyntza"

Merkmale
Ausdauernde krautige, 20–50 cm hohe Pflanze; meist verzweigter, vierkantiger Stängel mit langgestielten, eiförmigen, am Rand gesägten Blättern; violette Blüten zwischen Juli und September

Verwendung
Als Heil- und Gewürzpflanze

In der Heilkunde verwendete Teile
Blätter

Inhaltsstoffe
Ätherisches Öl (ohne Menthol), Gerbstoffe, Bitterstoffe, Enzyme

Anbautipps
Die Pflanze wird zwischen Februar und Mai bei 15–20 °C in Saatschalen gesät, später ausgepflanzt. Sie mag feuchte Böden (z. B. am Teichrand) in halbschattiger bis sonniger Lage. Die Pflanze kann einige Zentimeter unter Wasser stehen; sie vermehrt sich über Wurzelausläufer.

Sammeltipps
Frische Blätter können laufend gepflückt werden. Zum Trocknen werden die Stängel mit den Blättern kurz vor der Blüte bei sonnigem Wetter geerntet und bei etwa 35 °C getrocknet. Die getrockneten Blätter abstreifen und in gut verschließbaren Behältern aufbewahren.

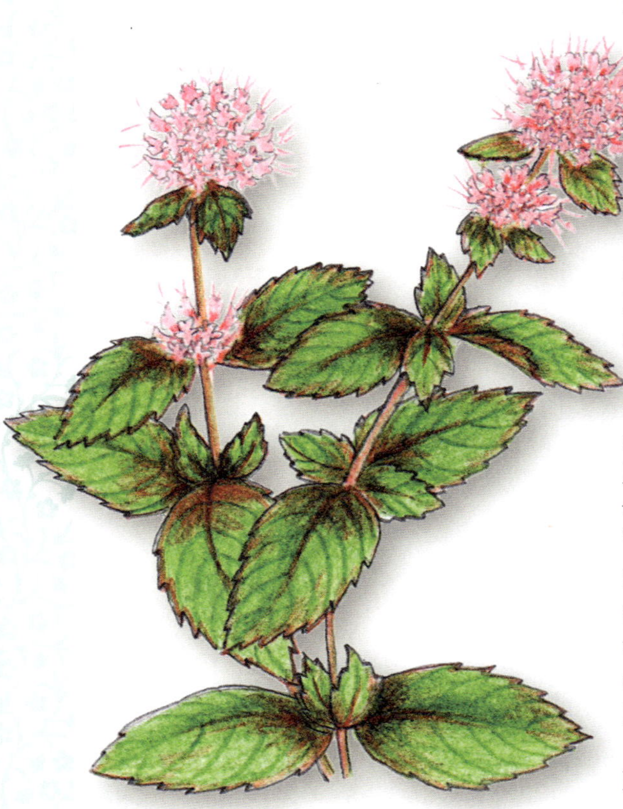

Die Bachminze gehört zu den ältesten Heil- und Kultpflanzen der Menschen. Schon die Kelten schätzten die Kräfte dieser Pflanze und nutzten sie medizinisch bei Verdauungsbeschwerden und Menstruationsproblemen. Außerdem war die Bachminze eine heilige Pflanze der Druiden; sie galt als Symbol für Reichtum und Glück und wurde deshalb bei verschiedenen Ritualen eingesetzt.

Die Griechen kannten die heilende Wirkung der Bachminze ebenfalls und setzten sie vielseitig ein. Das Kraut war zudem eine wichtige Kultpflanze und wahrscheinlich Bestandteil des Ritualgetränks, das man beim Kult der Fruchtbarkeitsgöttin Demeter und ihrer Tochter Persephone zu sich nahm. Die Heilkundigen des Mittelalters, auch Hildegard, verwendeten die Bachminze gegen Verdauungsstörungen und Menstruationsbeschwerden. Man flocht die Bachminze auch in Kränze und trug sie bei Kopfschmerzen auf dem Kopf, was später Pfarrer Kneipp ebenfalls empfahl.

Die Pfefferminze, die heute häufiger verwendete Schwester der Bachminze, kannte man im Mittelalter noch nicht. Sie wurde erstmals 1696 erwähnt und ging aus einer Kreuzung der Bachminze mit der Grünen Minze *(Mentha spicata)* hervor.

Die Bachminze bei Hildegard

Hildegard empfiehlt Bachminze bei Verdauungs- und Magenproblemen, außerdem bei Kurzatmigkeit und Atembeschwerden, die durch fettes Essen und Übergewicht verursacht werden.

Therapie mit Bachminze heute

Heute wird die Bachminze hauptsächlich zur Behandlung von Beschwerden im Magen-Darm-Trakt verwendet. Die Pflanze regt den Gallenfluss an, fördert die Verdauung, lindert Blähungen

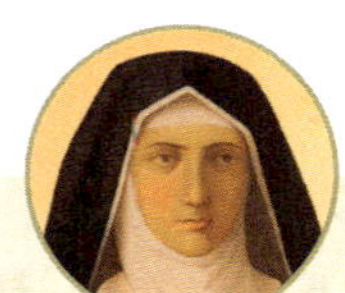

„Wenn sein Magen (der des Menschen) von vielen Speisen und Getränken beschwert wird und er daher dämpfig ist, dann esse er oft Bachminze roh oder gekocht mit Fleisch oder in Suppen oder in Mus gekocht, und die Dämpfigkeit wird weichen, weil sie die fetten und warmen Eingeweide und seinen Speck etwas abkühlt und so die Dämpfigkeit gemindert wird."

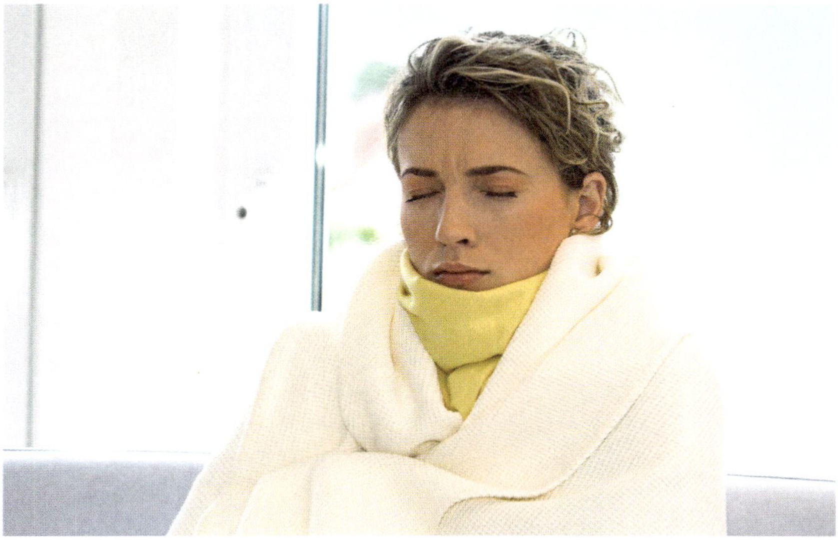

Bei Erkältung und allgemeiner Hinfälligkeit aufgrund einer Infektion hilft die Bachminze. Man trinkt sie als Tee oder inhaliert die Dämpfe des Öls.

und wirkt krampflösend. Daher hilft sie auch bei Appetitlosigkeit. In der Naturheilkunde wird sie bei Übelkeit, Brechreiz, Erkältungen, Kopfschmerzen, Schlaflosigkeit und Menstruationsschmerzen angewandt.

Da die Bachminze kein Menthol enthält, ist sie milder und wird besser vertragen als die Pfefferminze. Wegen dieser Milde eignet sich die Bachminze gut als Hustentee. Der Tee kann auch gut für eine äußerliche Anwendung eingesetzt werden, z. B. als Zusatz zum Wasch- oder Badewasser; ein solches Bad wirkt anregend, stärkend und erfrischend.

Mit dem Tee lassen sich außerdem Umschläge für schmerzende Gelenke machen. Ein Brei aus frisch zerdrückten Blättern hilft gegen Insektenstiche, da er den Bereich kühlt und leicht betäubt.

Das Öl der Bachminze, in heißes Wasser geträufelt, eignet sich zum Inhalieren, weil die Dämpfe die Atemwege befreien.

Wirkungsweise

Für die Wirkung der Bachminze sind hauptsächlich die Bestandteile des ätherischen Öls verantwortlich. So hat die Heilpflanze eine krampflösende Eigenschaft, wodurch die Verdauung günstig beeinflusst und der Appetit angeregt wird. Besonders die Bitterstoffe fördern die Gallenausschüttung und die Magenentleerung. Außerdem zeigt das ätherische Öl eine schmerzlindernde und keimtötende Wirkung.

Achtung

Wie alle Minzöle kann auch das Öl der Bachminze bei Kleinkindern zu Atemstillstand führen, wenn es im Nasen- und Mundbereich eingesetzt wird. Daher muss man bei Kleinkindern auf Anwendungen mit dem Öl der Bachminze verzichten. Bei Erwachsenen kann eine Überdosierung von Bachminze zu Erbrechen führen.

Anwendungen

Innerlich

- **Bei Magen- und Darmbeschwerden, Kopfschmerzen oder Erkältungen als Tee:**
  2 TL getrocknete Bachminzeblätter mit 250 ml kochendem Wasser übergießen, abdecken, etwa 10 Minuten ziehen lassen, abseihen und möglichst heiß trinken

Äußerlich

- **Bei Gelenkschmerzen als Umschlag:**
  Tee (siehe oben) zubereiten, ein Tuch mit dem Sud tränken und auf die schmerzenden Stellen legen; mehrmals täglich wiederholen

- **Bei Erkältungen als Inhalat:**
  Einige Tropfen Öl (Fertigpräparat) auf ein Taschentuch träufeln und inhalieren oder einige Tropfen in sehr warmes Wasser geben und die Dämpfe einatmen

- **Bei Kopfschmerzen oder Neuralgien (Nervenschmerzen):**
  Das Öl (Fertigpräparat) auf die Schläfen bzw. auf die betroffene Stelle auftragen

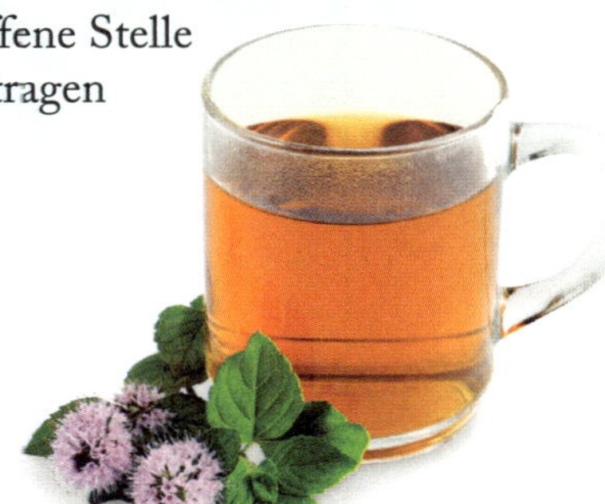

BASILIKUM (Basilienkraut) *Ocimum basilicum*

Bei Hildegard: „De Basilisca“

Merkmale
Einjährig kultivierte krautige, bis zu 40 cm hohe Pflanze; reich verzweigter, vierkantiger Stängel mit eiförmig zugespitzten Blättern; cremeweiße bis rötliche Blüten in Ähren von Juli bis September

Verwendung
Als Heil- und Gewürzpflanze

In der Heilkunde verwendete Teile
Blätter und Triebspitzen

Inhaltsstoffe
Ätherisches Öl mit Linalool, Estragol, Cineol, Kampfer und Eugenol, Flavonoide, Gerbstoffe, Phytosterine

Anbautipps
Die wärmebedürftige Pflanze wird Ende März/Anfang April in Töpfe ausgesät, bei 15–20 °C vorgezogen und Ende Mai ausgepflanzt. Sie bevorzugt nährstoffreiche, tiefgründige, durchlässige Böden in sonniger, sehr warmer Lage.

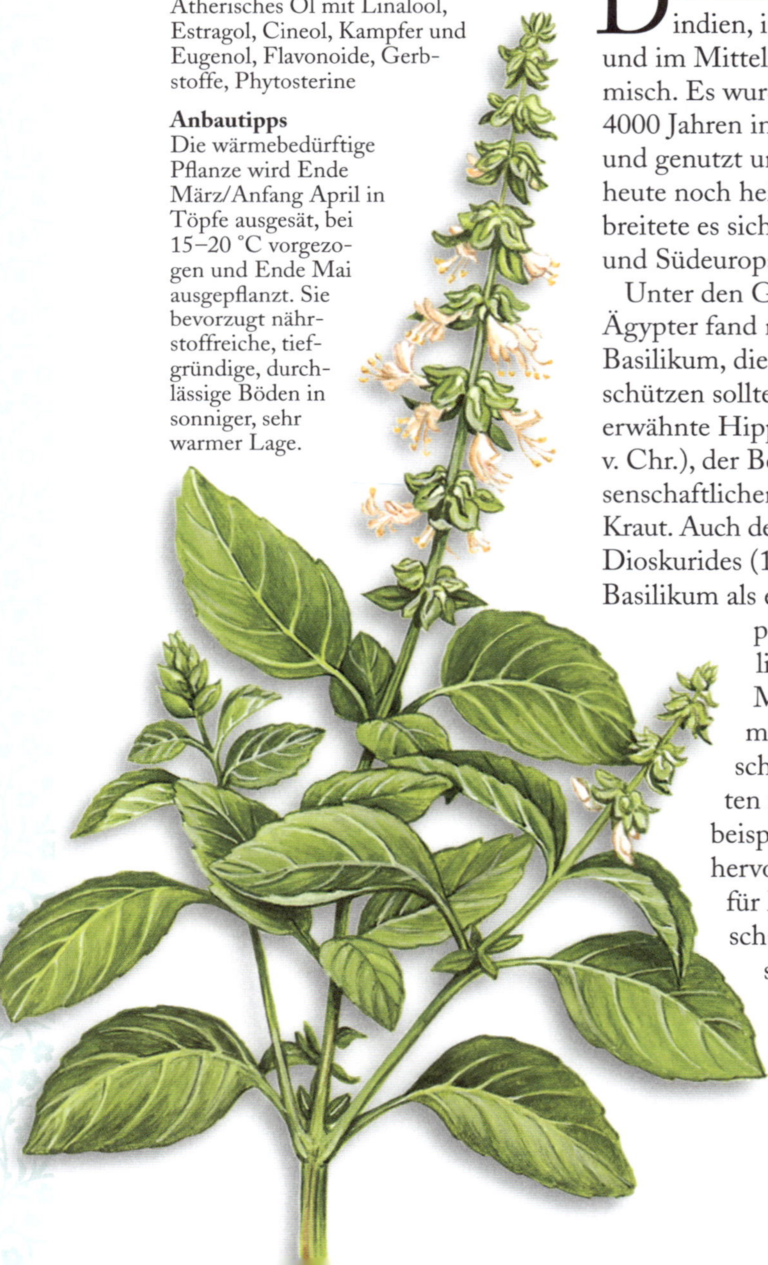

Sammeltipps
Geerntet werden die Blätter und zarten Triebe bis zum Blühbeginn. Zum Trocknen schneidet man das Kraut dicht über dem Boden ab, bindet mehrere Stängel zu Bündeln und hängt sie kopfüber an einem warmen, trockenen Ort auf. Die getrockneten Pflanzen werden klein geschnitten und luftdicht aufbewahrt.

Das Basilikum ist in Vorderindien, im Vorderen Orient und im Mittelmeergebiet heimisch. Es wurde schon vor über 4000 Jahren in Indien kultiviert und genutzt und ist den Hindus heute noch heilig. Von dort verbreitete es sich nach Nordafrika und Südeuropa.

Unter den Grabbeigaben der Ägypter fand man Kränze aus Basilikum, die vor bösen Geistern schützen sollten. In der Antike erwähnte Hippokrates (5./4. Jh. v. Chr.), der Begründer der wissenschaftlichen Heilkunde, das Kraut. Auch der griechische Arzt Dioskurides (1. Jh. n. Chr.) führt Basilikum als eine der 200 Heilpflanzen der damaligen Zeit auf. Im Mittelalter sagte man dem Basilikum schlechte Eigenschaften nach: Es würde beispielsweise Skorpione hervorlocken und sei für Magen und Darm schädlich. Erst im späten Mittelalter änderten sich die Ansichten, und nicht nur Hildegard wusste Gutes über das Kraut zu berichten. Im 19. Jahrhundert beschrieb Pfarrer Sebastian Kneipp heilende Anwendungen mit Basilikum.

Basilikum bei Hildegard

Für Hildegard hatte das Basilikum vorwiegend positive Eigenschaften. Sie empfiehlt die Anwendung der Pflanze bei Sprachstörungen, aber auch bei Fieber rät sie zu Basilikum.

Therapie mit Basilikum heute

Basilikum ist bei uns hauptsächlich als Würzkraut für mediterrane Gerichte bekannt. Doch der unvergleichliche pfefferige Geschmack ist noch lange nicht alles, was diese Pflanze zu bieten hat. Denn in der Naturheilkunde gilt sie als wertvolles Heilkraut, dessen gesundheitsfördernde Wirkung heute wissenschaftlich anerkannt ist. Verwendung findet Basilikum gegen Magenverstim-

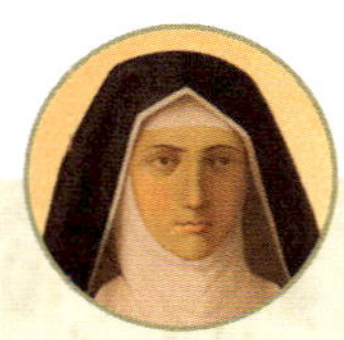

„Aber wer starke Fieber hat, entweder Dreitage- oder Viertagefieber, der koche Basilikum in Wein und gebe Honig bei, und er seihe das, und er trinke das oft nüchtern und nach dem Essen des Abends, und die Fieber in ihm werden weichen.“

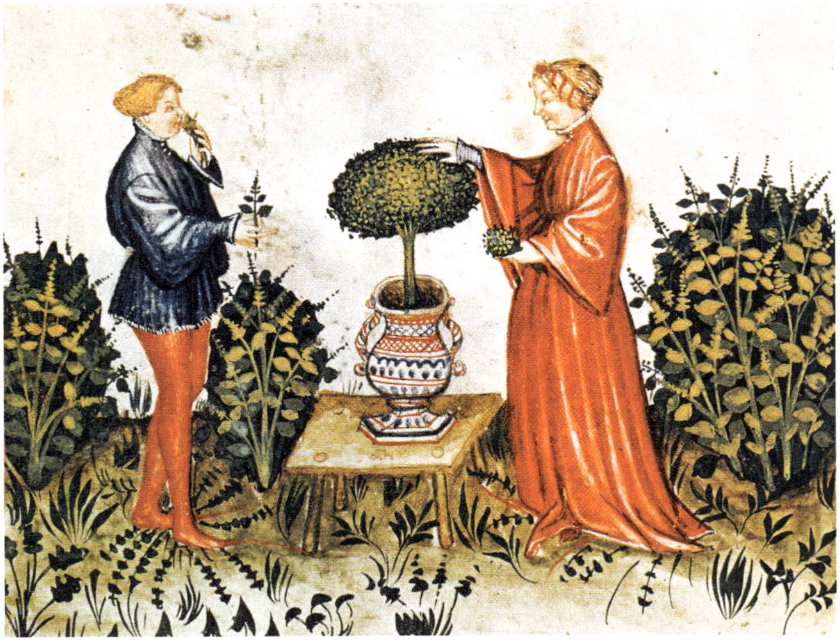

Damals wie heute eine Seltenheit, aber möglich: Basilikum als Hochstämmchen gezogen. Das Kraut ist als Heil- und Küchenpflanze gleichermaßen wertvoll.

mungen, Appetitlosigkeit und zur Anregung der Verdauung. Darüber hinaus kann es zur Behandlung von übermäßig abgehenden Winden und Blähungen sowie bei Darminfektionen eingesetzt werden. Zudem wird das Kraut bei Husten, Entzündungen im Rachen und Fieber angewendet. In der Frauenheilkunde lindert Basilikum Menstruationskrämpfe und regelt unregelmäßige Blutungen. Auch Wechseljahrsbeschwerden kann es bessern.

Äußerlich helfen Basilikum-Umschläge bei Insektenstichen, und auf schwer heilende Wunden und Verletzungen kann man Salben (Fertigpräparate aus der Apotheke) auftragen. Das ätherische Öl des Basilikums hilft bei Migräne und nervösen Schlafstörungen – entweder äußerlich auf die Schläfen aufgetragen oder in der Duftlampe.

Wirkungsweise

Die Hauptwirkung von Basilikum beruht auf dem reichlich vorhandenen ätherischen Öl. Je nach Basilikumsorte kommt es in der Pflanze in unterschiedlicher Zusammensetzung vor. So enthalten Sorten aus den indischen Anbaugebieten überwiegend Estragol, während in den südeuropäischen Basilikumzüchtungen Linool überwiegt.

Aufgrund ihrer krampflösenden Eigenschaften helfen die ätherischen Öle bei Beschwerden im Verdauungstrakt. Außerdem sind sie harntreibend, schleimlösend, beruhigend und antibakteriell. Die im Basilikum enthaltenen Phytosterine (Beta-Sitosterin und Stigmasterin) wirken während der Wechseljahre dem Hormonmangel entgegen bzw. regulieren den Zyklus und lindern auf diese Weise die Beschwerden.

Anwendungen

Innerlich

● **Bei Magenverstimmung, Appetitlosigkeit, Blähungen oder Menstruationsbeschwerden als Tee:**
2 TL getrocknete Blätter mit 250 ml kochendem Wasser übergießen, 10 Minuten ziehen lassen, abseihen und 1 Tasse täglich trinken, dabei den Tee nicht süßen

Äußerlich

● **Bei Insektenstichen, Wunden oder Verletzungen als Umschlag:**
Tee wie oben zubereiten, abkühlen lassen, ein Baumwolltuch damit tränken und täglich mehrmals auf die betroffene Stelle legen

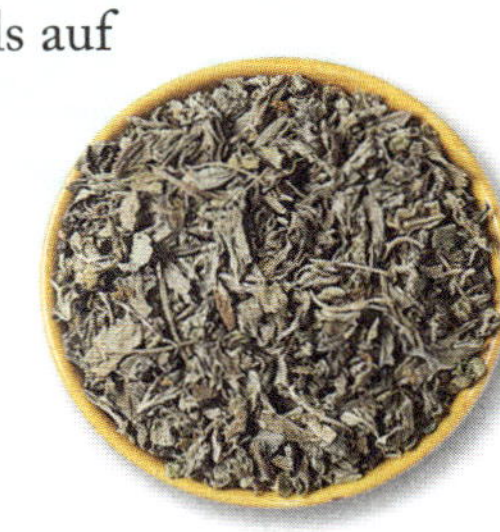

Achtung

Basilikum sollte nicht über einen längeren Zeitraum in größeren Mengen eingenommen werden, da das Estragol krebserregend sein könnte. Deshalb sollte man auf Heilanwendungen in Schwangerschaft und Stillzeit sowie bei Säuglingen und Kleinkindern verzichten. Das Öl nur stark verdünnt auf die Haut auftragen und bei Schwangeren und Kindern nicht verwenden!

Der Einsatz von Basilikum als Gewürz ist aber unbedenklich.

BEIFUSS (Wilder Wermut) *Artemisia vulgaris*

Bei Hildegard: „De Biboz“

Merkmale
Ausdauernde krautige, bis zu 2 m hohe Pflanze; aufrechter, purpurroter Stängel mit gefiederten Blättern, die auf der Oberseite grün, auf der Unterseite weißlich behaart sind; winzige, gelbe oder rotbraune Körbchenblüten in rispenförmigen Blütenständen von Juli bis September

Verwendung
Als Heil- und Gewürzpflanze

In der Heilkunde verwendete Teile
Triebspitzen, Wurzel

Inhaltsstoffe
Ätherisches Öl mit Cineol, Kampfer und Thujon, Bitterstoffe (vor allem Sesquiterpenlactone), Flavonoide, Gerbstoffe, Phytosterole

Anbautipps
Die anspruchslose Pflanze gedeiht auch auf steinigen und trockenen Böden gut. Da Beifuß als Unkraut gilt, sind Samen und vorgezogene Pflanzen im Handel kaum erhältlich. In vielen Gärten siedelt er sich von selbst an. Gesammelte Samen können im Frühjahr gesät werden.

Sammeltipps
Blühender Beifuß wird zwischen Juli und September eine Handbreit über dem Boden abgeschnitten und kopfüber hängend getrocknet. Danach bewahrt man die Blüten, Blätter und dünne Stängel kühl und trocken auf. Die Wurzel wird im Spätherbst geerntet, klein geschnitten und getrocknet.

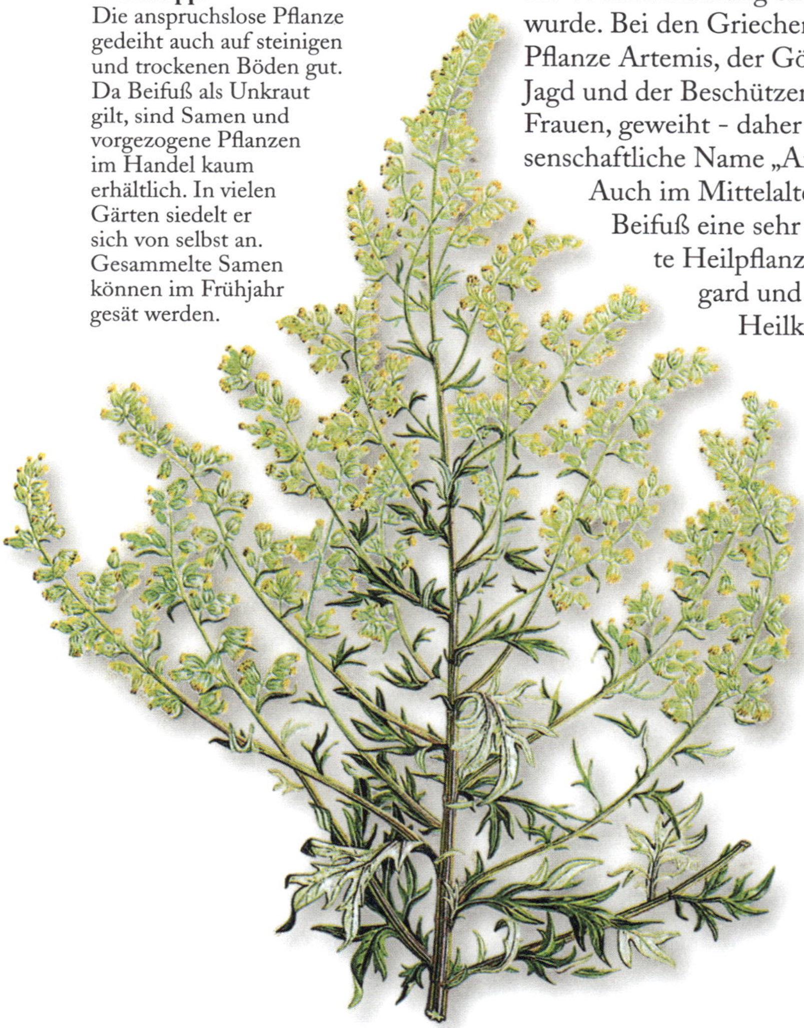

Der Beifuß ist seit Jahrtausenden als eine wertvolle Heilpflanze bekannt. In der Antike und im Mittelalter galt er als „das Kraut der Frauen“, da er vor allem bei Frauenleiden und zur Wehenförderung eingesetzt wurde. Bei den Griechen war die Pflanze Artemis, der Göttin der Jagd und der Beschützerin der Frauen, geweiht - daher der wissenschaftliche Name „Artemisia“.

Auch im Mittelalter war der Beifuß eine sehr geschätzte Heilpflanze. Hildegard und andere Heilkundige wendeten ihn an, jedoch nicht nur bei Frauenleiden, sondern auch gegen andere Beschwerden wie Verdauungsprobleme, Darmwürmer und Epilepsie. Auch wurde Beifuß gegen müde Füße und Beine verwendet. Dazu legte man Beifuß in die Schuhe, besonders bei langen Wanderungen. Dieser Wirkung verdankt die Pflanze ihren deutschen Namen.

Als bedeutende Kultpflanze sollte Beifuß auf magische Weise stärken und schützen. Die Germanen trugen die Wurzel als Amulett, um sich allgemein zu kräftigen. Anlässlich der Som-

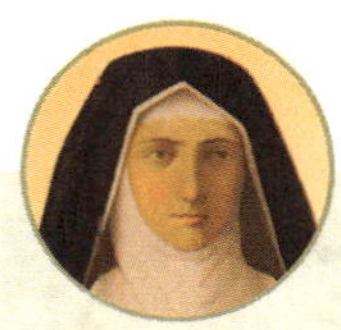

„Und wenn er (der Beifuß) gekocht wird und in Mus gegessen wird, heilt er kranke Eingeweide, und er wärmt den kranken Magen. Aber wenn jemand isst und trinkt und davon Schmerzen leidet, dann koche er mit Fleisch oder mit Fett oder in Mus in einer anderen Würze und Gemisch den Beifuß und esse ihn, und diese Fäulnis, die (der Kranke) sich durch frühere Speisen und Getränke zugezogen hat, nimmt er weg und vertreibt sie.“

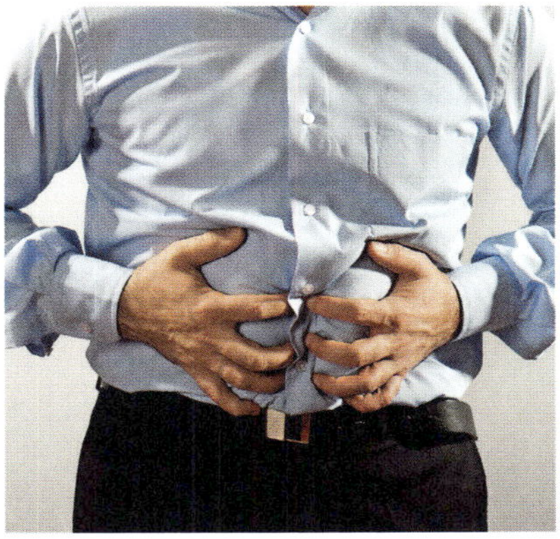

Nach Genuss eines fetten Bratens kann es zu Verdauungsbeschwerden kommen. Wenn man aber z. B. einen Gänsebraten mit Beifuß einreibt, beugt man derartigen Beschwerden vor.

mersonnenwende räucherten sie Beifußbündel. um die Dämonen des Vorjahres zu vertreiben.

Beifuß bei Hildegard

Hildegard empfiehlt die Einnahme von Beifuß bei Verdauungsbeschwerden und beim Genuss von fettreichen Speisen als Gewürz.

Therapie mit Beifuß heute

Obwohl Beifuß ein vielseitig verwendbares Heilkraut ist, wird er in der heutigen Medizin nicht mehr verwendet. Doch wegen seiner milden Bitterwirkung findet der Beifuß in der Naturheilkunde immer noch häufig Anwendung. Er wird vor allem in der Frauenheilkunde eingesetzt, und zwar zur Regulation des Monatszyklus, bei Unterleibserkrankungen, zur Anregung der Wehen und gegen Schmerzen nach der Entbindung.

Auch hilft das Beifußkraut bei müden, schmerzenden oder geschwollenen Beinen und Füßen. Das Beifußöl eignet sich gut für Fußmassagen.

Darüber hinaus kann man das Beifußkraut zur Appetitanregung, bei Blähungen, Magen- und Darmkoliken und Darmparasiten anwenden. Ein Sud aus der Wurzel fördert die Verdauung. Bei den genannten Beschwerden kann eine Tinktur aus der Beifußwurzel Abhilfe schaffen. Die Wurzel findet auch in der Homöopathie Anwendung.

In der Küche wird der leicht bitter schmeckende Beifuß auch heute noch verwendet. Seine Blätter sind ein hilfreiches Gewürz bei fetten Gerichten. Insbesondere bei Gänsebraten und anderem fetten Geflügel ist der Beifuß ein traditionelles und ideales Gewürzkraut.

Wirkungsweise

Der Beifuß wirkt antibakteriell, appetitanregend, durchblutungsfördernd, gallentreibend, krampflösend, stärkend, verdauungsfördernd sowie menstruations- und wehenfördernd. Die Wirkung der Pflanze beruht vorwiegend auf den Bitterstoffen und dem ätherischen Öl. Die Bitterstoffe regen die Bildung von Magensäften und Verdauungssekreten an.

Achtung

Beifuß darf nicht in der Schwangerschaft eingesetzt werden, da die stimulierende Wirkung auf die Gebärmutter vorzeitig Wehen auslösen kann.

Bei manchen Menschen kann der Beifuß allergische Reaktionen hervorrufen. Generell sollte die Anwendungsdauer von Beifuß als Heilkraut auf wenige Tage bis Wochen begrenzt bleiben.

Anwendungen

Innerlich

● **Bei Verdauungsbeschwerden oder Darmparasiten als Tee:**
1 EL getrocknete Blätter mit 250 ml kochendem Wasser übergießen, 5 Minuten ziehen lassen, abseihen und 1 bis 2 Tassen täglich trinken

● **Bei schmerzhafter Regelblutung als Tee:**
Tee wie oben zubereiten, 1 bis 2 Tassen täglich in den 8 bis 10 Tagen vor Einsetzen der Regel trinken

Äußerlich

● **Bei Unterleibs- und Blasenkatarrh, chronischer Eierstockentzündung, beginnender Erkältung oder bei ständig kalten Beinen und Füßen als Fußbad:**
2 Handvoll frisches oder getrocknetes Beifußkraut in 3 l Wasser kalt ansetzen, aufkochen, 5 Minuten kochen lassen und abseihen; in eine große Schüssel geben und mit warmem Wasser auffüllen

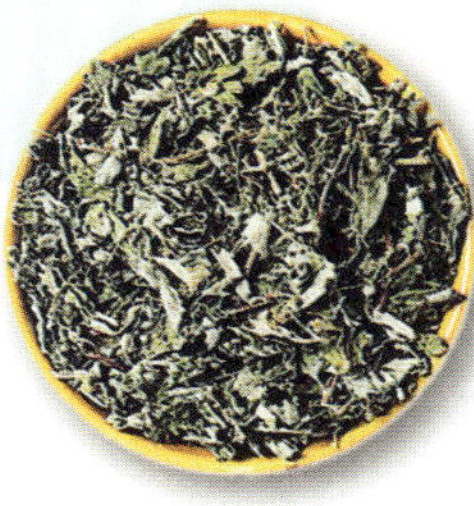

BEINWELL (Beinwurz) *Symphytum officinale*
Bei Hildegard: „De Consolida“

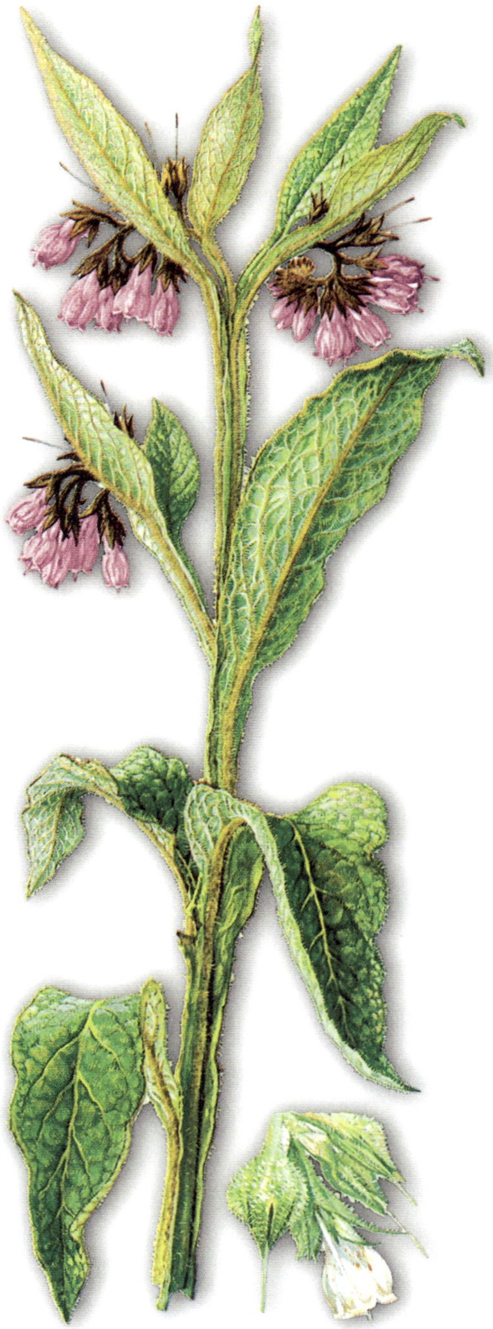

Merkmale
Mehrjährige krautige, bis zu 1,5 m hohe Pflanze; aufrechte, verzweigte, borstig behaarte Stängel mit gegenständig angeordneten, langen Blättern; Trauben rotvioletter oder gelbweißer Blüten von Mai bis September/Oktober; außen schwarzbraune, innen weißliche, bis zu 50 cm lange Wurzeln

Verwendung
Als Heil- und Küchenkraut

In der Heilkunde verwendete Teile
Blätter, Wurzel

Inhaltsstoffe
Allantoin, Cholin, Gerbstoffe, ätherisches Öl, Schleime, Kieselsäure, Pyrrolizidinalkaloide, Stärke, Sterole, Phenolkarbonsäuren, Rosmarinsäure, Aminosäuren

Anbautipps
Die Aussaat erfolgt im Frühjahr oder Herbst direkt ins Freiland. Vorkulturen kann man im März im Haus vorziehen, ab Mai auspflanzen. Die Pflanze bevorzugt feuchte, nährstoffreiche Böden in sonniger bis halbschattiger Lage. Die Vermehrung durch Teilung des Wurzelstocks ist möglich. Dazu wird die Wurzel in daumenlange Stücke geschnitten, die man einpflanzt. Aus jedem Wurzelstück entwickelt sich eine Pflanze.

Sammeltipps
Blätter können bis in den Herbst gesammelt werden, wobei man möglichst zarte Blätter pflücken sollte. Die Wurzel gräbt man im Spätherbst oder zeitigen Frühjahr aus, schneidet sie in kleine Stücke und trocknet sie an einem warmen Platz oder im Ofen bei 40 °C.

Der Beinwell ist seit etwa 2000 Jahren als Heilpflanze bekannt. Er wurde schon in der Antike als Heilmittel bei Knochenbrüchen, Verrenkungen, Verstauchungen Quetschungen und frischen Wunden eingesetzt. Der griechische Arzt Dioskurides (1. Jh.) empfahl die Pflanze beispielsweise als Wundauflage gegen Entzündungen.

Im Mittelalter war Beinwell eine hoch geschätzte Arzneipflanze, wurde jedoch von Heilkundigen wie Hildegard auch innerlich eingesetzt. Paracelsus, der im 16. Jahrhundert lebte, lobte die Pflanze als Wundheilmittel, und Lonicerus, ein deutscher Arzt und Botaniker (ebenfalls 16. Jahrhundert), wandte sie bei Brüchen, Rissen sowie zum Blutstillen und gegen Entzündungen an.

In der Volksmedizin jener Jahrhunderte bereitete man aus dem Beinwellkraut außerdem Tee zur inneren Anwendung an. Allerdings wussten die Heilkundigen damals noch nicht, dass die Pflanze giftige Alkaloide enthält. Daher wird heute auf eine innerliche Anwendung verzichtet.

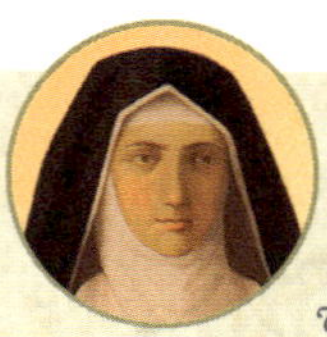

„Aber wenn ein Glied im Menschen preisgegeben und geschwürig und verwundet ist, und wenn er ihn (Beinwell) dann isst, folgt er jenem Schleim, der dort heraustritt, plötzlich nach, und den Schleim und die Geschwüre heilt er oben an der Haut und nicht inwendig im Fleisch.“

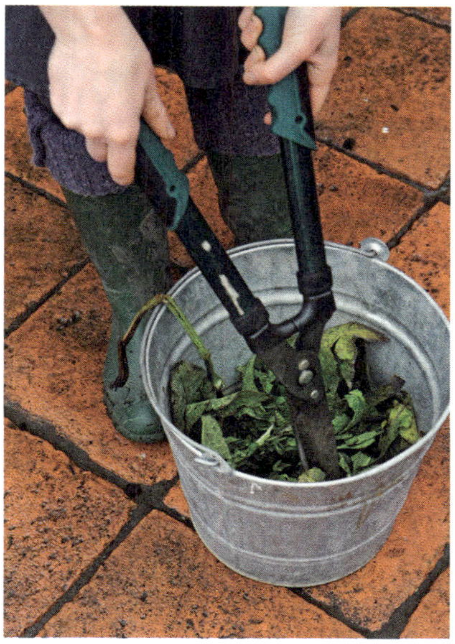

Wie der Name sagt, ist der Beinwell eine ideale Arzneipflanze gegen Beinbeschwerden vielerlei Art. Sowohl aus den Blättern als auch aus den Wurzeln lässt sich ein Sud bereiten.

Beinwell bei Hildegard

Hildegard setzte Beinwell zur Behandlung von eitrigen Wunden und Geschwüren, aber auch von Verstauchungen und Prellungen ein. Bei einem Bauchfellriss gibt sie zur innerlichen Anwendung eine Rezeptur für einen gekochten Sud aus Beinwell, Sellerie und Wein, die man aufgrund neuerer Erkenntnisse heute nicht mehr anwenden würde (siehe rechts: „Achtung"). Außerdem rät sie zu äußerlicher Anwendung und sagt, man solle aus dem Sud eine Kompresse bereiten und diese über die Stelle, „wo das innere Häutchen der Eingeweide zerrissen ist", warm auflegen.

Therapie mit Beinwell heute

Die heilende Wirkung des Beinwells ist wissenschaftlich belegt. Sowohl die Blätter als auch die Wurzel – frisch oder getrocknet – eignen sich zur äußerlichen Behandlung vor allem von Verletzungen des Bewegungsapparates wie Prellungen, Zerrungen, Verstauchungen und Blutergüssen. Speziell die Beinwellwurzel kann zudem bei Arthrose (Gelenkverschleiß) und Arthritis (Gelenkentzündung) verwendet werden. Bei Knochenbrüchen fördert das Wurzelextrakt das Zusammenwachsen der Knochen und lindert den Schmerz.

Beinwell besitzt auch Eigenschaften, die die Wundheilung fördern. So können Zubereitungen bei schlecht heilenden Wunden, Geschwüren und Ekzemen ebenfalls angewandt werden. Die Naturheilkunde nennt zudem entzündete Krampfadern, Sehnen-, Sehnenscheiden- sowie Schleimbeutelentzündungen und Lymphknotenschwellungen, die mit Fieber einhergehen, als Einsatzgebiete für Beinwell.

Wirkungsweise

Der Hauptwirkstoff des Beinwells ist das Allantoin, das für das Zellwachstum wichtig ist. Damit das Allantoin zur Neubildung von Haut- und Knochengewebe beitragen kann, braucht es die Schleimstoffe, die ebenfalls im Beinwell enthalten sind.

Das Cholin hemmt die Bildung von Ödemen und kurbelt die Durchblutung von verletztem Gewebe an. Auch Blutergüsse bilden sich besser zurück. Die Gerbstoffe im Beinwell wiederum wirken antimikrobiell, also hemmend auf das Keimwachstum und tragen ebenfalls zur schnelleren Wundheilung bei.

Anwendungen

Äußerlich

● **Bei Verstauchungen, Quetschungen, Sehnenscheidenentzündungen oder Blutergüssen**

– als Abkochung:
100 g klein geschnittene Wurzel (frisch oder getrocknet) mit 1 l Wasser 10 Minuten kochen, abseihen, ein Tuch mit dem heißen Sud tränken und auf die betroffenen Stellen legen

– als Breiumschlag:
2–4 EL getrocknete und pulverisierte Wurzel mit heißem Wasser verrühren, den Brei auf ein Tuch streichen und über Nacht auf die betroffene Stelle legen

Achtung

Neueste Untersuchungen haben gezeigt, dass Pyrrolizidinalkaloide krebserregend sind. Daher dürfen Zubereitungen aus Beinwellblättern und -wurzel nicht innerlich angewandt werden. Die äußerliche Anwendung sollte nicht über 4 bis 6 Wochen pro Jahr ausgedehnt werden. Beinwellextrakte sollten nicht auf offene Wunden aufgetragen werden, da sich ein Abszess bilden kann.

In Schwangerschaft, Stillzeit und bei Kindern unter 2 Jahren ist eine Behandlung mit Beinwell ungeeignet. Nur Fertigpräparate mit bekanntem Pyrrolizidingehalt verwenden und die Tageshöchstmengen beachten! Am besten, man berät sich mit dem Apotheker.

BERTRAM (Echter oder Römischer Bertram) *Anacyclus pyrethrum*

Bei Hildegard: „De Bertram"

Merkmale
Mehrjährige krautige, bis zu 5 cm hohe Pflanze mit einer Pfahlwurzel; niederliegende Stängel mit fein gefiederten Blättern; margeritenähnliche Blüten von Mai bis August; nicht zu verwechseln mit anderen Heilpflanzen, die lediglich den Beinamen „Bertram" tragen, wie z. B. die Sumpfschafgarbe

Verwendung
Als Heil- und Gewürzpflanze

In der Heilkunde verwendete Teile
Wurzel

Inhaltsstoffe
Pyrethrin (= Pellitrin), ätherisches Öl, Inulin, Gerbstoffe, Harze

Anbautipps
Die anspruchslose Pflanze kann im späten Frühjahr direkt ins Freiland gesät werden. Sie braucht einen trockenen bis mäßig frischen, durchlässigen Boden in sonniger bis halbschattiger Lage.

Sammeltipps
Geerntet wird im zweiten Jahr im Herbst (am besten Oktober), wenn die Pflanze allmählich verkümmert. Die Wurzel kann an der Luft getrocknet werden.

Die Herkunft von Bertram ist mysteriös. Oft wird behauptet, dass es sich bei der Pflanze Pyrethron, die im antiken Griechenland verehrt wurde, um den Echten Bertram handelte, den wir heute kennen; wahrscheinlicher ist aber, dass Pyrethron ein Doldengewächs war.

Auch die von dem griechischen Arzt Dioskurides (1. Jh.) beschriebene Pflanze namens Pyrethron war vermutlich ein Doldengewächs mit einer scharf schmeckenden Wurzel. Diese wurde damals wegen ihrer schweißtreibenden und schleimabsondernden Wirkung als Arzneipflanze empfohlen.

Der Echte oder Römische Bertram hingegen, der im östlichen Mittelmeerraum und Nordafrika heimisch ist, war wahrscheinlich nur den arabischen Ärzten des Mittelalters bekannt. Auch die bei Hildegard und später bei dem Botaniker und Arzt Hieronymus Bock (15./16. Jh.) erwähnte Heilpflanze war der Echte oder Römische Bertram. Er ist höchstwahrscheinlich die Stammform des Deutschen Bertrams *(Anacyclus officinarum)*, der ebenfalls eine scharfe Wurzel besitzt.

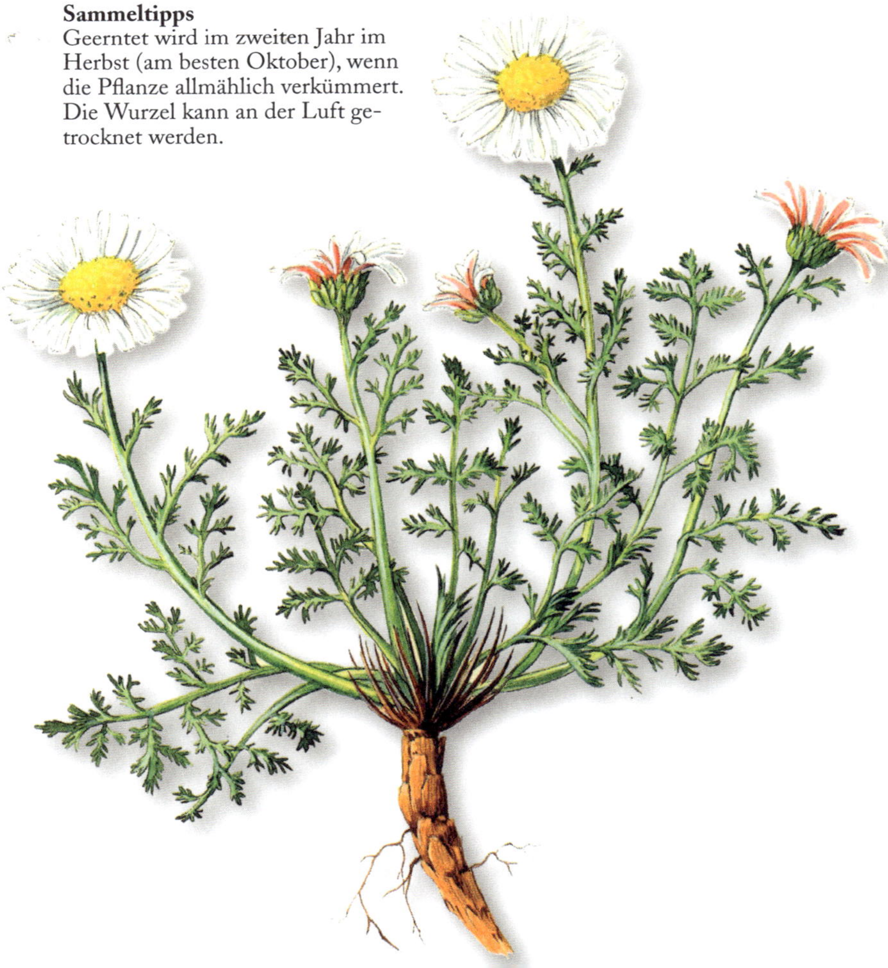

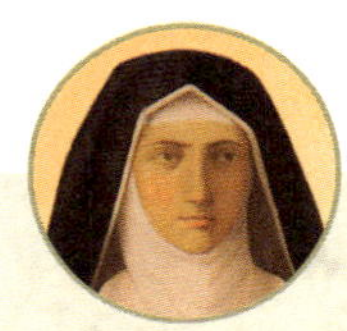

„Und auf welche Weise immer er (Bertram) gegessen wird, trocken oder in einer Speise, ist er nützlich und gut sowohl für den kranken wie auch den gesunden Menschen. Denn wenn ein Mensch ihn oft isst, vertreibt er von ihm die Krankheit und verhindert, dass er krank wird. Dass er beim Essen im Mund die Feuchtigkeit und den Speichel hervorruft, kommt daher, dass er die üblen Säfte herauszieht und die Gesundheit zurückgibt."

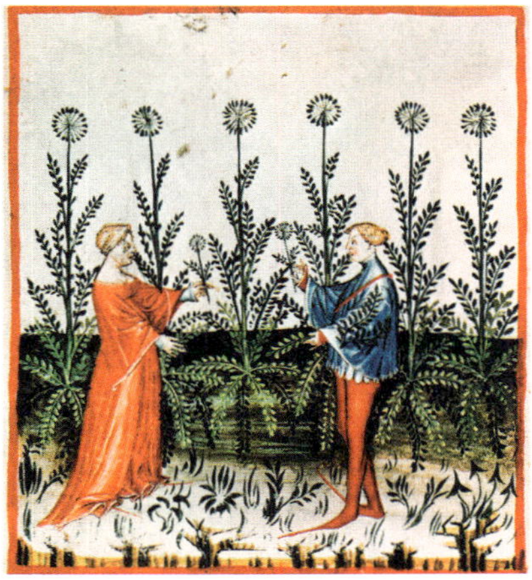

Hildegard empfiehlt Bertram für eine gute „Kopfgesundheit": Damit meint sie die Förderung der Konzentrationsfähigkeit und des Gedächtnisses.

Bertram bei Hildegard

Hildegard schätzte die Heilwirkung der Bertramwurzel sehr. Sie wandte sie besonders bei Verdauungs- und Magenproblemen sowie bei Herz- und Lungenleiden an. Auch galt die Pflanze für sie als wichtiges Mittel für eine gute „Kopfgesundheit", d. h. für starke Nerven, eine hohe Konzentrationskraft und ein gutes Gedächtnis. Außerdem rät sie zur regelmäßigen Einnahme von Bertram zur Erhaltung der allgemeinen Gesundheit und für das Wohlbefinden. Deshalb empfiehlt sie, die Bertramwurzel täglich in der Küche zu verwenden.

Therapie mit Bertram heute

In der Pflanzenheilkunde spielt Bertram keine große Rolle. In den meisten Büchern über Arzneikräuter wird er überhaupt nicht erwähnt. Hätte Hildegard diese Pflanze bzw. ihre Wurzel nicht als Gewürz für die tägliche Ernährung und auch als Heilmittel empfohlen, wäre sie vielleicht nie der Vergessenheit entrissen worden. Heute jedoch, da Hildegards Werke wieder gelesen werden, sind viele der positiven Eigenschaften des Bertrams von der Naturheilkunde anerkannt. Die Wurzel wirkt u. a. verdauungsfördernd, schleimlösend, nervenstärkend und allgemein vitalisierend. Außerdem ist sie speichelfördernd und soll auch bei Herz- und Lungenkrankheiten und Rheumatismus helfen.

In der indischen Ayurveda-Medizin und der russischen Naturheilkunde wird Bertram zur Steigerung der Gehirnleistung und der Vitalität eingesetzt. Er soll die Gedächtnisleistung, die Konzentrationsfähigkeit und die Gehirndurchblutung steigern. Seine Wirkung zum Schutz und zur Behandlung frühzeitiger Demenz wird gegenwärtig wissenschaftlich untersucht.

Man verwendet die Wurzel heute pulverisiert oder in Scheiben geschnitten. Sie kann auch als Tee oder Tinktur innerlich und äußerlich angewandt werden.

Wirkungsweise

Das ätherische Öl von Bertram wirkt adstringierend (zusammenziehend) auf die Schleimhäute und regt den Speichelfluss an. Die beim Kauen eines Wurzelstücks entstehende charakteristische, leicht zusammenziehende Wirkung auf die Mundschleimhäute ist auf das ätherische Öl zurückzuführen. Die Inhaltsstoffe zeigen zudem eine entzündungshemmende sowie antibakterielle Wirkung. Das Inulin, ein Polysaccharid, wirkt stimulierend auf das Abwehrsystem des Organismus.

Anwendungen

Innerlich

- **Bei Verdauungsbeschwerden oder vorbeugend als Tee:** 2 g getrocknete Wurzel in 500 ml kaltem Wasser ansetzen und 1 Stunde ziehen lassen; aufkochen, abseihen und 2- bis 3-mal täglich 1 Tasse trinken

- **Zur Anregung der Verdauungstätigkeit oder zur Desinfektion bei Entzündungen im Mund- und Rachenraum als Tinktur:** 75 g Wurzel mit 1 l Branntwein aufgießen, 14 Tage an einem warmen Ort ziehen lassen, 2-mal täglich 15 bis 20 Tropfen auf Würfelzucker einnehmen

- **Zur Vitalitätssteigerung oder bei Mangel an Vitamin B12 als Fertigpräparat:** Bertram-Tabs entsprechend den Anwendungshinweisen einnehmen

Achtung

Bertram muss sorgfältig entsprechend den Anweisungen dosiert werden. Bei zu hoher Dosierung kann es zu unangenehmen Nebenwirkungen wie Durchfall, Übelkeit und Erbrechen sowie Magen-Darm-Koliken und starken Kopfschmerzen kommen.

BIBERNELLE (Pimpinelle) *Pimpinella saxifraga*
Bei Hildegard: „De Bibenella"

Merkmale
Mehrjährige krautige, bis zu 50 cm hohe Pflanze; kantig gefurchte, hohle Stängel, im oberen Bereich mit wenigen variablen Blättern; Grundblätter mit rundlich eiförmigen, gezähnten Fiederabschnitten; zusammengesetzte Dolden weißer, süßlich duftender Einzelblüten von Juni bis Oktober; eirunde Spaltfrüchte; graugelbe, spindelförmige, scharf schmeckende Wurzel

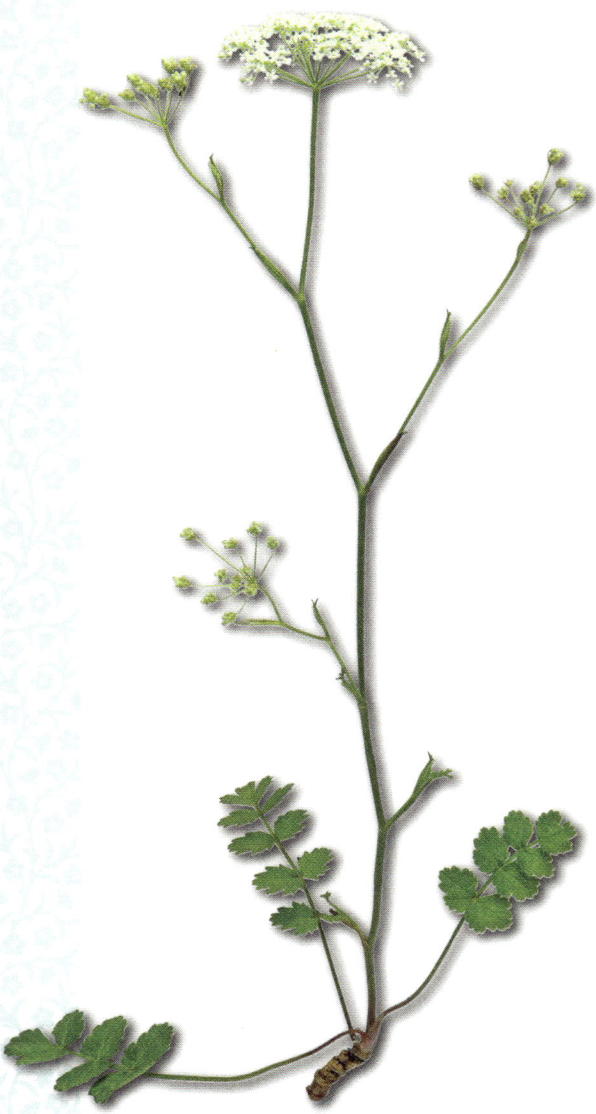

Verwendung
Als Heil- und Gewürzpflanze

In der Heilkunde verwendete Teile
Wurzel

Inhaltsstoffe
Ätherisches Öl, Cumarine (u. a. Pimpillin, Bergapten, Umbelliferon), Saponine, Furocumarine, Kaffeesäureester, Polyacetylene, Gerbstoffe, Bitterstoffe

Anbautipps
Die Pflanze kann ab März ins Freiland gesät werden. Sie bevorzugt trockene, nährstoffarme, kalkhaltige Böden in sonniger Lage.

Sammeltipps
Die Wurzel wird von März bis April und September bis Oktober geerntet. Man gräbt sie aus und wäscht sie (nicht im Wasser liegen lassen). Dann auf Schnüre reihen und an einem warmen Platz oder im Backofen bei 40 °C trocknen.

Es gibt nur wenige Belege dafür, dass die Ärzte im antiken Griechenland und Rom die Bibernelle als Arzneimittel eingesetzt haben. Bei Hippokrates (5./4. Jh. v. Chr.) wird die Pflanze lediglich erwähnt. Im Mittelalter hingegen wendete man sie bei zahlreichen Krankheiten und zum Schutz vor Pest an. Die Bibernelle wurde nicht nur von Hildegard eingesetzt, auch andere Heilkundige schätzten sie. Der deutsche Botaniker und Arzt Hieronymus Bock (15./16. Jh.) setzte sie u. a. als steinlösendes, harntreibendes und wundheilendes Mittel ein. Pfarrer Kneipp empfahl sie im 19. Jahrhundert zur Reinigung von Lunge, Nieren und Blase. Später wurde auch die heilende Wirkung der Bibernelle auf die Atemwege entdeckt.

Bibernelle bei Hildegard
Hildegard verordnete gegen Übelkeit Küchlein aus dem Pulver der Bibernelle und weiteren Pflanzen wie Pfeffer und Kümmel.

Die Wurzel allein verwendete Hildegard nicht als Heilmittel, sondern empfahl, sie als Schutz

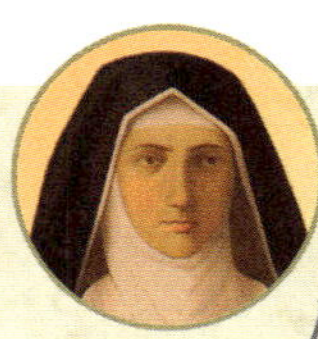

„Wer an Übelkeit leidet, nehme Kümmel, ein Drittel davon Pfeffer und etwa ein Viertel vom Kümmel an Bibernelle, pulverisiere das, nehme reines Semmelmehl und gebe dieses Pulver in das Mehl. Er mache mit Eidotter und ein bisschen Wasser Küchlein, entweder im heißen Ofen oder unter heißer Asche, und esse diese Küchlein, aber er kann das erwähnte Pulver auch auf Brot gestreut essen. Denn wenn die Kälte des Kümmels und die Kälte der Bibernelle und die Kälte des Eidotters sich mit der Wärme des Pfeffers und der Wärme des Semmelmehls vermischen, (…) unterdrücken sie die krankhaft heißen und die krankhaft kalten Säfte, die dem Menschen die Übelkeit bringen."

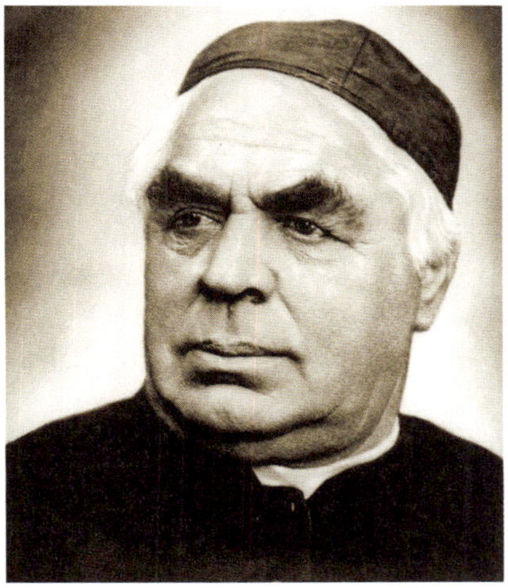

Der Pfarrer und Naturheilkundige Sebastian Kneipp (1821–1897) empfahl die Bibernelle u. a. zur Reinigung von Lunge, Nieren und Blase.

vor bösem Zauber um den Hals zu tragen – vermutlich wegen des scharfen Geschmacks der Wurzel, der abschreckend wirken sollte.

Therapie mit Bibernelle heute

Heute ist medizinisch nachgewiesen, dass die Inhaltsstoffe des Wurzelstocks der Bibernelle eine heilende Wirkung bei Husten und Bronchitis zeigen. Die Pflanze wirkt gegen Entzündungen und hilft bei Grippe und Erkältungsbeschwerden. So wird die Wurzel wegen ihrer schleimlösenden Eigenschaft vor allem bei Entzündungen der oberen Atemwege, im Mundraum und Rachen sowie bei Husten und erkältungsbedingter Heiserkeit eingesetzt.

Laut Naturheilkunde stärkt die Bibernelle die Verdauung sowie die Harnorgane und lindert Blähungen. Bei Gicht und rheumatischen Beschwerden soll die Wurzel ebenfalls helfen. Auch als menstruationsförderndes Mittel wird sie eingesetzt.

Äußerliche Anwendung findet die Bibernelle als Kompresse oder Badezusatz bei schlecht heilenden Wunden. Zum Bekämpfen von Heiserkeit kann man mit dem Tee aus der Wurzel gurgeln. Die Bibernellenwurzel ist heute Bestandteil vieler Hustensäfte und Mundpflegemittel.

In der Homöopathie wird die Bibernelle bei Magen-Darm-Störungen und Bronchitis verordnet.

Wirkungsweise

Die Hauptwirkung der Bibernellenwurzel beruht auf dem Zusammenspiel ihrer Inhaltsstoffe. Diese wirken vor allem schleimlösend und fördern den Abtransport des Schleims in den Bronchien. Gleichzeitig kann der Schleim leichter abgehustet werden.

Außerdem weisen die Inhaltsstoffe entzündungshemmende, harn- und schweißtreibende, abführende, adstringierende (zusammenziehende) und blutstillende Eigenschaften auf.

Achtung

Die Bibernelle wird oft mit dem Kleinen Wiesenknopf *(Sanguisorba minor)* verwechselt, da dessen Laub dem der Bibernelle ähnelt. Zudem wird der Wiesenknopf volkstümlich häufig Pimpinelle genannt, was zusätzlich für Verwirrung sorgt.

Bei bestimmungsgemäßer Anwendung von Bibernellenwurzel sind keine Risiken oder Nebenwirkungen bekannt. Während Schwangerschaft und Stillzeit sollte die Bibernellenwurzel nicht oder nur nach Rücksprache mit dem Arzt verwendet werden.

Anwendungen

Innerlich

- **Bei Erkältung oder Bronchitis mit verschleimten Atemwegen als Tee:**
2 TL (2,5 g) fein geschnittene Bibernellenwurzel mit 1 Tasse (150 ml) kochendem Wasser übergießen, 10 Minuten ziehen lassen, abseihen und täglich 3 bis 4 Tassen ungesüßt trinken

- **Bei Verdauungsproblemen oder Erkältungskrankheiten als Tee:**
1 gehäufter TL geriebene oder getrocknete Wurzel mit 250 ml Wasser übergießen, zum Sieden bringen, 1 Minute köcheln lassen, abseihen und täglich 1 Tasse mit etwas Honig gesüßt trinken

- **Zur Stärkung von Magen, Darm und Blase oder bei Husten und Heiserkeit in Wein:**
50 g fein geschnittene Bibernellenwurzel mit 1 Liter Weißwein übergießen, gut verschlossen 10 Tage ruhen lassen, abseihen und täglich 1 Glas trinken

BOCKSHORNKLEE (Griechisches Heu) *Trigonella foenum-graecum*

Bei Hildegard: „De Fenugraeco“

Merkmale
Einjährige krautige, bis 80 cm hohe Pflanze mit einer Pfahlwurzel; aufrechte, verzweigte Stängel mit gestielten, aus drei ovalen gezähnten Blättchen zusammengesetzten Blättern; blassgelbe bis hellviolette Blüten von Juni bis Juli; bis 30 cm lange gekrümmte Schote mit zahlreichen bräunlichen Samenkörnern

Verwendung
Als Heil- und Gewürzpflanze

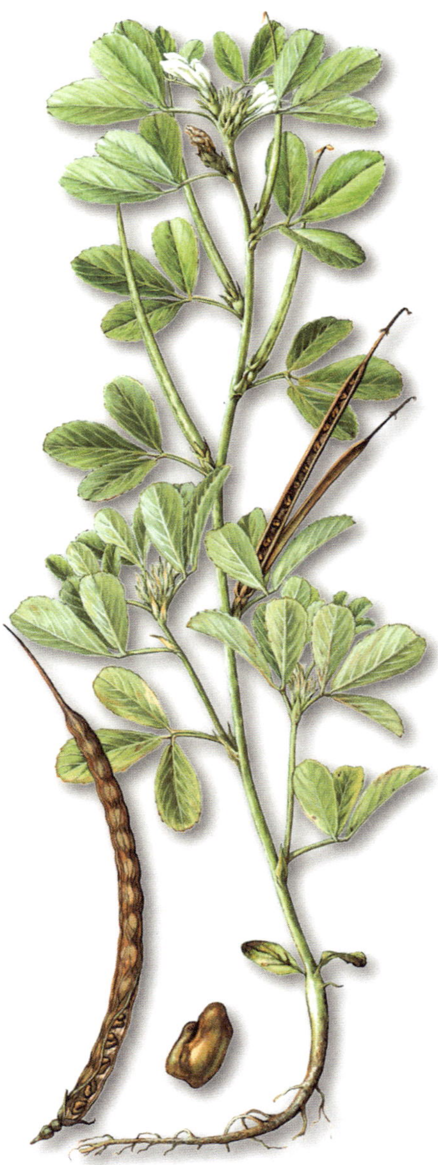

In der Heilkunde verwendete Teile
Samen

Inhaltsstoffe
Schleimstoffe, Bitterstoffe, Saponine, Eiweiße, Kohlenhydrate, fette Öle (Triglyceride der Linolen-, Palmitin-, Linol- und Ölsäure), Lecithin, Flavonoide, Trigonellin (Alkaloid), Aminosäuren, Ballaststoffe, Mineralien, Vitamine

Anbautipps
Die Samen können im Februar vorgezogen oder ab April direkt ins Freiland gesät werden. Die Pflanze braucht einen trockenen Gartenboden in sonniger bis halbschattiger Lage.

Sammeltipps
Sobald die Schoten trocken werden und beginnen aufzuplatzen (September) werden die Samen gesammelt.

Der Bockshornklee zählt zu den ältesten Kulturpflanzen der Menschheit und war bereits etwa 4000 v. Chr. in China ein bekanntes schleimlösendes Heilmittel. Über Indien, Arabien und Persien kam die Pflanze nach Ägypten, wo man sie vor allem als Mittel gegen Brandwunden einsetzte. Die Samen wurden auch als Stärkungsmittel und zum Würzen verwendet, die frischen Keimlinge als Gemüse verzehrt.

Im antiken Griechenland röstete man die Samen, süßte sie mit Honig und genoss sie als Knabberei. Im 9. Jahrhundert gelangte der Bockshornklee dann nach Mitteleuropa und wurde in Klostergärten angebaut. Im Mittelalter fand er in den Werken Hildegards und des Gelehrten Albertus Magnus (13. Jh.) Erwähnung und erfreute sich in Deutschland großer Beliebtheit.

Später geriet die Pflanze in Europa allmählich in Vergessenheit und wurde erst durch Pfarrer Kneipp (19. Jh.) wiederentdeckt, der Breiumschläge mit Bockshornklee bei verschiedenen Hauterkrankungen anwandte.

Bockshornklee bei Hildegard

Hildegard empfiehlt die Einnahme von Bockshornkleesamen bei Fieber und Appetitlosigkeit sowie zur Steigerung der Abwehrkräfte des Körpers. Bei Hauterkrankungen rät sie zu Umschlägen mit zerstoßenen und zu Brei verarbeiteten Samen.

Therapie mit Bockshornklee heute

Die Samen des Bockshornklees können innerlich und äußerlich verwendet werden. Innerlich

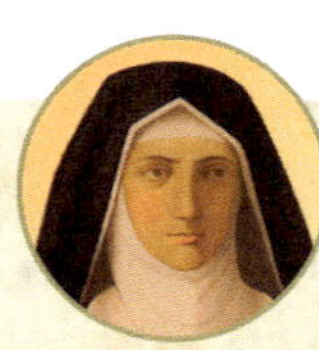

„Und ein Mensch, der tägliche Fieber hat, die ihm oft den Schweiß austreiben, und den das Essen anwidert, das heißt schädigt, der nehme das Kraut vom Bockshornklee im Sommer und erwärme seinen Samen in Wein und trinke dies oft warm in nüchternem Zustand, und es wird ihm besser gehen.“

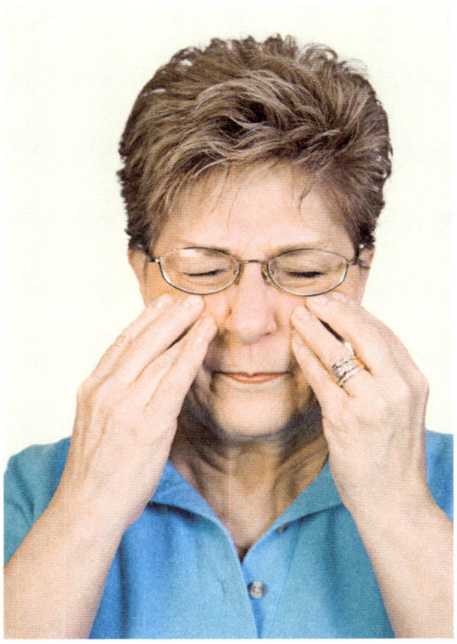

Nasennebenhöhlenentzündungen gehören in ärztliche Behandlung. Doch ein wohltuender Tee aus Bockshornkleesamen kann die Therapie begleiten.

angewandt wirkt die Heilpflanze bei Katarrhen der oberen Atemwege und bei Nasennebenhöhlenentzündung. Die in der Pflanze enthaltenen Ballaststoffe helfen, Verdauungsstörungen zu beheben. Außerdem hat Bockshornklee eine stärkende Wirkung, unterstützt das Wohlbefinden und regt den Appetit an. Deshalb kann er bei Magersucht und starkem Gewichtsverlust eingenommen werden.

Vermutlich hat Bockshornklee auch fett- und blutzuckersenkende Eigenschaften, was allerdings noch medizinisch bestätigt werden muss. Zudem ergaben Untersuchungen eine immunstimulierende und eine der Arteriosklerose vorbeugende Wirkung. Die Pflanze soll auch die Milchbildung fördern.

Äußerlich finden Breie aus Bockshornkleesamen als Umschlag oder Kompresse bei Hautentzündungen, Geschwüren und Ekzemen Verwendung.

Wirkungsweise

Der Bockshornklee verdankt seine Heilkraft dem Zusammenwirken der Inhaltsstoffe. Wegen des hohen Gehalts an Eiweißen und Kohlenhydraten ist er eine wertvolle Bereicherung der Ernährung und wird daher häufig bei starkem Gewichtsverlust und Magersucht eingesetzt. Die Schleimstoffe in den Samen bieten einen Schutz für die Magenschleimhaut und helfen so bei Magen- und Darmbeschwerden.

Die Eiweiße fördern zusammen mit Kupfer die Eisenverwertung und damit den Aufbau der roten Blutkörperchen. So sorgen sie für eine bessere Sauerstoffversorgung. Saponine sind vor allem für die entzündungshemmende und immunstimulierende Wirkung verantwortlich. Darüber hinaus scheinen sie dabei zu helfen, die Blutfettwerte und den Cholesterinspiegel zu senken.

Achtung

Wirkungsweise und Unbedenklichkeit von Bockshornklee sind bisher nicht vollständig aufgeklärt. Daher sollten Frauen in Schwangerschaft und Stillzeit vor der Verwendung der Samen mit dem Arzt sprechen.

Wer blutverdünnende Medikamente nimmt, sollte ebenfalls den Arzt fragen. Eine wiederholte äußerliche Anwendung kann unter Umständen Hautreaktionen wie Rötungen oder Juckreiz hervorrufen.

Anwendungen

Innerlich

● **Bei Erkrankung der oberen Luftwege, Appetitlosigkeit oder Gewichtsverlust als Tee:**
2 EL gemahlene Samen mit 250 ml kaltem Wasser übergießen, etwa 3 Stunden stehen lassen, kurz aufkochen und abseihen; mäßig warm 3-mal täglich vor den Mahlzeiten trinken

● **Bei Appetitlosigkeit oder Gewichtsverlust als Flüssigextrakt (Fertigpräparat):**
30 Tropfen in 1 Glas Wasser geben und 3-mal täglich oder nach Packungsangabe einnehmen (Achtung, die Lösung ist bitter.)

Äußerlich

● **Bei Hautentzündungen, Furunkeln oder Gelenkentzündungen als Breiumschlag:**
50 g gemahlene Samen mit 250 ml Wasser übergießen, etwa 5 Minuten aufkochen; den Brei fingerdick auf ein Baumwolltuch streichen und auf die betroffene Stelle legen

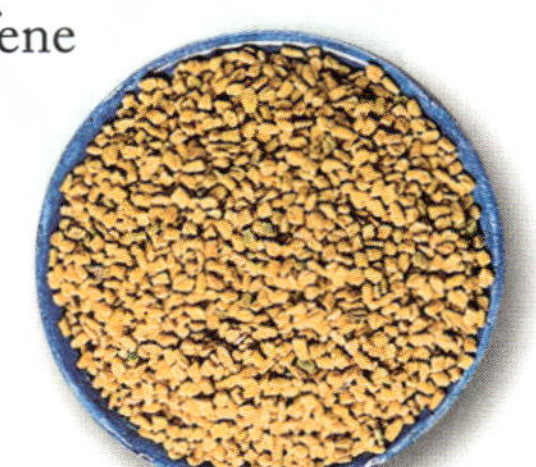

BRENNNESSEL (Große Brennnessel) *Urtica dioica*

Bei Hildegard: „De Urtica“

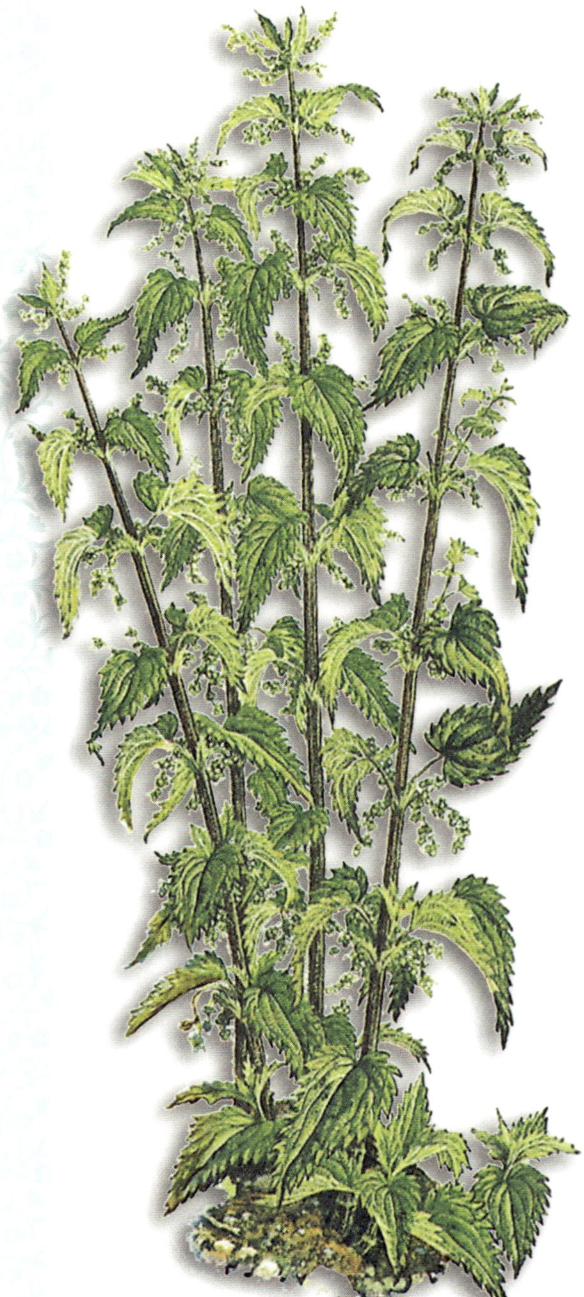

Merkmale
Ausdauernde krautige, bis zu 1,5 m hohe Pflanze; aufrechte, kantige Stängel mit eiförmigen, dunkelgrünen, am Rand gesägten Blättern, die mit Brennhaaren bedeckt sind; Rispen grünlicher oder bräunlicher Blüten von Juli bis Oktober; eiförmige, beigebraune Nussfrucht

Verwendung
Als Heilpflanze

In der Heilkunde verwendete Teile
Kraut (Blätter und Stängel), Wurzel, Samen (Früchte)

Inhaltsstoffe
Blätter: Brennsaft (Acetylcholin, Histamin, Serotonin, Ameisensäure), Flavonoide, Phenolcarbonsäuren (Kaffeesäure, Chlorgensäure, Kaffeoyläpfelsäure), Mineralstoffe (Kalium, Kalzium), Kieselsäure, Karotinoide; Wurzel: Scopoletin, Sitosterin, Urtica-Agglutinin (Lektin), Lignane (Phytoöstrogene), Polysaccharide

Anbautipps
Die Samen werden ab März in Töpfen vorgezogen; tagsüber warm halten, nachts möglichst tiefen Temperaturen aussetzen (Frostkeimer). Ab Ende April werden die Jungpflanzen ausgepflanzt. Eine Vermehrung über Wurzelausläufer ist möglich.

Sammeltipps
Ernte von Mai bis September. Die Samen werden im Frühherbst gesammelt. Die Wurzel erntet man im 2. Jahr nach der Krauternte, zerteilt sie in Stücke und trocknet sie bei etwa 50 °C.

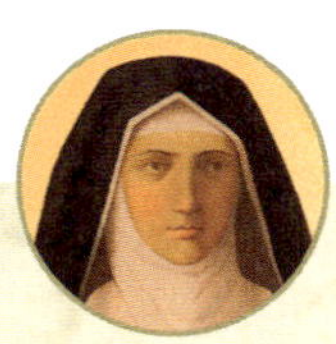

„Aber wenn sie (Brennnessel) frisch aus der Erde sprießt, ist sie gekocht nützlich für die Speisen des Menschen, weil sie den Magen reinigt und den Schleim aus ihm wegnimmt.“

Für viele ist die Brennnessel ein Unkraut, das sich massenhaft vermehrt und bei Berührung unangenehm schmerzt. Doch in Wahrheit ist sie eine wertvolle und alte Heilpflanze. Bereits vor 2500 Jahren empfahl der griechische Arzt Hippokrates die Brennnessel als harntreibendes Mittel und zur inneren Reinigung. Der griechische Arzt Dioskurides (1. Jh. n. Chr.) behandelte mit dem Kraut verschiedene Krankheiten, für die es auch heute noch angewandt wird.

Im Mittelalter wurde die Brennnessel vor allem in den Kräutergärten der Benediktinerklöster angebaut. Hildegard erwähnt die Pflanze lobend in ihren Schriften. Auch Ärzte wie Paracelsus und Leonhart Fuchs (beide 16. Jh.) setzten das Kraut ein. Die Brennnessel war früher eine wichtige Faserpflanze zur Herstellung von Stoffen, wurde aber später von der Baumwolle verdrängt.

Brennnessel bei Hildegard

Hildegard empfiehlt, bei Magenschwäche und Appetitlosigkeit Brennnesseln gekocht zu verzehren, da sie den Magen reinigen. Bei Vergesslichkeit rät sie, gehackte Brennnesselblätter mit Olivenöl zu mischen und damit Schläfen und Brust einzureiben.

Therapie mit Brennnessel heute

Das Kraut wird vor allem bei Harnwegsentzündungen und zur Vorbeugung von Nieren- und Blasensteinen als Durchspülungs-

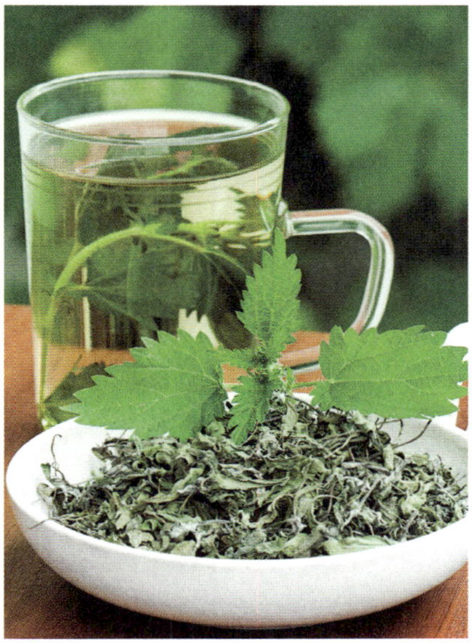

Brennnesseltee hilft u. a. bei Beschwerden, die durch eine vergrößerte Prostata hervorgerufen werden.

therapie eingesetzt. Außerdem hilft es bei rheumatischen Beschwerden und entzündlichen Gelenkerkrankungen. Die Wurzel wird bei beginnenden Prostatabeschwerden, die aufgrund einer Vergrößerung der Vorsteherdrüse auftreten, verordnet, um die Symptome zu lindern.

Neben diesen medizinisch gesicherten Anwendungen wird Brennnesselkraut in der Naturheilkunde u. a. auch bei Magenschwäche, Verdauungsbeschwerden, Verschleimung in Brust und Lunge, Wasseransammlungen im Körper, Bluthochdruck und zur Förderung der Blutbildung eingesetzt. Äußerlich verwendet man es zur Verbesserung der Wundheilung sowie zur Kräftigung der Haare. Zerstoßene Samen werden als Brei bei verschiedenen Hauterkrankungen und Rheuma aufgelegt. Als stärkendes Tonikum kann man das aus den Samen gewonnene Öl einnehmen.

In der Homöopathie nutzt man Zubereitungen aus der blühenden Pflanze zur Behandlung von Nesselsucht, Hautjucken sowie Ausschlägen mit Quaddelbildung.

Wirkungsweise

Die Brennnessel wirkt entwässernd, entzündungshemmend, entsäuernd, blutbildend und durchblutungsfördernd. Die entwässernde Wirkung geht im Wesentlichen auf den hohen Gehalt an Mineralstoffen zurück. Vor allem die Kieselsäure und das Kalium wirken ausschwemmend. Deshalb wird bei Einnahme von Brennnesselextrakten deutlich mehr Harnsäure ausgeschieden als sonst. Die entzündungshemmende Eigenschaft beruht u. a. auf dem Wirkstoff Kaffeoyläpfelsäure, welche die Aktivität verschiedener Entzündungszellen hemmt.

Die Quaddelbildung bei Berührung der Pflanze entsteht durch Histamin und Acetylcholin, die in den Brennhaaren enthalten sind. Das Acetylcholin wirkt auf das Nervensystem und regt die Durchblutung an; deshalb helfen Zubereitungen von Brennnesselblättern bei Rheuma.

Achtung

Bei der Anwendung von Brennnesselzubereitungen kann es zu Magen-Darm-Beschwerden wie Sodbrennen, Völlegefühl und Blähungen kommen. Auch allergische Reaktionen wie Hautausschlag, Juckreiz und Nesselsucht kommen vor. Bei Ödemen infolge eingeschränkter Herz- oder Nierentätigkeit darf Brennnessel nicht angewandt werden.

Anwendungen

Innerlich

- **Bei rheumatischen Schmerzen, Nieren- oder Blasenbeschwerden als Tee:**
3 EL getrocknete Blätter mit 500 ml kochendem Wasser übergießen, etwa 10 Minuten ziehen lassen und abseihen; 4 bis 6 Tassen täglich warm trinken

- **Gegen Beschwerden beim Harnlassen aufgrund einer Prostata-Vergrößerung als Tee:**
1 EL getrocknete und klein geschnittene Wurzeln mit 500 ml Wasser übergießen, etwa 10 Minuten ziehen lassen und abseihen; bis zu 3 Tassen täglich trinken

Äußerlich

- **Zur Kräftigung der Haare oder gegen Haarausfall als Abkochung bzw. Sud:**
3 oder 4 frische Stängel mit Blättern (aber ohne Blüten) in 1 l kaltem Wasser 5 Minuten aufkochen, etwa 2 Stunden ziehen lassen und abseihen; auf das trockene Haar geben und über Nacht einwirken lassen

BRUNNENKRESSE (Echte Brunnenkresse) *Nasturtium officinale*

Bei Hildegard: „De Burncrasse“

Merkmale
Mehrjährige krautige, bis 90 cm hohe Pflanze; hohle runde Stängel mit unpaarig gefiederten Blättern; traubige Blütenstände weißer Einzelblüten von Mai bis September; längliche Schoten mit bis zu 60 Samen

Verwendung
Als Heil- und Gemüsepflanze

In der Heilkunde verwendete Teile
Frisches Kraut (Blätter und Stängel)

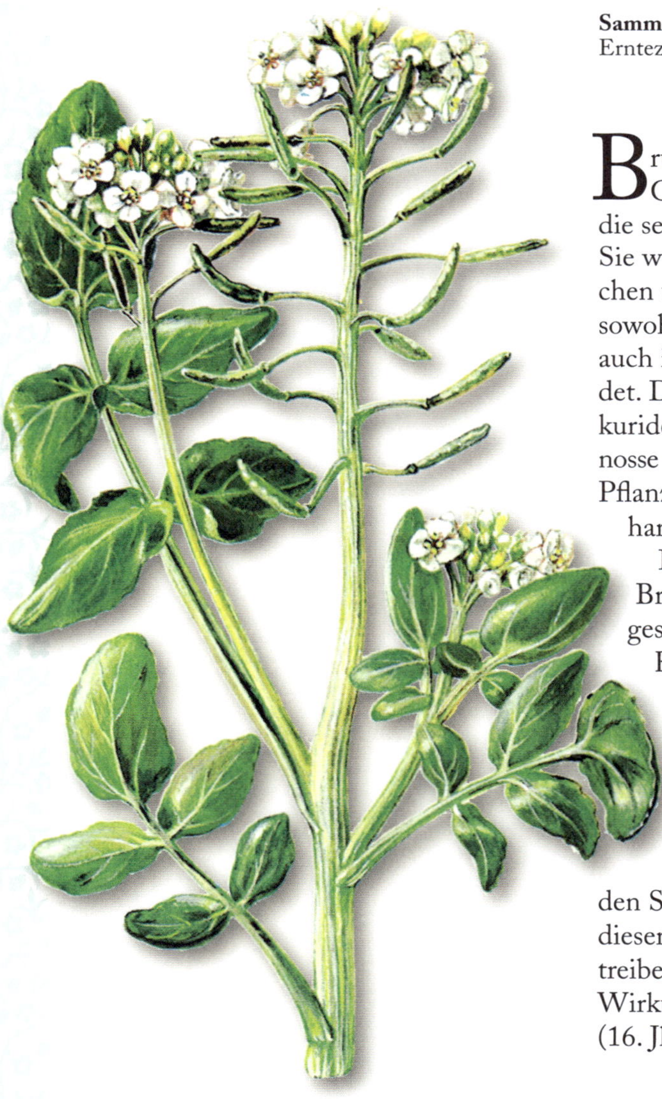

Inhaltsstoffe
Ätherisches Öl, Senfölglykoside (Gluconasturtin), Mineralstoffe (Kalzium, Phosphor, Eisen, Jod), Bitterstoffe, Gerbstoffe, Vitamine A, B1, B2 und C

Anbautipps
Brunnenkresse braucht viel Feuchtigkeit. Man sät sie ab Ende Mai bis Juli in einer wasserdichten Schale mit Erde aus und hält die Keimlinge stets feucht. Die Jungpflanzen werden einzeln eingetopft und so viel gegossen, dass die „Füße“ der Pflanze etwa 1 cm unter Wasser stehen. Teichbesitzer können die Brunnenkresse in der Uferzone auspflanzen.

Sammeltipps
Erntezeit ist April bis September.

Brunnenkresse ist eine alte Gemüse- und Heilpflanze, die seit der Antike bekannt ist. Sie wurde bereits von den Griechen und Römern angebaut und sowohl als Gemüse verzehrt als auch in der Heilkunde verwendet. Der griechische Arzt Dioskurides (1. Jh.) und sein Zeitgenosse Plinius d. Ä. erwähnen die Pflanze und schreiben ihr eine harntreibende Wirkung zu.

Im Mittelalter wurde die Brunnenkresse ebenfalls sehr geschätzt und durfte in keinem Klostergarten fehlen. Karl der Große empfiehlt sogar den Anbau der Heilpflanze in seiner Landgüterverordnung („Capitulare de villis“) von 812. Daher wird die Brunnenkresse in den Schriften vieler Heilkundigen dieser Zeit wegen ihrer harntreibenden und wurmtötenden Wirkung erwähnt. Paracelsus (16. Jh.) war ebenfalls ein großer Anhänger dieses Krauts und wandte es als Mittel gegen Würmer sowie bei Nierenleiden an.

Pfarrer Kneipp (19. Jh.) verordnete Brunnenkresse bei Lungenkrankheiten und Blutarmut. Später wurde das Heilkraut wegen seines hohen Vitamin-C-Gehalts gegen Skorbut eingesetzt.

Brunnenkresse bei Hildegard

Hildegard empfiehlt die Brunnenkresse vor allem bei Verdauungsstörungen. Auch gegen Gelbsucht und Fieber sei das Kraut wirksam; man solle es gedünstet essen.

Therapie mit Brunnenkresse heute

Brunnenkresse ist nicht nur eine schmackhafte Gemüse- und Salatpflanze, sondern auch ein nach heutigen Erkenntnissen wirksames Heilkraut. Medizinisch nachgewiesen ist die Wirkung bei Entzündungen der Luftwege. Daher wird die Brunnenkresse vor

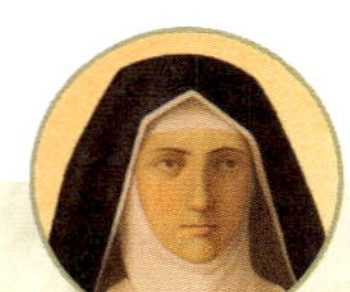

„Und wer gegessene Speisen kaum verdauen kann, der dünste ebenfalls Brunnenkresse in einer Schüssel, weil ihre Kräfte aus dem Wasser stammen, und so esse er (sie) und sie wird ihm helfen.“

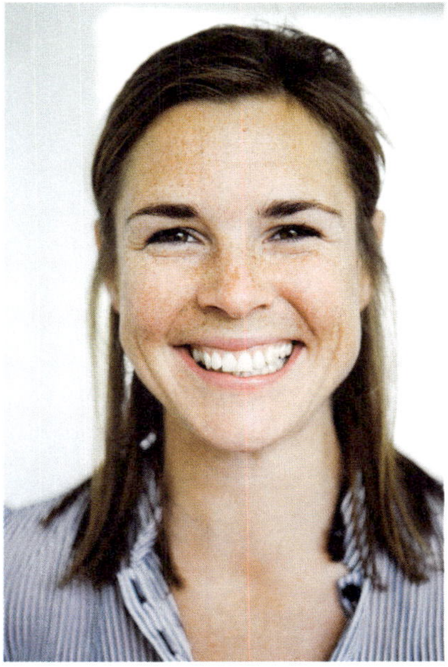

Brunnenkresse-Extrakt ist in vielen Bleichcremes gegen Sommersprossen und Altersflecken enthalten. Doch Vorsicht: Nicht immer sind Pigmentflecken harmlos; deshalb vor der Anwendung solcher Cremes den Hautarzt befragen.

allem als Mittel gegen Husten oder Bronchitis eingesetzt.

In der Naturheilkunde verwendet man Brunnenkresse bei Harnwegsinfekten sowie zur Steigerung des Appetits und bei Verdauungsbeschwerden. Auch bei Problemen mit der Gallenblase, bei Gicht, Rheuma, Zahnfleischentzündungen, Ekzemen und Ausschlägen findet die Brunnenkresse Verwendung.

Die Kosmetikindustrie verwendet Extrakte aus der Brunnenkresse für Cremes gegen Sommersprossen und Altersflecken, da einige Inhaltsstoffe der Pflanze bleichend wirken.

In der Homöopathie wird die Brunnenkresse vor allem bei einer Reizung der ableitenden Harnwege verordnet.

Wirkungsweise

Die Brunnenkresse weist Inhaltsstoffe auf, die Bakterien bekämpfen. Vor allem sind dies Senföle. Deshalb hilft die Arzneipflanze beispielsweise bei entzündlichen Atemwegserkrankungen. Zusammen mit den Bitterstoffen regen die Senföle auch die Bildung von Magensaft und Galle an und helfen auf diese Weise bei der Regulierung der Verdauung.

Die Brunnenkresse weist einen hohen Gehalt an Vitamin C und E auf, was die Wirkung gegen Hautflecken begünstigt. Diese Inhaltsstoffe behindern vermutlich auch die Neubildung von Pigmentflecken und sollen darüber hinaus eine gleichmäßige Pigmentierung fördern.

Achtung

Menschen mit Magen- oder Dünndarmgeschwüren sowie mit entzündlichen Nierenerkrankungen sollten Zubereitungen aus Brunnenkresse nicht anwenden, da die Senföle die Schleimhäute und das Nierengewebe reizen können. Manchmal treten selbst nach bestimmungsgemäßer Einnahme Magen-Darm-Beschwerden auf.

Für Kinder unter 12 Jahren sowie in Schwangerschaft und Stillzeit sind Anwendungen mit Brunnenkresse nicht geeignet, da die Unbedenklichkeit nicht geklärt ist. Wechselwirkungen mit anderen Mitteln wurden bisher nicht untersucht.

Wer eine Bleichcreme auf der Basis von Brunnenkresse anwenden möchte, sollte zuerst den Hautarzt befragen.

Anwendungen

Innerlich

- **Bei Blasen- und Harnröhreninfekten oder Infekten der Atemwege als frisches Kraut:**
  Täglich 20–30 g essen

- **Bei Husten oder Heiserkeit als Saft:**
  1 Handvoll frisches Brunnenkressekraut (Stängel und Blätter) in einem Mörser zerquetschen und mit 250 ml Quellwasser auffüllen; 3-mal täglich 1 EL einnehmen

- **Zur Verdauungsförderung als Saft:**
  Wie oben frische Blätter entsaften und 3-mal täglich 1 EL, verdünnt in 1 Glas Wasser, einnehmen

- **Zur Unterstützung einer Frühjahrskur (Zuführung von Vitamin C) als Tee:**
  2 TL frische Blätter mit 250 ml sehr warmem Wasser übergießen, 5 Minuten ziehen lassen und abseihen; 3 Wochen lang täglich 1 Tasse trinken, kalt oder erneut erwärmt

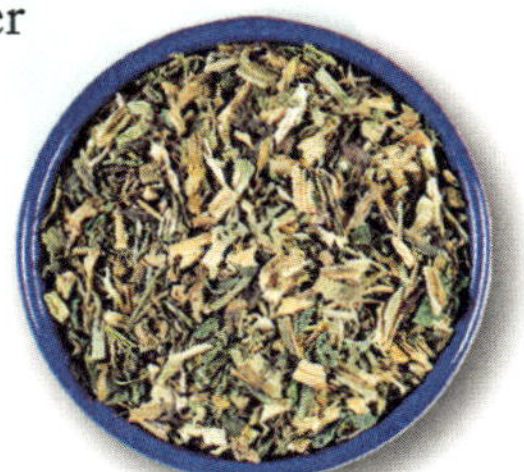

DIPTAM (Brennender Busch) *Dictamnus albus*

Bei Hildegard: „De Dictamno“

Merkmale
Mehrjährige krautige, bis 1 m hohe Pflanze; aufrechte Stängel mit gefiederten Blättern aus eiförmig lanzettartigen, fein gezähnten Fiederblättchen; Trauben weißer oder rosafarbener, dunkelrot geäderter Blüten von Mai bis Juni. Die ätherischen Öle der reifen Fruchtstände setzen im Hochsommer ein brennbares Gas frei - daher „Brennender Busch“; die Früchte schleudern ihre Samen mehrere Meter weit.

Verwendung
Als Heilpflanze

In der Heilkunde verwendete Teile
Wurzel, Kraut

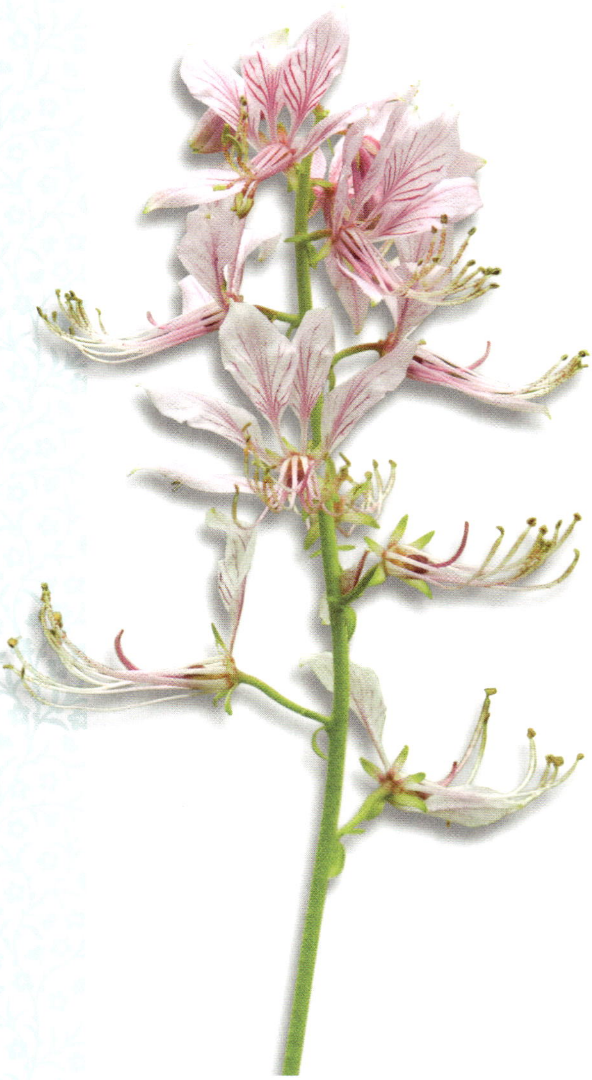

Inhaltsstoffe
Ätherisches Öl (Mono- und Sesquiterpene), Flavonoide, Alkaloide, Furanocumarine (u. a. Bergapten, Xanthotoxin), Cumarine, Saponine, Bitterstoffe

Anbautipps
Die Anzucht ist langwierig. Samen werden etwa 4 Wochen in feuchtem Sand in einer Plastiktüte bei 20 °C gelagert; dann kommt das Ganze für weitere 4 bis 6 Wochen in den Kühlschrank (Kaltkeimer). Danach setzt man die Samen in Blumentöpfe; Keimungsdauer: etwa 6 Monate. Die Pflanze braucht einen kalkreichen, trockenen Boden in vollsonniger Lage. Wem die Anzucht zu umständlich ist, der kann Diptamwurzel auch im Handel kaufen.

Sammeltipps
Die Wurzel wird im Frühjahr oder Herbst geerntet und getrocknet aufbewahrt.

In den Schriften der alten Griechen und Römer findet man keine eindeutigen Hinweise auf Diptam als Arzneipflanze. Dafür fand die Pflanze im Mittelalter eine vielseitige Anwendung. Im 12. und 13. Jahrhundert wird Diptam u. a. bei Hildegard und dem deutschen Gelehrten Albertus Magnus erwähnt. Die pulverisierte Wurzel wurde innerlich zur Behandlung von Eingeweidewürmern, Wechselfieber, Epilepsie und Menstruationsproblemen angewendet. Bei Frauenleiden verabreichte man auch eine Essenz aus den Blättern. Die Blätter dienten zudem äußerlich angewandt als Wundheilmittel; sie sollten auch gegen Bisse von Giftschlangen sowie allgemein gegen Vergiftungen helfen.

In der westlichen Heilkunde geriet der Diptam in der Neuzeit weitgehend in Vergessenheit, während die Wurzelrinde in der traditionellen chinesischen Medizin bis heute oft verabreicht wird.

Diptam bei Hildegard

Hildegard empfiehlt gegen „Versteinerungen im Menschen“, also bei Blasen-, Nieren- und Gallensteinen, pulverisierte Diptamwurzel mit Weizenbrot zu essen.

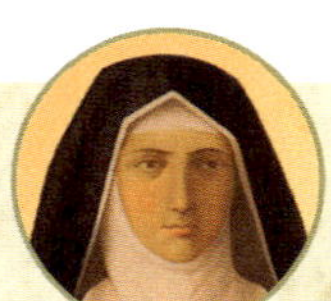

„Der Diptam (…) hat die Kräfte des Feuers und die Kräfte des Steins in sich, weil er wie der Stein hart ist in seinen Kräften. Und wie der im Feuer Wärme hat, der aus ihm hervorgeht, so ist der Diptam kräftig gegen Krankheiten (…). Denn der Stein, das ist steyn, wächst von fetter Natur im Mensch. Wenn er so zu wachsen beginnt, pulverisiere jener (der Kranke) Diptam und esse dieses Pulver oft mit Weizenbrot, und er hindert den Stein am Wachsen. Und der Mensch, in dem der Stein wuchs, der lege das Diptampulver in Essig, der mit Honig vermischt ist, und er trinke dies oft nüchtern, und der Stein in ihm wird zerbrochen.

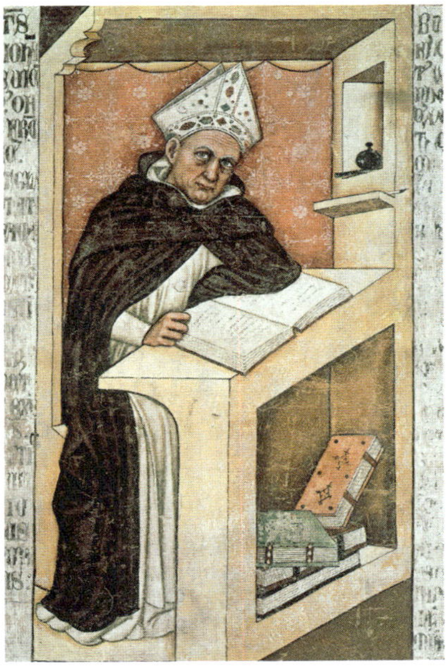

Der große deutsche Universalgelehrte Albertus Magnus (um 1200–1280) erwähnt in seinen naturkundlichen Schriften auch den Diptam.

Zur Förderung einer stockenden Monatsblutung rät sie ebenfalls zu Diptampulver, das man zusammen mit anderen pflanzlichen Heilmitteln wie Schafgarbe und Preiselbeeren einnehmen soll.

Therapie mit Diptam heute

In der modernen Medizin hat der Diptam keine Bedeutung. Hingegen wird er in der Naturheilkunde gegen eine Reihe von Leiden eingesetzt. Zubereitungen der Wurzel werden als schleimlösendes Mittel, bei Magenkrämpfen und Nierenerkrankungen, zur Förderung der Menstruation, gegen vaginalen Ausfluss, Krämpfe und bei Urogenitalerkrankungen angewandt.

Tinkturen mit dem aus dem Kraut gewonnenen ätherischen Öl sowie Umschläge eignen sich zum Einreiben bei rheumatischen Beschwerden, Verstauchungen und blauen Flecken. In der Homöopathie wird Diptam bei Magen- und Darmproblemen, Blähungen sowie bei Menstruationsbeschwerden verordnet.

Wirkungsweise

Dem Diptam als Heilpflanze werden antibakterielle und fiebersenkende Eigenschaften zugesprochen. Die Inhaltsstoffe der Wurzel sollen vor allem krampflösende und eine verdauungsfördernde Heilwirkung zeigen.

Da diese Wirkungsweisen nicht wissenschaftlich bewiesen sind, erkennt die moderne Medizin den Diptam nicht als Arzneipflanze an.

Achtung

Die Pflanze steht unter Naturschutz, daher darf sie nicht in der Natur gesammelt werden!

Diptam zählt zu den Giftpflanzen. Alle Pflanzenteile können bei nicht vorschriftsmäßiger Anwendung zu Magenverstimmung führen. Die enthaltenen Furanocumarine sind phototoxische Stoffe, die bei Berührung mit der Haut diese gegen Sonnenlicht stark empfindlich machen. Bei nachfolgender Sonnenbestrahlung kann es daher zu verbrennungsartigen Hautreaktionen kommen. Aus diesem Grund muss man beim Umgang mit Diptam im Garten und bei der Ernte stets Handschuhe tragen.

Während der Schwangerschaft und in der Stillzeit wende man nur Arzneikräuter an, deren Wirkungsweise nachgewiesenermaßen unbedenklich ist, was man im Fall des Diptam noch nicht weiß.

Anwendungen

Innerlich

- **Bei Menstruationsproblemen als Tee:**
1 TL getrocknete, zerkleinerte Diptamwurzel mit 250 ml kaltem Wasser übergießen, unter Rühren kurz aufkochen, 15 Minuten ziehen lassen und abseihen; nach dem Abklingen der Monatsblutung bis kurz vor Beginn der nächsten 2-mal täglich je 1 Tasse ungesüßt, mäßig warm und schluckweise trinken

- **Gegen Arteriosklerose und erhöhte Blutfettwerte als Fertigpräparat:**
Diptamwurzel in Pulverform: 1 TL über eine Speise streuen oder auf Weizenbrot essen

Äußerlich

- **Bei rheumatischen Beschwerden, Verstauchungen, blauen Flecken als Umschlag:**
2 EL Kraut mit 1 Tasse Wasser übergießen, 20 Minuten köcheln lassen, den so entstandenen Brei auf ein Tuch geben und auf die betroffene Stelle legen

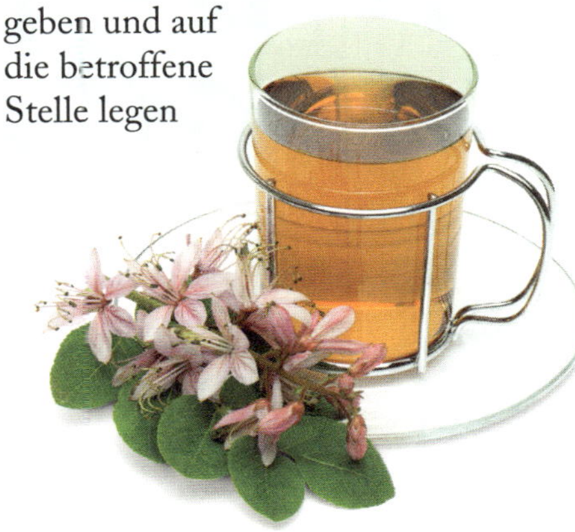

DOST (Oregano, Wilder Majoran) *Origanum vulgare*
Bei Hildegard: „De Dost“

Merkmale
Mehrjährige krautige, 30–80 cm hohe Pflanze; aufrechte, kantige, rötlich behaarte verzweigte Stängel mit ovalen, spitz zulaufenden Blättern; endständige kugelige Scheinrispen rosavioletter oder weißer Blüten von Juni bis September

Verwendung
Als Heil- und Gewürzpflanze

In der Heilkunde verwendete Teile
Blühende Triebspitzen

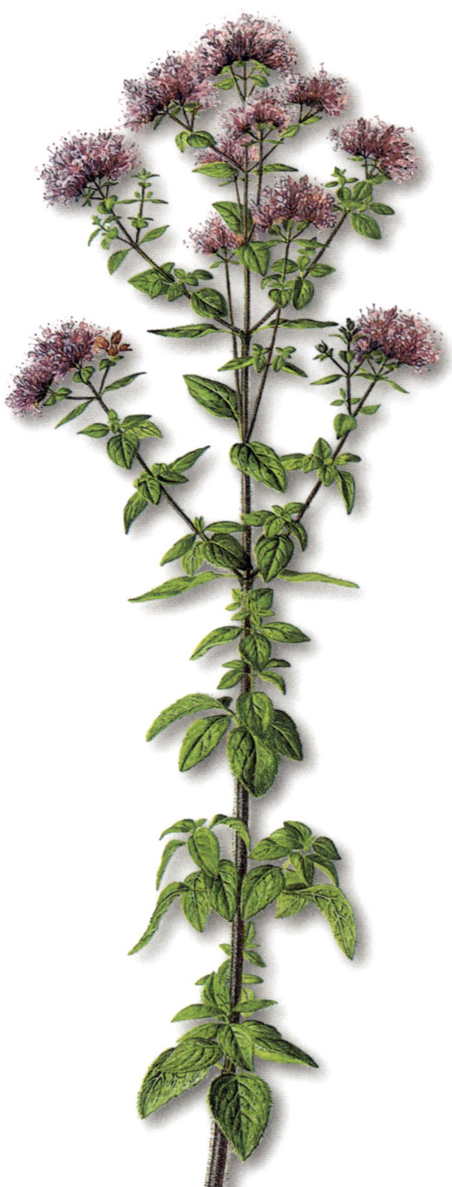

Inhaltsstoffe
Ätherisches Öl (Phenolverbindungen, u. a. Carvacrol, Thymol), Flavonoide, Gerbstoffe, Bitterstoffe

Anbautipps
Samen ab Februar im Haus aussäen und nur mit sehr wenig Erde bedecken (Lichtkeimer). Ab Ende Mai werden die Sämlinge ausgepflanzt. Die mediterrane Pflanze bevorzugt trockene, nährstoffreiche Böden in sonniger Lage.

Sammeltipps
Erntezeit ist Juni bis September. Abgeschnittene Stängel werden gebündelt und an einem warmen Ort getrocknet. Dann trennt man die Blüten und Blätter von den Stängeln und bewahrt sie in gut verschließbaren Gläsern auf.

Der Dost ist bereits seit der Antike als Heilpflanze bekannt. Im alten Griechenland wandte Hippokrates (5./4. Jh. v. Chr.) das Kraut u. a. bei Erkältungen, Zahnschmerzen, Darmbeschwerden und Frauenleiden an. Dioskurides (1. Jh. n. Chr.) berichtet in seinen Schriften über die Heilwirkung des Dosts. Besonders geschätzt wurde die Pflanze im Mittelalter. So empfiehlt das Lorscher Arzneibuch im 8. Jahrhundert – das älteste erhaltene Werk der Klostermedizin – den Dost u. a. bei Fieber, Verdauungsproblemen und Schlangenbiss.

Der deutsche Universalgelehrte Albertus Magnus (um 1200–1280) rät zur Anwendung der Pflanze gegen eine Reihe von Krankheiten, und auch in den folgenden Jahrhunderten setzte man Dost gegen verschiedene Leiden ein. Als Küchengewürz wurde das Kraut jedoch erst im 17. Jahrhundert entdeckt.

Dost bei Hildegard

Bei Schuppenflechte, Hautreizungen und -geschwüren (bei Hildegard „rote Lepra“ genannt) empfiehlt Hildegard, die betroffenen Stellen nach dem Baden mit einer flüssigen Mischung aus Dost, Andorn und Bilsenkraut einzureiben. Auch bei Fieber rät sie zur Anwendung von Dost.

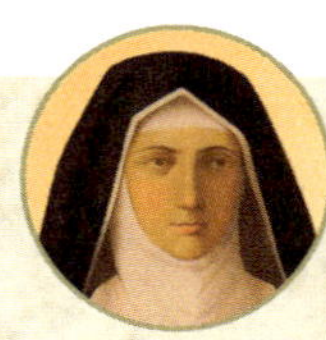

„Aber wer die rote Lepra (Schuppenflechte, Hautreizungen oder -geschwüre) hat, ob sie nun frisch ist oder schon lange besteht, der nehme den Saft von Dost und etwas weniger Andornsaft, und er füge auch Bilsenkrautöl hinzu, davon mehr als die vorigen zwei, und so auch etwas Wein, und dies mische er gleichzeitig, und im Schwitzbad, wenn er gerade hinausgehen will, soll er sich mit dieser Würze aus Flüssigkeiten salben. (…) Und wer am täglichen Fieber leidet, der pulverisiere Dost und etwas Kampfer (…) und dieses Pulver schütte er beim Herannahen des Fiebers in warmen Wein und trinke es, und er lege sich ins Bett, und er wird geheilt werden.“

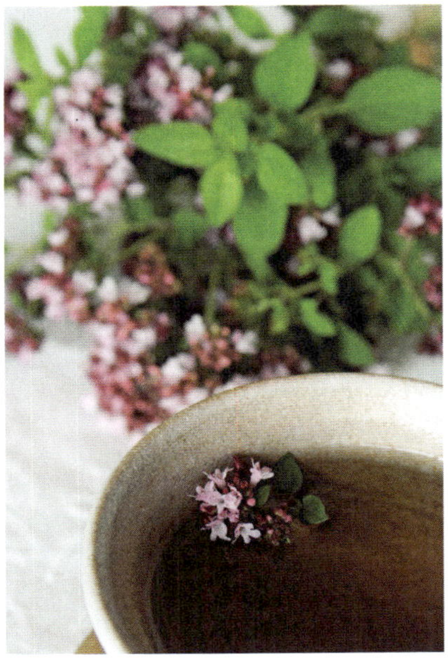

Ein Dost-Tee kann bei Atemwegserkrankungen und Beschwerden des Verdauungsapparats helfen.

Therapie mit Dost heute

Die meisten von uns kennen Dost unter dem Namen Oregano als Pizzagewürz. Wenige wissen, dass das Kraut auch eine Heilpflanze ist. Wissenschaftlich nachgewiesen wurde vor allem eine positive Wirkung bei Erkrankungen der oberen Atemwege sowie bei Verdauungsbeschwerden. So wird Dost bei Erkältung, Bronchitis, Krampfhusten und zähem Auswurf, aber auch bei Magenkrämpfen und Blähungen eingesetzt.

In der Naturheilkunde findet die Pflanze auch Anwendung bei Appetitlosigkeit, Nervenschwäche, Menstruationsbeschwerden sowie Durchfall. Äußerlich wird Dost ebenfalls eingesetzt – u. a. bei Hautjucken, Ekzemen, Furunkel, Schuppenflechte, Entzündungen der Mundschleimhäute und des Zahnfleisches sowie Arthritis und Muskelschmerzen.

Wirkungsweise

Was dem gesamten menschlichen Organismus guttut, ist das Zusammenwirken des ätherischen Öls mit den Flavonoiden, Bitter- und Gerbstoffen im Dost. Allerdings ist das ätherische Öl der wichtigste Inhaltsstoff. So besitzen das Carvacrol und das Thymol krampflösende, entzündungshemmende und auswurffördernde Eigenschaften. Daher lindert Dost Husten und erleichtert das Abhusten von zähem Schleim. Auch bessern diese Inhaltsstoffe Magenprobleme und Verdauungsbeschwerden.

Gegen Bakterien ist das ätherische Öl besonders wirksam. Es gilt sogar als natürliches Antibiotikum, bekämpft aber auch Pilze und Viren. Deshalb wird es (als Auszug aus der Apotheke) bei verschiedenen Hauterkrankungen eingesetzt. Ebenfalls zur äußerlichen Anwendung findet sich Dost in schmerzstillenden Salben und Massageölen, die vor allem bei Arthritis und Rheuma helfen.

Achtung

In hohen Dosierungen eingesetzt ist Dost ein Reizmittel. Bei äußerlicher Anwendung kann das ätherische Öl die Haut und die Schleimhäute reizen, auch allergische Reaktionen sind möglich. Deshalb ist es ratsam, das Öl stets zu verdünnen.

Die innerliche Anwendung des Öls sollte nur auf ärztliche Verordnung hin erfolgen. In Schwangerschaft und Stillzeit sollte man auf das Öl ganz verzichten. Für Kinder sind Anwendungen mit Dost ungeeignet!

Anwendungen

Innerlich

● **Bei Atemwegserkrankungen, Bronchialkatarrh, Husten, Magen-Darm-Beschwerden als Tee:**
1 gehäuften EL getrocknetes Kraut mit 250 ml kochendem Wasser übergießen, 10 Minuten ziehen lassen, abseihen, 2 bis 3 Tassen täglich ungesüßt trinken; bei Husten mit Honig süßen

Äußerlich

● **Zur Behandlung von Hautausschlägen, Furunkel und Abszessen als Badezusatz:**
Etwa 150 g getrocknetes Kraut mit 2 l kochendem Wasser übergießen, 1–2 Stunden stehen lassen, ins Vollbad (etwa 36 °C) geben und darin 10–15 Minuten baden

● **Bei Rheuma oder Kopfschmerzen als Massageöl:**
100 g Triebspitzen in 500 ml heißem Olivenöl 30 Minuten ziehen lassen und abseihen; das abgekühlte Öl drei- bis viermal täglich auf die schmerzenden Stellen bzw. auf Stirn und Schläfen auftragen

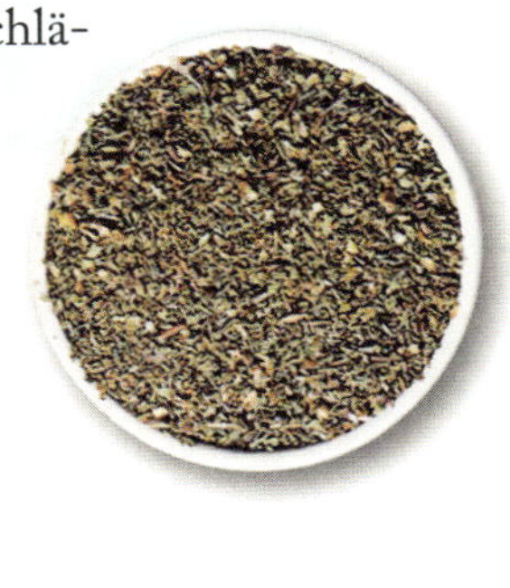

EBERRAUTE (Stabwurz) *Artemisia abrotanum*

Bei Hildegard: „De Stagwurt“

Merkmale
Mehrjähriger, stark duftender Halbstrauch von 50–130 cm Höhe; verzweigte, an der Basis verholzende Stängel mit federartig eingeschnittenen, hell- bis graugrünen Blättern; zierliche blassgelbe Blütenköpfchen Juli bis Oktober. Die im Mittelmeerraum heimische Pflanze bildet in Mitteleuropa keine Samen.

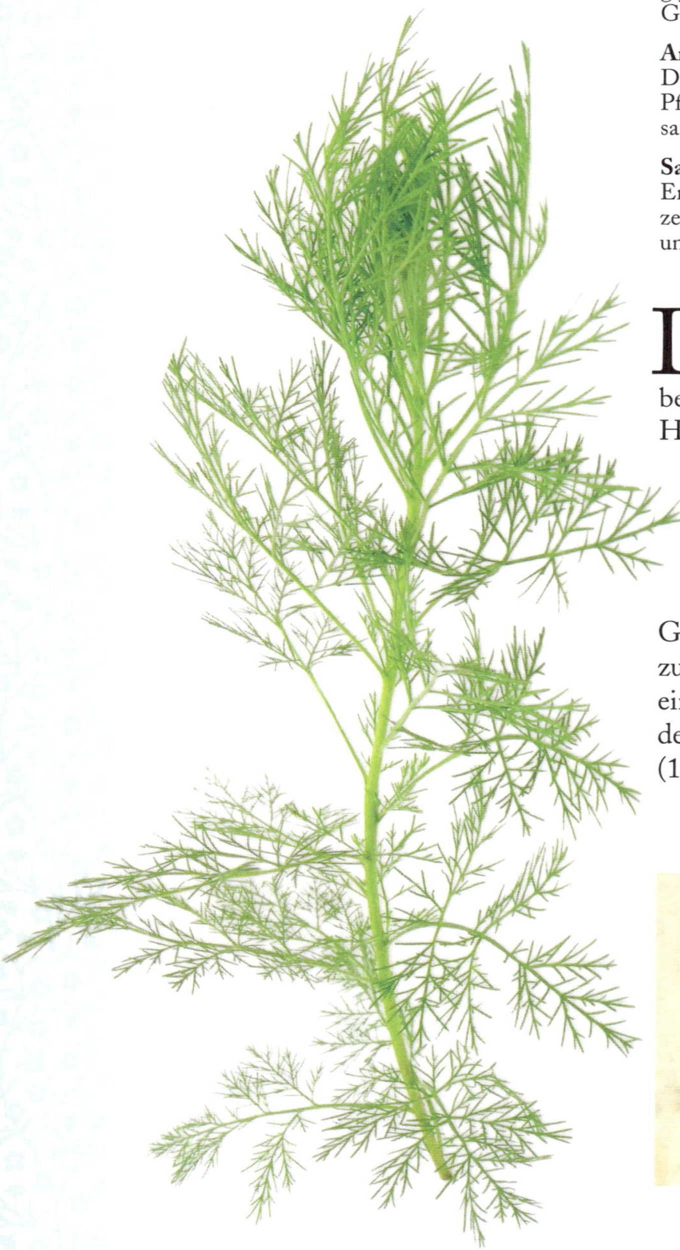

Verwendung
Als Heil- und Gewürzpflanze

In der Heilkunde verwendete Teile
Blätter, Triebspitzen, Stängel

Inhaltsstoffe
Ätherisches Öl (u. a. Cineol, Thujon, Mono- und Sesquiterpene), Alkaloide (Abrotanin, Absinthin), Rutin (Flavonolglykosid), Cumarine, Bitterstoffe, Gerbstoffe

Anbautipps
Die Aussaat erfolgt im Frühjahr. Die Pflanze bevorzugt lockere, leicht feuchte, sandige Böden in sonniger Lage.

Sammeltipps
Erntezeit ist Mai bis Oktober; die Pflanzen an einem schattigen Platz trocknen und in dunklen Gläsern aufbewahren.

Die Eberraute war bereits im Altertum eine sehr bekannte und hoch geschätzte Heilpflanze. Der griechische Arzt Hippokrates (um 460 bis 370 v. Chr.) verordnete sie gegen Lungenentzündung und als wehenförderndes Mittel. Sie wurde auch als Gallen- und Leberheilmittel und zur Förderung der Monatsblutung eingesetzt. Darüber hinaus setzte der griechische Arzt Dioskurides (1. Jh.) die Samen der Eberraute gegen Krämpfe, zur Entwässerung und als Breiumschlag bei Geschwüren ein. Die Samen, mit Wein getrunken, empfiehlt er zur Bekämpfung tödlicher Gifte.

In Mitteleuropa baute man den aromatischen, zitronenartig duftenden Halbstrauch ab dem frühen Mittelalter in vielen Kloster- und Bauerngärten als Heil- und Würzpflanze an.

Aufgrund ihres Aromas wurde die Eberraute auch als Duftpflanze verwendet. Sowohl im alten Rom als auch im Mittelalter band man daraus Duftkränze. Um in der Sonntagsmesse nicht einzuschlafen, legte man ein paar Zweige als aromatischen Muntermacher ins Gebetbuch. Heute hat die Pflanze keine große Bedeutung mehr, wird aber in der Naturheilkunde gern verwendet.

Die Eberraute bei Hildegard

Hildegard empfiehlt einen Trank aus Eberraute und anderen Arzneipflanzen in Wein zur Stärkung des Magens und Förderung der Verdauung. Sie gibt auch den Rat, bei Kopfgrind sowie Beulen und

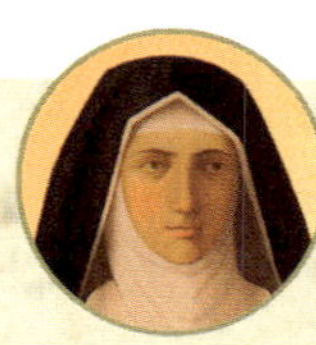

„Wenn unverdaute Speisen im Magen des Menschen gelegentlich sich zusammenballen und verhärten, (…) soll der Mensch Pfingstrosen nehmen, den vierten Teil davon Eberraute und etwas weniger wie von der Eberraute Fünffingerkraut, dies in einem Mörser zu Brei verreiben und dann in gutem, reinem Wein kochen. Fünf Tage lang muss er diesen Wein trinken.“

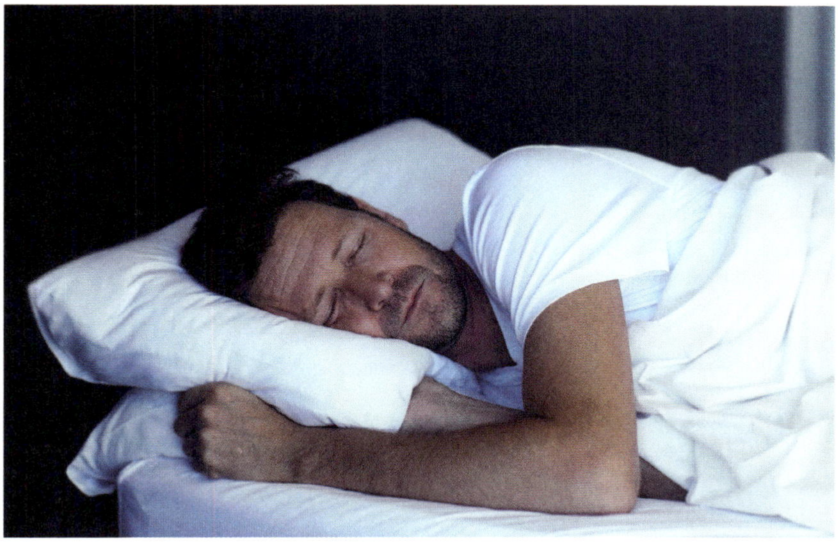

Ein geruhsamer Schlaf ist für das allgemeine Wohlbefinden unverzichtbar. Eberrautentee kann helfen, Einschlaf- und Durchschlafstörungen zu überwinden.

Geschwüren am Körper den Saft der Eberraute aufzutragen. Bei Gicht verwendete sie Breiumschläge mit dem Saft der Eberraute, gemischt mit altem Fett und Baumöl – Zubereitungen, die natürlich heute keine Anwendung mehr finden.

Therapie mit Eberraute heute

In der Naturheilkunde ist die Eberraute besonders wegen ihrer verdauungsfördernden Wirkung bekannt. Sie stärkt den Magen und den Darm, regt den Appetit an und hilft bei Durchfall. Gute Dienste leistet sie auch als Erkältungsmittel sowie bei Husten, Bronchitis und Fieber. Bei Einschlaf- und Durchschlafstörungen, Blasen- und Nierenschwäche, Rückenschmerzen sowie Menstruationsbeschwerden findet die vielseitige Arzneipflanze ebenfalls Anwendung.

Eine Rolle spielt die Eberraute auch in der Homöopathie. Aus den jungen Trieben werden Zubereitungen und Tinkturen hergestellt, die bei Magen-Darm-Problemen, Durchfall, chronischen Entzündungen, Erschöpfungszuständen, Rheumatismus und Gicht verordnet werden.

Wirkungsweise

Die Eberraute besitzt verdauungsfördernde, appetitanregende, entzündungshemmende und wundheilende Eigenschaften. Eine harntreibende und krampflösende Wirkung wird ihr ebenfalls nachgesagt.

Die Heilwirkung ist vor allem auf ein Zusammenspiel des in der Pflanze enthaltenen ätherischen Öls mit den Bitter- und Gerbstoffen zurückzuführen. Diese Inhaltsstoffe unterstützen und stärken die Verdauungsfunktionen, indem sie Magen und Darm zu vermehrter Sekretion anregen und dadurch auch den Appetit fördern. Das ätherische Öl wirkt nachweislich antibakteriell und entzündungshemmend.

Anwendungen

Innerlich

● Bei Verdauungsproblemen als Tee

– mit getrocknetem Kraut:
2 TL getrocknetes Kraut mit 250 ml kochendem Wasser übergießen, 10 Minuten ziehen lassen und abseihen; 2 Tassen täglich trinken

– mit frischem Kraut:
2 TL frisches Kraut mit heißem Wasser übergießen, 5 Minuten ziehen lassen und abseihen; 2 bis 3 Tassen täglich trinken

Äußerlich

● Bei Wunden als Umschlag:
2 TL getrocknetes Kraut mit 250 ml kochendem Wasser übergießen, 10 Minuten ziehen lassen und abseihen; ein Baumwolltuch mit der Abkochung tränken und auflegen

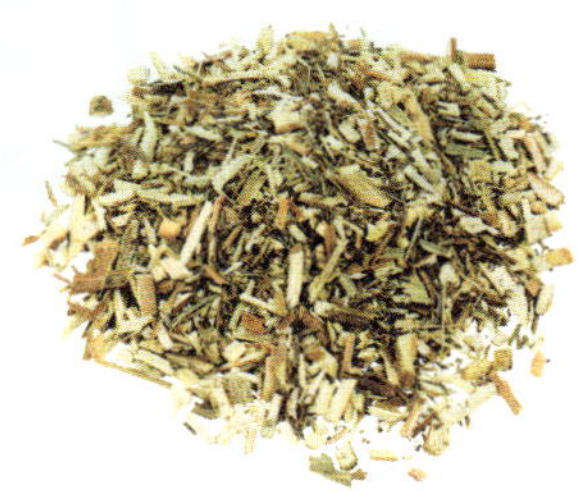

Achtung

Da die Eberraute auf die Gebärmutter einwirkt, darf man Zubereitungen damit während der Schwangerschaft nicht einsetzen. Die Heilpflanze eignet sich nicht für kleine Kinder. Bei Kontakt mit der Pflanze kann es zu Allergien kommen, besonders wenn eine Unverträglichkeit von Korbblütlern vorliegt.

EISENKRAUT (Verbene, Druidenkraut) *Verbena officinalis*

Bei Hildegard: „De Ysena"

Merkmale
Mehrjährige krautige, 30–70 cm hohe Pflanze; aufrechte, verzweigte, vierkantige Stängel mit eiförmigen, gelappten und gezähnten Blättern; Ähren blassvioletter Blüten von Juni bis Oktober; Kapselfrüchte mit je 4 Samen

Verwendung
Als Heilpflanze

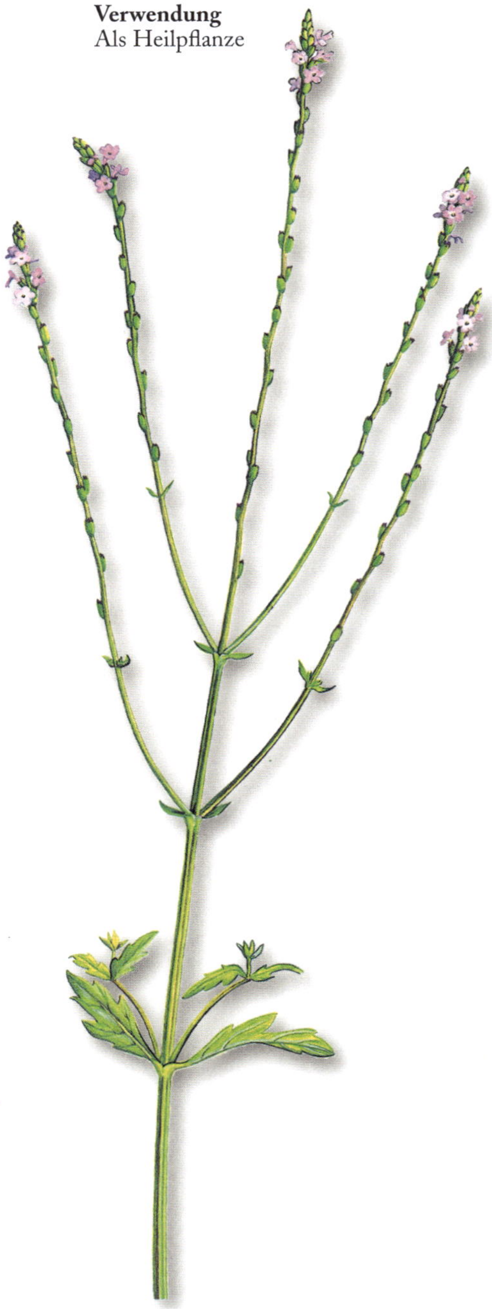

In der Heilkunde verwendete Teile
Das blühende Kraut (Blätter und Blüten)

Inhaltsstoffe
Iridoidglykoside (u. a. Verbenalin), Kaffeesäurederivate, ätherisches Öl, Flavonoide, Triterpene, Schleim- und Bitterstoffe

Anbautipps
Die eher unauffällige Pflanze bevorzugt schwach saure Lehm- oder Tonböden in sonniger, windgeschützter Lage. Normalerweise wächst sie an Wegen, vor Hecken und auf Schuttplätzen. Samen aus dem Fachhandel werden im Frühjahr direkt ins Freiland gesät. Eisenkraut sät sich später stark selbst aus. Im Sommer muss es reichlich gegossen werden.

Sammeltipps
Die oberirdischen Pflanzenteile werden während der Blüte (Juli bis September) direkt über dem Boden abgeschnitten und – zu kleinen Sträußen gebündelt – kopfüber hängend an einem schattigen, zugigen Platz getrocknet.

Das Eisenkraut hat in der Pflanzenheilkunde eine lange Tradition, die bis ins Altertum zurückreicht. Es war bereits in Ägypten, Persien, Griechenland und im Römischen Reich bekannt. Auch die germanischen Völker verwendeten die Heilpflanze. In jener Zeit wandte man das Eisenkraut ausschließlich äußerlich an, insbesondere bei Wunden und Hautgeschwüren.

Auch im Mittelalter wurde das Eisenkraut viel verwendet und galt als Allheilmittel – äußerlich und innerlich – gegen alle Arten von Krankheiten. Die Heilkundigen im 10. und 11. Jahrhundert, darunter Odo Magdunensis, empfahlen die Pflanze vor allem bei Entzündungen im Mund- und Rachenraum sowie bei fauligen Wunden und Geschwüren.

Zusätzlich galt das Eisenkraut als heilige Pflanze und wurde bei mystischen Ritualen verwendet. In der keltischen Kultur wurde es von den Druiden hoch geschätzt, weshalb es heute noch den Beinamen Druidenkraut trägt.

Eisenkraut bei Hildegard

Hildegard verwendete Eisenkraut zur Heilung von Entzündungen der Mundhöhle. Bei Geschwüren und Wunden empfiehlt sie Kompressen, bei Mandelentzündungen

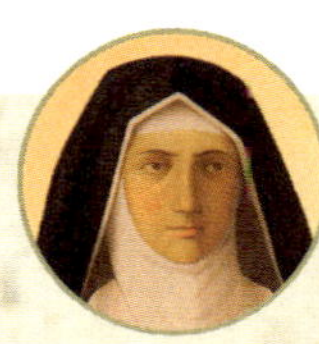

„(…) Wenn entweder infolge von Geschwüren oder von Würmern fauliges Fleisch im Menschen ist, dann koche (der Kranke) Eisenkraut in Wasser, und dann lege er ein leinenes Tuch auf die fauligen Wunden oder auf die fauligen Stellen (…) und tue dies solange, bis jene Fäulnis weggenommen wird. Aber wenn jemandem die Kehle aufschwillt, wärme er mäßig Eisenkraut in Wasser, und lege er es so mäßig warm auf seine Kehle und binde ein Tuch darüber, und dies tue er, bis die Schwellung verschwindet."

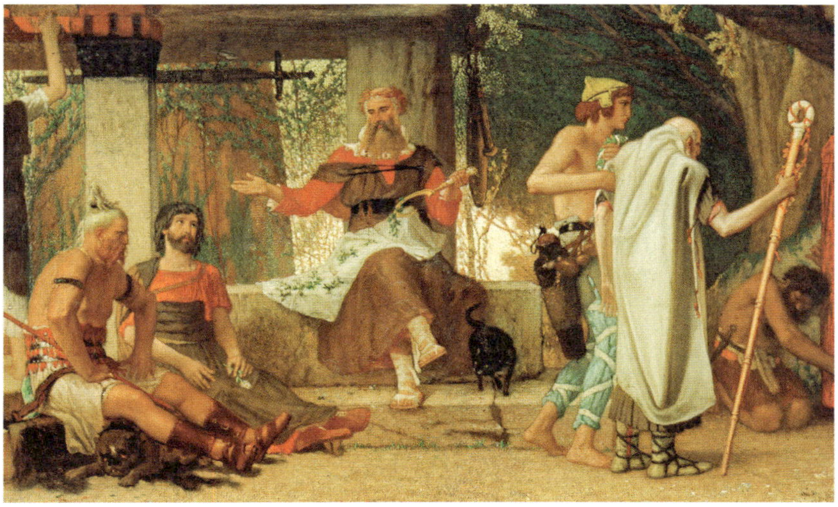

Eisenkraut war eine der bevorzugten Pflanzen der Druiden. Die Abbildung zeigt einen Druiden bei seiner „Sprechstunde" mit Heilkräutern auf dem Schoß.

rät sie zu warmen Wickeln. Zusammen mit weiteren Pflanzen sollte das Eisenkraut auch gegen Gelbsucht helfen, wobei die Kräuter in Wein eingelegt wurden.

Therapie mit Eisenkraut heute

Auch wenn das vielseitige Heilkraut heute nicht mehr die frühere therapeutische Bedeutung hat, so ist ihm doch wieder einige Beachtung zuteil geworden. Es wird vor allem zur Behandlung von Infektionen des Nasen-Rachen-Raums und der oberen Atemwege wie Halsschmerzen, Katarrh, Angina und Husten eingesetzt. Auch hilft es bei Krämpfen, Verdauungsbeschwerden, allgemeiner Erschöpfung und Erkrankungen der Nieren sowie der ableitenden Harnwege.

Die Pflanze soll eine positive Wirkung bei unregelmäßiger Regelblutung, Problemen beim Stillen und bei Wechseljahrsbeschwerden zeigen. Äußerlich wendet man sie bei schlecht heilenden Wunden und Geschwüren an.

In der Homöopathie wird aus frischen Trieben ein Mittel hergestellt, das bei der Behandlung von Blutergüssen für Linderung sorgt.

Wirkungsweise

Das Eisenkraut besitzt antibakterielle, entzündungshemmende, harntreibende, krampflösende und schmerzstillende Eigenschaften, die z. T. durch neuere Untersuchungen bestätigt wurden. Einige der Inhaltsstoffe stärken offenbar das Immunsystem.

Die wirksamste Substanz dieser Heilpflanze ist vermutlich das Verbenalin, ein Bestandteil der entzündungshemmenden sowie schleim- und krampflösenden Iridoidglykoside. Vor allem die Kaffeesäurederivate besitzen antibakterielle Eigenschaften.

Einige Bestandteile in Extrakten aus Eisenkraut zeigen eine antivirale Wirkung: In wissenschaftlichen Untersuchungen konnte das Wachstum von verschiedenen Influenzaviren gehemmt werden.

Anwendungen

Innerlich

- **Bei Infekten des Nasen-Rachen-Raums, Verdauungsproblemen und zur allgemeinen Stärkung als Tee:**
  1 TL getrocknetes Eisenkraut mit einer Tasse kochendem Wasser übergießen, 10 Minuten ziehen lassen, abseihen und dreimal täglich je eine Tasse trinken

Äußerlich

- **Bei Wunden, Ekzemen und Geschwüren als Umschlag:**
  1 Hand voll getrocknetes Eisenkraut mit 150 ml kochendem Wasser übergießen, 10 Minuten ziehen lassen und abseihen; ein Tuch mit dem Sud tränken und dieses 2- bis 3-mal täglich auflegen

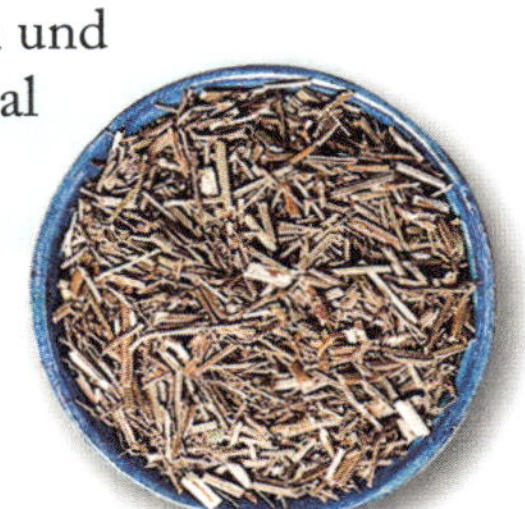

Achtung

Das Eisenkraut ist nach heutigem Kenntnisstand selbst bei einer Anwendung über 6 Monate unproblematisch, wenn es nach Vorschrift dosiert wird. Schwangeren ist wegen eines möglichen Einflusses auf den Hormonhaushalt von Eisenkraut abzuraten.

Enzian, Gelber *Gentiana lutea*

Bei Hildegard: „De Gentiana"

Merkmale
Mehrjährige krautige, bis zu 150 cm hohe Pflanze der Bergregionen; aufrechte Stängel mit bis zu 30 cm langen, gegenständig angeordneten, von kräftigen Nerven durchlaufenen Blättern; von Juni bis August goldgelbe Blüten in den Blattachseln; bis zu 1 m lange, bitter schmeckende Wurzel

Verwendung
Als Heil- und Gewürzpflanze

In der Heilkunde verwendete Teile
Wurzel

Inhaltsstoffe
Bitterstoffe (Gentiopikrosid, Amarogentin), gelbe Farbstoffe (Xanthone), Phytosterole, Trisaccharide (Gentianose), Polysaccharide (Pektin, Inulin), Gerbstoffe, Schleimstoffe

Anbautipps
Im Spätwinter in Töpfe aussäen, 2 Wochen warm, danach 4 Wochen in den Kühlschrank stellen (Kaltkeimer), anschließend auspflanzen. Aussaat auch im Herbst direkt ins Freiland möglich. Die Pflanze benötigt einen frischen, nährstoffreichen, durchlässigen, tiefgründigen, kalkhaltigen Boden. Blüte erst nach etwa 10 Jahren!

Sammeltipps
Wild wachsende Pflanzen dürfen nicht gesammelt werden, da Enzian unter Naturschutz steht! Die Ernte im Garten erfolgt erst, wenn die Pflanze kräftig ist. Die Wurzel (bis zu 4 kg schwer!) wird im Herbst nach der Blüte oder im Frühjahr vor dem Neuaustrieb ausgegraben, längs halbiert und auf einen Faden gezogen. So hängt man sie zum Trocknen auf.

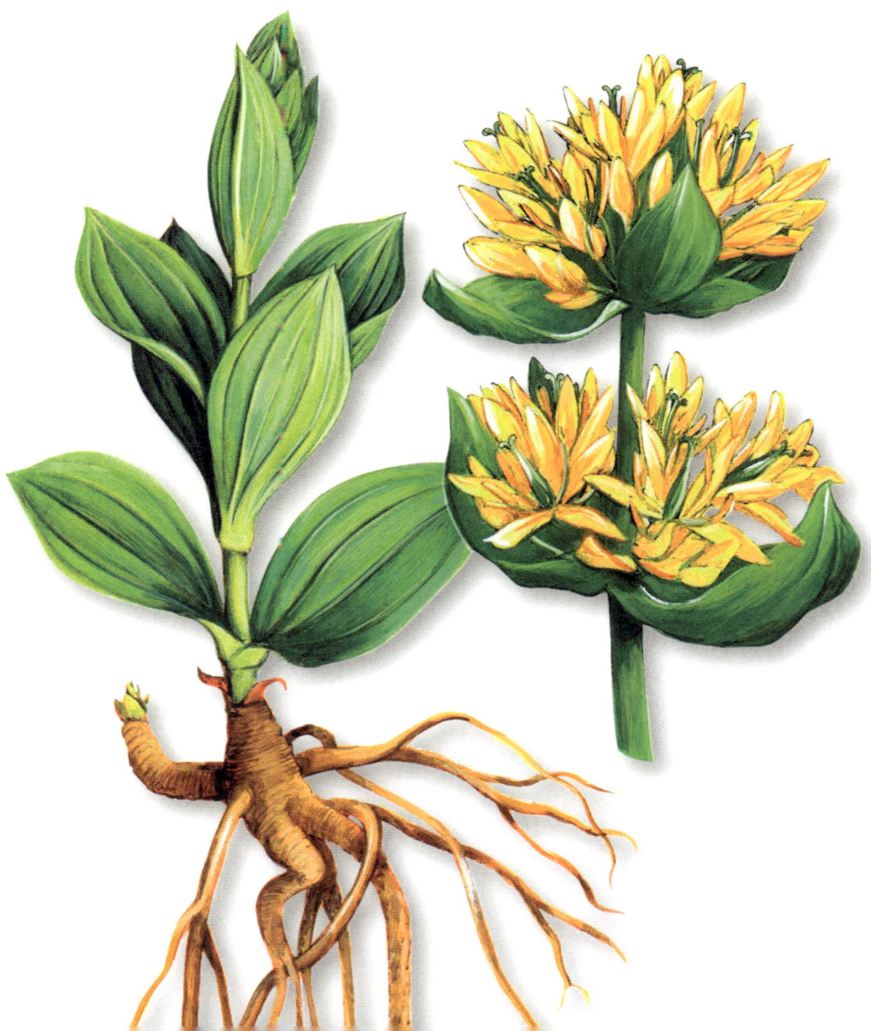

Als Heilpflanze war der Gelbe Enzian schon in der Antike bekannt und wurde wegen seiner intensiven Bitterstoffe hoch geschätzt. Wie andere bittere Arzneipflanzen setzte man die Enzianwurzel damals vor allem als Fiebermittel, aber auch gegen Magen-, Darm- und Leberleiden sowie gegen giftige Tierbisse ein. Ausführlich beschrieben und empfohlen wird die Heilpflanze in den Schriften des griechischen Arztes Dioskurides und des römischen Gelehrten Plinius d. Ä. (beide 1. Jh. n. Chr.).

Im Mittelalter galt die Wurzel sogar als Allheilmittel und wurde von den Kräuterkundigen, nicht nur von Hildegard, angewandt. Heilkundige wie Paracelsus, Hieronymus Bock und Leonhart Fuchs (15./16. Jh.) beschäftigten sich eingehend mit der Pflanze und verordneten sie bei zahlreichen verschiedenen Krankheiten. Pfarrer Kneipp schätzte die

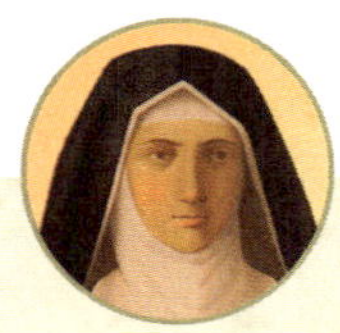

„Wer Fieber im Magen hat, der trinke von diesem Pulver (von pulverisiertem Enzian) in warmem Wein, der durch erhitzten Stahl erwärmt wurde, und sein Magen wird vom Fieber gereinigt werden."

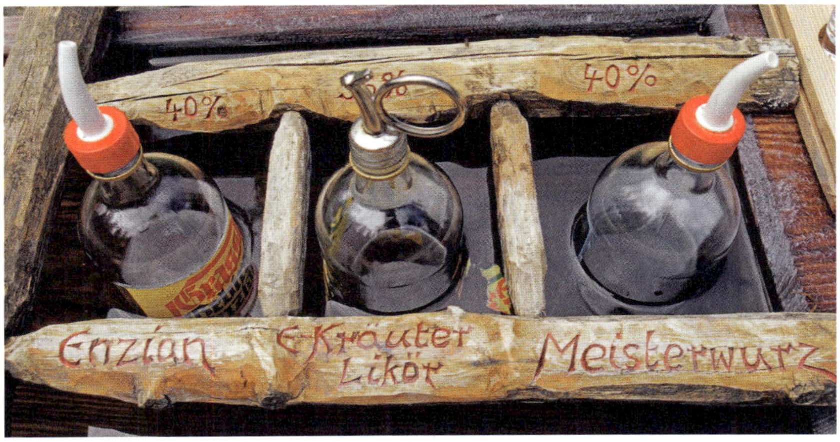

Verdauungsschnäpse, darunter Enzianschnaps (links) und ein Likör, stehen hier zur Kühlung in einer Wasserwanne vor einer Berghütte in den Alpen.

Enzianwurzel ebenfalls sehr und empfahl sie zur Stärkung der Magensäfte und der Nerven.

Enzian bei Hildegard

Hildegard empfiehlt bei Magen- und Verdauungsproblemen, gemahlene Enzianwurzel in warmem Wein zu sich zu nehmen. Sie schrieb der Wurzel auch eine herzstärkende Wirkung zu und rät, das Pulver in Suppe zu essen.

Therapie mit Enzian heute

Die Wurzel des Gelben Enzians ist ein extrem bitterer Pflanzenteil. Sie wird medizinisch eingesetzt bei Verdauungsschwäche, Magenbeschwerden, Völlegefühl, Blähungen und Appetitlosigkeit. Zudem wirkt sie leicht abführend.

In der Naturheilkunde wird Enzianwurzel bei fiebrigen Erkältungskrankheiten als unterstützende Medikation verwendet, wobei die fiebersenkende Wirkung nicht nachgewiesen ist. Untersuchungen zufolge sollen die Inhaltsstoffe der Wurzel festsitzenden Schleim lösen können. Daher werden Enzian-Extrakte auch bei Entzündungen im Nasen- und Rachenbereich sowie der Bronchien verabreicht.

Aufgrund ihrer verdauungsfördernden Eigenschaften verwendet man die Wurzel in den Alpen zur Herstellung von Enzian-Schnaps, der bevorzugt nach schweren Mahlzeiten getrunken wird.

Wirkungsweise

Der Gelbe Enzian besitzt verdauungs- und appetitfördernde, allgemein stärkende, antibakterielle und möglicherweise fiebersenkende Eigenschaften. Seine Hauptwirkung beruht auf den Bitterstoffen in der Wurzel, dem reichlich enthaltenen Gentiopikrosid sowie dem Amarogentin. Diese regen die Geschmacksnerven auf der Zunge an und bewirken, dass mehr Speichel und Magensäure produziert werden.

Außerdem wird im Magen das Verdauungshormon Gastrin vermehrt ausgeschüttet, das die Bildung von Magensaft und Gallensäften anregt. Das fördert den Appetit und bringt die Verdauung in Gang.

Anwendungen

Innerlich

- **Bei Magenschmerzen, Verdauungsschwäche oder Appetitlosigkeit als Tee:**
  ½ TL getrocknete Wurzel (0,5 g) mit 1 Tasse kochendem Wasser übergießen, 10 Minuten ziehen lassen und abseihen; täglich etwa 30 Minuten vor den Hauptmahlzeiten warm trinken

- **Bei Verdauungsproblemen nach schwerem Essen als Schnaps (nur für Erwachsene!):**
  30 g frische Enzianwurzel klein schneiden, in eine große Flasche geben, mit 1 l Korn oder Wodka auffüllen, 14 Tage ziehen lassen und abseihen; nach der Mahlzeit 1 Schnapsglas voll trinken

Achtung

Gelegentlich kann Enzianwurzel Kopfschmerzen und Juckreiz auslösen. Nicht geeignet ist sie für Menschen mit Magen-Darm-Geschwüren, Bluthochdruck oder Allergien gegen Bitterstoffe sowie bei Sodbrennen. Wegen fehlender Erkenntnisse sollte Enzianwurzel während Schwangerschaft und Stillzeit sowie bei Kindern und Jugendlichen unter 16 Jahren nicht angewandt werden. Die Tagesdosis sollte 4 g nicht übersteigen.

FENCHEL (Gewürzfenchel) *Foeniculum vulgare var. dulce*
Bei Hildegard: „De Feniculo“

Merkmale
Zwei- bis mehrjährige krautige, bis zu 1 m hohe Pflanze mit anisartigem Duft; gerillter, bläulich grüner Stängel mit feinen, mehrfach gefiederten Blättern; Dolden kleiner, gelber Blüten ab Juli; Frucht mit halbmondförmigen, gerippten Samen, die ab September reifen. Nicht mit Gemüsefenchel *(Foeniculum vulgare* var. azoricum) zu verwechseln.

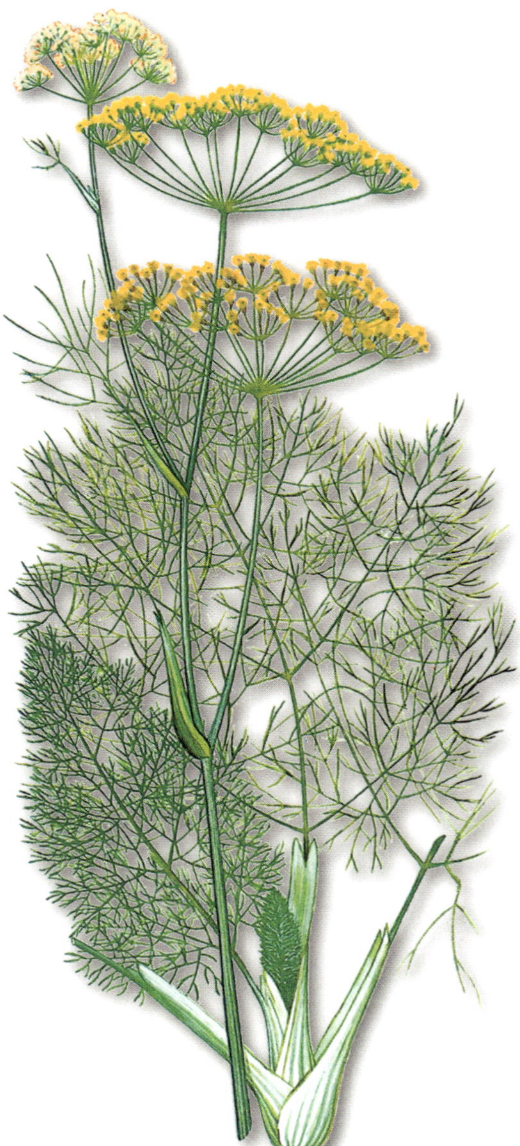

Verwendung
Als Heil- und Gewürzpflanze

In der Heilkunde verwendete Teile
Früchte (Samen)

Inhaltsstoffe
Ätherisches Öl mit Anethol, Fenchon, Estragol u. a., Proteine, fettreiches Öl und Flavonoide (sekundäre Pflanzenstoffe)

Anbautipps
Die Samen werden von April bis Ende Mai ausgesät und dünn mit Erde bedeckt. Gewürzfenchel benötigt einen nährstoffreichen, kalkhaltigen Boden in sonniger Lage. Er sät sich selbst aus.

Sammeltipps
Zur Samengewinnung (ab September) werden die fast trockenen Dolden abgeschnitten und auf einem Tuch nachgetrocknet. Samen trocken aufbewahren.

Der Fenchel - ursprünglich im Mittelmeergebiet und Vorderasien beheimatet – war schon im Altertum als Gewürz- und Heilpflanze bekannt und begehrt. Bereits 3000 v. Chr. soll man ihn in Mesopotamien genutzt haben. Die Heilkundigen im antiken Griechenland empfahlen stillenden Frauen Fencheltee, um die Milchproduktion anzuregen. Außerdem wurde der Fenchel bei Blasen- und Nierenleiden sowie bei Verdauungsstörungen eingesetzt. Den Gewürzfenchel brachten die Römer nach Mitteleuropa, aber erst zur Zeit Karls des Großen gelang es Mönchen, die Pflanze dauerhaft einzubürgern. Die Heilkundigen des Mittelalters rieten besonders bei Verdauungsbeschwerden, Nieren- und Blasenerkrankungen sowie bei Augenleiden zur Anwendung von Fenchel. Seither hat Fenchel seine Bedeutung als Heilpflanze bewahrt.

Fenchel bei Hildegard

Was die Anwendung von Fenchel betrifft, steht bei Hildegard vor allem die Verdauung im Vordergrund. Auch zur allgemeinen Stärkung empfiehlt sie Fenchelpulver, allerdings als Mischung mit Galgant-, Diptam- und Habichtskrautpulver: „Und nach einer mäßigen Stunde des Mittagessens schütte er dieses Pulver in warmen Wein, nicht heiß, und er trinke. Und dieses Pulver hält den Menschen, der gesund ist, gesund, den Kranken aber stärkt es.“ Auch zur Förderung der Sehkraft rät Hildegard zu Fenchel, während die milchfördernde

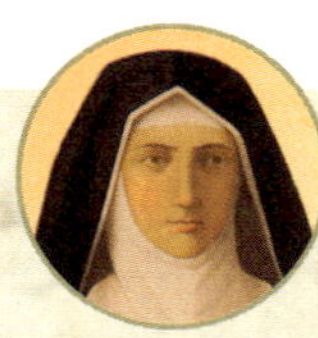

„Denn wer Fenchel oder seinen Samen täglich nüchtern isst, der verhindert den üblen Schleim oder die Fäulnisse in ihm und er unterdrückt den üblen Geruch seines Atems (…). Aber wenn jemand gebratenes Fleisch oder gebratene Fische oder etwas anderes Gebratenes gegessen hat und davon Schmerzen leidet, dann esse er alsdann Fenchel oder seinen Samen, und es wird weniger schmerzen.“

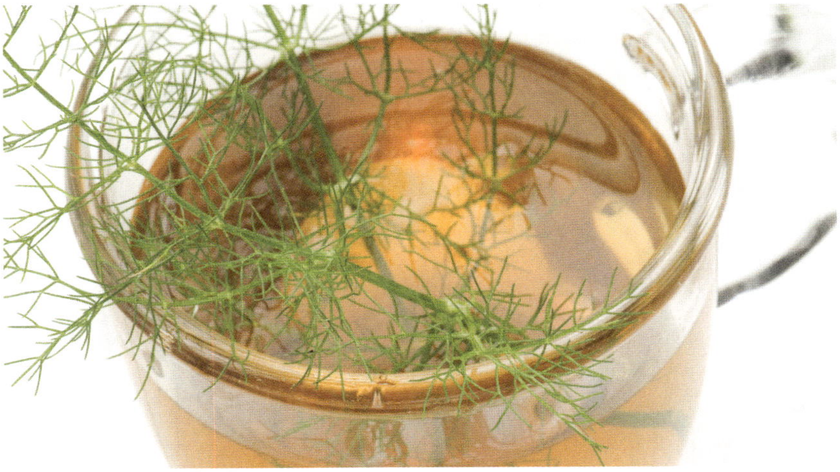

Fencheltee gehört zu den heute am häufigsten eingesetzten Kräutertees. Er hilft bei Verdauungsstörungen, Infekten der Atemwege und anderen Beschwerden.

Wirkung und die Anwendung bei Erkältung und Husten bei ihr nicht erwähnt werden.

Therapie mit Fenchel heute

Fenchel findet auch heute noch häufig Anwendung. Wissenschaftlich anerkannt ist die Wirkung bei Katarrhen der oberen Luftwege und bei leichten Magen- und Darmbeschwerden. Für Kinder über einem Jahr, die an Infekten der oberen Luftwege leiden, wird Fenchelhonig oder -sirup empfohlen. Bei Säuglingen hat sich Fenchel auch zur begleitenden Behandlung von Koliken bewährt: Man massiert den Leib mit Fenchelöl ein oder verabreicht ungesüßten Fencheltee.

In der Naturheilkunde gilt Fenchel als Mittel zur Förderung der Muttermilch. Außerdem wird er als Augenwasser bei Ermüdung der Augen äußerlich angewandt.

Wirkungsweise

Die Hauptwirkung des Fenchels beruht auf dem hohen Anteil seines ätherischen Öls. Untersuchungen zeigen, dass das Fenchelöl die Magen- und Darmbewegung fördert. Bei höherer Dosierung wirkt es krampflösend auf die glatte Muskulatur von Magen und Darm. Deshalb regt die Pflanze den Appetit an und fördert die Verdauung. Bei Infekten der Atemwege erleichtert das ätherische Öl den Auswurf.

Achtung

In Form von Tee sind Fenchelfrüchte unbedenklich. Extraktpräparate und ätherisches Öl (Fertigprodukt) müssen nach Vorschrift dosiert werden, vor allem in Schwangerschaft und Stillzeit. Zur Anwendung bei Kindern mit Husten: Fragen Sie in der Apotheke nach Fenchelhonig.

Kinder unter einem Jahr dürfen allerdings keinen Honig bekommen, auch keinen Fenchelhonig, weil Bakterien darin enthalten sein können, die zwar für größere Kinder und Erwachsene völlig ungefährlich, für Babys aber lebensbedrohend sein können.

Anwendungen

Innerlich

- **Bei Verdauungsstörungen als Tee:**
1 EL getrocknete Fenchelfrüchte im Mörser zerdrücken, mit 200 ml siedendem Wasser übergießen, zugedeckt etwa 15 Minuten ziehen lassen und abseihen; 3-mal täglich nach dem Essen trinken

- **Bei Erkältungen, Infekten der oberen Luftwege oder leichten Verdauungsstörungen als Fenchelhonig (nicht für Babys unter 1 Jahr!):**
5 g Fenchelsamen in einem Mörser zerstoßen, in ein Schraubglas geben, mit 50 g Honig übergießen und verrühren; mindestens 1 Woche stehen lassen und danach durch ein feinmaschiges Sieb gießen; 1 EL Honig bei Infekten mehrmals täglich auf der Zunge zergehen lassen, bei Verdauungsproblemen gleich herunterschlucken

Äußerlich

- **Bei ermüdeten Augen als Kompresse:**
1 EL Fenchelfrüchte mit 250 ml Wasser aufkochen, 1 TL getrockneten Augentrost (Euphrasia, aus der Apotheke) und ¼ TL Kochsalz dazugeben, 10 Minuten ziehen lassen und abfiltern; das Ganze in einem Tuch auf die Augen legen

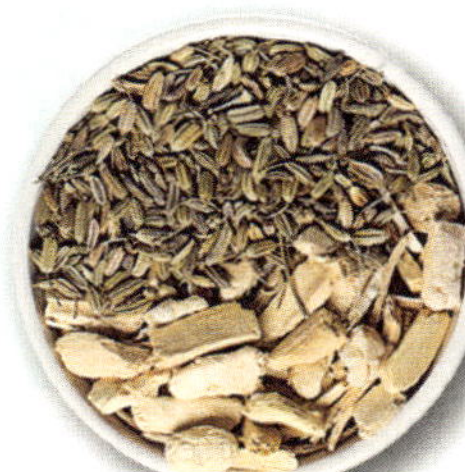

Im Blickpunkt:

Heilpflanzen sammeln und verarbeiten

Gegen jede Krankheit sei ein Kraut gewachsen, behaupten Pflanzenkundige seit Jahrtausenden. Bei allen Verdiensten der modernen Medizin – diese Aussage ist auch heute noch weitgehend gültig. Doch wer die Apotheke der Natur nutzen will, sollte wissen, wie man mit Heilpflanzen richtig umgeht.

Ob in der Natur oder im eigenen Garten gesammelt: Bei allen Heilpflanzen ist es wichtig, den richtigen Erntezeitpunkt zu wählen, denn während des Wachstums eines Gewächses verändert sich der Gehalt an wirksamen Stoffen in den einzelnen Pflanzenteilen. Im Frühsommer und Sommer, wenn die Pflanzen das meiste Licht erhalten und kurz vor der Blüte stehen, sind Wirkstoffe und Aroma am stärksten in den Blättern konzentriert. Ab Spätsommer und Herbst werden sie teilweise in Samen oder Wurzeln transportiert. So kann sich der optimale Erntezeitpunkt je nach verwendeten Pflanzenteilen unterscheiden.

Heilpflanzen, von denen sämtliche Teile verwendet werden, erntet man daher meist zu Beginn der Blütezeit. Blätter pflückt man, wenn sie noch jung, Blüten, wenn sie gerade aufgeblüht sind. Samen und Früchte werden in reifem Zustand gesammelt, Wurzeln erst dann ausgegraben, wenn sie voll entwickelt sind. Wird die Rinde benötigt, schält man sie im Frühjahr von jungen Zweigen, dann lässt sie sich leicht ablösen. Man sollte darauf achten, nur gesunde Pflanzen oder Pflanzenteile zu sammeln - am besten nach einer längeren Schönwetterperiode. Die richtige Tageszeit ist der frühe Vormittag, wenn der nächtliche Tau bereits verdunstet ist, die Kräuter aber noch nicht von der Mittagssonne ermattet sind.

Zum Sammeln sollte man keinesfalls eine Plastiktüte verwenden, denn darin schwitzen die Pflanzen und verlieren ihre wertvollen Inhaltsstoffe. Die geernteten Teile legt man am besten luftig und locker in einen Korb und verarbeitet sie möglichst bald nach der Ernte.

Kann man die frisch geernteten Heilpflanzen nicht sofort verwenden, muss man sie zum Aufbewahren haltbar machen. In den meisten Fällen geschieht dies durch Trocknen. Um die Kräuter möglichst schonend zu

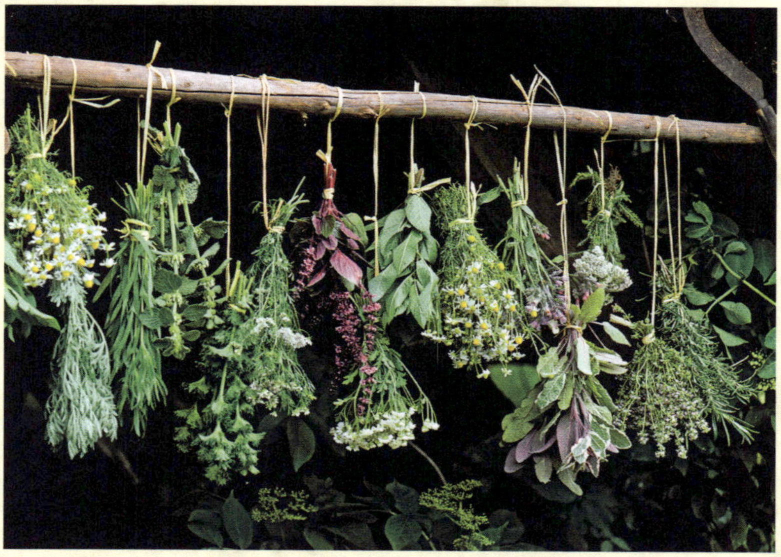

Zum Trocknen sollten Heilkräuter an einem luftigen Ort und vor Sonne geschützt aufgehängt werden.

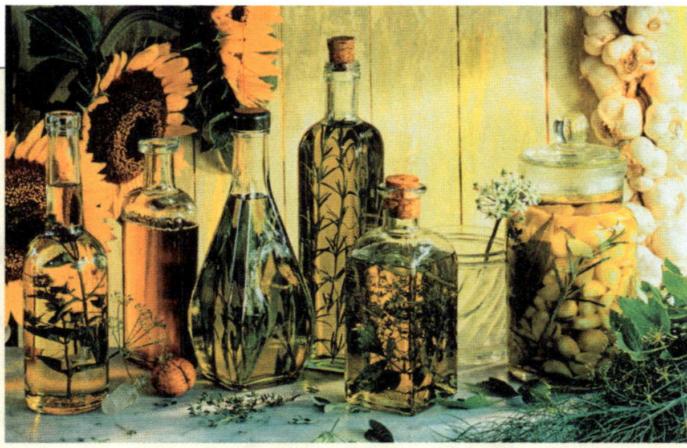

Viele Heilkräuter eignen sich auch vorzüglich als Gewürzkräuter. Man legt sie z. B. in Essig oder Öl ein und lässt die Zubereitung gut durchziehen.

trocknen, benötigt man einen luftigen, schattigen Platz, denn in der prallen Sonne verlieren die Arzneipflanzen leicht ihre ätherischen Öle. Damit Sie die Kräuter vor dem Trocknen nicht noch mit Wasser reinigen müssen, duschen Sie sie schon ein bis zwei Tage vor der Ernte gründlich mit dem Schlauch ab. So brauchen Sie sie nach dem Pflücken nur noch gut auszuschütteln.

Die richtige Aufbewahrung

Wer Samen aufbewahren möchte, legt sie an einem trockenen Ort aus, aber nur einige Tage, da sie wenig Feuchtigkeit enthalten. Blätter und Blüten werden auf einem Tuch oder Sieb ausgebreitet, die Stängel gebündelt und kopfüber aufgehängt. Die krautigen Teile sind nach zwei bis drei Wochen trocken. Wurzeln gräbt man aus, reinigt sie gründlich und schneidet sie in schmale Scheiben oder Stücke, die mehrere Wochen an der Luft trocknen müssen. Getrocknete Pflanzenteile füllt man in gut verschließbare Gläser und bewahrt sie trocken und dunkel auf. Vorteilhafter sind dunkle Gläser.

Heilpflanzen behalten ihre Wirksamkeit auch dann über längere Zeit, wenn man sie z. B. in Alkohol, Essig sowie Öl oder Lanolin einlegt. Selbst gemachte Salben und Cremes halten bei Zimmertemperatur maximal eine Woche, im Kühlschrank etwa zwei Wochen. Bei Tinkturen hängt die Haltbarkeit vom Alkoholgehalt ab.

Eine weitere Lagerungsmöglichkeit bietet die Tiefkühltruhe, wobei die Pflanzen sehr schnell auf -18 °C tiefgekühlt werden sollten. Dazu legt man sie am besten in dünnen Lagen auf einen Teller, frostet sie einige Stunden und verpackt sie zur weiteren Lagerung in Gefrierdosen.

Sammeln oder kaufen?

Heilpflanzen, die nicht unter Schutz stehen, darf man in der Natur sammeln. Man muss aber bedenken, dass wild wachsende Pflanzen mit Schadstoffen belastet sein können. Außerdem droht Verwechslungsgefahr mit ähnlich aussehenden Arten. Handelt es sich dabei um Giftpflanzen, kann das gefährliche Folgen haben. Daher sollte man Heilkräuter aus eigenem Anbau bevorzugen oder sie in der Apotheke kaufen. Grundsätzlich ist zu beachten, dass Heilpflanzen Drogen beinhalten, die man nicht unsachgemäß einsetzen darf. Vor allem bei längerem Gebrauch, z. B. in Form einer Kur, sollte man vor der Selbstbehandlung einen Arzt fragen.

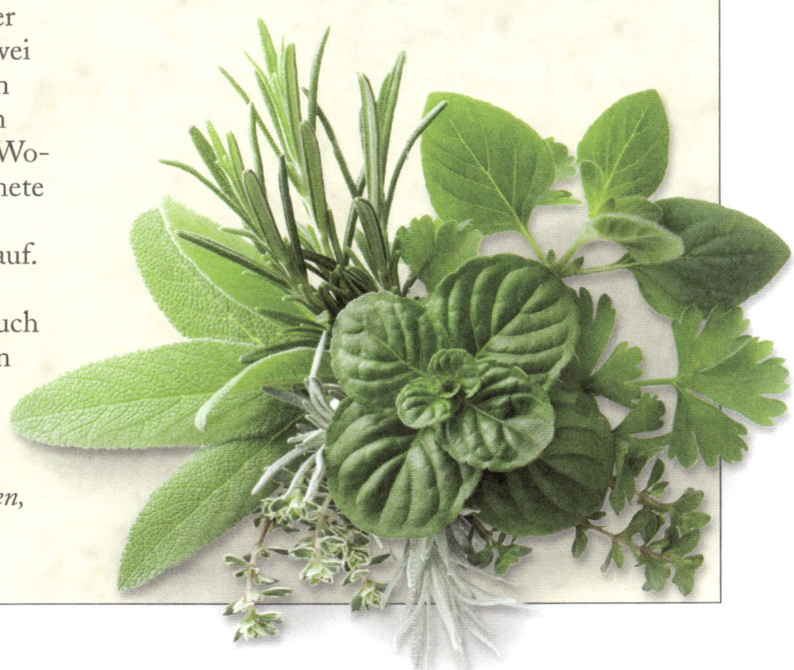

Viele Kräuter aus der Natur, dem eigenen Garten oder dem Balkonkasten lassen sich frisch verwenden, ob als Heilkraut oder in der Küche zum Würzen.

GALGANT (Kleiner Galgant) *Alpinia officinarum*
Bei Hildegard: „De Galgan"

Merkmale
Mehrjährige krautige, bis 1,50 m hohe Pflanze mit bis zu 30 cm langen, lanzettähnlichen ungestielten Blättern; traubige Blütenstände röhrenförmiger weißer Einzelblüten mit roten Linien; waagerecht gewachsenes rotbraunes Rhizom (Wurzelstock)

Verwendung
Als Heil- und Gewürzpflanze

In der Heilkunde verwendete Teile
Wurzelstock

Inhaltsstoffe
Ätherisches Öl (Sesquiterpene: u. a. Cineol, Linalool, Eugenol), Scharfstoffe (Gingerole), Flavonoide, Bitterstoffe, Gerbstoffe

Anbautipps
Der Galgant, ein Verwandter des Ingwers, stammt aus Südostasien. Er gedeiht in feucht-tropischen Regionen auf nährstoffreichen Böden. Im mitteleuropäischen Klima kann man Galgant nur im Gewächshaus kultivieren. Im Topf gezogene Pflanzen sind in Spezialgärtnereien erhältlich, frische Galgantwurzel in gut sortierten Supermärkten und asiatischen Lebensmittelgeschäften.

Sammeltipps
Der Wurzelstock wird im Herbst geerntet. In Frischhaltefolie eingewickelt bleibt die Wurzel im Kühlschrank 2–3 Wochen frisch. In dünne Scheiben geschnitten kann Galgant getrocknet und im verschlossenen Glas länger aufbewahrt werden; vor dem Gebrauch werden die getrockneten Scheiben 1–2 Stunden in wenig Wasser eingeweicht.

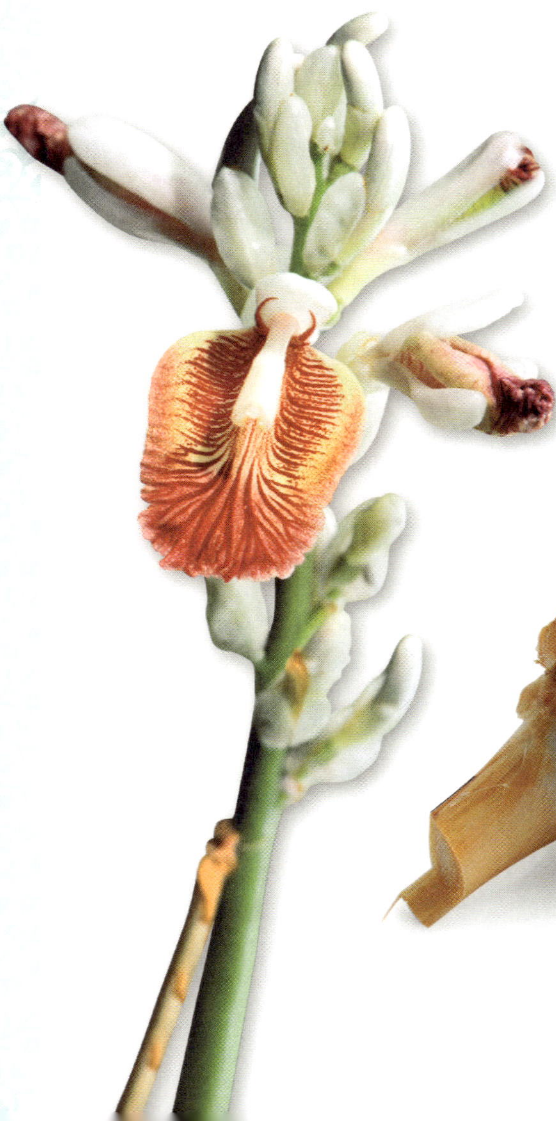

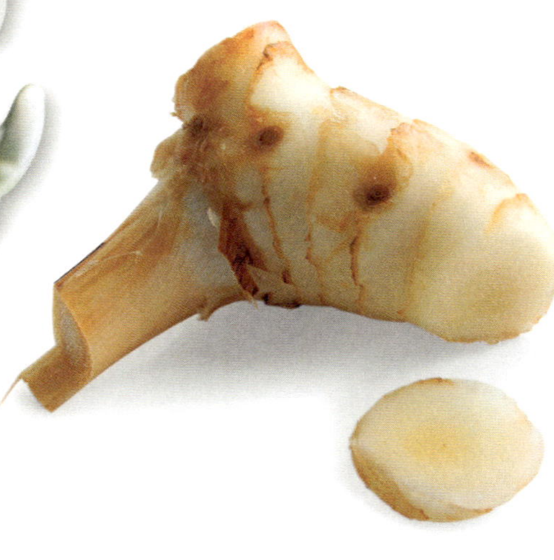

Die Galgantwurzel wurde in China vermutlich schon im Altertum nicht nur als Gewürz, sondern auch als Magen-Darm-Medikament verwendet. In den Werken des indischen Arztes Susruta (6. Jahrhundert) sowie in den Schriften des griechischen Geschichtsschreibers Plutarch (1./2. Jh. n. Chr.) wird die Heilpflanze ebenfalls erwähnt.

Die berühmten arabischen Ärzte Avicenna (Ibn Sina) und Alkindi, die im 9. und 10. Jahrhundert lebten, rühmen den Galgant als wertvolles Heilmittel und haben wohl wesentlich zu seiner Verbreitung in Europa beigetragen.

Im Mittelalter wurde die Heilpflanze von Hildegard empfohlen und später auch von Paracelsus (16. Jh.). Danach jedoch geriet der Galgant in Mitteleuropa weitgehend in Vergessenheit. In jüngster Zeit gewinnt die Heilwurzel aber wieder an Bedeutung.

Galgant bei Hildegard

Die Galgantwurzel gehörte zu den wichtigen Arzneipflanzen der Naturheilkunde. Hildegard schätzte die Heilkräfte des Galgants entweder allein oder in Kombination mit anderen Arzneipflanzen und bezeichnete ihn als das „Gewürz des Lebens". Sie empfiehlt Galgant besonders bei Magen- und Darmkrankheiten sowie zur Stärkung der Verdauung, aber auch bei Herzleiden.

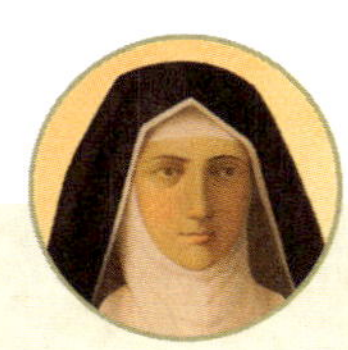

„Und wer im Rücken oder in der Seite wegen üblen Säften Schmerzen hat, der siede Galgant in Wein und trinke ihn oft warm, und der Schmerz wird aufhören."

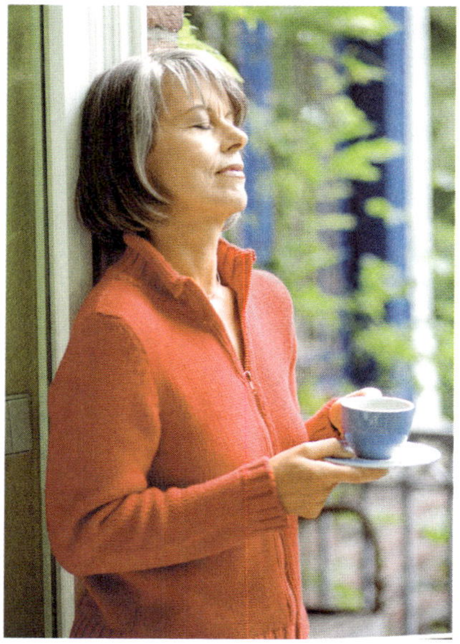

Zur Entspannung bei Übermüdung und Erschöpfung hilft ein Tee aus der Galgantwurzel. Hildegard bezeichnet den Galgant als „Gewürz des Lebens".

Therapie mit Galgant heute

Heute wird Galgant zur Behandlung psychovegetativer Beschwerden eingesetzt. Darunter versteht man körperliche Störungen, die nicht durch einen Organschaden entstanden sind, sondern durch psychische Belastung des vegetativen Nervensystems. Zu solchen psychovegetativen Beschwerden zählen Spannungszustände, Nervosität, Einschlafstörungen, nervöse Kopfschmerzen, Herzprobleme ohne organische Ursache, nervöse Magen- und Darmbeschwerden, Völlegefühl, Appetitlosigkeit sowie Zyklusstörungen und Wechseljahrsbeschwerden. Galgant kann dazu beitragen, all dies zu lindern.

Neben diesen klassischen und medizinisch anerkannten Anwendungsgebieten soll Galgant u. a. auch bei entzündlich-rheumatischen Erkrankungen helfen.

Wirkungsweise

Dank seiner Inhaltsstoffe besitzt Galgant vor allem krampflösende und entzündungshemmende Eigenschaften. Für die entzündungshemmende Wirkung sind die Scharfstoffe verantwortlich, die die Bildung von Entzündungsbotenstoffen (Prostaglandinen) hemmen. Die ätherischen Öle im Galgant wiederum bekämpfen Bakterien und hemmen das Wachstum von Pilzen.

Die Flavonoide und Bitterstoffe fördern die Produktion von Magen- und Gallensaft und helfen dadurch bei Problemen des Magen-Darm-Trakts. Den Flavonoiden werden auch krebshemmende Eigenschaften zugesprochen. Zudem vermindern Flavonoide und Scharfstoffe die Thrombose- und Emboliegefahr, weil sie für eine Verdünnung des Blutes sorgen.

Achtung

Der Kleine Galgant *(Alpinia officinarum)* ist nicht mit dem Großen Galgant *(Alpinia galanga)* zu verwechseln, denn nur der Kleine Galgant hat die Heilwirkung!

Bei einer bestimmungsgemäßen Anwendung von Galgant sind keine Nebenwirkungen zu erwarten. Nur bei zu hoher Dosierung (mehr als 2 g) kann es zu Magendruck oder Magenschmerzen kommen. Da Galgant die Magensäurebildung anregt, sollten Patienten mit Magen- oder Darm-Geschwüren die Pflanze nicht verwenden. Bei Herzbeschwerden ohne organische Ursache ist vor der Anwendung Rücksprache mit dem Arzt zu halten.

Anwendungen

Innerlich

- **Bei Verdauungsstörungen, Appetitlosigkeit als Tee:**
½ TL Pulver oder 1 TL getrocknete Wurzel mit 250 ml kochendem Wasser übergießen, 5–10 Minuten ziehen lassen und abseihen; vor den Hauptmahlzeiten jeweils 1 Tasse trinken

- **Zur Appetitanregung als Aperitif oder zur Verdauungsförderung als Digestif:**
20 g Galgantwurzel, 10 g Zimtrinde und 10 g gemischte Anis-, Fenchel-, Kümmel-, Kreuzkümmel- und Koriandersamen zu 1 Flasche Bordeaux geben, 2 Wochen stehen lassen und 100 ml einmal täglich vor oder nach der Hauptmahlzeit trinken

- **Bei entzündlichen rheumatischen Beschwerden als Kräuterwein:**
1 TL geschnittene Galgantwurzel mit 250 ml Rot- oder Weißwein übergießen, 10 Minuten aufkochen und abseihen; ein Schnapsglas voll schlückchenweise warm trinken, bei anhaltenden Schmerzen mehrmals täglich

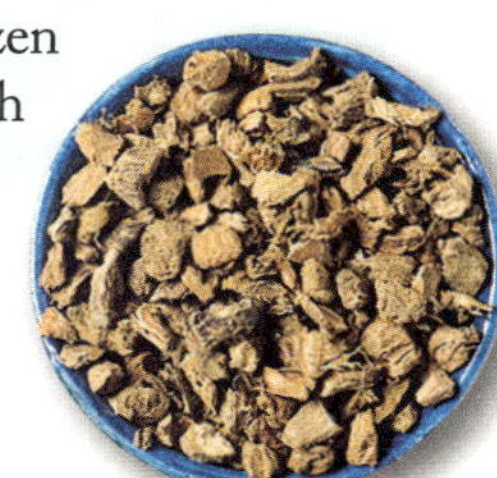

GUNDELREBE (Gundermann) *Glechoma hederacea*
Bei Hildegard: „De Gundelrebe"

Merkmale
Mehrjährige krautige, bis 15 cm hohe Pflanze mit nierenförmigen Blättern; lange, niederliegende Ausläufer, von denen sich aufrechte Blütensprosse erheben; von April bis Juni/Juli entwickeln sich aus den Blattachseln violette Blüten.

Verwendung
Als Heil- und Gewürzpflanze

In der Heilkunde verwendete Teile
Blätter, Triebspitzen

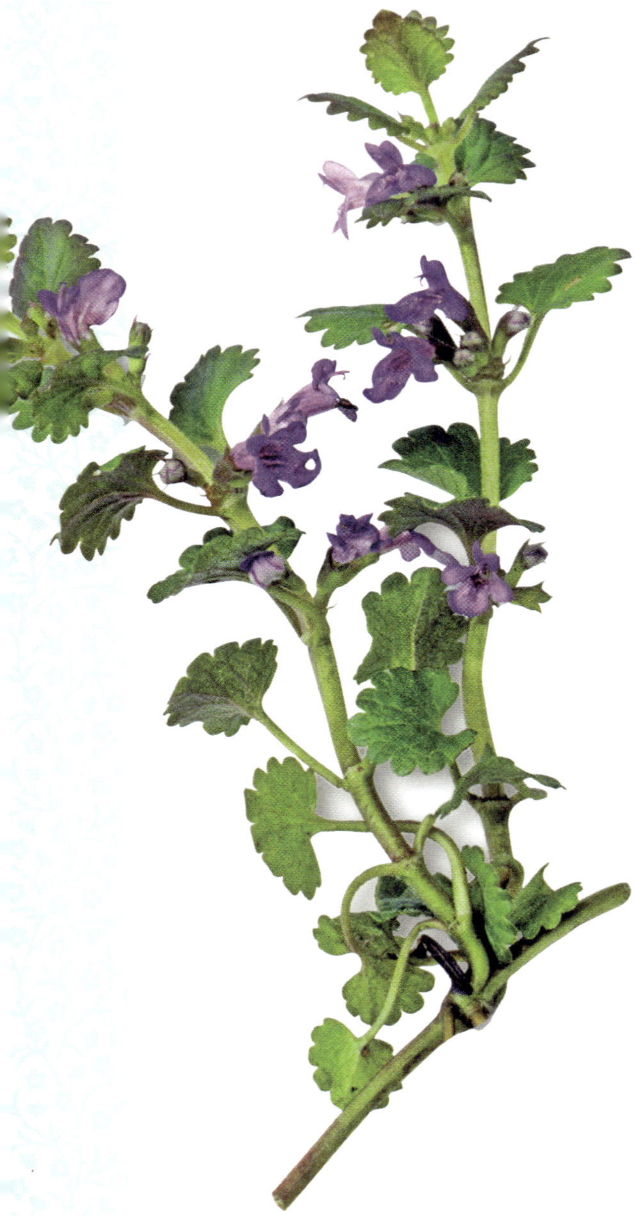

Inhaltsstoffe
Ätherisches Öl (u. a. Pinen, Limonen, Linalool, Menthol), Bitterstoffe (u. a. Glechomin), Gerbstoffe (Tannine), Harze, Saponine

Anbautipps
Samen können im zeitigen Frühjahr in Töpfen vorgezogen, die Sämlinge im April/Mai ausgepflanzt werden. Die Pflanze bevorzugt einen feuchten Boden in sonniger bis halbschattiger Lage. Die rasche Ausbreitung durch Ausläufer wird durch ständigen Rückschnitt verhindert.

Sammeltipps
Die beste Erntezeit ist von Mai bis Juli, doch man kann bis Oktober sammeln.

Die Gundelrebe ist eine sehr alte Heil- und Zauberpflanze der Germanen, die hoch verehrt wurde. Sie kam aus dem Norden nach Mitteleuropa und war den Heilkundigen der Antike wohl nicht bekannt; in den Schriften der alten Griechen und Römer wird sie nicht erwähnt. Im Norden und in Mitteleuropa maß man der Pflanze besondere Kräfte bei, z. B. dass sie auszehrende Krankheiten heilen könne; darüber hinaus diente sie der Abwehr böser Geister.

Im Mittelalter wurde die Pflanze sehr geschätzt und nicht nur in den Werken Hildegards beschrieben. Mehrere Heilkundige in Deutschland, darunter Hieronymus Bock und Leonhart Fuchs (beide lebten im 16. Jahrhundert), verwendeten die Gundelrebe u. a. als Wundmittel, gegen Nieren- und Leberleiden, Brust- und Lungenkrankheiten sowie gegen Würmer. Pfarrer Sebastian Kneipp wandte die Gundelrebe, meist zusammen mit Wermut, gegen Gelbsucht an.

Außerdem ist die Pflanze eine wichtige Zutat der traditionellen Neunkräutersuppe, die am Gründonnerstag zubereitet wird und der Suppe ihren herben Geschmack gibt.

Die Gundelrebe bei Hildegard

Hildegard schätzte die unscheinbare Pflanze als Heilkraut. Sie sprach ihr eine intensive Heilwirkung zu und wandte sie gegen verschiedene Leiden an. So empfiehlt sie die Pflanze bei Erkrankungen der Bronchien und zur Behandlung von Kraftlosigkeit und langwierigen, zehrenden Leiden.

Bei Ohrentzündungen oder bei Ohrensausen rät sie, das Kraut aufzukochen und warm in ein Tuch gehüllt auf das entsprechende Ohr zu legen. Sie setzte es auch als Wundheilmittel ein.

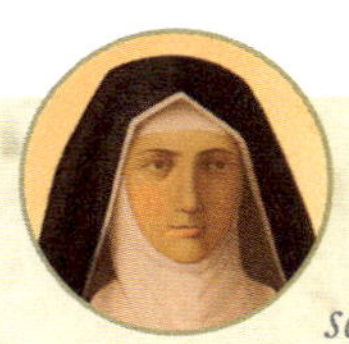

„Auch ein Mensch, der in der Brust und um die Brust Schmerzen leidet, oder der innerliche Geschwüre hat, der lege Gundelrebe gekocht und warm im Bad um seine Brust, und durch ihre milde Kraft, gemischt mit der Annehmlichkeit des Wassers, wird es ihm besser gehen."

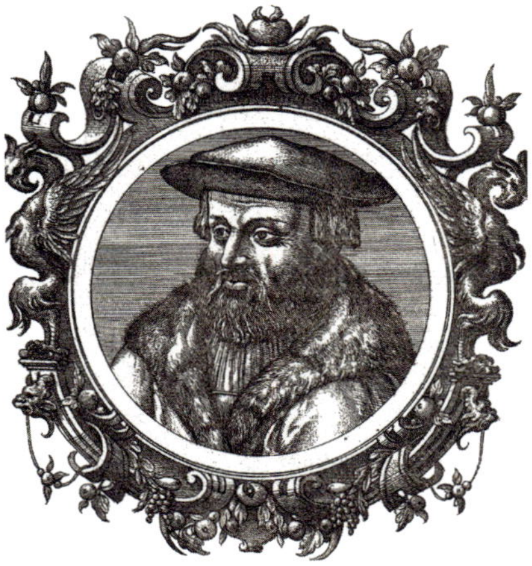

Der Kräuterkundige Leonhart Fuchs (1501–1566) hielt sehr viel von der Gundelrebe und setzte sie u. a. als Wundheilmittel ein.

Therapie mit der Gundelrebe heute

Viele kennen die Pflanze hauptsächlich als unerwünschtes Wildkraut im Garten – dabei ist sie eine wertvolle Bereicherung für die Hausapotheke. In der Naturheilkunde wird die Gundelrebe innerlich bei Magen- und Darmbeschwerden, Blasenentzündungen, Husten mit zähem Schleim und eitrigen Bronchialerkrankungen eingesetzt.

Die Gundelrebe hat eine anregende und ausgleichende Wirkung auf den Stoffwechsel. Deshalb wird sie gern bei einer Frühjahrskur eingesetzt. Zudem ist sie möglicherweise hilfreich bei langwierigen, zehrenden Krankheiten.

Homöopathen wenden die Gundelrebe bei Durchfall und Hämorrhoiden an. Für die Stärkung von Herz und Nerven setzen sie eine Räucherung ein; dabei lässt man das Kraut in einem Räuchergefäß verglühen, wodurch Duft- und Wirkstoffe freigesetzt werden, die eingeatmet werden.

Die Pflanze findet auch bei Hauterkrankungen, schlecht heilenden Wunden sowie bei entzündetem Zahnfleisch Verwendung.

In der Schulmedizin wird die Gundelrebe nicht eingesetzt.

Wirkungsweise

Die Gundelrebe wirkt entzündungshemmend, verdauungsfördernd und appetitanregend. Außerdem regt sie den Stoffwechsel an. Die Saponine und die Bestandteile des ätherischen Öls lösen den Schleim in den Atemwegen und erleichtern dadurch das Abhusten.

Der Bitterstoff Glechomin regt die Bildung der Verdauungssäfte und somit den Appetit an, stärkt aber auch Herz und Leber. Die reichlich vorhandenen Gerbstoffe haben die Fähigkeit, wundes, schlecht heilendes oder eiterndes Gewebe zu festigen und zu trocknen. Außerdem besitzen die Gerbstoffe antibiotische und antivirale Eigenschaften und helfen daher bei vielen Infekten.

Achtung

Es besteht Verwechslungsgefahr mit der Roten Taubnessel *(Lamium purpureum)*, die zwar für den Menschen nicht giftig ist, jedoch unangenehm schmeckt und nicht dieselben Wirkstoffe wie die Gundelrebe besitzt.

Beim Menschen sind bei bestimmungsgemäßem Gebrauch der Gundelrebe keine Nebenwirkungen bekannt. Die Pflanze ist aber für viele Säugetiere, wie zum Beispiel für Pferde, Esel und Meerschweinchen giftig. Daher Vorsicht bei Haustieren!

Anwendungen

Innerlich

- **Bei Husten, Darmbeschwerden oder langen Krankheiten als Tee:** 2 TL Blätter mit 250 ml heißem Wasser übergießen, 5 Minuten ziehen lassen und abseihen; 3 Tassen täglich davon trinken

- **Bei chronischer Bronchitis, Nieren- und Blasenleiden als Tinktur:** 1 bis 2 Handvoll Kraut klein schneiden, locker in ein Schraubdeckelglas geben, bis oben mit Weingeist (45 %) auffüllen, 3 Wochen stehen lassen und abseihen; 3-mal täglich 30 Tropfen einnehmen

Äußerlich

- **Bei schlecht heilenden oder eiternden Wunden oder bei Ausschlag**
  – **als Umschlag:** 5 Handvoll frisches Kraut in 5 L Wasser kurz aufkochen, abseihen, ausdrücken und zwei Mal täglich auf die betroffene Stelle legen; jeweils zwei Stunden einwirken lassen
  – **als Badezusatz:** Wie bei dem Umschlag oben, aber den Absud nach dem Abseihen dem Badewasser zugeben

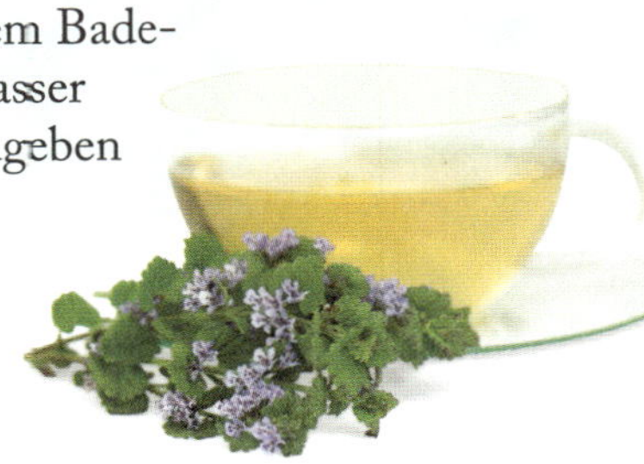

HECKENROSE (Hundsrose, Hagrose) *Rosa canina*
Bei Hildegard: „De Hyffa“

Merkmale
Buschiger, lockerer, 2–3 m hoher Strauch (Wildrose); Zweige mit Stacheln und unpaarig gefiederten Blättern, zusammengesetzt aus elliptischen, gezähnten Fiederblättchen; meist hellrosa Blüten von Juni bis Juli; rote Früchte (Hagebutten) ab Oktober

Verwendung
Als Heil- und Nutzpflanze

In der Heilkunde verwendete Teile
Hagebutten (Früchte)

Inhaltsstoffe
Ascorbinsäure (Vitamin C), Vitamin B2, organische Säuren (Apfel- und Zitronensäure), Karotinoide, Flavonoide, fettes Öl, ätherisches Öl, Gerbstoffe (Tannine), Pektine

Anbautipps
Die Pflanze lässt sich am besten durch Abtrennen von Ausläufern vermehren. Aussaat ist möglich, doch langwierig, da die Keimdauer bis zu 2 Jahre betragen kann. Die Heckenrose braucht einen tiefgründigen, mäßig trockenen bis frischen Lehmboden.

Sammeltipps
Sammelzeit ist von Oktober bis November, sobald die Früchte weich sind. Danach werden sie bei etwa 40 °C (Backofen) getrocknet und in luftdichten Glasgefäßen aufbewahrt.

Man nutzt Hagebutten, die Früchte der Hecken- oder Hundsrose, seit Jahrtausenden in der traditionellen Heilkunde. Bereits in Gräbern und an Feuerstellen der Steinzeit fand man Reste von Hagebutten, und in den steinzeitlichen Pfahlbauten am Bodensee wurden ebenfalls Teile der Heckenrose entdeckt.

In der Antike verwendeten die Kräuterkundigen sowohl die Früchte als auch die Blätter, Blüten und Wurzeln der Pflanze zu Heilzwecken. Doch als ein besonders wertvolles Heilmittel galten die Hagebutten. Der griechische Arzt Dioskurides (1. Jh. n. Chr.) empfahl die getrockneten Früchte bei Darmproblemen. Die Heilkundigen des Mittelalters, nicht nur Hildegard, verwendeten die Hagebutte zur Unterstützung der Verdauung. Der italienische Arzt und Botaniker Pietro Andrea Mattioli (1501–1577) setzte die Schalen gegen Ruhr ein, die Kerne gegen Steinleiden.

Die Heckenrose bei Hildegard
Hildegard schätzte die Heilkraft sowohl der Blüten als auch der Früchte der Rosenpflanze. Die Blütenblätter empfiehlt sie bei

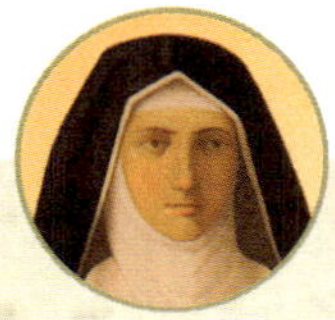

„Wer in der Lunge leidet, der zerstoße Hagrose mit den Blättern, und dann gebe er ungekochten Honig dazu und koche es gleichzeitig. Er hebe oft den Schaum ab, das ist der Seim, und seihe es so durch ein Tuch und mache daraus einen Klartrunk. Er trinke es oft, und es nimmt die Fäulnis von der Lunge und reinigt und heilt sie (…). Aber wenn jemand an Leib gesund ist und nur einen schwachen Magen hat, der koche von der Frucht des Burzeldorns (Hagrose) und esse oft davon, und es reinigt den Magen und nimmt den Schleim von ihm weg.“

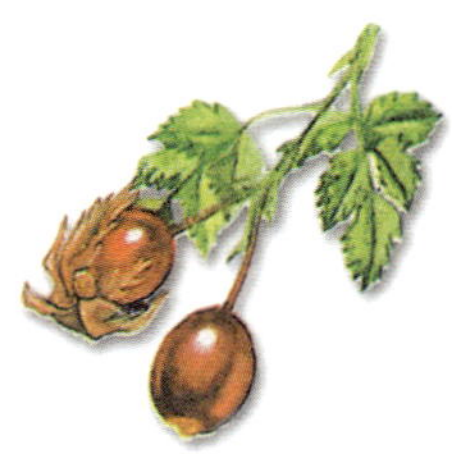

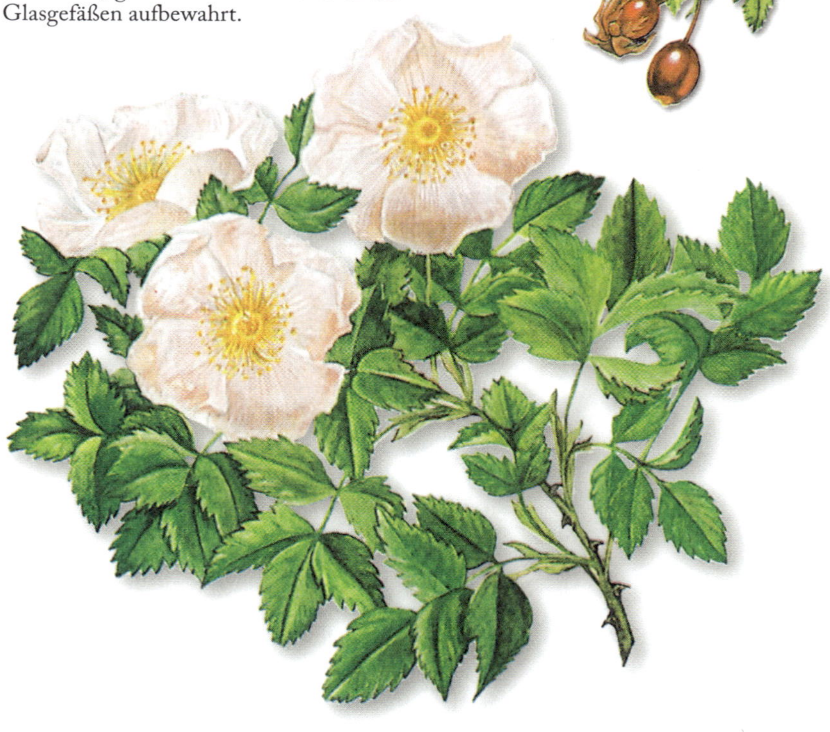

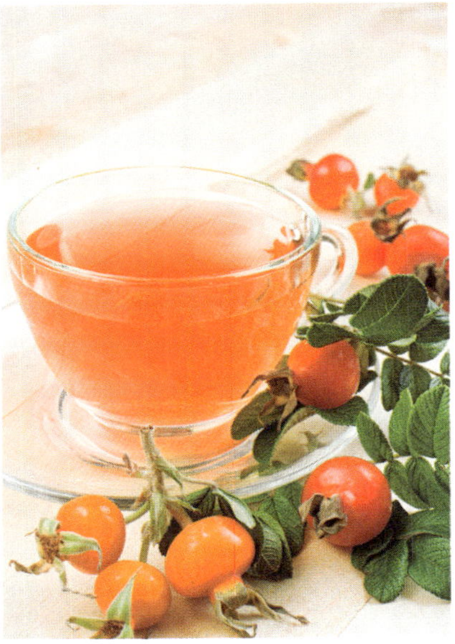

Hagebuttentee wird wegen des sehr hohen Vitamin-C-Gehalts der Früchte gegen Erkältungsleiden und allgemeine Müdigkeit getrunken.

Augenleiden und gegen Geschwüre am Körper. Einen Trank aus der Pflanze setzte sie bei Lungenleiden ein, gekochte Hagebutten verabreichte sie bei Magenproblemen.

Therapie mit der Heckenrose (Hagebutten) heute

Hagebutten werden vor allem zur Vorbeugung und Behandlung von Erkältungen, grippalen Infekten, Bronchitis sowie bei Fieber eingesetzt. Auch gegen allgemeine Müdigkeit helfen sie. Da die Kerne der Hagebutte harntreibend wirken, wird die außerordentlich nützliche Frucht auch bei Harnwegsbeschwerden, z. B. bei chronischer Nieren- oder Blasenentzündung, unterstützend angewandt. Bei Durchfall, Verdauungsschwäche und Magenproblemen findet die Hagebutte ebenfalls Verwendung.

Neuere Untersuchungen haben gezeigt, dass Hagebutten gegen Gelenkserkrankungen helfen. Bei einer medizinischen Behandlung von Arthrose und Arthritis kann man Zubereitungen mit Hagebutte zur Unterstützung von Medikamenten und zur Schmerzlinderung verwenden. Überdies eignet sich das aus den sehr fettreichen Kernen gewonnene Öl (Fertigpräparat) hervorragend zur Behandlung von trockener, schuppiger Haut, Pigmentflecken und Narben.

Natürlich lassen sich aus Hagebuttenschalen auch schmackhafte Marmelade, Mus, Fruchtwein und Likör zubereiten.

Wirkungsweise

Die Hagebutte ist eine wertvolle Frucht. Sie besitzt stärkende, antioxidative, entzündungshemmende, harntreibende, blutzuckersenkende schmerzlindernde und (bei Fieber) erfrischende Eigenschaften. Die Hauptwirkung beruht auf ihrem hohen Vitamin-C-Gehalt. Da Hagebutten beim Erhitzen nicht so schnell zerfallen, verlieren sie bei der Zubereitung auch weniger Vitamin C als andere Früchte. Deshalb ist die rote Frucht häufig ein Bestandteil von Erkältungstees.

Die in der Hagebutte enthaltenen Tannine wirken adstringierend (zusammenziehend) und helfen bei Durchfall. Die Pektine und Fruchtsäuren sind harntreibend, was zur Ausscheidung von Giftstoffen aus dem Körper beiträgt. Zudem regen die Säuren die Bildung von Magensaft an, und die Flavonoide zeigen eine antioxidative Wirkung.

Anwendungen

Innerlich

- **Bei Erkältung, grippalen Infekten oder allgemeiner Müdigkeit als Tee:**
2 TL getrocknete, zerkleinerte Früchte mit 1 Tasse kochendem Wasser übergießen, 10 Minuten ziehen lassen und abseihen; täglich bis zu 4 Tassen (warm oder kalt) trinken

- **Bei Durchfall als Abkochung:**
30–50 g frische zerkleinerte Hagebutten in 1 l Wasser 5 Minuten bei kleiner Hitze aufkochen, 15 Minuten ziehen lassen und abseihen; tassenweise trinken

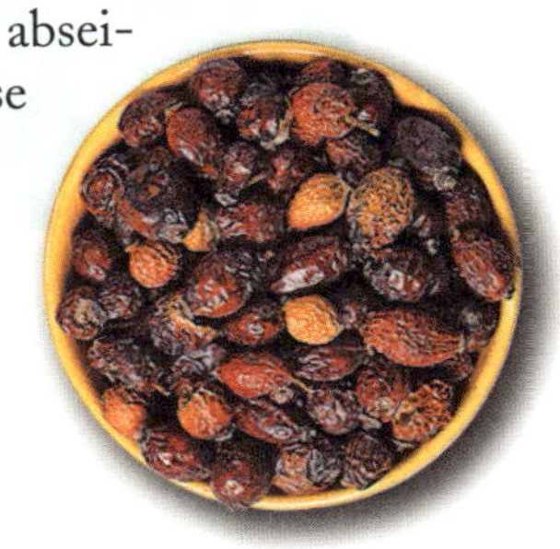

Achtung

Nach heutigem Kenntnisstand ist die Einnahme oder äußerliche Anwendung von Zubereitungen auf Hagebuttenbasis in angemessener Dosierung normalerweise frei von Nebenwirkungen. Nach einem monatelangen Verzehr können gelegentlich allergische Hautreaktionen auftreten, die aber bald wieder verschwinden, wenn keine Hagebutten mehr verwendet werden.

INGWER *Zingiber officinalis*

Bei Hildegard: „De Ingeber“

Merkmale
Mehrjährige krautige, etwa 1 m hohe Pflanze der Tropen und Subtropen; dicke Stängel mit bis 30 cm langen schmalen Blättern; ährenförmiger Blütenstand mit zunächst grünen, dann purpurnen Blüten; verzweigtes Rhizom; keine Frucht- und Samenbildung, Vermehrung ausschließlich über das Rhizom

Verwendung
Als Heil- und Gewürzpflanze

In der Heilkunde verwendete Teile
Rhizom (Wurzelstock)

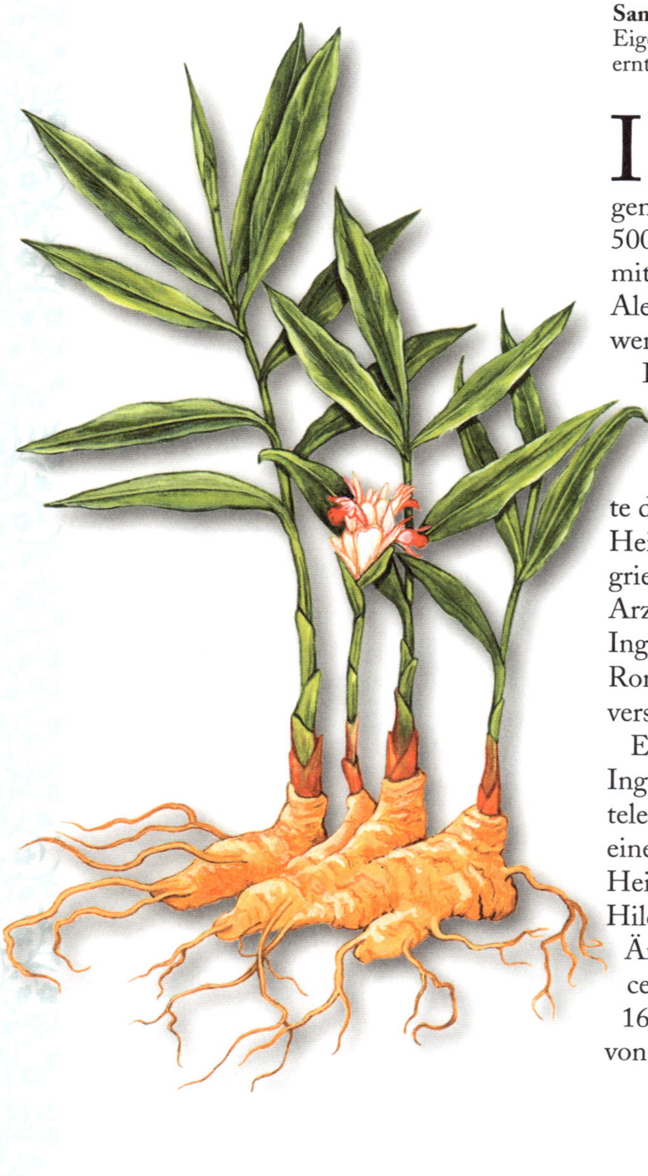

Inhaltsstoffe
Ätherisches Öl (u. a. Zingiberen, Zingiberol), Scharfstoffe (Gingerol, Schogaol), Diarylheptanoide

Anbautipps
Der Anbau im Blumentopf auf der Fensterbank ist möglich. Im Frühjahr ein Stück Rhizom in einen Topf mit Erde legen, leicht mit Erde bedecken, vorsichtig gießen (Knolle muss bedeckt bleiben). Den Topf mit Frischhaltefolie abdecken (Feuchtigkeit und Wärme); sobald sich ein Spross gebildet hat, Folie entfernen. Die Pflanze jeden zweiten Tag gießen.

Sammeltipps
Eigene Kultur: Knolle im Spätherbst ernten, wenn die Blätter vergilben

Ingwer ist eine sehr alte Kulturpflanze. Schriftzeugnisse belegen, dass die Knolle bereits vor 5000 Jahren in China als Heilmittel und Gewürz bekannt war. Alexander der Große lernte Ingwer auf seinen Feldzügen nach Indien und Ägypten, die er im 4. Jh. v. Chr. unternahm, kennen und brachte ihn nach Griechenland. Dort erlangte die Knolle als Würz- und Heilmittel schnell Ruhm. Der griechische, in Rom wirkende Arzt Dioskurides (1. Jh.) empfahl Ingwer u. a. als Magenmittel. In Rom wurde die Knolle gegen verschiedene Leiden eingesetzt.

Etwa im 9. Jh. gelangte der Ingwer durch Mönche nach Mitteleuropa. Im Mittelalter war er eines der teuersten Gewürze. Als Heilmittel wurde er nicht nur von Hildegard gelobt; auch die beiden Ärzte und Naturkundigen Paracelsus und Lonicerus (beide 16. Jh.) rieten zum Gebrauch von Ingwer als Arzneipflanze.

Heutzutage erfreut sich der Ingwer immer größerer Beliebtheit als Gewürz und Heilpflanze.

Ingwer bei Hildegard

Hildegard schätzte die Heilkraft der Ingwerknolle sehr und setzte sie vor allem bei Verdauungsproblemen, Magenschmerzen und Verstopfung ein. Sie empfiehlt auch die äußerliche Anwendung von Ingwer bei Ausschlag und rät zu Umschlägen. Zudem wandte sie Zubereitungen mit Ingwer bei Augenentzündungen an.

Therapie mit Ingwer heute

Ingwer hat eine heilende und gesundheitsfördernde Wirkung, die größtenteils wissenschaftlich

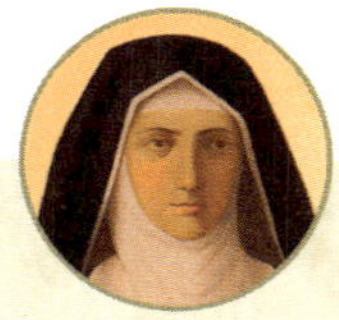

„Aber auch wer unter Verstopfung im Magen und im Bauch leidet, der pulverisiere Ingwer und mische dieses Pulver mit ein wenig Saft von Ochsenzunge. Und aus diesem Pulver und Bohnenmehl mache er Törtchen, und er backe sie in einem Ofen, dessen Feuerhitze nachgelassen hat. Und so esse er diese Törtchen oft nach dem Essen und nüchtern, und es mindert den Unrat des Magens und stärkt den Menschen.“

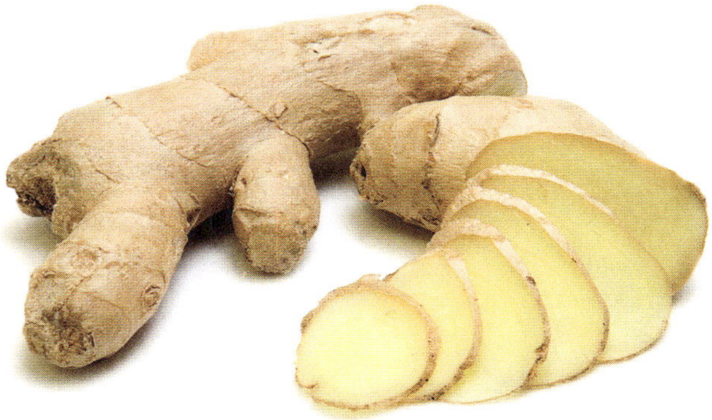

Die Ingwerknolle liefert hervorragende Heilgetränke, die vor allem gegen Übelkeit und Erbrechen helfen.

belegt ist und daher bei vielen Krankheiten und Beschwerden eingesetzt wird. Zubereitungen aus der Knolle helfen besonders bei Verdauungs- und Magenbeschwerden, Übelkeit, Erbrechen (Reise- und Seekrankheit!) sowie Blähungen. Außerdem regen sie die Magensäfte und den Gallenfluss an und fördern auf diese Weise den Appetit.

Aufgrund seiner schleimlösenden Eigenschaften wirkt Ingwer erleichternd auch bei Katarrh, Husten und Schnupfen. Zudem lindert er Gelenkschmerzen, reduziert Gelenkschwellungen und hat eine positive Wirkung bei rheumatischer Arthritis. Gegen Kopfschmerzen und Migräne hilft Ingwer ebenfalls. Außerdem kurbelt er die Fettverbrennung an, verbessert die Vitalität und stärkt die Immunabwehr.

Positiv beeinflusst Ingwer außerdem den Blutzucker- und den Cholesterinspiegel, senkt den Blutdruck, lindert Menstruationsbeschwerden und verbessert die Fließeigenschaften des Blutes.

Wirkungsweise

Die bewährte Wirkung des Ingwers bei Verdauungs- und Magenbeschwerden sowie Übelkeit ist den Inhaltsstoffen Gingerol und Schogaol zuzuschreiben. Gingerol besitzt krampflösende Eigenschaften und absorbiert Säuren im Magentrakt. Daneben werden die Speichel-, Magensaft- und Gallensekretion angeregt und die Darmtätigkeit beschleunigt.

Gingerol hat eine ähnliche chemische Struktur wie Acetylsalicylsäure (ASS) und kann daher auch gegen Schmerzen und zur Blutverdünnung eingesetzt werden. Gingerol und Diarylheptanoide zeigen zudem eine entzündungshemmende Wirkung.

Achtung

Bei zu hoher Dosierung kann es zu Magen- oder Darmkrämpfen kommen, bei besonders empfindlichen Personen auch schon bei normaler Dosierung. Nicht zu empfehlen ist Ingwer bei Magenschleimhautentzündungen und Magengeschwüren. Auch bei Gallensteinen sollte Ingwer gemieden werden, da er den Gallenfluss fördert und eine Gallenkolik auslösen könnte.

Kinder unter 6 Jahren sollten keinen Ingwer verzehren. Bei einer Anwendung gegen Schwangerschaftsübelkeit ist Vorsicht geboten, da noch keine wissenschaftlichen Belege für eine Unbedenklichkeit in der Schwangerschaft vorliegen.

Anwendungen

Innerlich

● **Bei Verdauungsproblemen, Übelkeit, Erbrechen oder Erkältungskrankheiten als Tee:**
½ TL (1 g) fein geschnittenen oder grob gepulverten Ingwer mit 1 Tasse kochendem Wasser übergießen, 5–10 Minuten zugedeckt ziehen lassen und abseihen; 3 Tassen täglich trinken; bei Verdauungsproblemen vor den Mahlzeiten, bei Erkältung mit Zitronensaft, Zimt und Honig möglichst heiß trinken

● **Bei Schnupfen als Abkochung:**
Ein 3 cm großes Stück Ingwerwurzel zerkleinern, mit 1 l kaltem Wasser übergießen und 20 Minuten köcheln lassen; den Sud über den Tag verteilt trinken

Äußerlich

● **Bei Gelenkschmerzen als Badezusatz:**
5 EL frisch geriebenen Ingwer mit 2 l heißem Wasser übergießen, 15 Minuten ziehen lassen und abseihen; den Sud dem Badewasser zugeben

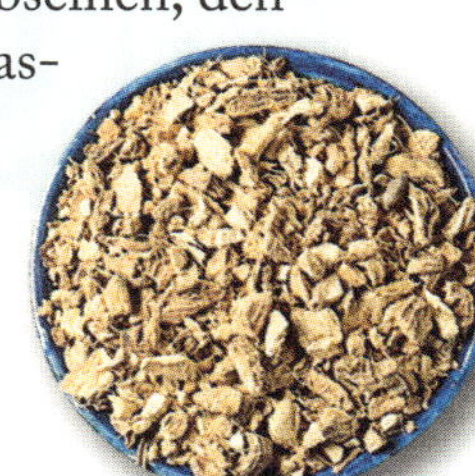

KNOBLAUCH (Knofel) *Allium sativum*
Bei Hildegard: „De Allio“

Merkmale
Mehrjährige krautige Pflanze mit langen, schmalen Blättern; bis 90 cm hoher, runder Blütenschaft mit einer kugeligen Dolde weißer Blüten im Juli/August; statt Samen kleine Brutzwiebeln um den Blütenboden

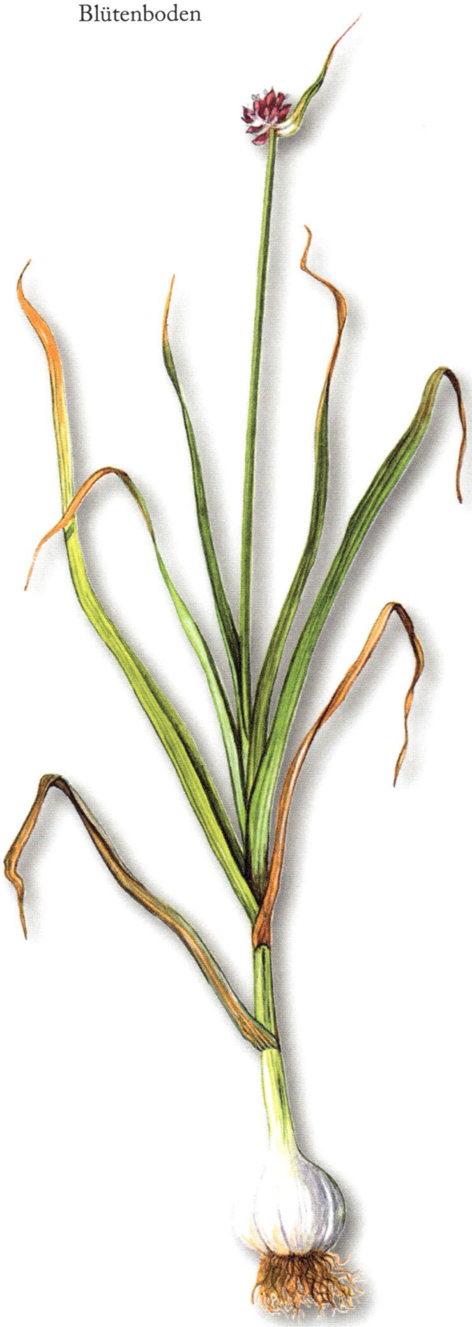

Verwendung
Als Heil- und Gewürzpflanze

In der Heilkunde verwendete Teile
Zwiebel

Inhaltsstoffe
Schwefelhaltige Verbindungen (Alliin, Allicin, Ajoen u. a.), schwefelfreie Verbindungen (Adenosin u. a.), Flavonoide, Phenolsäuren, Enzyme

Anbautipps
Die einzelnen Zehen der Knoblauchzwiebel oder aber die Brutzwiebeln werden im April in die Erde gesteckt. Die Pflanze braucht einen lockeren, humusreichen Boden in sonniger, warmer Lage.

Sammeltipps
Nach dem Eintrocknen der Blätter (September bis Oktober) werden die zum Verzehr bestimmten Knoblauchzwiebeln bei trockenem Wetter geerntet. Gebündelt oder zu Zöpfen geflochten an einem luftigen Ort aufbewahren.

Die kräftigende und heilende Wirkung der Knoblauchzwiebel ist bereits seit mehr als 5000 Jahren bekannt. Nach Überlieferung durch den griechischen Geschichtsschreiber Herodot (5. Jh. v. Chr.) gaben die Ägypter den Sklaven, die am Bau der Pyramiden arbeiteten, große Mengen Knoblauch zu essen. Auf diese Weise wollte man sie vor Seuchen und Durchfall schützen und gleichzeitig ihre Ausdauer und Kraft steigern.

Im antiken Griechenland und in Rom galt Knoblauch als Aphrodisiakum und Potenzmittel. Im Mittelalter wandte man die „Wunderknolle“, wie sie oft genannt wurde, in der Heilkunde ausgiebig an. Auch Hildegard tat dies. Paracelsus (16. Jh.) setzte Knoblauch bei der Bekämpfung von Pest ein.

Im 19. Jahrhundert konnte der französische Wissenschaftler Louis Pasteur die antibakterielle Wirkung des Allicins in Knoblauch nachweisen. Noch Anfang des 20. Jahrhunderts hat man Knoblauch bei Typhus-, Cholera- und Grippeepidemien eingesetzt. Zwar ist Grippe eine Virusinfektion, doch kommen bei den Erkrankten, deren Immunsystem geschwächt ist, häufig bakterielle Infektionen hinzu.

Knoblauch bei Hildegard
Hildegard empfiehlt Knoblauch bei Verdauungsstörungen, Blähungen, chronischer Verstopfung und Appetitlosigkeit. Sie rät dazu, ihn roh zu verzehren, denn nur dann könnten seine Kräfte vollständig weitergegeben werden. Nach ihren Erkenntnissen und Erfahrungen soll man aber

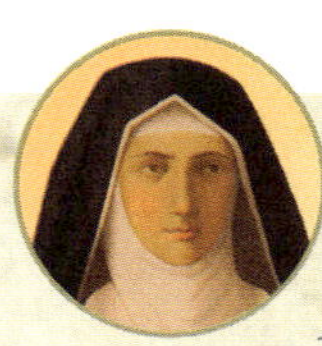

„Wer aber Widerwillen gegen das Essen hat, der nehme Salbei und weniger Kerbel und etwas Knoblauch und er zerstoße dies gleichzeitig in Essig und so mache er eine Würze und er tauche die Speise, die er essen will, hinein und er hat Appetit zu essen.“

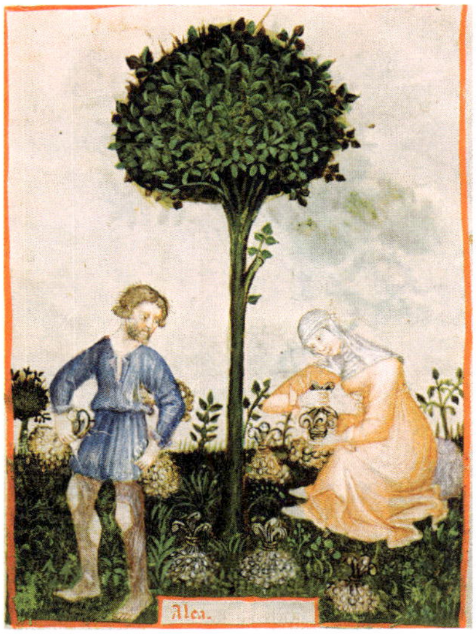

Knoblauch galt bereits in der Antike und im Mittelalter als Wundermittel, das nicht nur der Gesundheit dienlich war, sondern auch der Potenz.

Knoblauch nur maßvoll essen, „damit das Blut im Menschen nicht übermäßig erwärmt werde“.

Therapie mit Knoblauch heute

Knoblauch ist nicht nur eine schmackhafte Kochzutat, sondern auch ein hervorragendes Mittel zur Vorbeugung und Heilung vieler Krankheiten. Die Zwiebel der Pflanze ist inzwischen gut erforscht, die Eigenschaften der Hauptwirkstoffe sind bekannt. Zu den wichtigsten und wissenschaftlich belegten Anwendungsgebieten gehört die Bekämpfung altersbedingter Gefäßveränderungen in frühen Stadien der Arteriosklerose. Außerdem leistet Knoblauch zur unterstützenden Behandlung von Bluthochdruck gute Dienste.

Laut Erfahrungen von Naturheilkundlern, aber auch von Ärzten, eignet sich Knoblauch zur Bekämpfung von Verdauungsstörungen und zur Vorbeugung von Magen-Darm-Infekten. Auch hilft er u. a. bei Appetitlosigkeit, Blähungen, Blasen- und Nieren-Infektionen, Erkältung, Verstopfung und Wurmbefall. Zudem wirkt Knoblauch blutdrucksenkend und gefäßerweiternd; darüber hinaus stärkt er das Immunsystem.

Äußerlich kann man Warzen und Pickel mit frischem Knoblauch einreiben. In der Homöopathie wird Knoblauch bei Entzündungen der unteren Atemwege und Verdauungsstörungen angewandt.

Wirkungsweise

Das geruchlose Alliin ist die wichtigste schwefelhaltige Verbindung des Knoblauchs. Durch Verletzungen des Fruchtfleisches und Kontakt mit Sauerstoff wird das Alliin in Allicin umgesetzt, das für den typischen Knoblauchgeruch verantwortlich ist. Durch Erhitzen entstehen daraus Ajoen und weitere Verbindungen.

Die Schwefelverbindungen und Phenolsäuren des Knoblauchs wirken im Verdauungssystem und den Atemwegen antibakteriell, sind aber auch gegen Pilze wirksam. Allicin zeigt zudem eine blutdrucksenkende Wirkung und erhöht den Spiegel antioxidativ wirkender Enzyme. So verhindert Knoblauch Schäden, die durch freie Radikale verursacht werden. Auch das Adenosin wirkt blutdrucksenkend; gleichzeitig fördert es die Durchblutung.

Knoblauch ist am wirksamsten, wenn er roh verzehrt wird. Aber auch gekocht hat er einen günstigen Einfluss auf die Gesundheit.

Anwendungen

Innerlich

- **Bei Infektionen des Magen-Darm-Trakts und der Atemwege, Arteriosklerose, Bluthochdruck oder erhöhtem Blutfettspiegel:**
  – **als frische Zwiebel:** bis zu 4 g Knoblauchzwiebel täglich essen
  – **als Saft:** frische Knoblauchzehen pressen und von dem Saft 3-mal täglich 20 Tropfen einnehmen

Äußerlich

- **Bei Warzen als frische Zwiebel:**
  Knoblauchzehen in Scheiben aufschneiden, auf die Warze legen, mit einem Pflaster befestigen und über Nacht einwirken lassen; die Anwendung mehrmals wiederholen

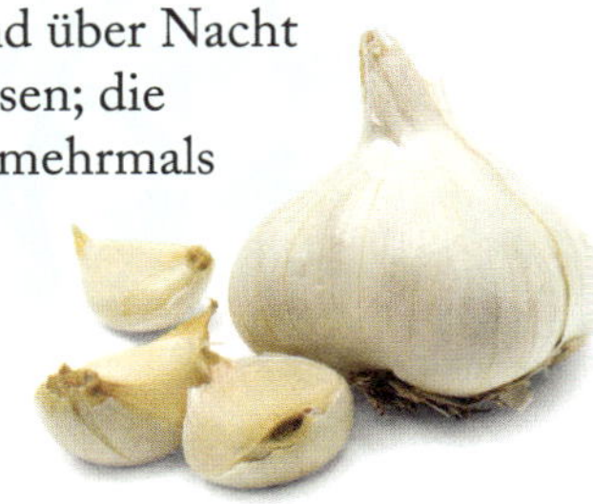

Achtung

Allergische Reaktionen sind möglich. Höhere Dosierungen reizen die Magen-Darm-Schleimhäute. Daher Vorsicht mit der Einnahme bei Sodbrennen oder Magen-Dünndarm-Geschwüren. Unter Einnahme blutgerinnungshemmender Mittel kann die Blutungszeit unkontrolliert verlängert werden. In diesem Fall sollte man ganz auf Knoblauch verzichten. Bei äußerlicher Anwendung kann es zu Hautreizungen kommen.

KÖNIGSKERZE, KLEINBLÜTIGE *Verbascum thapsus*

Bei Hildegard: „De Wullena"

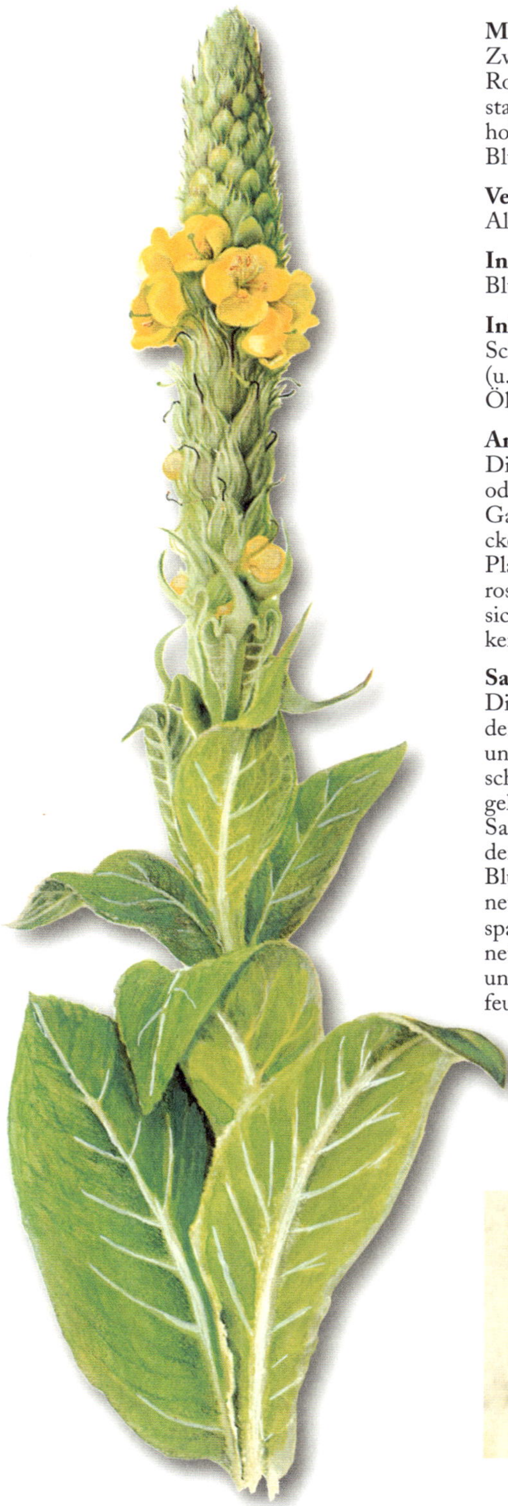

Merkmale
Zweijährige krautige Pflanze mit einer Rosette lanzettförmiger, weißlich-grüner, stark behaarter Blätter; bis über 1 m hoher Blütenschaft mit leuchtend gelben Blüten von Mai bis September

Verwendung
Als Heilpflanze

In der Heilkunde verwendete Teile
Blüten

Inhaltsstoffe
Schleimstoffe, Flavonoide, Iridoide (u. a. Aucubin), Saponine, ätherisches Öl, gelbe Farbstoffe, Invertzucker

Anbautipps
Die anspruchslose Pflanze wird im April oder Mai ausgesät. Sie wächst auf jedem Gartenboden, braucht aber einen trockenen, sonnigen und windgeschützten Platz. Im ersten Jahr bildet sich die Blattrosette aus. Im zweiten Jahr entwickelt sich der hohe Blütenschaft. Die Königskerze sät sich leicht selbst aus.

Sammeltipps
Die Blüten (nur die Blütenblätter mit den Staubgefäßen, nicht der Blütenkelch und -stiel) werden im Juli/August bei schönem Wetter geerntet, damit die gelbe Farbe erhalten bleibt. Die beste Sammelzeit ist der späte Vormittag, wenn der Morgentau bereits getrocknet ist. Die Blüten werden sofort schonend getrocknet, am besten bei 50 °C im Backofen bei spaltbreit geöffneter Tür. Die getrockneten Blüten werden luftdicht, dunkel und trocken aufbewahrt; sie sind sehr feuchtigkeitsempfindlich.

Die Heilkraft der Königskerze ist schon seit Jahrtausenden bekannt. Bereits Hippokrates, der bedeutendste Arzt der Antike (um 460 bis um 370 v. Chr.), setzte sie zur Wundbehandlung ein. Der griechische Arzt Dioskurides benutzte die Wurzeln und Blätter bei Durchfall, Magenkrämpfen, Wunden und Geschwüren. Auch die Heilkundigen des Mittelalters wie Hildegard schätzten die Königskerze als Heilpflanze. Im 16. Jahrhundert verwendete der Arzt Lonicerus (Adam Lonitzer) die Pflanze bei Brustverschleimung, Fieber, Herzschwäche, Wunden und Geschwüren. Pfarrer Kneipp empfahl Patienten, die an chronischer Verschnupfung litten, Königskerzentee in die Nase zu ziehen, um diese frei zu bekommen.

Außerdem galt die Heilpflanze früher als Gewächs mit Zauberkräften, und ihre Wurzeln, als Amulett getragen, sollten vor Krankheiten schützen. In Europa wurde die Königskerze der Jungfrau Maria geweiht, bei Kirchenfesten als Altarschmuck verwendet und bei Prozessionen mitgeführt. In Niederbayern ist

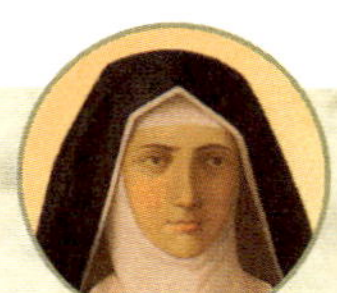

„(…) Aber wer in der Stimme und in der Kehle heiser ist und wer in der Brust Schmerzen hat, der koche Königskerze und Fenchel in gleichem Gewicht in gutem Wein, und er seihe das durch ein Tuch und trinke es oft, und er wird die Stimme wieder erlangen, und er heilt die Brust."

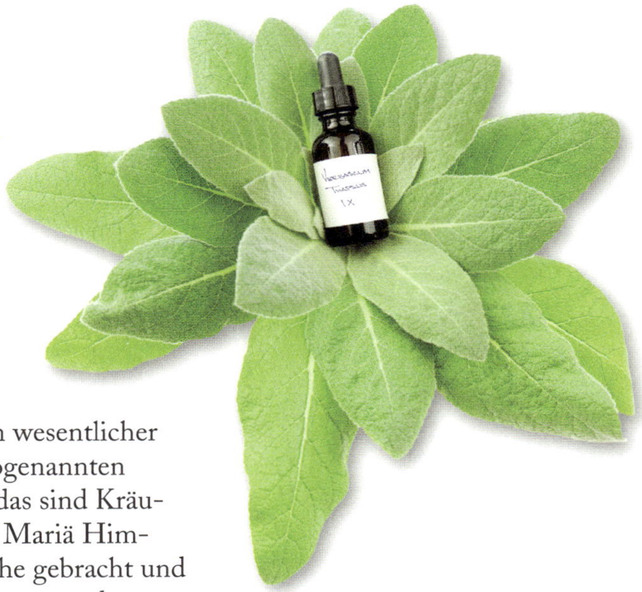

Homöopathische Zubereitung aus den Blüten der Königskerze: ein tropfenweise einzunehmender Extrakt

sie noch heute ein wesentlicher Bestandteil der sogenannten Kräuterbuschen, das sind Kräutersträuße, die an Mariä Himmelfahrt zur Kirche gebracht und vom Pfarrer gesegnet werden.

Königskerze bei Hildegard

Hildegard empfiehlt bei Heiserkeit und Brustschmerzen, womit sie wahrscheinlich Infekte der oberen Luftwege meint, einen Wein aus Königskerze und Fenchel. Doch vor allem setzte sie die Heilpflanze bei schwermütigen Patienten ein. Der an Melancholie (Depression) Leidende sollte Blätter und Blüten, zusammen mit Fleisch, Fisch oder Mehlspeisen gekocht, essen, denn „es stärkt sein Herz und macht es fröhlich". Doch die stimmungsaufhellende Wirkung, die Hildegard der Königskerze zuschrieb, ist wissenschaftlich bislang nicht belegt.

Therapie mit Königskerze heute

Heute wird die Königskerze vornehmlich zur Behandlung von Erkrankungen der Atemwege wie Bronchitis, Husten und Heiserkeit eingesetzt. In der Naturheilkunde verwendet man sie bei Wunden und Beingeschwüren in Umschlägen oder als Ölauszug in Salben, wobei die positive Wirkung bei dieser Anwendung nicht bewiesen ist. Traditionell hat die Königskerze darüber hinaus Bedeutung bei Verdauungsstörungen wie Durchfall und Magenschleimhautentzündung.

Wirkungsweise

Das Geheimnis der Königskerze liegt in der Kombination ihrer Wirkstoffe. Die wertvollen Schleimstoffe wirken reizlindernd und auswurffördernd. Sie helfen auch, die Atemwege vor Austrocknung zu schützen, da sie sich wie ein Schutzfilm über die Schleimhäute legen und den Krankheitserregern den Eintritt erschweren. Saponine lösen zähen Schleim auf den Bronchien und fördern so das Abhusten.

Die Wirkstoffe der Königskerze sollen auch den Cholesterinspiegel senken und die Verdauung unterstützen. Die Flavonoide und Iridoide (besonders das Aucubin) hemmen Entzündungsprozesse sowie die Ausschüttung von Histaminen. Zudem wirkt das ätherische Öl antiseptisch.

Anwendungen

Innerlich

- **Bei Atemwegsinfekten, Magenschleimhautentzündung oder Durchfall als Tee:** 1,5–2 g getrocknete Blüten mit 1 Tasse kochendem Wasser übergießen, 15 Minuten ziehen lassen und abseihen; 2 bis 3 Tassen täglich trinken

Äußerlich

- **Bei Wunden, Beingeschwüren oder Hautreizungen als Umschlag:** 3 TL getrocknete Blüten mit 300 ml kaltem Wasser übergießen und 30 Minuten stehen lassen; dann bei schwacher Hitze aufkochen und abseihen; ein Tuch mit dem warmen Absud tränken und 2-mal täglich auf die zu behandelnde Stelle legen

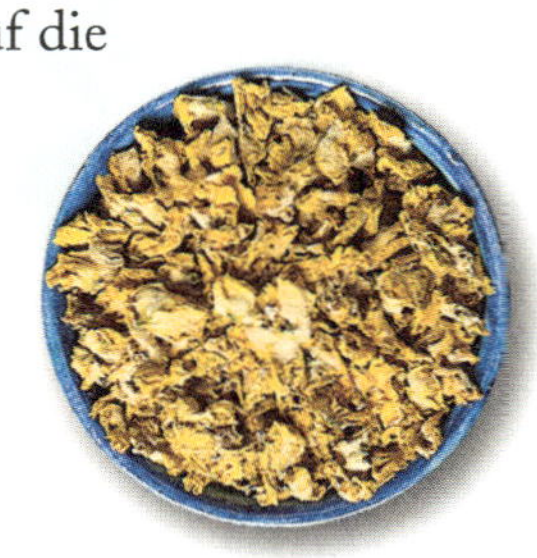

Achtung

Die Königskerze ist eine gut verträgliche Pflanze. Nach heutigem Kenntnisstand sind bei bestimmungsgemäßer Anwendung keine nennenswerten Nebenwirkungen zu erwarten. Allerdings ist bei sehr empfindlicher Haut Vorsicht geboten. In diesem Fall könnte die äußerliche Anwendung frischer Königskerzenblüten eine allergische Reaktion auslösen.

KÜMMEL *Carum carvi*

Bei Hildegard: „De Kumel“

Merkmale
Zweijährige krautige, 70–100 cm hohe Pflanze; gefurchter, verzweigter Stängel mit 20 cm langen, fiederteiligen Blättern; Dolden weißer oder rosafarbener Blüten von April bis Juni; reife Früchte fallen in zwei Spaltfrüchte (Samen) auseinander.

Verwendung
Als Gewürz- und Heilpflanze

In der Heilkunde verwendete Teile
Früchte (= Samen)

Inhaltsstoffe
Ätherisches Öl mit Carvon und Limonen, fette Öle, Eiweiße, Zuckerverbindungen, Flavonoide, Cumarine, Terpene

Anbautipps
Kümmel wird im April direkt ins Freiland gesät, Samen nur dünn mit Erde bedeckt (Lichtkeimer). Er bevorzugt feuchte, aber nicht staunasse, tiefgründige, nährstoffreiche Böden in sonniger Lage. Im ersten Jahr bildet sich eine Blattrosette, im zweiten Jahr entwickeln sich Stängel und Blütendolden.

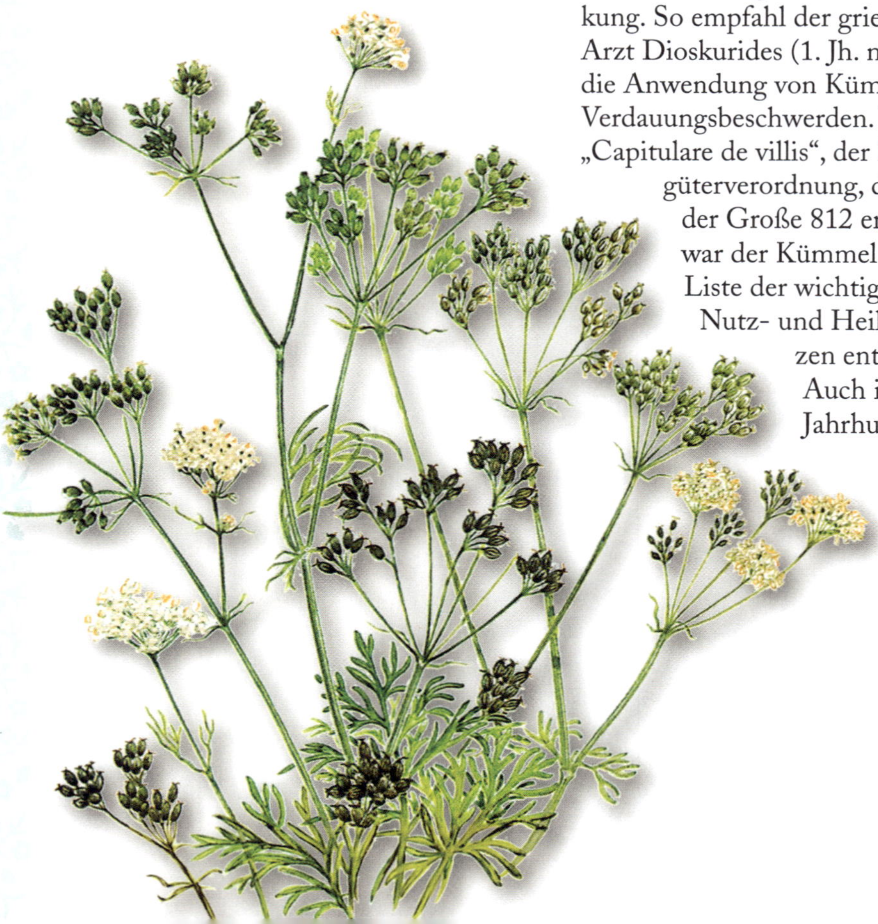

Sammeltipps
Im Juni und im Juli schneidet man die bräunlich gefärbten Samenstände ab, bündelt sie und lässt sie an einem beschatteten, luftigen Platz kopfüber hängend nachreifen.

Kümmel zählt zu den ältesten Kulturpflanzen überhaupt; seit Jahrtausenden wird er angebaut. So fanden Archäologen in den Grabkammern der Pharaonen und bei Ausgrabungen jungsteinzeitlicher Siedlungen in Europa (etwa 3000 v. Chr.) Spuren von Kümmel. Im Altertum verwendete man die Pflanze zwar vor allem zum Würzen von Speisen, doch kannte man auch damals schon seine verdauungsfördernde Wirkung. So empfahl der griechische Arzt Dioskurides (1. Jh. n. Chr.) die Anwendung von Kümmel bei Verdauungsbeschwerden. Im „Capitulare de villis“, der Landgüterverordnung, die Karl der Große 812 erließ, war der Kümmel in der Liste der wichtigsten Nutz- und Heilpflanzen enthalten. Auch in den Jahrhunderten danach schätzten die Heilkundigen, nicht nur Hildegard, die Samen des Krauts. Damals war es vermutlich üblich, bei großen Festmahlen „Kümmel in Zucker“ als Abschluss zu reichen – um Blähungen zu verhindern.

Kümmel bei Hildegard

Hildegard empfiehlt, bei Blähungen Kümmel zu essen, und bei Herzbeklemmungen rät sie zu Kümmeltee. Dabei handelte es sich höchstwahrscheinlich nicht um Schmerzen, die von einer Herzerkrankung herrühren, sondern um Herzbeschwerden, die durch unmäßiges Essen oder schwer verträgliche Speisen hervorgerufen werden.

Therapie mit Kümmel heute

Kümmel zählt auch noch heute zu den besten pflanzlichen Mitteln gegen Blähungen und Magen-Darm-Krämpfe. Denn die Samen machen blähende Speisen wie Kohl und Hülsenfrüchte leichter verdaulich. Daher wird Kümmel

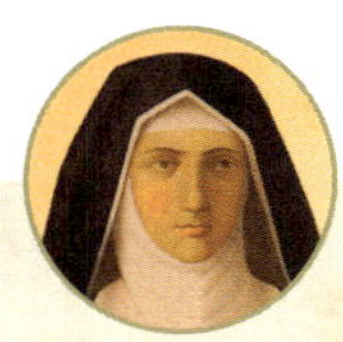

„Ein Mensch, der gekochten oder gebratenen Käse essen will, streue Kümmel darauf, damit er nicht davon Schmerzen leidet, und so esse er.“

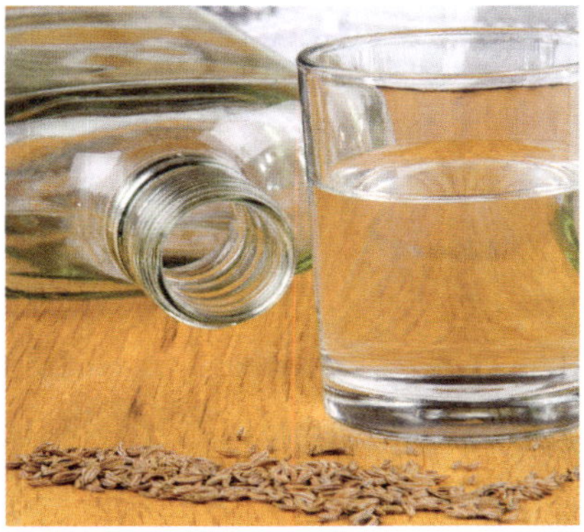

Kümmelschnaps (für Erwachsene!) wird gern nach einer fetten Mahlzeit getrunken. Kümmel fördert die Verdauung, Alkohol entspannt die Magenmuskulatur und mindert so das Völlegefühl.

zur Behandlung von Verdauungsbeschwerden und bei Völlegefühl nach dem Essen eingesetzt. Kümmel unterstützt zudem die Leber- und Gallenfunktion. Wissenschaftliche Untersuchungen haben die positive Wirkung auf den Verdauungstrakt zweifelsfrei bestätigt.

Laut Naturheilkunde und Erfahrung von Ärzten fördert Kümmel außerdem die Milchbildung bei stillenden Müttern, hilft bei Husten, Zahnfleisch- und Mundschleimhautentzündungen, lindert Menstruationsbeschwerden und wirkt bei Reizdarm beruhigend. Wissenschaftlich ist die Wirksamkeit bei all diesen Anwendungsgebieten allerdings nicht belegt.

Kümmel wird wegen seines delikaten Aromas auch gern in der Küche verwendet. Er schmeckt würzig, leicht süßlich und erinnert ein wenig an Anis und Lakritz. Außerdem nutzt man Kümmel zur Herstellung von Likör und Schnaps, z. B. für den norddeutschen „Köm“.

Wirkungsweise

Die Hauptwirkung des Kümmels beruht auf der Zusammensetzung seines ätherischen Öls. Es wirkt krampflösend im Magen-Darm-Trakt sowie verdauungsfördernd. Außerdem veranlasst Kümmel eine vermehrte Freisetzung von Gallensäure, regt die Bildung von Magensaft an und fördert auf diese Weise den Appetit. Nachgewiesen ist auch seine Fähigkeit, Bakterien zu bekämpfen, die vor allem auf das Carvon im ätherischen Öl zurückzuführen ist.

Kümmel wirkt besonders gegen Bakterien wie *Staphylococcus aureus*, der vor allem Hautinfektionen, Muskelerkrankungen und Lungenentzündungen verursacht, aber auch gegen *Helicobacter pylori*, den Erreger, der für Magen- und Zwölffingerdarmgeschwüre hauptsächlich verantwortlich ist.

Achtung

Wer an einer Überempfindlichkeit gegenüber Doldengewächsen wie Anis, Kreuzkümmel, Koriander, Petersilie und Mohrrüben leidet, sollte Kümmel nicht anwenden, da es zu allergischen Reaktionen kommen kann. Außerdem kann eine längere und hochdosierte Einnahme Nieren- und Leberschäden zur Folge haben.

Während einer Schwangerschaft oder in der Stillzeit sollte man vor der Behandlung mit Kümmelzubereitungen den Arzt fragen. Das Kümmelöl ist nur in verdünnter Form anzuwenden, da es sonst zu Haut- und Schleimhautreizungen kommen kann. Die Verwendung von Kümmel als Gewürz ist dagegen unbedenklich.

Anwendungen

Innerlich

● **Bei Magenbeschwerden, Bauchkrämpfen oder Blähungen**

– **als Tee:** 0,5–2 g frisch zerstoßene Kümmelsamen oder eine Fenchel-Kümmel-Anis-Mischung mit 250 ml kochendem Wasser übergießen, 2–3 Minuten ziehen lassen und abseihen; vor den Mahlzeiten jeweils eine Tasse trinken

– **als ätherisches Öl:** 5–8 Tropfen reines Kümmelöl auf ein Stück Würfelzucker geben und diesen im Mund zergehen lassen; 1–2-mal täglich einnehmen

Äußerlich

● **Bei Magenbeschwerden, Bauchkrämpfen oder Blähungen als Öl:**

10 Teile Kümmelöl und 90 Teile Trägeröl (z. B. Olivenöl) mischen; von der Zubereitung wenige Tropfen auf die warme Hand geben und in sanften kreisenden Bewegungen in die Bauchhaut einmassieren

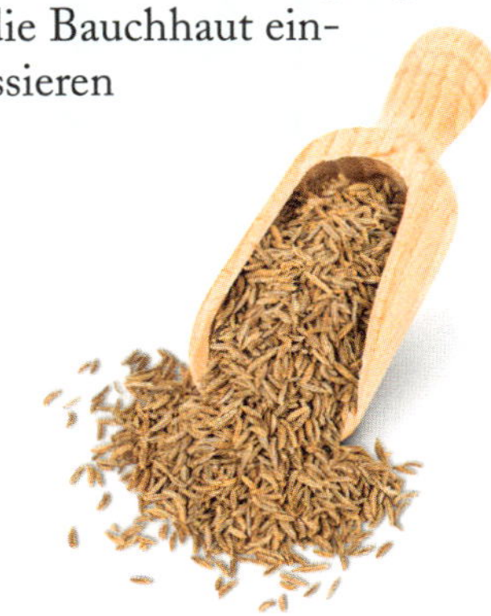

LAVENDEL, ECHTER (Echter Speik) *Lavandula officinalis*

Bei Hildegard: „De Lavendula"; auch: „De Spica" (Wilder Lavendel)

Merkmale
Graufilzig behaarter, aromatischer, bis zu 1 m hoher Halbstrauch aus dem Mittelmeerraum; aufrechte, stark verästelte Zweige mit schmalen graugrünen Blättern; endständige Ähren kleiner violetter Blüten von Juni bis August

Verwendung
Als Heil- und Gewürzpflanze

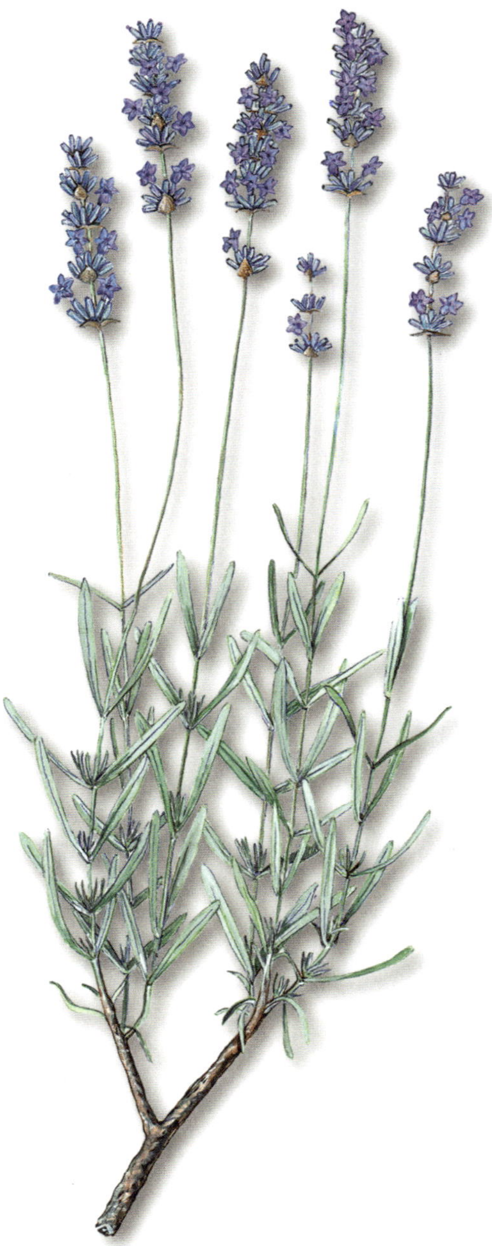

In der Heilkunde verwendete Teile
Blüten

Inhaltsstoffe
Ätherisches Öl (Linalylacetat, Linalool, Terpenen-4-ol, Limonen, Cineol, Kampfer), Gerbstoffe, Cumarine

Anbautipps
Die Aussaat erfolgt im März auf der Fensterbank. Ab Mai können die Setzlinge ausgepflanzt werden. Nach der Blüte stark zurückschneiden, um ein buschiges Wachstum anzuregen.

Sammeltipps
Kurz vor dem Aufblühen werden die Blütentriebe abgeschnitten, gebündelt und an einem luftigen, schattigen Ort kopfüber zum Trocknen aufgehängt.

Lavendel gehört zu den ältesten Heilpflanzen und wurde bereits im Altertum angewandt. Im alten Ägypten verwendete man die Pflanze u. a. zur Parfümherstellung und bei der Einbalsamierung der Mumien. Im antiken Griechenland war die Heilkraft des Lavendels bekannt, die bei Insektenstichen, Brustleiden und Menstruationsbeschwerden genutzt wurde. Zudem war die aromatisch duftende Pflanze bei Griechen und Römern als Badezusatz sehr beliebt. Unklar ist jedoch, ob damals der Echte Lavendel oder der Schopflavendel, eine nah verwandte Art, zum Einsatz kam. In der Klostermedizin des Mittelalters nahm jedenfalls der Echte Lavendel einen bedeutenden Platz ein, nicht nur bei Hildegard. Auch der in der frühen Neuzeit wirkende Paracelsus (16. Jh.) lobt ihn und wandte ihn zur Entwässerung, bei Übelkeit sowie gegen Blähungen an. Hieronymus Bock (ebenfalls 16. Jh.) beschreibt seine Heilkraft bei Kopf- und Zahnschmerzen sowie bei Schwindelgefühl und Gliederlähmung.

Obendrein wurde Lavendel früher auf dem Boden verstreut, um die Pest fernzuhalten. Vermutlich hatte man damit einigen Erfolg, da der intensive Lavendelduft Ratten vertrieb und damit auch die Flöhe, die den Pesterreger *Yersinia pestis* übertrugen.

Lavendel bei Hildegard

Hildegard nennt zwar sowohl den Echten als auch den Wilden Lavendel, doch ganz klar ist nicht, wie sie die beiden unterscheidet.

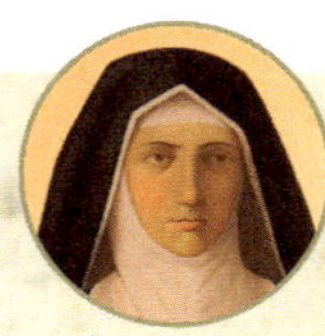

„Der echte Lavendel (…) hat aber doch einen starken Duft. Und wenn ein Mensch, der viele Läuse hat, oft am Lavendel riecht, sterben die Läuse an ihm (…). Und wer Lavendel mit Wein kocht oder, wenn er keinen Wein hat, mit Honig und Wasser kocht und so lau oft trinkt, der mildert den Schmerz in der Leber und in der Lunge und die Dämpfigkeit in seiner Brust."

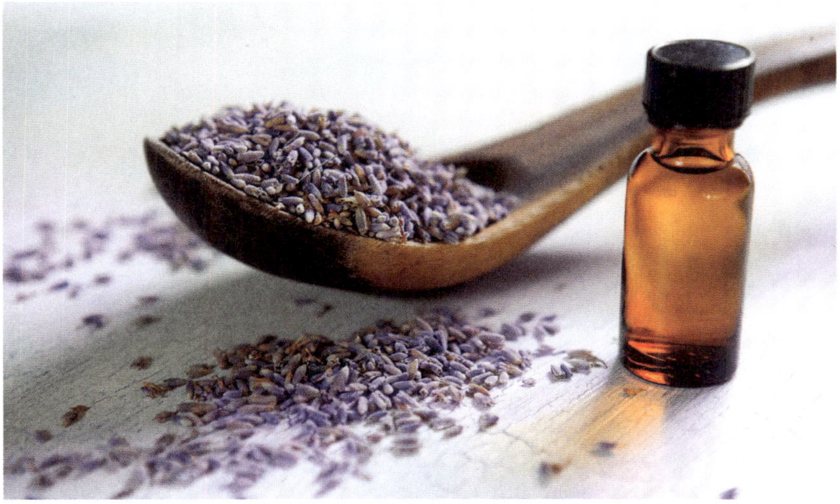

Getrocknete Lavendelblüten und Lavendelöl sind ein idealer Badezusatz für ein Entspannungsbad. Die Badezeit sollte jedoch eine Viertelstunde nicht überschreiten.

Auf jeden Fall schätzte sie die Heilkraft der Pflanze und empfiehlt sie besonders als Mittel gegen Kopfläuse. Sie erwähnt auch, dass Lavendel in Wein oder mit Honig gekocht bei Lungen- und Leberleiden helfen und den Druck in der Brust mildern soll. Damit könnte sie den Druck in der Herzgegend gemeint haben, der durch einen aufgeblähten Darm (Blähungen) entsteht.

Therapie mit Lavendel heute

Die Anwendungsgebiete des Lavendels sind vielfältig. Innerlich angewandt hilft er nachweislich gegen Unruhe und nervöse Erschöpfung, Einschlafstörungen, aber auch gegen Appetitlosigkeit, Reizmagen, nervös bedingte Magen-Darm-Beschwerden und Blähungen. Äußerlich angewendete Extrakte, z. B. als Badezusatz, helfen gegen Kreislaufstörungen. Lavendelöl ist außerdem ein gutes Mittel zur Abwehr von Insekten und hilft auch bei Insektenstichen.

Laut Naturheilkundlern soll Lavendel auch bei Durchfall, Erkältung, Erschöpfungszuständen, Kopfschmerzen, Verbrennungen, Menstruationsproblemen sowie bei Muskelschmerzen helfen.

Wirkungsweise

Die Wirkung des Lavendels beruht hauptsächlich auf dem hohen Gehalt an ätherischem Öl und dessen Bestandteilen. Die Inhaltsstoffe Linalool und Linalylacetat wirken beruhigend und entspannend auf das Nerven- und Hormonsystem und somit auf die Psyche. Außerdem wirkt Lavendel entkrampfend. Er unterstützt die Absonderung von Gallensäften, fördert so die Verdauung und regt zudem den Appetit an.

Zudem besitzt das ätherische Öl entzündungshemmende, desinfizierende und schmerzlindernde Eigenschaften. Äußerlich angewandt regt Lavendel die Durchblutung an. Die insektenvertreibende Wirkung beruht auf dem intensiven Duft der Pflanze.

Anwendungen

Innerlich

● **Bei Unruhe, nervös bedingten Magen-Darm-Beschwerden als Tee:**
1–2 TL getrocknete Lavendelblüten mit 1 Tasse heißem Wasser übergießen, 10 Minuten zugedeckt ziehen lassen und abseihen; 3-mal täglich 1 Tasse trinken

Äußerlich

● **Bei Nervosität, Gliederschmerzen als Badezusatz:**
20–100 g getrocknete Lavendelblüten mit 2 l heißem Wasser übergießen, etwa 10 Minuten leicht köcheln lassen, abseihen und dem Vollbad zugeben; maximale Badetemperatur 38 °C, maximale Badezeit 15 Minuten, weil warme Duftbäder den Kreislauf belasten

Achtung

Risiken und Nebenwirkungen sind bei bestimmungsgemäßem Gebrauch nicht bekannt. Das ätherische Öl in konzentrierter Form kann jedoch die Schleimhäute reizen. Deshalb sollte man Lavendelöl immer nur verdünnt anwenden.

In der Nähe von Mund und Nase von Babys und Kleinkindern, aber auch von Menschen mit Asthma kann das Öl zu Atemproblemen führen. Wird Lavendel zu hoch dosiert, kann er Blähungen und Bauchschmerzen verursachen.

LEIN (Flachs) *Linum usitatissimum*
Bei Hildegard: „De Linsamo“

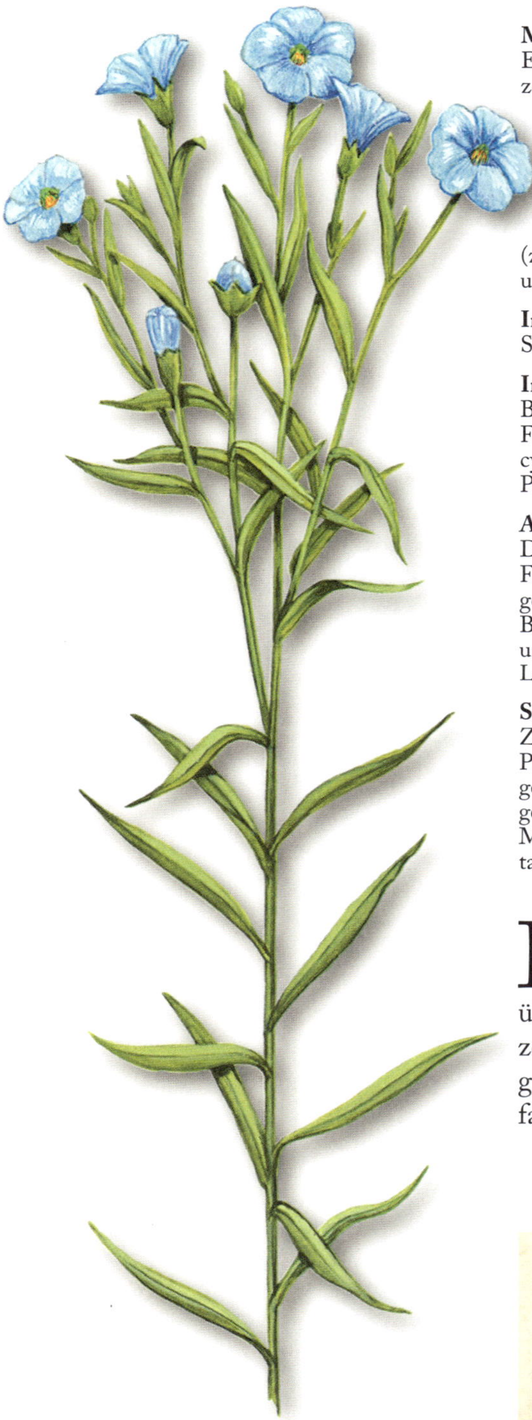

Merkmale
Einjährige krautige, bis 1 m hohe Pflanze; zierliche Stängel mit schmalen Blättern; himmelblaue Blüten im Juli/August; kugelige bis ovale Kapselfrüchte mit 8–10 braunen Samen

Verwendung
Als Heilpflanze, Nahrungsmittel (z. B. Leinsamenbrot) sowie zur Leinöl- und Fasergewinnung

In der Heilkunde verwendete Teile
Samen, Blüten, Blätter, Stängel

Inhaltsstoffe
Ballaststoffe, Schleimstoffe, ungesättigte Fettsäuren, Aminosäuren, Linolsäure, cyanogene Glykoside, Phytosterole, Proteine

Anbautipps
Die Pflanze kann Ende April direkt ins Freiland gesät werden. Sie bevorzugt magere, trockene Böden in sonniger Lage. Bei zu viel Nässe werden keine Blüten und Samen gebildet. Im Übrigen braucht Lein keine besondere Pflege.

Sammeltipps
Zur Samengewinnung wird die ganze Pflanze direkt über dem Boden abgeschnitten und kopfüber hängend getrocknet. Blüten werden am frühen Morgen gesammelt, da sie am Nachmittag geschlossen oder bereits verblüht sind.

Der Lein gilt als eine der ältesten Kulturpflanzen überhaupt; bereits seit der Steinzeit wird er angebaut. Bei Ausgrabungen, z. B. in der Schweiz, fand man 3000–4000 Jahre alte Samen und Stängelteile. Im Orient lässt sich der Leinanbau sogar bis ins 4. Jahrtausend vor Christus zurückverfolgen. Die Pflanze wurde damals hauptsächlich zur Fasergewinnung für die Herstellung von Kleidung und Seilen verwendet.

Die Heilwirkung von Leinsamen war bereits in der Antike bekannt und wurde für medizinische Zwecke genutzt. Auch die Kräuterkundigen des Mittelalters, nicht nur Hildegard, schätzten Lein und verwendeten ihn, Hildegard aber nur äußerlich.

Lein bei Hildegard

Hildegard empfiehlt Leinsamen-Kompressen insbesondere bei „Schmerzen in der Seite“, was sie auch „Flankenschmerz“ nennt, sowie bei Milzbeschwerden und Verbrennungen. Da wir heute nicht wissen, was Hildegard mit Seitenschmerz und Milzbeschwerden gemeint hat, können wir dieser Empfehlung nicht folgen. Hilfreich für uns heute ist allerdings Hildegards Rat, bei leichten und kleinflächigen Verbrennungen Leinöl-Kompressen aufzulegen. Hingegen gehören

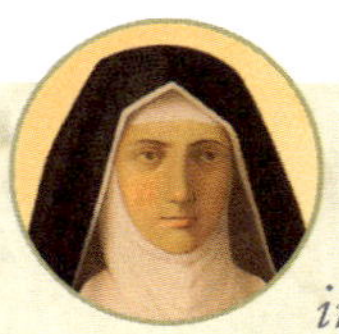

„Wer in der Seite Schmerzen hat, der koche Leinsamen in Wasser, und er tauche ein leinernes Tuch in jenes warme Wasser ein, und ohne jenen Samen lege er das Tuch auf seine Seite, und jener Schmerz (…) wird gemildert und lässt nach.“

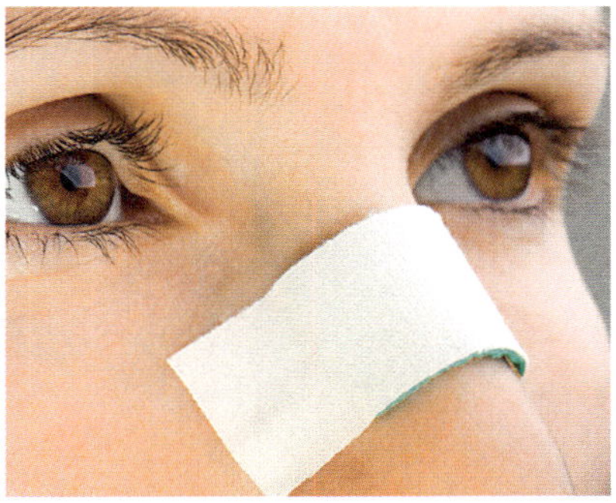

Ein Pickel auf der Nase ist zwar kein Drama, stört aber doch sehr und sieht nicht schön aus. Da kann eine Mini-Packung aus Leinsamen helfen

schwerere oder großflächigere Verbrennungen unverzüglich in ärztliche Behandlung.

Therapie mit Lein heute

Die gequetschten oder geschroteten Samen des Leins werden heute hauptsächlich zur Behandlung von chronischer Verstopfung verwendet. Leinsamen sind sogar das bekannteste natürliche Abführmittel. Auch bei geschädigtem Dickdarm nach übermäßigem Gebrauch von Abführmitteln, bei Magenschleimhaut- und Dünndarmentzündungen, bei Divertikulitis – Entzündung von Darmausstülpungen – und Reizdarm können Leinsamen eingesetzt werden. All diese Indikationen sind medizinisch gesichert.

Laut Naturheilkunde helfen Leinsamen darüber hinaus bei Reizmagen, Bauchkrämpfen, Durchfall, rheumatischen Beschwerden, Furunkeln, Geschwüren und anderen Hauterkrankungen, bei Husten, Heiserkeit, Hämorrhoiden sowie bei Unterleibsschmerzen.

Aus den Blüten des Leins wird zudem ein homöopathisches Mittel gegen Asthma, Harnblasenreizung, Heuschnupfen und chronischen Durchfall hergestellt.

Wirkungsweise

Die abführende Wirkung von Leinsamen beruht darauf, dass sie einen hohen Anteil an Schleimstoffen und Öl enthalten. Die Schleimstoffe absorbieren viel Wasser und quellen dadurch auf. Diese Volumenzunahme regt die Darmbewegung an, und der Schleim macht den Stuhl geschmeidig, während das Öl des Leinsamens als zusätzliches Gleitmittel fungiert. Bei Verstopfung ist es daher wichtig, die Samen ohne vorheriges Quellen zu sich zu nehmen.

Die ungesättigten Omega-3-Fettsäuren wirken entzündungshemmend. Außerdem ist es möglich – aber nicht endgültig bewiesen –, dass die reichlich in Leinsamen enthaltenen pflanzlichen Östrogene einer Brustkrebserkrankung vorbeugen könnten. Ähnliches gilt für Darmkrebs: Aufgrund ihrer abführenden und giftbindenden Eigenschaften könnten Leinsamen das Entstehen bösartiger Geschwulste im Darm verhindern.

Achtung

Leinsamen dürfen bei Verdacht auf Darmverschluss oder Darmlähmung nicht angewandt werden; diese Erkrankungen gehören unverzüglich in ärztliche Behandlung. Da geschroteter Leinsamen die Wirkung von Medikamenten beeinträchtigen kann, sollte man bei der Einnahme einen Abstand von zwei Stunden einhalten.

Anwendungen

Innerlich

- **Bei chronischer Verstopfung, funktionellen Darmstörungen oder Magen- und Darmschleimhautentzündungen als Getränk:**
1 EL ganze oder geschrotete Leinsamen mit 250 ml Wasser 2- bis 3-mal täglich einnehmen

- **Bei Reizmagen oder Heiserkeit als Auszug:**
1–2 gehäufte EL ganze Leinsamen mit 250 ml kaltem Wasser übergießen, 20 Minuten unter gelegentlichem Umrühren aufquellen lassen und abseihen; mehrmals am Tag leicht erwärmt trinken

Äußerlich

- **Bei Hautentzündungen, Pickeln, Geschwüren, Furunkeln und rheumatischen Gelenkentzündungen als Packung:**
Langsam kaltes Wasser auf gemahlene Leinsamen geben, bis sich eine salbenähnliche Paste bildet; bei kleiner Hitze erwärmen, lauwarm 1 cm dick auf eine Mullbinde streichen und auf die betroffene Stelle legen

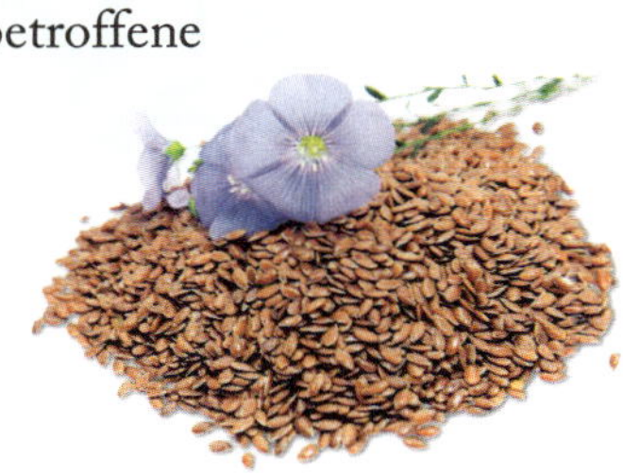

LIEBSTÖCKEL (Maggikraut) *Levisticum officinale*

Bei Hildegard: „De Lubestuckel“

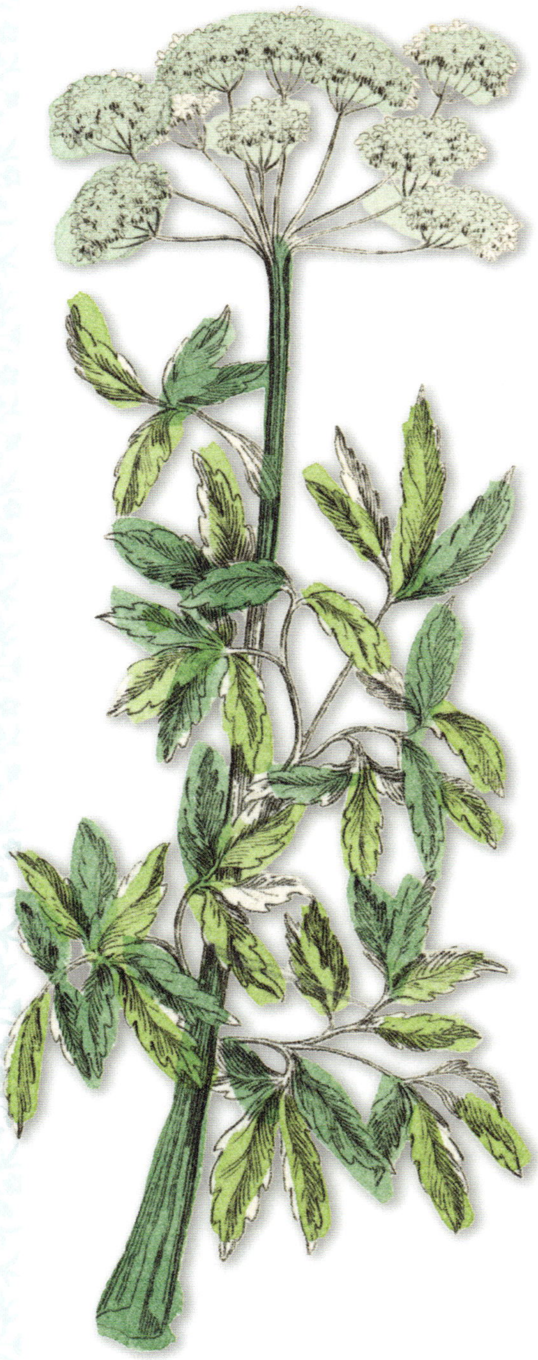

Merkmale
Winterharte, ausdauernde krautige, bis 2,5 m hohe, aromatisch riechende Pflanze; verzweigte Stängel mit zwei- bis dreifach gefiederten Blättern; Dolden aus unscheinbaren, gelblichen bis hellgrünen Blüten erscheinen von Juni bis August; braune Früchte.

Verwendung
Als Gewürz- und Heilpflanze

In der Heilkunde verwendete Teile
Samen, Blätter, Wurzelstock

Inhaltsstoffe
Ätherisches Öl (Alkylphthalide, etwa Buthylphtalid, Ligustilid, Sedanenolid), Cumarine, Furanocumarine, Gerbstoffe, Bitterstoffe, Harze, Zucker

Anbautipps
Im März/April Aussaat in einem Anzuchtkasten im Freien. Kräftige Pflänzchen werden später ins Kräuterbeet umgesetzt.

Sammeltipps
Frische Blätter zum Würzen können den ganzen Sommer über gesammelt werden. Die Wurzel wird im zeitigen Frühjahr oder Spätherbst geerntet, in Stücke geschnitten, aufgefädelt und zum Trocknen aufgehängt. Samenernte im Spätsommer.

Liebstöckel wurde schon in der Antike als Gewürz- und Heilpflanze verwendet. Der griechische Arzt Dioskurides (1. Jh.) schrieb den Samen und der Wurzel verdauungsfördernde, entwässernde und menstruationsfördernde Eigenschaften zu. Auch zur Anregung des Appetits wurde Liebstöckel verwendet. Nach Mitteleuropa kam das Kraut wahrscheinlich mit den Benediktinermönchen. Im Mittelalter erfreute es sich als Heilmittel großer Beliebtheit. Karl der Große ließ Liebstöckel in die „Capitulare de villis“ (Landgüterverordnung) aufnehmen und ihn in Kloster- und Bauerngärten anbauen.

Nicht nur Hildegard schätzte die Heilwirkung der Pflanze, auch die in Salerno wirkende Ärztin Trotula (11. oder 12. Jh.) rühmte sie als Mittel gegen Halskrankheiten und Menstruationsbeschwerden. Paracelsus und Lonicerus lobten ebenfalls die guten Eigenschaften der Pflanze. Liebstöckel wird heute noch als Gewürz und Heilmittel verwendet.

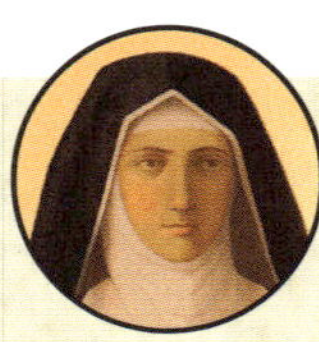

„Und wenn jemand in der Brust hustet, so dass er dort zuerst Schmerz zu empfinden beginnt, dann nehme er Liebstöckel und Salbei auf gleiche Weise und Fenchel zweimal so viel wie diese zwei, und er lege das gleichzeitig solange in guten Wein, bis dieser Wein den Geschmack davon annimmt, und dann, nach Wegwerfen der Kräutlein, wärme er diesen Wein, und er trinke ihn warm nach dem Essen, bis er geheilt wird.“

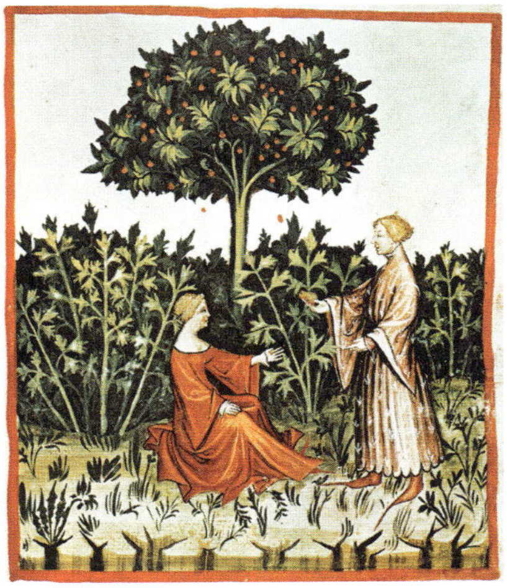

Liebstöckelernte im Mittelalter; Illustration aus „Tacunium sanitatis in medicina", der lateinischen Fassung einer arabischen Gesundheitslehre

Liebstöckel bei Hildegard

Hildegard verwendete die Pflanze vor allem als Mittel gegen Halskrankheiten. Bei Schwellungen am Hals empfiehlt sie Umschläge, und bei beginnendem Husten rät sie, einen Kräuterwein aus Fenchel, Liebstöckel und Salbei zu trinken. Auch bei Lungenschmerzen und Wassersucht verordnet sie eine Mischung aus Liebstöckel und anderen Zutaten. Allerdings warnt Hildegard davor, die Pflanze ohne Zutaten und ungekocht zu genießen, denn dann würde sie dem Menschen nicht gut bekommen.

Therapie mit Liebstöckel heute

Der Liebstöckel ist ein bekanntes Küchenkraut, dessen Geruch und Geschmack der Maggi-Würze ähneln. Viele wissen jedoch nicht, dass dieses Kraut auch eine wertvolle Heilpflanze ist.

In der Heilkunde wird hauptsächlich die Wurzel verwendet. Man setzt sie als entwässerndes Mittel bei Entzündungen der ableitenden Harnwege, bei Blasen- und Nierensteinen sowie bei Ödemen, aber auch zur Vorbeugung von Nierengrieß (Ansammlung von Nierensteinen) ein. Zudem hilft die Wurzel bei Verdauungsschwäche, Magenbeschwerden und Blähungen. Außerdem regt sie den Stoffwechsel an und wirkt menstruationsfördernd.

Aber auch die Samen finden Anwendung. Sie helfen bei Kopfschmerzen und Migräne. Liebstöckel kann auch äußerlich eingesetzt werden: Bäder mit Liebstöckel sollen den Unterleib stärken, Umschläge helfen bei Wunden und Geschwüren.

In der Naturheilkunde bekämpft man Halsentzündungen, Husten und Katarrhe der Atemwege mit Liebstöckel, da die Pflanze schleimlösend wirkt und die Atemwege befreit.

Wirkungsweise

Die heilenden Eigenschaften der Liebstöckelwurzel sind hauptsächlich auf das ätherische Öl mit seinen Hauptwirkstoffen, den Alkylphthaliden, zurückzuführen. Sie wirken vor allem entwässernd, wobei es zu einer vermehrten Ausscheidung von Harnsäuren und Stickstoff kommt.

Das ätherische Öl besitzt auch keimtötende Eigenschaften. Insgesamt stimulieren die Phthalide die Absonderung von Speichel und Verdauungssäften. Zudem wirken Butylphthalid und Ligustilid krampflösend, Butylphthalid und Sedanenolid außerdem beruhigend. So bietet die Pflanze ein breites Spektrum an medizinisch wirksamen Substanzen.

Anwendungen

Innerlich

- **Bei Entzündungen der ableitenden Harnwege oder zur Vorbeugung von Nierengrieß als Tee:**
½ TL getrocknete Wurzel mit 1 Tasse kochendem Wasser aufgießen, 15 Minuten ziehen lassen und abseihen; 3-mal täglich trinken

- **Bei Migräne als Tee:**
30 g Samen mit 1 l kochendem Wasser übergießen, 10 Minuten ziehen lassen und abseihen; vorbeugend mehrmals täglich trinken

Äußerlich

- **Bei Wunden und Hautgeschwüren als Umschlag:**
250 g frische oder getrocknete Wurzel mit 1 l kaltem Wasser übergießen; 1–2 Stunden stehen lassen, danach aufkochen; ein Tuch mit der Abkochung tränken und auflegen

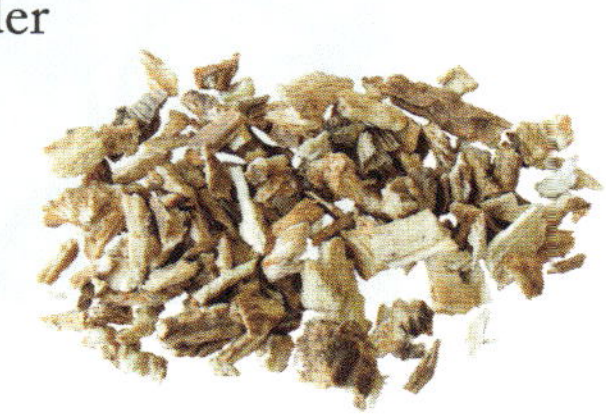

Achtung

Bei eingeschränkter Nierentätigkeit oder bei Ödemen, die infolge verminderter Herz- und Nierenfunktion auftreten, darf Liebstöckel nicht angewandt werden. Cumarine können bei hellhäutigen Menschen zu erhöhter Lichtempfindlichkeit führen. Liebstöckel sollte in der Schwangerschaft nicht eingesetzt werden.

LORBEER (Gewürzlorbeer) *Laurus nobilis*
Bei Hildegard: „De Lauro"

Merkmale
Immergrüner, bis 10 m hoher Strauch oder Baum aus dem Mittelmeerraum; ledrige, auf der Oberseite glänzende, elliptisch lanzettförmige Blätter mit aromatischem Duft; doldige Blütenstände mit unscheinbaren gelblich-weißen Blüten von Mai bis Juli; eiförmige, glänzend schwarze Beeren

Verwendung
Als Heil- und Gewürzpflanze

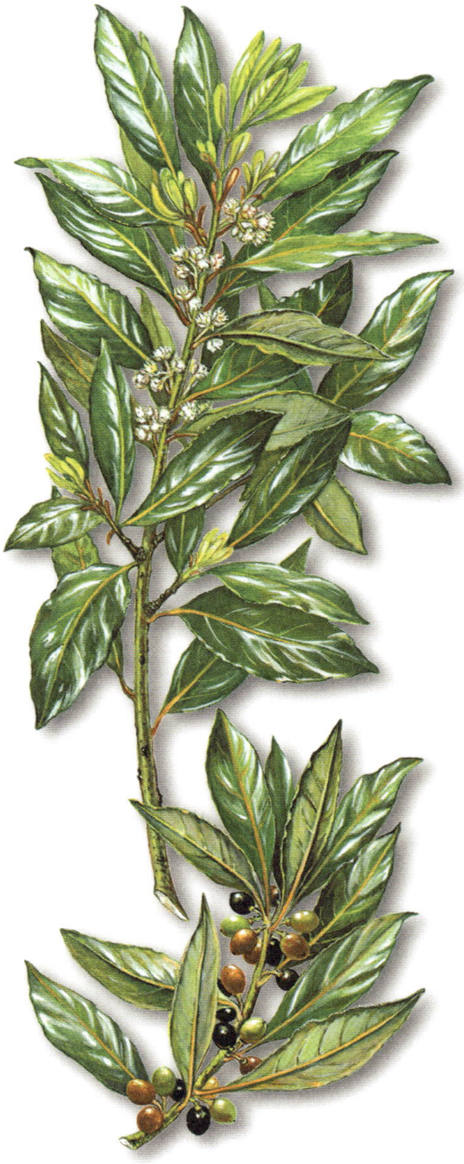

In der Heilkunde verwendete Teile
Blätter, Früchte

Inhaltsstoffe
Blätter: ätherisches Öl (v. a. Cineol, Linlool), Gerbstoffe, Bitterstoffe; Früchte: ätherisches Öl, fettes Öl oder Lorbeerbutter (v. a. Glyceride der Laurin-, Linolen- und Ölsäure)

Anbautipps
Der Lorbeer ist nicht winterhart; er sollte daher in Regionen mit rauen Wintern als Kübelpflanze kultiviert werden und die kalten Monate in einem kühlen, frostfreien Raum (3–7 °C) verbringen.

Sammeltipps
Die Blätter werden im Frühjahr oder Herbst, also vor oder nach der Wachstumsphase, gepflückt und getrocknet; Früchte sammelt man nach der Reife.

Der Lorbeer war schon im Altertum eine beliebte Heil- und Gewürzpflanze. In Griechenland war er dem Gott Apoll geweiht. Dichter und Sänger schmückten sich mit einem Lorbeerkranz – ein Brauch, den später die Römer übernahmen, um ihre Feldherren nach einem Sieg damit zu ehren. Anhänger des Hippokrates haben die Pflanze vor allem bei Frauenleiden eingesetzt. Der griechische Arzt Dioskurides (1. Jh. n. Chr.) lobt in seinem Werk „Materia medica" (Die Arzneimittel) die Heilwirkung der Pflanze und empfiehlt, alle Teile zu verwenden. Er setzte sie beispielsweise zur Linderung von Wespen- und Bienenstichen ein und verordnete Frauen mit Gebärmutter- und Blasenleiden Sitzbäder in Lorbeerblatt-Abkochungen.

Im Jahr 812 ließ Karl der Große den Lorbeer in die Landgüterverordnung „Capitulare de villis" aufnehmen und empfahl den Anbau in Deutschland, damit die Pflanze als Arznei- und Gewürzmittel intensiver angewandt werden konnte. Viele Kräuterkundige des Mittelalters, darunter auch Hildegard, schätzten den Lorbeer und schrieben ihm vor allem eine magen- und nierenstärkende Wirkung zu. Auch gegen Pest wurde die Pflanze eingesetzt. Heute wird sie vor allem in der Küche, aber auch als Heilmittel verwendet.

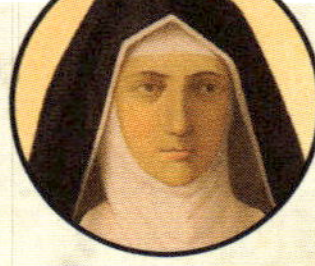

„Nimm daher die Rinde und die Blätter des Lorbeers und zerstoße sie und drücke ihren Saft aus, und dann mache mit diesem Saft und mit Weizenmehl Küchlein, zerreibe sie und mache sie zu Pulver, und dann mache mit Honig und Wasser eine Honigwürze und tue etwas von dem Pulver hinein und trinke, (…) und es wird deinen Magen von allem Unrat reinigen. Aber presse auch das Öl aus diesen Beeren, und wo in deinem Körper die Gicht dich plagt, salbe dich dort damit, und es wird dir besser gehen."

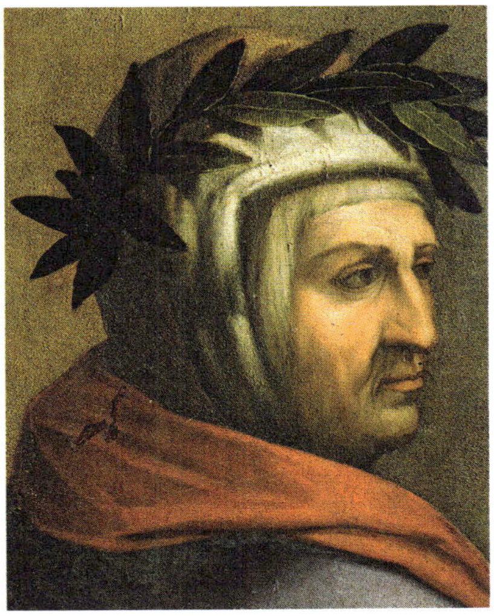

Seit der Antike schmückte man Helden und Dichter mit den Blättern des verehrten Lorbeerbaums. Hier trägt der Renaissancedichter Guido Cavalcanti den Lorbeerkranz.

Lorbeer bei Hildegard

Hildegard schrieb dem Lorbeer viele gute Eigenschaften zu und verwendete alle Pflanzenteile, auch die Rinde und die Wurzel. Sie empfiehlt den Lorbeer besonders bei Magenproblemen; im Fall solcher Beschwerden bereite man ein Pulver aus der Rinde und den Blättern oder aus den Beeren. Das Pulver soll man in Wein kochen und trinken.

Auch das aus den Beeren des Lorbeers gepresste Öl schätzt sie sehr und rät, sich bei „Gicht" sowie bei „Seiten- und Rückenschmerzen" damit einzureiben. Vermutlich hat sie damit hauptsächlich rheumatische Schmerzen gemeint – noch heute ein Anwendungsgebiet für Lorbeeröl.

Therapie mit Lorbeer heute

Innerlich helfen Zubereitungen aus Lorbeerblättern bei Verdauungsstörungen (Blähungen, Völlegefühl, Aufstoßen), Appetitlosigkeit und Koliken, indem sie den Magen beruhigen. Sie wirken auch harntreibend und menstruationsfördernd. Darüber hinaus eignen sich Lorbeerzubereitungen zur Hustenbehandlung, weil sie den Schleim lösen.

Mit dem ätherischen Öl aus den Blättern kann man sich einreiben, um rheumatische Schmerzen, Gelenkbeschwerden, Verspannungen und Muskelschmerzen zu behandeln. Bei Entzündungen der Mundschleimhaut hilft gegen den Schmerz eine Spülung, für die man Lorbeeröl mit anderen Pflanzenölen vermischt. Hautausschläge behandelt man mit Ölwaschungen oder -kompressen. Ein weiterer Nutzen des Lorbeeröls: Man kann lästige Insekten damit abwehren.

Das salbenartige, aus den Früchten gewonnene Öl, auch Lorbeerbutter genannt, hilft ebenfalls bei rheumatischen Beschwerden, Muskelschmerzen und Verstauchungen.

Wirkungsweise

Die in den Blättern enthaltenen Bitterstoffe und das ätherische Öl wirken appetitanregend, verdauungsfördernd, schleimlösend, harntreibend und blähungslösend.

Äußerlich angewandt besitzt Lorbeeröl schmerzstillende, durchblutungsfördernde und entzündungshemmende Eigenschaften. Aufgrund seiner antibakteriellen, antiviralen und bronchienerweiternden Wirkung eignet sich das Lorbeeröl auch zum Inhalieren bei Erkältungen sowie zur unterstützenden Behandlung bei Bronchitis und Asthma.

Anwendungen

Innerlich

- **Bei Verdauungsproblemen als Tee:**
  Etwa 10 g getrocknete Blätter mit 1 l kochendem Wasser übergießen, 10 Minuten ziehen lassen und abseihen; täglich 3 Tassen trinken

Äußerlich

- **Bei Rheuma oder Verstauchungen als Lorbeerbutter (Fertigprodukt):**
  3-mal täglich auf die schmerzenden Bereiche auftragen

- **Bei Entzündungen der Mundschleimhaut als Öl:**
  Das ätherische Lorbeeröl mit einem Pflanzenöl im Verhältnis 1:1 mischen; 3-mal täglich den Mund damit spülen (nicht hinunterschlucken!)

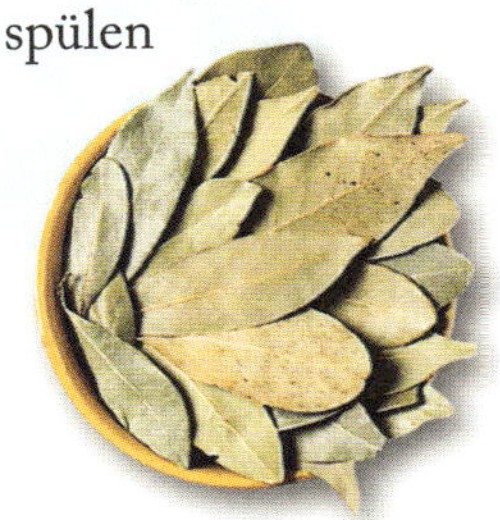

Achtung

Nach heutigem Kenntnisstand sind Lorbeerblätter bei vorschriftsmäßiger Dosierung frei von Nebenwirkungen. Allerdings kann das ätherische Öl bei Einreibungen die Haut reizen und unter Umständen Allergien auslösen. Innerlich sollte man das Öl nur auf Anordnung eines Arztes einsetzen, und in der Schwangerschaft sollte man Lorbeeröl überhaupt nicht anwenden.

LUNGENKRAUT (Echtes Lungenkraut) *Pulmonaria officinalis*

Bei Hildegard: „De Lunckwurcz"

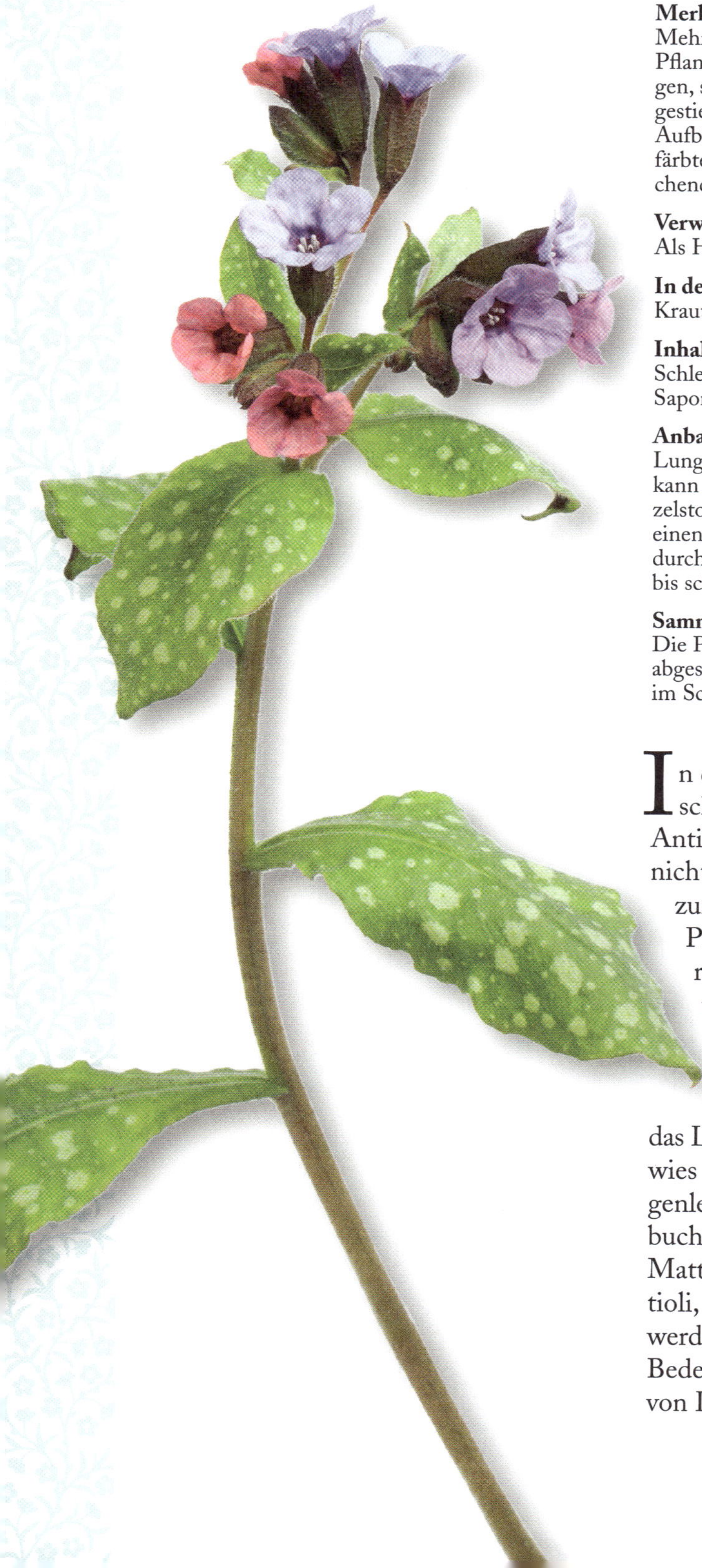

Merkmale
Mehrjährige krautige, bis 30 cm hohe Pflanze mit rauhaarigen, fast herzförmigen, silbrig oder weiß gefleckten Blättern; gestielte Trauben trichterförmiger, beim Aufblühen roter, später blauviolett gefärbter Blüten von März bis Mai; kriechendes Rhizom

Verwendung
Als Heilpflanze

In der Heilkunde verwendete Teile
Kraut

Inhaltsstoffe
Schleimstoffe, Flavonoide, Gerbstoffe, Saponine, Kieselsäure, Allantoin

Anbautipps
Lungenkraut sät sich meist selbst aus, kann aber auch durch Teilung des Wurzelstocks vermehrt werden. Es benötigt einen frischen, nährstoffreichen, gut durchlässigen Boden in halbschattiger bis schattiger Lage.

Sammeltipps
Die Pflanze wird von März bis Juni abgeschnitten und an einem luftigen Ort im Schatten getrocknet.

In den Schriften der griechischen und römischen Ärzte der Antike kommt das Lungenkraut nicht vor, was vermutlich darauf zurückzuführen ist, dass die Pflanze in Mittel- und Osteuropa beheimatet ist. Zum ersten Mal wird die Pflanze im Mittelalter erwähnt, und zwar von Hildegard. Paracelsus (16. Jh.) schätzte das Lungenkraut ebenfalls und wies auf seine Heilkraft bei Lungenleiden hin. In dem Kräuterbuch des Botanikers und Arztes Matthiolus (Pietro Andrea Mattioli, ein Zeitgenosse Paracelsus'), werden die Pflanze und auch ihre Bedeutung für die Behandlung von Lungenkrankheiten beschrieben. Pfarrer Kneipp rät bei Lungenleiden und Verschleimung der Bronchien zu einem Dreikräutertee aus Lungenkraut, Liebstöckel und Spitzwegerich.

Woher die Pflanze ihren Namen hat, ist umstritten. Oft wird behauptet, man habe sie so benannt, weil ihre Blätter die Form von Lungenflügeln haben; oder sie erhielt ihren Namen, nachdem man ihre Heilwirkung bei Lungen- und Atemwegserkrankungen entdeckt hatte. Es ist tatsächlich so, dass das Echte Lungenkraut schleimlösende und reizmildernde Stoffe enthält, die noch heute in Heiltees, etwa gegen Erkältungen, enthalten sind.

Lungenkraut bei Hildegard

Hildegard empfiehlt das Lungenkraut bei bestimmten Lungenleiden und bei Atemproblemen. Allerdings sei das der einzige Nutzen, den die Pflanze für den Menschen habe, meint Hildegard etwas abschätzig.

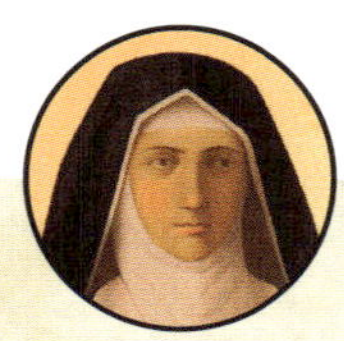

„Aber ein Mensch, dessen Lunge aufgeblasen ist, so dass er hustet und nur mit Mühe einatmet, der koche Lungenkraut in Wein und trinke es oft nüchtern, und er wird geheilt werden."

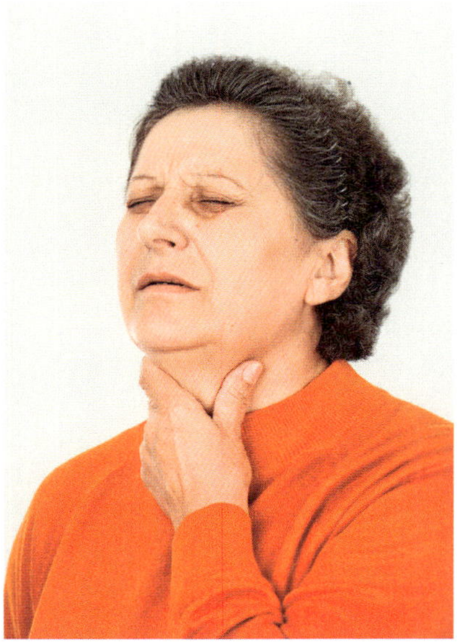

Bei Infekten der Atemwege verschafft ein Lungenkraut-Heiltee Erleichterung. Die Inhaltsstoffe des Lungenkrauts wirken reizlindernd und schleimtreibend.

Therapie mit Lungenkraut heute

Als Heilpflanze hat das Lungenkraut heute nicht mehr die große Bedeutung, die es früher hatte. Dennoch wird es in der Pflanzenheilkunde weiterhin geschätzt und vor allem bei Katarrhen der Luftwege, Husten mit Schleimauswurf, Halsentzündung, Heiserkeit und Bronchitis eingesetzt. Außerdem soll es gegen Durchfall, Blasen- und Darmentzündungen, Blasensteine sowie Hämorrhoiden helfen.

Lungenkraut kann auch äußerlich angewandt werden zur Wundbehandlung, bei Hautrötung und Augenentzündungen. In der Homöopathie wird das Lungenkraut bei Rachen-, Kehlkopf-, Bronchial- und Luftröhrenkatarrh eingesetzt.

Bisher gibt es allerdings keine ausreichenden wissenschaftlichen Belege für die zahlreichen naturheilkundlichen und homöopathischen Anwendungen des Lungenkrauts, mit denen z. T. auch potenziell hochgefährlichen Krankheiten zu Leibe gerückt werden soll, z. B. bei dem Symptom Bluthusten.

Wirkungsweise

Das Lungenkraut besitzt reizlindernde, schleimlösende, harntreibende und adstringierende (zusammenziehende) Eigenschaften. Die harntreibende Wirkung beruht möglicherweise auf den Flavonoiden und der Kieselsäure, die reizlindernde auf den reichlich vorhandenen Schleimstoffen. Die Saponine wiederum haben schleimtreibende und schleimlösende Eigenschaften und erleichtern das Abhusten.

Die Schleim- und Gerbstoffe zeigen sich gegen Durchfall wirksam, während das Allantoin die Zellbildung sowie den Aufbau von neuem Gewebe unterstützt. Deshalb eignet es sich zur Behandlung von Wunden, Ekzemen und Verbrennungen. Der wundheilende Effekt des Lungenkrauts wird zusätzlich von den Gerbstoffen unterstützt, die reizlindernd, trocknend, entzündungshemmend und zusammenziehend wirken.

Achtung

Zwar sind bei angemessener Dosierung keine Nebenwirkungen bekannt, sie sind aber auch nicht ganz auszuschließen. Ein mehr als sechswöchiger Gebrauch von Lungenkraut sollte vermieden werden: Nach 6 Wochen eine sechswöchige Pause einlegen und dann bei Bedarf die Behandlung fortsetzen.

Anwendungen

Innerlich

- **Bei Husten, Halsentzündung oder Heiserkeit als Tee:**
1 TL getrocknetes Kraut mit 1 Tasse kochendem Wasser übergießen, 10 Minuten ziehen lassen und abseihen; 1 TL Honig in den warmen Tee geben; täglich 3 Tassen trinken

- **Bei Lungenproblemen als Pulver:**
Getrocknetes Kraut zu einem Pulver zerstoßen, etwa 1 TL davon in 1 Glas warmer Milch verrühren und schlückchenweise warm trinken; nach Belieben mit Honig süßen

Äußerlich

- **Zur Behandlung von Wunden**
– als Umschlag:
Tee wie oben zubereiten, ein Tuch damit tränken und auf die Wunde legen
– als Pulver:
Das Kraut zu einem Pulver zerstoßen und auf die Wunde streuen; die Stelle abdecken

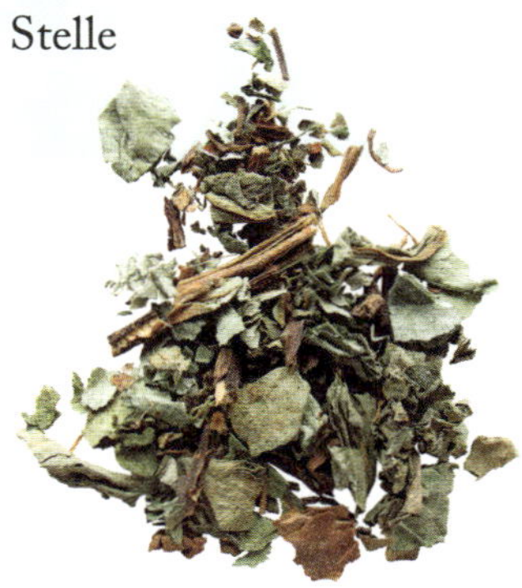

MALVE, WILDE (Käsepappel) *Malva sylvestris*
Bei Hildegard: „De Babela"

Merkmale
Ein- bis zweijährige krautige, 30–100 cm hohe Pflanze; aufrechte, verzweigte Stängel mit lang gestielten, fächerförmigen, gelappten und gezähnten Blättern; von Juli bis September rosa-violette, lilafarbene oder hell- bis dunkelpurpurrote Blütenkelche in den Blattachseln

Verwendung
Als Heilpflanze

In der Heilkunde verwendete Teile
Blüten und Blätter

Inhaltsstoffe
Schleimstoffe (verschiedene Zucker wie Arabinose, Galactose, Glucose sowie Galacturonsäure), Anthocyane (nur in den Blüten), Gerbstoffe (u. a. Rosmarinsäure), Flavonoide (Proanthocyanidine; nur in den Blättern), ätherische Öle

Anbautipps
Die Aussaat kann im April direkt im Freiland erfolgen. Die Pflanze bevorzugt einen durchlässigen, humosen Boden in sonniger bis halbschattiger Lage.

Sammeltipps
Blätter werden von Juni bis Anfang September, Blüten Ende Juni bis Anfang Juli gesammelt. Zum Trocknen werden die Pflanzenteile in dünnen Lagen ausgebreitet und vor Licht geschützt, damit die Anthocyanfarbstoffe erhalten bleiben.

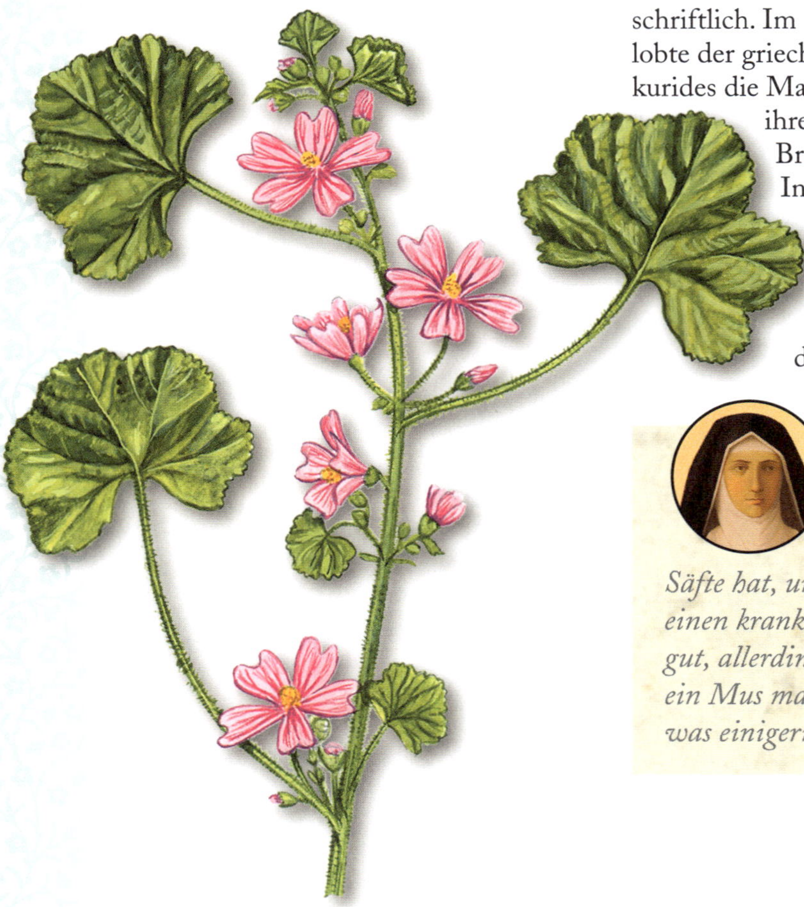

Die Wilde Malve gehört zu den ältesten Nutzpflanzen; im Altertum wurde sie als Gemüse- und Heilpflanze verwendet. In China soll ihre Heilwirkung bereits vor etwa 5000 Jahren bekannt gewesen sein. In vielen Gräbern der Jungsteinzeit wurden Reste von Malven als Grabbeigaben entdeckt. Der griechische Dichter und Geschichtsschreiber Hesiod erwähnt die Pflanze um 700 v. Chr. zum ersten Mal schriftlich. Im 1. Jahrhundert lobte der griechische Arzt Dioskurides die Malve und empfahl ihre Anwendung bei Brandwunden und Insektenstichen sowie bei Gebärmutterleiden und Darmproblemen. Im 8. Jh. gab Karl der Große in seiner Landgüterverordnung „Capitulare de villis" Anweisungen für den Anbau der Wilden Malve, die in keinem Kloster- und Bauerngarten fehlen sollte. Die Kräuterkundigen des Mittelalters, auch Hildegard, setzten die Malve häufig als Heilmittel ein. Der Kräuterkundige Hieronymus Bock, der im 16. Jahrhundert lebte, verordnete die Malve gegen Augenleiden und Schwindsucht. Die Pflanze wird auch heute noch als wichtiges Heilmittel geschätzt und findet vielfältige Anwendung.

Malve bei Hildegard

Hildegard empfiehlt die Wilde Malve, zu einem Mus gekocht, bei Magenbeschwerden. Vom Verzehr der rohen Pflanze rät sie ab, weil der darin enthaltene Schleim die Körpersäfte verdicke und wie ein Gift wirke. Tatsächlich besitzt die Malve einen hohen Anteil an Schleimstoffen, doch heute wissen wir, dass man die jungen Blätter auch roh, z. B. in Salaten, essen kann.

Gegen Kopfschmerzen, die von der „Melancholie", die wir heute

„Aber niemand soll sie (die Malve) roh essen, denn wenn er sie roh äße, wäre sie wie ein Gift, weil sie schleimig ist und weil sie dicke und giftige Säfte hat, und sie bereitet diese im Menschen. Für jene aber, die einen kranken Magen haben, ist sie gekocht und frisch gegessen gut, allerdings nur ganz am Anfang, so dass (der Kranke) davon ein Mus machen soll unter Beigabe von Fett, und er esse das, was einigermaßen Verdauung bereitet."

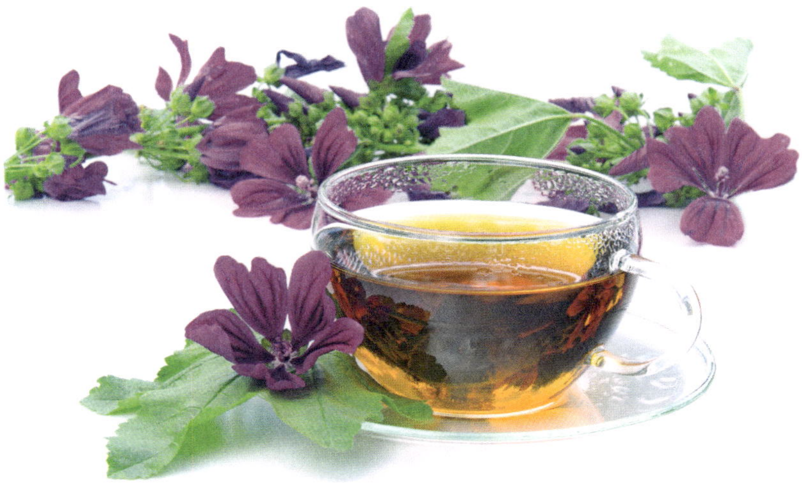

Malvenzubereitungen und -extrakte sind in vielen Tees und Fertigteemischungen enthalten, die gegen Husten, Heiserkeit und allgemein gegen Erkältung helfen.

Depression nennen, herrühren, verordnet Hildegard eine Salbe aus Malve, Salbei und Olivenöl.

Therapie mit Malve heute

Blätter und Blüten der Malve nützen nachweislich bei Schleimhautreizungen im Mund- und Rachenraum, bei Heiserkeit, Halsschmerzen, Kehlkopfbeschwerden sowie bei Entzündungen der oberen Luftwege und dadurch bedingtem Reizhusten.

In der Naturheilkunde wird die Malve auch gegen Entzündungen im Magen-Darm-Trakt, gegen Sodbrennen und Gastritis eingesetzt. Bei leichten Durchfällen hat sich die Heilpflanze ebenfalls bewährt. Zudem hilft sie äußerlich in Form von Kompressen, Waschungen und Bädern bei Ekzemen, Neurodermitis, Schuppenflechte und Insektenstichen.

Außerdem finden sich heute Zubereitungen aus Malve in Haut- und Haarpflegemitteln. So werden Shampoos mit Malvenextrakt ausdrücklich für die Pflege strapazierten Haars angeboten.

Wirkungsweise

Arzneilich wirksam sind vor allem die in der Malve enthaltenen Schleimstoffe. Sobald sie auf die Schleimhäute im Mund, Hals oder Magen-Darm-Trakt gelangen, bilden sie dort eine Art Schutzschicht. Deshalb können Malvenzubereitungen gegen trockenen Husten und Halsschmerzen helfen, und sie sind in vielen Husten-, Erkältungs- und Bronchialtees enthalten, sogar in Hustenbonbons. Die Schleimstoffe bewirken außerdem, dass entzündete und gereizte Schleimhäute schneller abheilen und akuter Schmerz gelindert wird.

Zudem verflüssigen die Schleimstoffe zähe Sekrete auf den Bronchien und erleichtern das Abhusten. Die Anthocyane, die nur in den Blüten enthalten sind, besitzen antioxidative, adstringierende (zusammenziehende) und entzündungshemmende Eigenschaften. Die ätherischen Öle wirken ebenfalls entzündungshemmend, die Gerbstoffe adstringierend.

Anwendungen

Innerlich

● Bei Atemwegsreizungen, Husten oder Magenschleimhautentzündung als Tee:
5 g getrocknete Blüten oder Blätter mit 1 l kochendem Wasser übergießen, 5 Minuten ziehen lassen, abseihen und lauwarm werden lassen; 3 Tassen täglich trinken

Äußerlich

● Bei Entzündungen im Mund und Rachenraum als Gurgelwasser:
30 g Blüten und/oder Blätter mit 1 l kochendem Wasser übergießen, 10 Minuten ziehen lassen, abseihen und abkühlen lassen; mehrmals täglich damit gurgeln

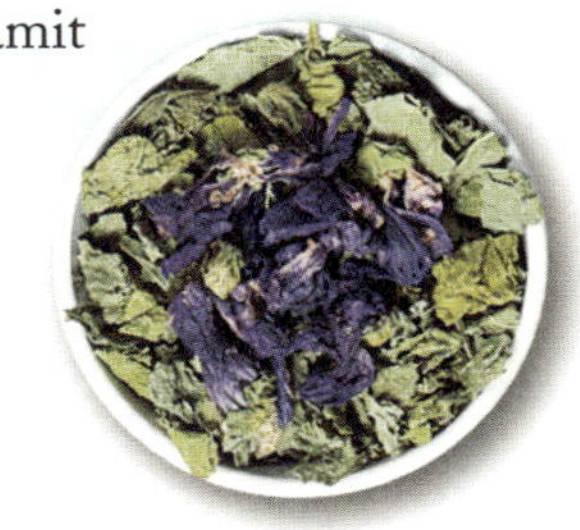

Achtung

Bislang wurden bei Anwendungen mit Malve keine nennenswerten Nebenwirkungen beobachtet. Doch wer die Pflanze verwendet, sollte sie nicht zusammen mit anderen Arzneimitteln einnehmen. Denn die Schleimstoffe können die Aufnahme von Medikamenten im Darm behindern. Aus diesem Grund sollte die Medikamenteneinnahme in einem Abstand von mindestens zwei Stunden erfolgen.

MUTTERKRAUT (Falsche Kamille, Römische Kamille) *Tanacetum parthenium*

Bei Hildegard: „De Metra“

Merkmale
Mehrjährige krautige, etwa 40 cm hohe Pflanze; gerippte, nach oben verzweigte Stängel mit grüngelben, am Rand gekerbten, sehr aromatischen Blättern; von Juni bis September lockere doldenartige Blütenstände, deren Einzelblüten in der Mitte gelbe Röhrenblüten und weiße Zungenblüten am Rand tragen

Verwendung
Als Heilpflanze

In der Heilkunde verwendete Teile
Kraut mit Blütenköpfchen

Inhaltsstoffe
Sesquiterpenlactone (v. a. Parthenolid), ätherisches Öl (u. a. mit Kampfer, Chrysanthenol und Borneol), Flavonoide, Sterole, Gerbstoffe

Anbautipps
Die Samen werden im Februar/März in Anzuchterde vorgezogen und ab Mitte Mai ausgepflanzt. Die Sämlinge brauchen einen nährstoffreichen Boden in sonniger bis halbschattiger Lage. Die Pflanze sät sich selbst aus.

Sammeltipps
Die beste Erntezeit ist zu Beginn der Blüte. Dazu wird die ganze Pflanze direkt über dem Boden abgeschnitten, gebündelt und an einem luftigen Ort getrocknet. In dunklen Gläsern aufbewahren.

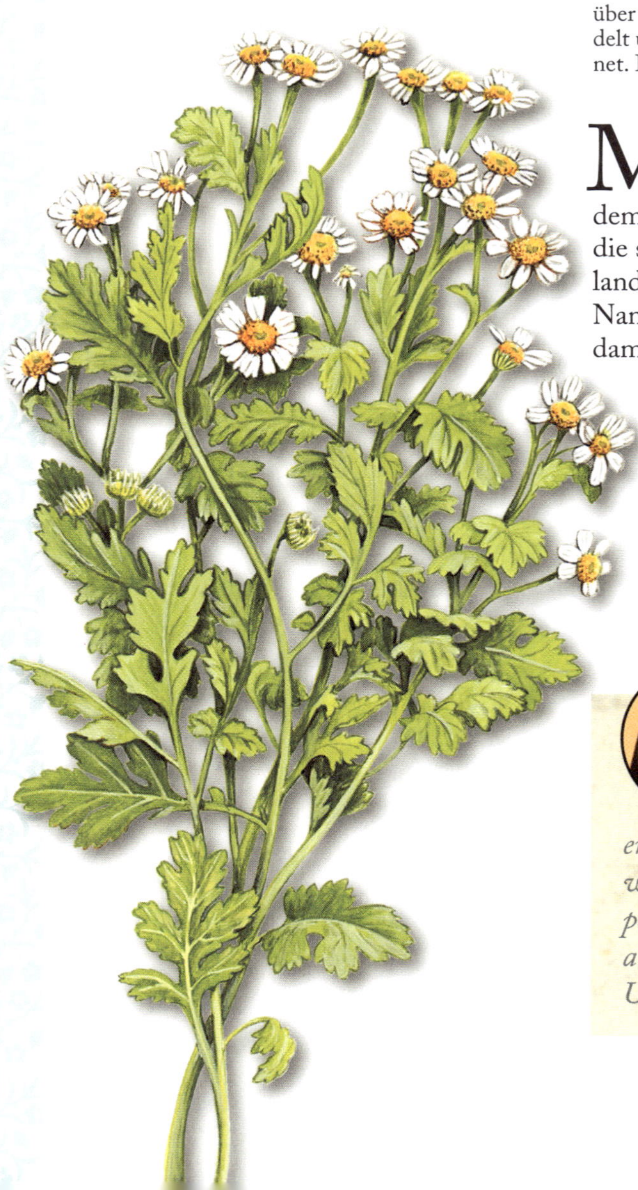

Mutterkraut ist eine altbekannte Heilpflanze aus dem östlichen Mittelmeerraum, die schon im antiken Griechenland hochgeschätzt war. Wie der Name vermuten lässt, wurde sie damals in der Frauenheilkunde, vor allem während der Entbindung, sowie bei Menstruationsschmerzen und unregelmäßigen Monatszyklen eingesetzt. Der griechische Arzt Dioskurides (1. Jh.) erwähnt die Pflanze in seinen Werken und weist auf die Anwendung bei Frauenleiden hin. Im Mittelalter kamen die Pflanze und das Wissen über ihre Heilwirkung auch nach Mitteleuropa. Die Heilkundigen dieser Zeit, nicht nur Hildegard, verwendeten das Mutterkraut ebenfalls zur Behandlung von Frauenleiden sowie bei Fieber und Kopfschmerz.

Im 18. Jahrhundert schrieb der englische Arzt, Apotheker und Botaniker John Hill über das Kraut: „Diese Pflanze übertrifft alles, was man bisher gegen Kopfschmerzen verwendet hat.“ So galt Mutterkraut in England als „Aspirin des 18. Jahrhunderts“.

Mutterkraut bei Hildegard

Hildegard empfiehlt die Heilpflanze für Krankheiten der „Eingeweide“, womit sie vermutlich Störungen im Magen-Darm-Trakt, beispielsweise Blähungen oder Magenschwäche, meinte. Auch bei Menstruationsbeschwerden rät Hildegard zur Einnahme von Mutterkraut.

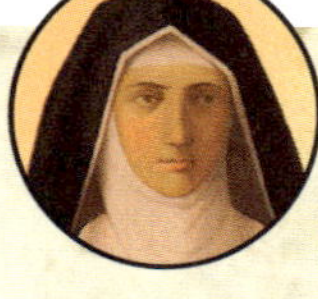

„Und wer in den Eingeweiden Schmerzen hat, der koche Mutterkraut mit Wasser und Fett oder Öl, und er gebe feinstes Mehl dazu, und so bereite er eine Suppe und esse sie, und er heilt die Eingeweide. Und wenn die Frauen den Monatsfluss haben, sollen sie diese Suppe, wie vorhin gesagt, bereiten und essen, und dies bereitet eine angenehme und leichte Reinigung des Schleims und des inneren Unrats und leitet den Monatsfluss hinaus.“

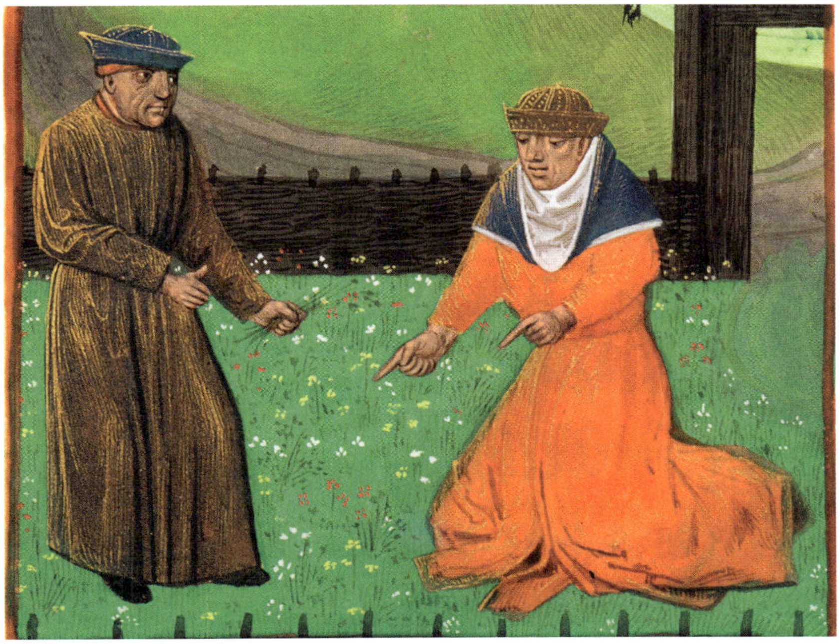

Ein Kräuterkundiger (rechts) lehrt einen Bauern, Arzneipflanzen zu erkennen und die richtigen zu ernten. Aus einem holländischen Manuskript des Spätmittelalters.

Therapie mit Mutterkraut heute

Das Mutterkraut war nahezu in Vergessenheit geraten, doch in den vergangenen Jahrzehnten wurde die Eigenschaft der Pflanze, Migräne und Kopfschmerzen zu lindern, wieder entdeckt. Da sie auch krampflösend wirkt, wird sie nun ebenfalls zur Behandlung schmerzhafter Regelblutungen, Gelenkentzündungen, Rheuma und zur Vorbeugung von Migräneanfällen verordnet.

In der Naturheilkunde verwendet man die Arzneipflanze auch gegen Asthma, Appetitlosigkeit, Blähungen, Depression, Durchblutungsstörungen, Erkältung, Fieber, Gicht, Husten, Magenprobleme und eitrige Wunden.

Wirkungsweise

Es ist erwiesen, dass die Inhaltsstoffe des Mutterkrauts über ihre krampflösenden Eigenschaften hinaus fiebersenkend und durchblutungsfördernd wirken. Außerdem steuern sie Entzündungen entgegen. Dass das Mutterkraut bei Migräne vorbeugend wirken kann, führen manche Wissenschaftler auf den Inhaltsstoff Parthenolid zurück, doch gesichert ist dies noch nicht.

Achtung

Mutterkraut sollte nur nach Rücksprache mit dem Arzt verwendet werden, auch wenn nach heutigem Kenntnisstand keine ernsten Nebenwirkungen zu erwarten sind. Allerdings können frische Blätter Geschwüre im Mund hervorrufen. Wegen möglicher allergischer Reaktionen ist es nicht ratsam, Zubereitungen aus der Pflanze länger als 4 Monate zu sich zu nehmen. In der Schwangerschaft ist Mutterkraut zu meiden.

Anwendungen

Innerlich

● **Zur Vorbeugung von Migräne, Menstruationskrämpfen oder zur Regulierung des Monatszyklus als Tee:**
1 TL getrocknete oder frische Blätter und Blüten mit 250 ml kochendem Wasser übergießen, zugedeckt 5 Minuten ziehen lassen und abseihen; täglich 3-mal trinken

● **Zur Vorbeugung von Migräne als Tinktur:**
1 Handvoll getrocknete oder frische Blüten und Blätter in einem gut verschließbaren Glas mit Alkohol (45 %) auffüllen, 4 Wochen an einem sonnigen Ort stehen lassen, täglich schütteln, anschließend abseihen und dunkel aufbewahren; dreimal täglich 15 bis 20 Tropfen mit etwas Wasser verdünnt über mehrere Tage einnehmen

Äußerlich

● **Bei eitrigen Wunden als Tee:**
Wunden mit dem Tee (siehe oben) waschen oder einen mit dem Tee getränkten Umschlag auf die betroffene Stelle legen

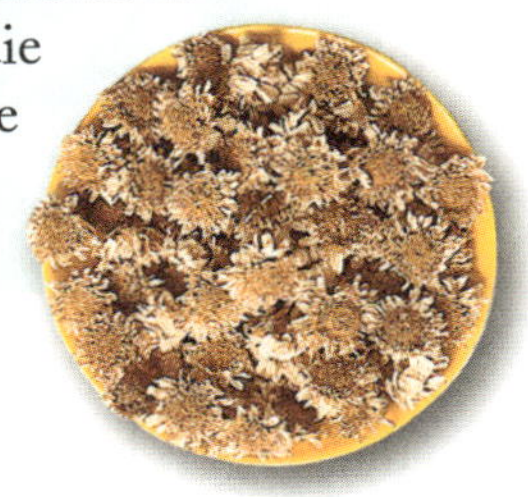

NELKENWURZ, ECHTE (Benediktinerkraut) *Geum urbanum*

Bei Hildegard: „De Benedicta“

Merkmale
Mehrjährige immergrüne, krautige, 30–120 cm hohe Pflanze; verzweigter, flaumig behaarter Stängel, der sich aus einer Rosette gefiederter Grundblätter entwickelt; einfache oder gelappte obere Blätter; April bis Juli traubige Rispen nickender gelber Blüten; behaarte kugelige Klettfrüchte; rübenförmiges Rhizom

Verwendung
Als Heil- und Gewürzpflanze

In der Heilkunde verwendete Teile
Wurzelstock, blühendes Kraut

Inhaltsstoffe
Gerbstoffe (u. a. Gallotannine); organische Säuren, Bitterstoffe, ätherisches Öl (v. a. Eugenol), Zucker

Anbautipps
Im Spätsommer bis Frühherbst wird direkt ins Freiland gesät. Im zeitigen Frühjahr können Vorkulturen im Haus angelegt und die Sämlinge ab Mai ausgepflanzt werden. Die Pflanze bevorzugt frische bis feuchte, nährstoffreiche, durchlässige Böden im Halbschatten.

Sammeltipps
Die Rhizome und Wurzeln werden von März bis April oder von September bis Oktober, also vor oder nach der Blüte, geerntet. Die oberirdischen Teile pflückt man während der Blüte.

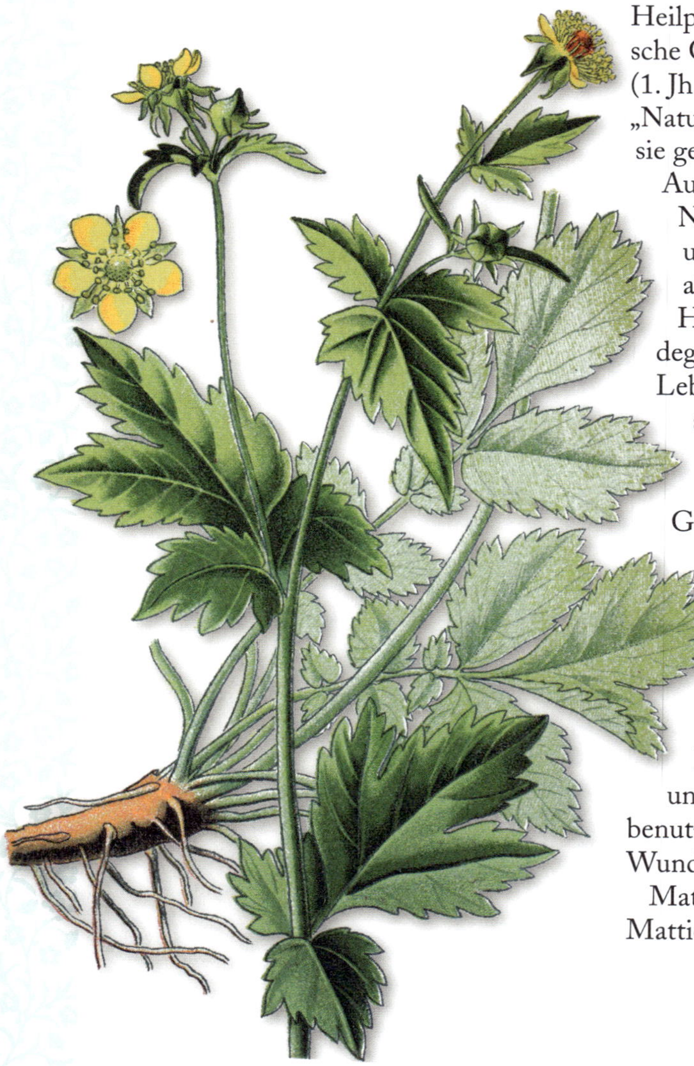

Die echte Nelkenwurz war bereits im Altertum als Heilpflanze bekannt. Der römische Gelehrte Plinius d. Ä. (1. Jh.) beschreibt sie im Werk „Naturalis historia“ und empfiehlt sie gegen Brustbeschwerden.

Auch im Mittelalter war die Nelkenwurz hoch angesehen und wurde zum Würzen und als Heilmittel verwendet. Die Heilkundigen, auch Hildegard, verordneten sie bei Leberleiden, Gelbsucht, Wassersucht und Unterleibsschmerzen. Bei Vergiftungen wurde die Pflanze als Gegengift verabreicht. Auch Paracelsus (16. Jh.) wandte Nelkenwurz häufig an, und Lonicerus (Adam Lonitzer, ebenfalls 16. Jh.), rühmt sie in seinem Kräuterbuch als Heilmittel gegen Leber- und Magenleiden. Auch er benutzte sie zur Behandlung von Wunden und Abszessen.

Matthiolus (Pietro Andrea Mattioli, 16. Jh.) empfiehlt die Pflanze bei Lähmungen nach Schlaganfällen sowie bei Fisteln.

Die Nelkenwurz galt aber auch als „Hexenpflanze“, denn die Wurzel war Bestandteil des sogenannten Malefizpulvers, eines Zauberpulvers, das Hexen und Dämonen vertreiben sollte. Für den Kräuterpfarrer Johann Künzle (19./20. Jh.) war die Nelkenwurz ein Allheilmittel: „Es heilt das Augenweh, Kopfweh, Zahnweh, Nasenkatarrh, auch Durchfall, stärkt das Herz wundersam und macht frohmütig.“

Auch zum Würzen wurde die Pflanze genutzt. Allerdings ersetzte man sie im Mittelalter gern durch die aromatischere und stärker wirkende Gewürznelke – sofern man sich dieses exotische Produkt leisten konnte.

Die Nelkenwurz bei Hildegard

Hildegard nannte die Nelkenwurz „Benedicta“: ein gesegnetes Kraut wegen der dem Gewächs zuge-

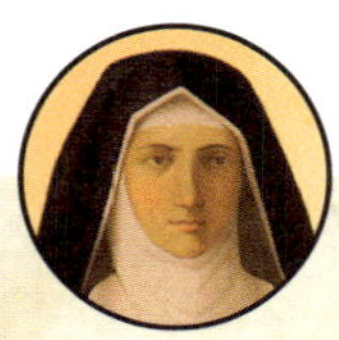

„Aber wenn einem Menschen am ganzen Körper an seinen Körperkräften gebricht, dann koche er Benediktenkraut in Wasser, und dieses Wasser trinke er oft so warm, und er wird die Körperkräfte wieder erlangen.“

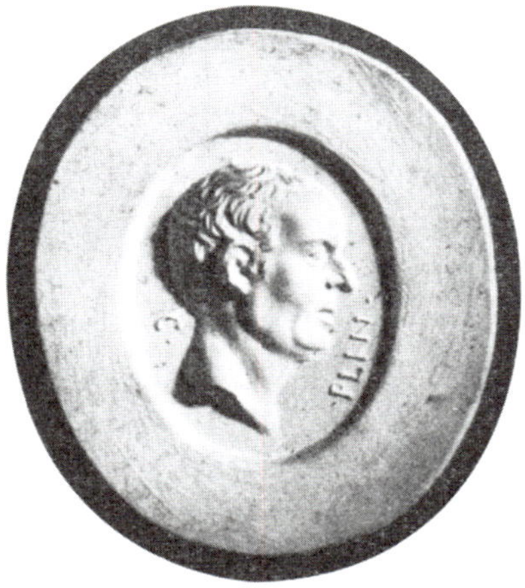

Plinius d. Ä. hinterließ das naturkundliche Werk „Naturalis historia", in dem er u. a. Pflanzen beschrieb. Bei Arzneipflanzen ging er auch auf deren Heilwirkung ein, z. B. bei der Nelkenwurz.

schriebenen Heilkräfte. Hildegard empfiehlt sie besonders bei Auszehrung und Kräfteverfall durch Kreislaufprobleme bzw. Blutarmut. Sie schreibt der Nelkenwurz aber auch eine aphrodisierende Wirkung zu – ein heute nicht mehr gebräuchliches Anwendungsgebiet für die Pflanze.

Therapie mit Nelkenwurz heute

In der Naturheilkunde verwendet man Nelkenwurz heute vor allem bei Durchfall sowie bei Magen- und Darmkatarrhen. Da das Kraut die Verdauungstätigkeit anregt, kann es zudem gegen Verstopfung helfen. Als Tonikum wirkt es kräftigend in der Rekonvaleszenz nach schweren Erkrankungen, aber auch allgemein stärkend, wenn keine besonderen Gesundheitsprobleme vorliegen.

Äußerlich angewandt hilft die Nelkenwurz als Gurgelmittel bei Entzündungen der Mundhöhle und des Rachens sowie bei Zahnfleischbluten und Mundgeruch. Außerdem verschaffen Umschläge und Bäder bei schlecht heilenden Wunden, Hautentzündungen sowie bei Hämorrhoiden Linderung. Nelkenwurz wird meist als Tee, Wein, Tinktur und ätherisches Öl verwendet. Zubereitungen und Extrakte kann man aus dem Wurzelstock oder dem Kraut herstellen.

Homöopathische Mittel aus der Nelkenwurz werden bei Entzündungen der Harnblase, der Harnröhre sowie bei unterschiedlichen Erkrankungen des Magen-Darm-Trakts angewandt.

Wirkungsweise

Die Wirkungsmechanismen der Inhaltsstoffe sind bisher nicht ausreichend untersucht. Doch einiges weiß man: Die reichlich vorhandenen Gerbstoffe sind für die adstringierenden (zusammenziehenden) und antiseptischen Eigenschaften der Pflanze verantwortlich. Sie wirken besonders bei Durchfall und Verdauungsproblemen.

Das als Hauptbestandteil des ätherischen Öls in der Pflanze enthaltene Eugenol zeigt eine antimikrobielle und entzündungshemmende Wirkung und lindert Schmerzen. Dadurch erklärt sich die Heilkraft der Nelkenwurz besonders bei Zahnfleisch-, Hals- und Rachenentzündungen.

Achtung

Bei bestimmungsgemäßer Anwendung sind keine Risiken oder Nebenwirkungen zu erwarten. Nur bei starker Überdosierung kann es zu Übelkeit und Erbrechen kommen.

Anwendungen

Innerlich

- **Bei Durchfall und Verdauungsstörungen als Tee:**
  1 TL getrocknete, grob gepulverte Wurzel mit 250 ml kochendem Wasser übergießen, 10 Minuten ziehen lassen und abseihen; täglich 2 Tassen trinken

Äußerlich

- **Nach Krankheiten zur Kräftigung als Kräuterwein:**
  150 g frische Nelkenwurz fein schneiden, mit 1 Flasche Rotwein übergießen, verschlossen etwa 14 Tage in der Sonne stehen lassen und öfter schütteln; abseihen und vor den Mahlzeiten 1 EL einnehmen

- **Für Mund- und Rachenspülungen als Gurgelwasser:**
  1 TL grob gepulverte Wurzel mit 250 ml kaltem Wasser ansetzen, kurz aufkochen, 10 Minuten ziehen lassen und abseihen; damit gurgeln

- **Zur Verdauungsstärkung als Tinktur:**
  Ein Deckelglas mit grob zerkleinerter frischer Wurzel zur Hälfte füllen, mit Alkohol (70 %) auffüllen, 2–3 Wochen stehen lassen, abfiltern (Kaffeefilter) und in eine dunkle Glasflasche füllen; 20–30 Tropfen in ein Glas Wasser geben und trinken

ODERMENNIG (Kleiner Odermennig) *Agrimonia eupatoria*
Bei Hildegard: „De Agrimonia“

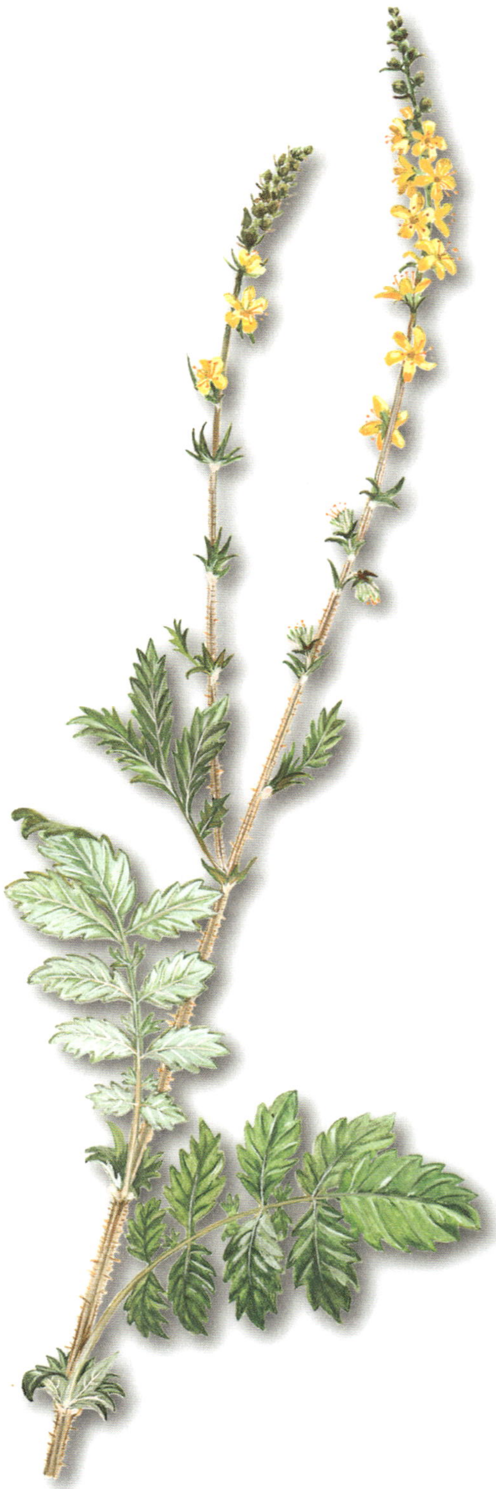

Merkmale
Mehrjährige krautige, bis 1 m hohe Pflanze; aufrechter, rauhaariger Stängel mit gefiederten, gezähnten Blättern, die auf der Unterseite silbrig-grau sind; von Juni bis August Ähren goldgelber Blüten

Verwendung
Als Heilpflanze

In der Heilkunde verwendete Teile
Blühende Triebspitzen

Inhaltsstoffe
Gerbstoffe (Tannine), Flavonoide, Triterpene, organische Säuren, Kieselsäure, ätherisches Öl, Bitterstoffe

Anbautipps
Samen können im Frühjahr oder Herbst direkt ins Freiland gesät werden. Da Saatgut im Handel kaum erhältlich ist, sammelt man die Samen in der Natur. Die Pflanze gedeiht auf jedem Gartenboden im Halbschatten und sät sich meist selbst aus

Sammeltipps
Sammelzeit ist Juli bis August. Die Triebe werden in voller Blüte einige Zentimeter über dem Boden abgeschnitten, ausgebreitet und vor Feuchtigkeit geschützt getrocknet.

Der Odermennig ist eine schon seit langem bekannte Heilpflanze, die bereits bei den alten Ägyptern hoch geschätzt war. In Papyrusschriften steht, dass das Kraut bei Augenleiden angewandt wurde. In der Antike war Odermennig eine bedeutende Arzneipflanze, deren Heilkraft damalige Ärzte wie Dioskurides (1. Jh.) zur Behandlung von Geschwüren und Schlangenbissen nutzten, und auch Dioskurides‘ Zeitgenosse, der römische Naturkundler Plinius d. Ä., erwähnt den Odermennig in seinen Schriften. Der Arzt Galen (2. Jh.) setzte die Pflanze bei Wunden und Lebererkrankungen ein.

Im frühen Mittelalter wird der Odermennig von dem arabischen Arzt Avicenna wegen ihrer Heilkraft gelobt. Auch Hildegard setzte die Pflanze ein. In mittelalterlichen Kräuterbüchern wird die Pflanze gegen Leber- und Milzerkrankungen, Ruhr, Würmer, Hautkrankheiten sowie schlecht heilende Wunden empfohlen. Paracelsus (16. Jh.) verwendete das Kraut nur äußerlich.

Odermennig bei Hildegard
Hildegard schätzte die Heilkraft von Odermennig und empfahl ihn zur Behandlung verschiedener Leiden. Vor allem bei Magenbeschwerden und Verdauungsproblemen sowie Verstopfung rät sie zur Einnahme von Odermennig, eingelegt in Wein.

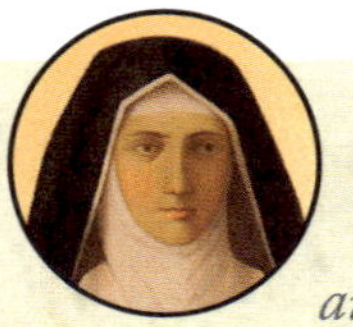

„Aber wer Flüssigkeit und viel Schleim von kranken Eingeweiden ausspeit und auswirft und auch einen kalten Magen hat, der trinke immer in Wein eingelegten Odermennig nach dem Essen und nüchtern, und er mindert und reinigt den Schleim des Auswurfs und wärmt den Magen.“

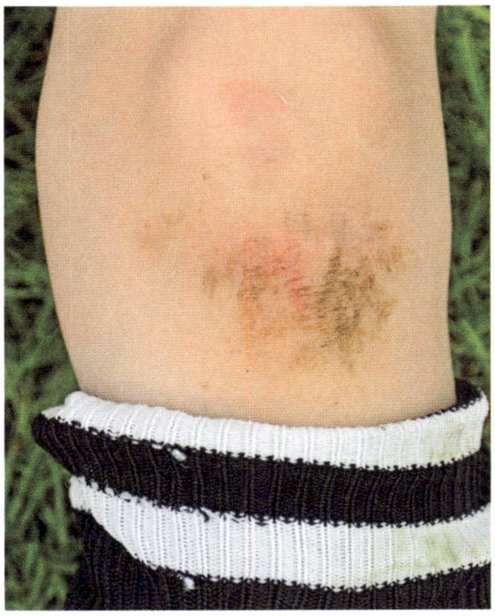

Odermennig wird seit der Antike gegen Hautabschürfungen eingesetzt, wobei die Stelle, bevor sie mit einem Umschlag abgedeckt wird, mit einem sterilen Alkoholtüchlein gereinigt werden muss.

Therapie mit Odermennig heute

Es ist wissenschaftlich nachgewiesen, dass Odermennig große Heilkraft besitzt, besonders bei Entzündungen im Hals, Mund und Rachenraum, Stimmbandreizung sowie bei leichtem Durchfall. Laut Naturheilkunde hilft die Pflanze auch bei Magen-Darm-Beschwerden, Verdauungsstörungen, Lebererkrankungen sowie Nieren- und Blasenentzündung.

Äußerlich kann Odermennig bei schlecht heilenden Wunden, Abschürfungen, Schuppenflechte (Psoriasis), Ekzemen und bei allergischen Hautreaktionen angewandt werden.

Wirkungsweise

Die Hauptwirkung des Odermennigs beruht auf seinem hohen Gehalt an Gerbstoffen. Sie wirken auf Oberflächen wie Schleimhäute zusammenziehend und bilden eine Art Schutzfilm über der entzündeten Stelle, der die Krankheitskeime, etwa Bakterien, nicht mehr passieren lässt. Ob die Schleimhäute in Darm, Magen, Mund oder Rachen betroffen sind – die Keime können sich nicht mehr vermehren und sterben ab. Bei Magen-Darm-Problemen wird dadurch die Tätigkeit dieser Organe reguliert, während sich in Mund und Rachen die Schleimhäute beruhigen. Bei äußerlicher Anwendung entsteht die Schutzschicht über der entzündeten Hautstelle, wobei ebenfalls eine zusammenziehende und keimtötende Wirkung eintritt.

Die Flavonoide wirken vor allem entzündungshemmend und unterstützen die Wirkung der Gerbstoffe. Bei äußerlicher Anwendung festigen sie die geschädigten Hautzellen und stärken das Gewebe. Das ätherische Öl stillt Schmerz und lindert Juckreiz.

Achtung

Nach heutigem Kenntnisstand zeigt Odermennig bei angemessener Dosierung keine nennenswerten Nebenwirkungen. Allerdings kann der hohe Gerbstoffgehalt oder eine Überdosierung bei empfindlichen Menschen die Magenschleimhäute reizen und Bauchschmerzen oder sogar Übelkeit und Brechreiz verursachen. Deshalb sollte die in Rezepturen angegebene Tagesdosis (3–6 g) nicht überschritten werden.

Zubereitungen aus Odermennig sollten nicht zusammen mit anderen Arzneien eingenommen werden, da Odermennig die Aufnahme von Medikamenten im Darm erschweren kann.

Anwendungen

Innerlich

- **Bei Magen-Darm-Problemen oder leichtem Durchfall als Tee:**
  2 TL getrocknetes Kraut mit 250 ml kochendem Wasser übergießen, 5 Minuten ziehen lassen und abseihen; 3 Tassen täglich trinken

Äußerlich

- **Bei Mund- und Rachenschleimhautentzündungen als Gurgelwasser:**
  1 EL getrocknetes Kraut mit 250 ml kochendem Wasser übergießen, 10 Minuten ziehen lassen und abseihen; lauwarm oder kalt 3-mal täglich spülen und gurgeln

- **Bei Hauterkrankungen oder Schürfwunden als Umschlag:**
  5 EL getrocknetes Kraut mit 250 ml kaltem Wasser übergießen, 5 Minuten aufkochen und nach dem Erkalten abseihen; ein Tuch damit tränken und auf die betroffene Stelle legen; mehrmals täglich wiederholen

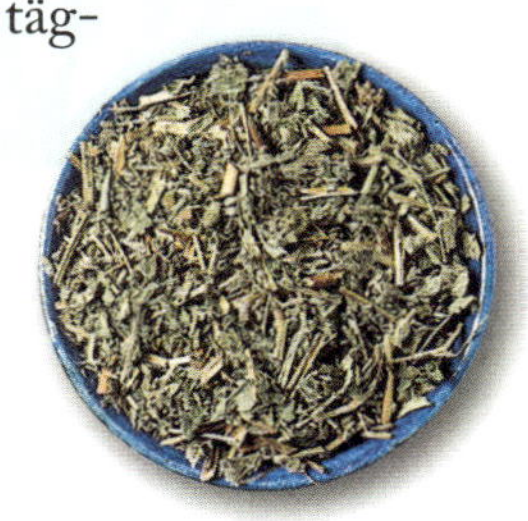

PETERSILIE *Petroselinum crispum*

Bei Hildegard: „De Petroselino“

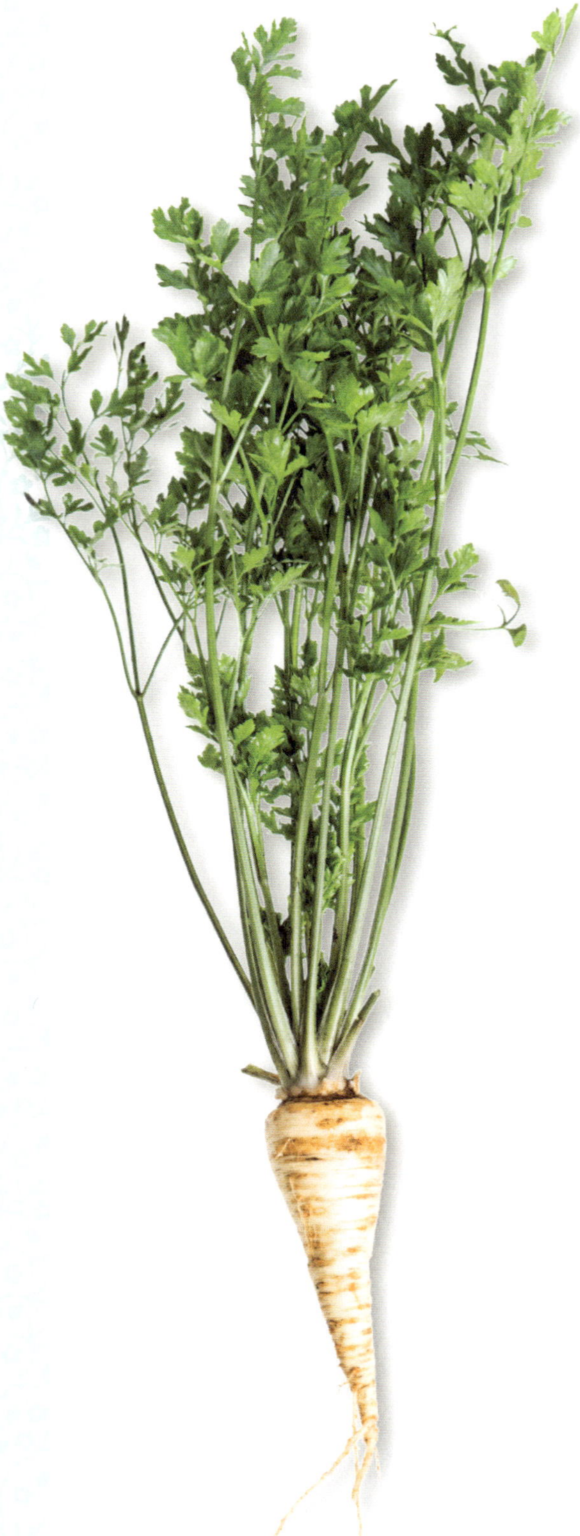

Merkmale
Zweijährige krautige, bis 30 cm hohe Pflanze mit langgestielten, mehrfach gefiederten Blättern; im Juni/Juli ein bis 60 cm hoher Blütenstängel mit gelblich grünen Doldenblüten; eine rübenförmige Wurzel

Verwendung
Als Heil- und Gewürzpflanze

In der Heilkunde verwendete Teile
Blätter, Wurzel, Früchte (Samen)

Inhaltsstoffe
Ätherisches Öl (Phenylpropane wie beispielsweise Apiol, Myristicin), Flavonoide, Furanocumarine), Bitterstoffe, Vitamine A, C, E

Anbautipps
Die Aussaat ist ab Mitte März bis Ende Juli direkt ins Freiland möglich. Im ersten Jahr entwickelt sich eine Blattrosette, im zweiten der Blütenstängel. Die Pflanze bevorzugt einen feuchten, tiefgründigen, lockeren, nährstoffreichen Boden in sonniger bis halbschattiger Lage.

Sammeltipps
Blätter laufend ernten, die Wurzel von März bis April, die Samen von August bis September. Die Wurzel gräbt man aus, wäscht sie, teilt sie in Längsrichtung und trocknet sie bei 40 °C. Die Blütendolden werden vor der Samenreife abgeschnitten, gebündelt und zum Nachreifen aufgehängt.

Die Petersilie ist eine alte Gewürz- und Heilpflanze. Die alten Griechen schätzten vor allem ihre kräftigende und aphrodisierende Wirkung und betrachteten sie als heilige Pflanze. Ausführlich beschrieben wird ihre Heilkraft erstmals von dem griechischen Arzt Dioskurides (1. Jh.). Auch der römische Naturkundige Plinius d. Ä. (1. Jh.) erwähnt die Pflanze in seinen Schriften. Vermutlich kam die Petersilie durch die Römer nach Mitteleuropa, wo sie ab dem frühen Mittelalter in Klostergärten kultiviert wurde.

Nicht nur Hildegard schätzte die Petersilie hoch, auch der große deutsche Gelehrte Albertus Magnus. Paracelsus (16. Jh.) und sein Zeitgenosse Lonicerus lobten die entwässernde, steintreibende und verdauungsfördernde Wirkung der Petersilie. Der Kräuterpfarrer Kneipp nennt die Petersilie „ein bewährtes Mittel bei Wassersucht“. Bis heute zählt die Pflanze zu den bedeutendsten Gewürz- und Heilkräutern.

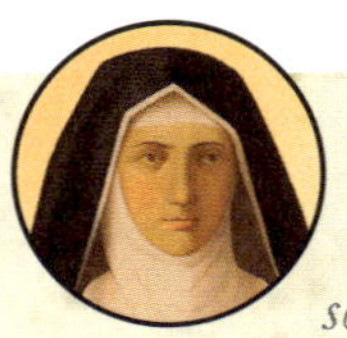

„Aber auch wer einen kranken Magen hat, der nehme Petersilie und zweimal soviel Fenchel und soviel Seifenkraut wie Petersilie, und aus diesen mache er eine Tunke, der er Butter oder Rinderfett und gebratenes Salz beifügen soll, und so gekocht esse er es oft. (…) Und wer am Stein leidet, der nehme Petersilie und füge ihr zu einem Drittel Steinbrech bei, und dies koche er in Wein und siebe es durch ein Tuch, und dies trinke er in einem Schwitzbad.“

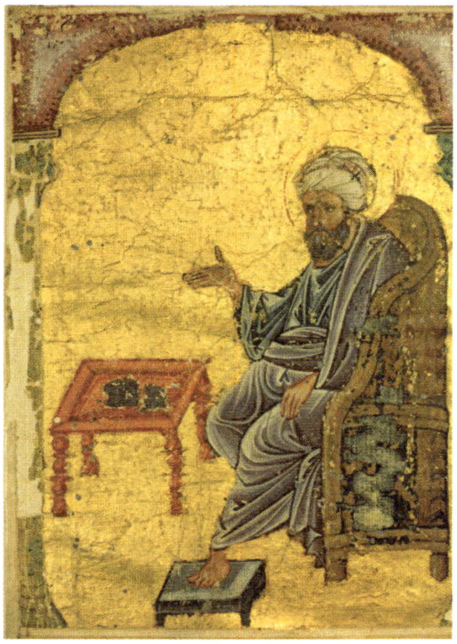

Der Arzt Dioskurides (1. Jh.) in lehrender Pose. Die Illustration entstammt einer arabischen Übersetzung seiner Werke aus dem Jahr 1228.

Petersilie bei Hildegard

Hildegard setzte Petersilie gegen verschiedene Leiden ein. Sie empfiehlt das Kraut roh oder gekocht besonders bei Magen- und Verdauungsbeschwerden, bei Nieren- und Blasensteinen sowie Wasseransammlungen im Gewebe. Umschläge aus Petersilie, Fenchel und Salbei verordnete sie bei „Lähmungen", womit sie vermutlich Gicht und Arthritis gemeint hat – Leiden, bei denen Zubereitungen mit Petersilie heute noch Anwendung finden.

Therapie mit Petersilie heute

Die Petersilie ist das bekannteste Gewürzkraut in Deutschland. Doch dass sie auch eine Heilpflanze ist, wissen die wenigsten. So kann man die Pflanze zur Behandlung verschiedener Leiden innerlich und äußerlich einsetzen. Petersilienblätter und -wurzel werden vor allem bei Beschwerden des Magen-Darm-Trakts und der Harnwege angewandt. Sie helfen auch bei Verdauungsbeschwerden, Blähungen sowie bei Magenproblemen. Zur Behandlung und Vorbeugung von Nierensteinen und Nierengrieß (Ansammlung von Steinen) sowie von Blasenentzündungen und -steinen kann die Pflanze ebenfalls verwendet werden. Zudem wirkt sie menstruationsfördernd und hilft auch gegen Müdigkeit sowie bei Gicht, Arthritis und Rheuma.

Äußerlich kann man Petersilienblätter bei Hautproblemen und Insektenstichen anwenden. Gegen Mundgeruch hilft das Kauen der frischen Blätter. Petersilienfrüchte haben ähnliche Anwendungsbereiche. Da sie jedoch wesentlich höhere Konzentrationen an ätherischem Öl beinhalten als Blätter und Wurzel, können sie unerwünschte Nebenwirkungen verursachen und sind mit Vorsicht zu verwenden.

Wirkungsweise

Die harntreibende Wirkung der Petersilie beruht vor allem auf den Phenylpropanen in dem ätherischen Öl sowie den Flavonoiden, welche die Nierentätigkeit stimulierende Eigenschaften besitzen. Reines Apiol erzeugt außerdem eine gesteigerte Muskelkontraktion von Blase und Darm, aber auch der Gebärmutter, weshalb man in der Schwangerschaft keine größeren Mengen Petersilie zu sich nehmen sollte. Die Bitterstoffe regen die Verdauung an und wirken gegen Blähungen. Die Flavonoide beugen der Steinbildung in Nieren, Blase und Galle vor.

Anwendungen

Innerlich

- **Bei Verdauungsbeschwerden, Magenproblemen, Blasenbeschwerden oder zur Vorbeugung von Nierengrieß als Tee:**
2 TL fein geschnittene getrocknete Blätter oder 4 TL frische Blätter oder 2 TL fein geschnittene getrocknete Wurzel mit 250 ml kochendem Wasser übergießen, 10–15 Minuten ziehen lassen und abseihen; 3 Tassen über den Tag verteilt trinken

Äußerlich

- **Bei Insektenstichen als Kompresse:**
Ein paar Petersilienblätter gründlich waschen, fein hacken, das Kraut auf ein Tuch geben und auf den Stich drücken; mehrmals wiederholen

Achtung

Bei Wassereinlagerungen infolge einer Herz- oder Nierenschwäche sowie bei Nierenentzündungen darf Petersilie nicht angewandt werden. Auch in der Schwangerschaft sollte auf Anwendungen mit Petersilie verzichtet werden.

Bei sehr hellhäutigen Menschen kann eine Überdosierung von Petersilienzubereitungen zu einer erhöhten Lichtsensibilität führen. Als Würzmittel verwendet, ist Petersilie vollkommen harmlos.

PFINGSTROSE (Bauernrose) *Paeonia officinalis*

Bei Hildegard: „De Beonia“, auch: „De Plionia“

Merkmale
Mehrjährige krautige, 60–80 cm hohe Pflanze; nicht verzweigte Stängel mit großen, glänzend grünen, aus länglichen Einzelblättern zusammengesetzten Laubblättern; von Mai bis Juni große, leuchtend rote oder purpurrote Blüten; bauchig aufgeblähte Wurzeln

Verwendung
Als Zier- und Heilpflanze

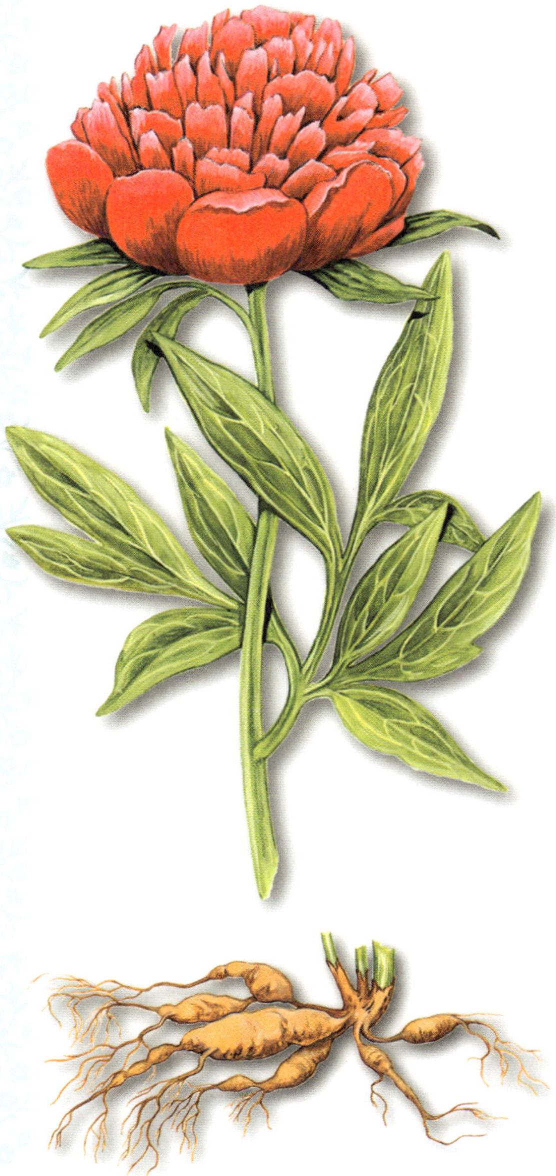

In der Heilkunde verwendete Teile
Blüte, Wurzel

Inhaltsstoffe
Blüte: Anthocyanidine (Paeonidin), Gerbstoffe, Flavonoide; Wurzel: Paeoniflorin (Glykosid), Paeonin (Alkaloid), Saccharose, Glucose, Gerbstoffe, ätherisches Öl

Anbautipps
Die Vermehrung erfolgt durch Teilung im Herbst. Die Anzucht aus Samen ist möglich. Diese haben aber eine lange Keimdauer – bis zur ersten Blüte dauert es dann mindestens 5 Jahre! Pfingstrosen bevorzugen frische, tiefgründige, lehmige, durchlässige Böden in sonniger Lage.

Sammeltipps
Die Blütenblätter der Pfingstrose werden zur Blütezeit geerntet und ausgebreitet getrocknet. Die Wurzel gräbt man im zweiten Jahr nach der Anpflanzung im Frühjahr oder Herbst (Oktober bis November) aus und trocknet sie an der Sonne.

Die Heilwirkung der Pfingstrose war schon in der Antike bekannt. Hippokrates, der „Vater aller Ärzte“ (um 460 bis um 370 v. Chr.), setzte sie gegen Verdauungsstörungen ein. Der griechische Naturforscher und Philosoph Theophrast erwähnt sie um 300 v. Chr. in seinen naturkundlichen Schriften. Der griechische Arzt Dioskurides (1. Jh.) empfiehlt die Wurzel zur Förderung der Menstruation, gegen Magenschmerzen, Nieren- und Blasenleiden sowie Durchfall. Der Naturgelehrte Plinius d. Ä., der ebenfalls im 1. Jahrhundert lebte, empfahl, zur Behandlung von Frauenleiden 15 Pfingstrosensamen zu sich zu nehmen.

Im Mittelalter brachten Benediktinermönche die Pfingstrose von Süd- nach Mitteleuropa und kultivierten sie in ihren Klostergärten. Nicht nur Hildegard schätzte die Pflanze hoch, auch andere Heilkundige des Mittelalters lobten ihre medizinische Wirkung. Während Paracelsus (16. Jh.) die Wurzel als Spezialmittel gegen Epilepsie bezeichnet, weisen seine Zeitgenossen Lonicerus (Adam Lonitzer), Hieronymus Bock und Matthiolus (Pietro Andrea Mattioli) auch

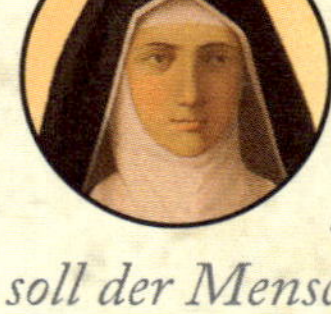

„Wenn unverdaute Speisen im Magen des Menschen gelegentlich sich zusammenballen und verhärten, erregen sie im Magen Schmerz. Deshalb soll der Mensch Pfingstrosen nehmen, den vierten Teil davon Eberraute und etwas weniger wie von der Eberraute Fünffingerkraut, dies in einem Mörser zu Brei verreiben und dann in gutem Wein kochen. (…) Dann soll er den mit den angegebenen Kräutern behandelten Wein in einen Tiegel gießen, zwei- oder dreimal einen glühenden Stahl hineinstecken (…) und nüchtern den mit dem glühenden Stahl angewärmten Wein trinken.“

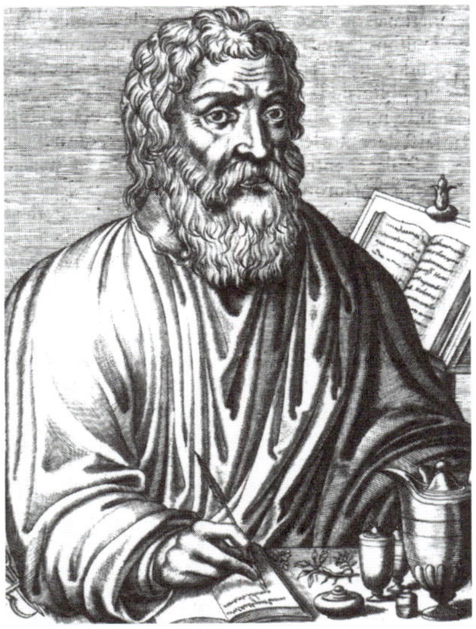

Hippokrates (um 460–um 370 v. Chr.), auf den die heutigen Ärzte ihren Eid schwören, legte den Grundstein zur ärztlichen Kunst. Auch er schätzte die Heilwirkung der Pfingstrose.

auf ihre entwässernde, menstruationsfördernde und herzstärkende Kraft hin. Bis ins 19. Jahrhundert zählte die Pfingstrose zu den bedeutenden und häufig verordneten Arzneimitteln.

Die Pfingstrose bei Hildegard

Hildegard preist die heilende Wirkung der Pfingstrose und empfiehlt sowohl die Wurzel als auch die Samen gegen zahlreiche Leiden, sogar gegen sehr schwere wie Epilepsie und geistige Verwirrung. Mit der Pfingstrose behandelte sie aber auch Verdauungsprobleme, Magenschmerzen und Mundgeruch sowie Erkältungen. Bei Haarbalgmilben („milwe“, möglicherweise meint Hildegard damit aber Läuse) und anderem Ungeziefer rät sie, aus Wurzeln und Samen eine Lauge zu bereiten und den Kopf oft damit zu waschen.

Therapie mit Pfingstrose heute

Heute findet die Pfingstrose nur in der Naturheilkunde Anwendung, da die Wirksamkeit ihrer Inhaltsstoffe nicht ausreichend wissenschaftlich belegt ist. Naturheilkundler wenden die Wurzel der Pfingstrose bei Beschwerden des Magen-Darm-Trakts, Krämpfen unterschiedlicher Art und Ursache, Nervenschwäche, Neuralgien, Migräne sowie bei Rheuma und Gicht an. Auch als Mittel zur allgemeinen Stärkung wird die Wurzel verordnet.

Die Blüten wiederum sollen bei Haut- und Schleimhauterkrankungen, Haut- und Schleimhautrissen, Hämorrhoiden, Wunden, Hautabschürfungen, Ekzemen sowie bei Erkrankungen der Atemwege helfen.

Auch in der Homöopathie wird die Pfingstrose häufig verwendet. u. a. bei Jucken, Brennen und Nässen im Afterbereich, aber auch bei trockener Bronchitis und Asthma. Zudem werden homöopathische Mittel bei Übelkeit, Kopfschmerzen und depressiver Stimmung eingesetzt.

Wirkungsweise

Bewiesen ist, dass die in der Pfingstrose enthaltene Substanz Paeoniflorin schmerzlindernd, entzündungshemmend, krampflösend, beruhigend und gefäßerweiternd wirkt. Außerdem spielt das Paeonin bei der Bekämpfung von Bakterien eine Rolle und vermindert das Zusammenklumpen der Blutplättchen. Die Inhaltsstoffe können auch helfen, Verspannungen zu lösen, die Herzfunktion zu stärken und den Magen zu beruhigen.

Anwendungen

Innerlich

● **Bei Magen-Darm-Beschwerden, rheumatischen Erkrankungen oder Menstruationsschmerzen als Abkochung:**
2–3 g zerkleinerte Wurzel mit 1 Tasse Wasser übergießen, 15 Minuten kochen lassen und abseihen; vor den Mahlzeiten je 1 Tasse trinken

Äußerlich

● **Bei Ekzemen, rheumatischen Schmerzen als Umschlag bzw. Kompresse:**
Ein Tuch mit der Abkochung (siehe oben) tränken und 3-mal täglich auflegen

● **Bei Hämorrhoiden als homöopathische Salbe:**
Fertigpräparat nach Vorschrift anwenden

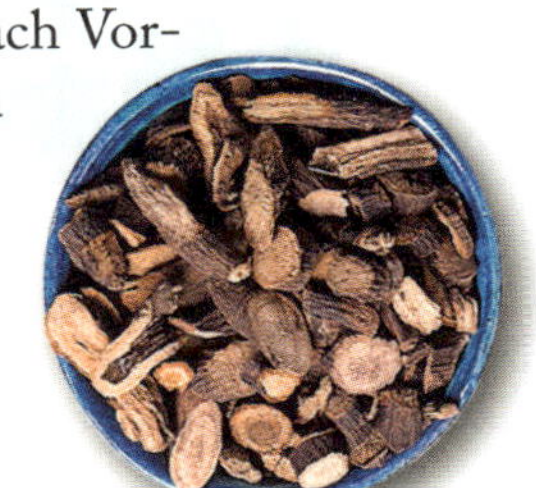

Achtung

Das Alkaloid in der Wurzel wirkt schwach giftig. Eine Überdosierung kann zu Entzündungen des Magen-Darm-Trakts sowie zu Erbrechen und Koliken führen. Zubereitungen der Wurzel dürfen während Schwangerschaft und Stillzeit nicht eingenommen werden. Es wird empfohlen, die Pfingstrose nur nach Rücksprache mit dem Arzt zu verwenden.

QUENDEL (Feldthymian, Sandthymian) *Thymus serpyllum*
Bei Hildegard: „De Quenula“

Merkmale
Immergrüner, bodendeckender Halbstrauch von 5–20 cm Wuchshöhe; dünne, niederliegende Stängel mit linealen bis schmal elliptischen graugrünen Blättern; von Juli bis September rosa oder purpurfarbene Blüten

Verwendung
Als Heil- und Gewürzpflanze

In der Heilkunde verwendete Teile
Blätter, Triebspitzen

Inhaltsstoffe
Ätherisches Öl (v. a. Thymol, Carvacrol, Linalool, Cineol), Gerbstoffe, Gerbsäure, Bitterstoffe, Flavonoide

Anbautipps
Die Aussaat erfolgt im April auf der Fensterbank oder im Mai direkt im Freiland. Samen werden nur leicht mit Erde bedeckt (Lichtkeimer). Die Pflanze bevorzugt einen sandigen, mageren und trockenen Boden in sonniger, warmer Lage. Man vermehrt sie über Stecklinge oder durch Teilung.

Sammeltipps
Im Juni bis August schneidet man die Blütentriebe in der Mittagssonne mit der Schere ab und legt sie in einer dünnen Lage zum Trocknen aus.

Der Quendel ist eine sehr alte Heilpflanze. Er war bereits den alten Ägyptern bekannt und wurde von ihnen bei Bisswunden und Hautkrankheiten verwendet. In der Antike setzte man die Pflanze als Mittel gegen Bisse von Giftschlangen und gegen andere Gifte ein. Der römische Gelehrte Plinius (1. Jh.) berichtet über die Heilkräfte des Quendels in seinen Schriften. Auch der griechische Arzt Dioskurides (ebenfalls 1. Jh.) empfiehlt den Quendel gegen Schlangenbisse, aber auch zur Entwässerung und zur Förderung der Menstruation.

Bei den Germanen war die Pflanze der Göttin der Fruchtbarkeit, Freya, geweiht, worauf möglicherweise die spätere Anwendung in der Frauenheilkunde zurückzuführen ist. Im Mittelalter wurde die Pflanze hoch geschätzt und nicht nur von Hildegard verabreicht. Nach Lonicerus hat sie entwässernde, menstruationsfördernde, schleimlösende, schmerzstillende, wundheilende und magenstärkende Eigenschaften. In der Naturheilkunde findet der Quendel bis heute Anwendung.

Quendel bei Hildegard

Hildegard lobte den Quendel sehr und bezeichnet ihn als eine der wichtigsten Heilpflanzen neben Galgant und Bertram. Sie empfiehlt ihn vor allem bei Hautausschlägen und anderen Hautproblemen und sagt, dass er den Körper von innen heraus reinige und die Haut schön mache.

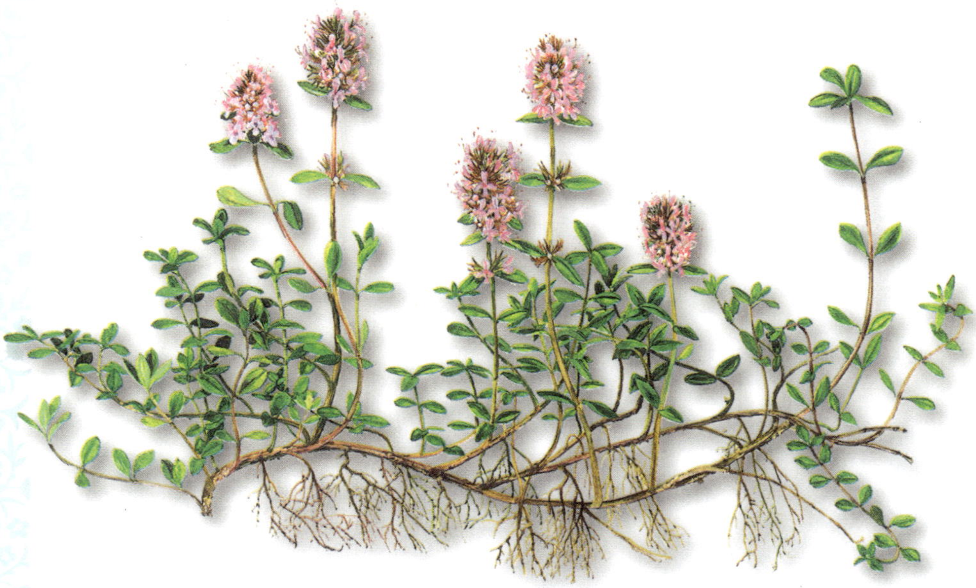

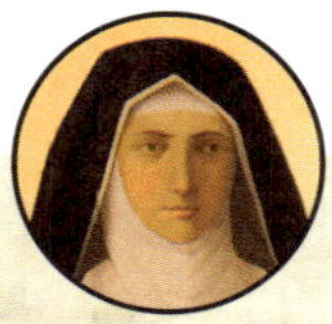

„Und ein Mensch, der krankes Fleisch hat, sodass sein Fleisch wie die Krätze ausblüht, der esse Quendel entweder mit Fleisch oder im Mus gekocht oft, und das Fleisch seines Körpers wird von innen heraus geheilt und gereinigt werden. Aber wer die kleine Krätze hat, das heißt den kleinen Grind, der zerstoße Quendel mit frischem Fett, und er mache daraus eine Salbe, und er salbe sich damit, und er wird die Gesundheit erlangen.“

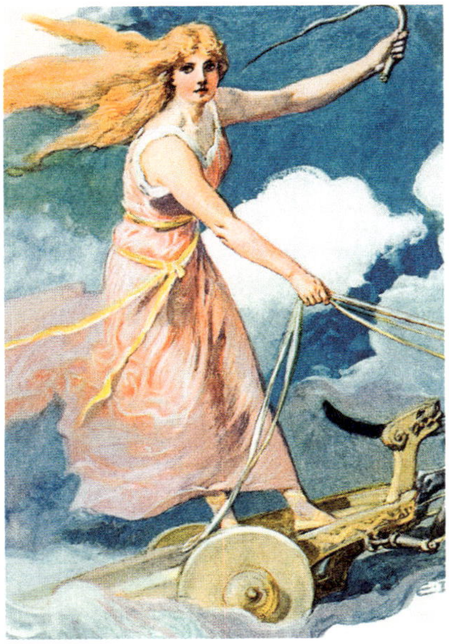

Der Quendel war Freya gewidmet, die im germanischen Pantheon als Göttin der Fruchtbarkeit verehrt wurde.

Therapie mit Quendel heute

Naturheilkundlich ausgerichtete Ärzte sowie Heilpraktiker verordnen Quendel innerlich gegen Verdauungsprobleme wie Blähungen, Verdauungsschwäche, Aufstoßen und Sodbrennen. Besonders bei Beschwerden im Bereich der Atemwege wird Quendel oftmals eingesetzt, da er bei Erkältungen, insbesondere Husten und Schnupfen, Linderung verschafft und das Abhusten von Schleim erleichtert.

Ein weiterer Bereich, in dem der Quendel Anwendung findet, ist die Frauenheilkunde. Seine krampflösenden Eigenschaften lindern Menstruationsbeschwerden oder können die Geburt erleichtern. Das aromatische Heilkraut kann sich auch auf das Nervensystem positiv auswirken und hilft bei Einschlafstörungen.

Äußerlich kann Quendel in Form von Waschungen und Umschlägen bei Wunden, Hautentzündungen, Prellungen oder leichten Quetschungen angewandt werden.

Wirkungsweise

Quendel besitzt vor allem antibakterielle, entzündungshemmende, krampf- und schleimlösende Eigenschaften. Seine Hauptwirkung beruht auf dem ätherischen Öl; sie ist auf den hohen Anteil von Thymol und Carvacrol zurückzuführen. Thymol wirkt antibakteriell und entzündungshemmend. Zudem fördert es die Verdauung und regt den Appetit an.

Auch den Flavonoiden werden entzündungshemmende sowie krampflösende und hustenreizstillende Eigenschaften zugeschrieben. Doch da der Echte Thymian die medizinisch wirksamen Inhaltsstoffe in größerer Menge enthält als der Quendel, zieht man in der Naturheilkunde den Echten Thymian dem Quendel in der Regel vor.

Achtung

Nach heutigem Kenntnisstand sind bei vorschriftsmäßiger Dosierung von Quendel keine Nebenwirkungen zu erwarten. Aufgrund seiner krampflösenden Eigenschaften sollte das Heilkraut jedoch während der Schwangerschaft nicht verwendet werden.

Bei Kindern unter 12 Jahren sollte man vor der Anwendung von Quendel-Zubereitungen ärztlichen Rat einholen. Liegt eine Überempfindlichkeit gegenüber Thymian- oder anderen Lippenblütengewächsen vor, ist auf Quendel zu verzichten.

Anwendungen

Innerlich

- **Bei Verdauungsbeschwerden oder Husten als Tee:**
  1 TL getrocknetes Kraut mit 250 ml kochendem Wasser übergießen und 5–10 Minuten ziehen lassen; 3 Tassen täglich trinken, evtl. mit Honig gesüßt, was die Wirkung verstärkt

Äußerlich

- **Bei Hautentzündungen, Wunden oder Prellungen als Umschlag**
  – getränkt in Tee:
  Ein Tuch mit dem Tee (siehe oben) tränken und auflegen
  – getränkt in Tinktur:
  20 g Kraut mit 150 ml Alkohol (70 %) übergießen und in ein gut verschließbares Gefäß füllen; nach 10 Tagen abseihen, ein Tuch damit tränken und auflegen

- **Bei verstopfter Nase bzw. Schnupfen als Inhalationslösung:**
  5–10 Tropfen ätherisches Öl vom Quendel in eine Schale mit heißem Wasser geben; 1- bis 3-mal täglich inhalieren

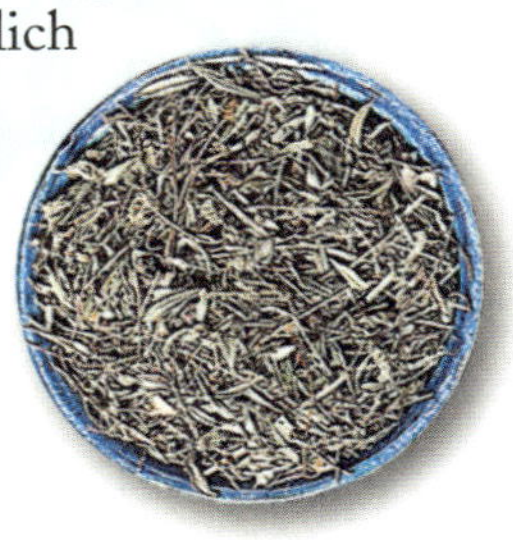

QUITTE *Cydonia oblonga*

Bei Hildegard: „De Quittenbaum“

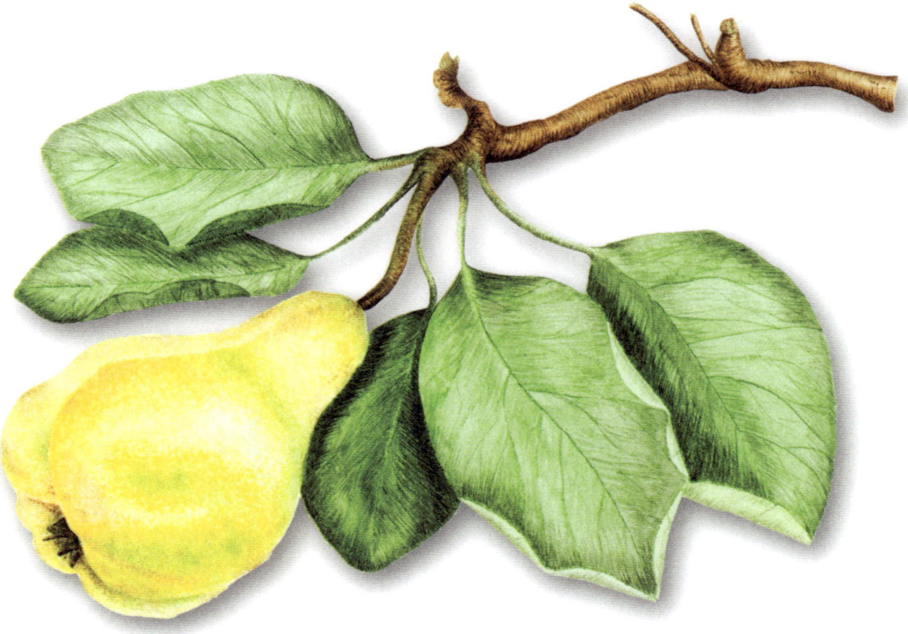

Merkmale
Laubabwerfender, 4–8 m hoher Baum mit behaarten, glattrandigen Blättern; im Mai und Juni zart rosafarbene Blüten; ab Oktober leuchtend gelbe, flaumig bis filzig behaarte Früchte

Verwendung
Als Nutz- und Heilpflanze

In der Heilkunde verwendete Teile
Früchte und Kerne

Inhaltsstoffe
Früchte: Kohlenhydrate (v. a. Pektine), organische Säuren, ätherisches Öl, Vitamine B und C, Mineralstoffe; Kerne: Schleimstoffe, Amygdalin, Gerbstoffe, fettes Öl, Glykoside

Anbautipps
Der Quittenbaum braucht einen gut durchlüfteten, sauer bis neutralen Boden in möglichst warmer und geschützter Lage. In jungen Jahren ist ein Erziehungsschnitt erforderlich; im Übrigen benötigt die Quitte keine besondere Pflege. Alle 2–3 Jahre kann gedüngt werden.

Sammeltipps
Früchte und Kerne werden von Oktober bis November, Blätter von Mai bis September geerntet.

Die Heilwirkung der Quitte ist schon seit dem Altertum bekannt. Das erste Zeugnis findet sich im 5/4. Jh. v. Chr. bei Hippokrates, der Durchfall und Fieber mit Quitten behandelte. Der römische Gelehrte Plinius (1. Jh.) beschreibt in seiner „Naturalis historia“ Quittenzubereitungen gegen zahlreiche Leiden. Ebenfalls im 1. Jh. empfahl der griechische Arzt Dioskurides die Frucht besonders bei Magenbeschwerden. Karl der Große schrieb im Jahr 812 in seiner Landgüterverordnung „Capitulare de villis“ vor, dass Quitten angebaut werden sollten. Im späteren Mittelalter hat man aus Quitten nicht nur verschiedene Speisen zubereitet, auch ihre Heilkraft wurde gelobt, etwa von Hildegard und dem deutschen Gelehrten Albertus Magnus. Auch der Botaniker und Arzt Hieronymus Bock (16. Jh.) schätzte die Heilwirkung der Früchte hoch ein. In der Naturheilkunde findet die Quitte heute noch Anwendung.

Quitte bei Hildegard

Hildegard schreibt in feiner Differenzierung über die Frucht: „Und wenn sie reif ist, schadet sie roh gegessen weder dem kranken noch dem gesunden Menschen, aber gekocht oder gebraten ist sie dem Kranken und dem gesunden sehr bekömmlich.“ Innerlich verordnete sie Quittenzubereitungen bei Erkältung und Husten, als Abführmittel sowie bei Gicht.

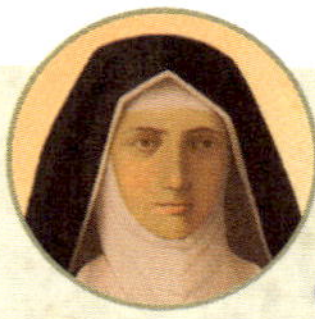

„Denn wer gichtkrank ist, esse oft diese Frucht gekocht und gebraten, und sie unterdrückt die Gicht in ihm so, dass diese weder seine Sinne abstumpft, noch seine Glieder bricht, noch sie hilflos lässt. Und wer viel Speichel auswirft, esse oft diese Frucht gekocht und gebraten, und sie trocknet ihn innerlich, sodass der Speichel in ihm vermindert wird.“

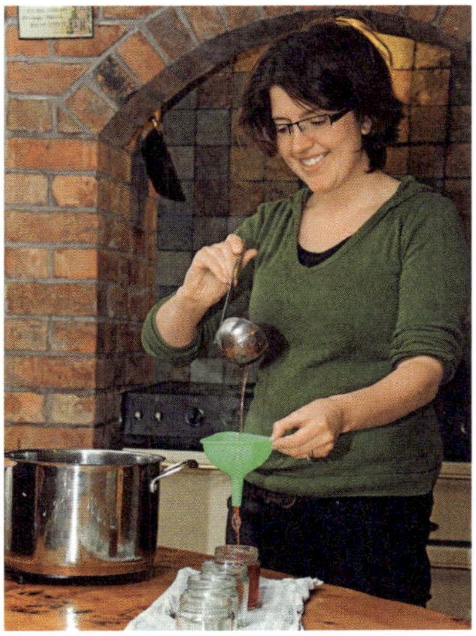

Quittengelee ist nicht nur eine Köstlichkeit für den Frühstückstisch – er wirkt auch verdauungsfördernd.

Therapie mit Quitte heute

In der Naturheilkunde werden vor allem Früchte und Kerne verwendet. Zubereitungen aus der Frucht helfen innerlich bei Hals- und Lungenbeschwerden, Magen- und Verdauungsproblemen sowie Durchfall und sind gut zur Förderung der Menstruation. Aus den Kernen lässt sich ein Schleim herstellen, der innerlich bei Husten Linderung verschafft und auch gegen Schlaflosigkeit und Verdauungsbeschwerden wirkt. Äußerlich kann man diesen Schleim bei Hautentzündungen, schlecht heilenden Wunden, rissiger Haut und leichten Verbrennungen auflegen. Außerdem eignet sich der Schleim als Gurgelmittel gegen Zahnfleisch- und Rachenentzündungen.

Auch in der Küche ist die Quitte vielseitig verwendbar – ob als Gelee, Marmelade, Kompott, Saft, Quittenbrot oder als Kuchenbelag.

Wirkungsweise

Was ihre Inhaltsstoffe betrifft, ist die Quitte eine richtige Powerfrucht, die schleimlösende, zusammenziehende, entzündungshemmende sowie kühlende Eigenschaften besitzt. Die Schleimstoffe wirken reizlindernd und helfen gegen Entzündungen im Hals- und Rachenbereich sowie bei Hautproblemen. Das ätherische Öl zeigt v. a. bei Husten und Erkältungskrankheiten eine heilende Wirkung, während die Pektine im Magen aufquellen und als „Putzkolonne“ giftige Abfallstoffe aus dem Darm transportieren und so die Verdauung in Schwung halten.

Es ist wissenschaftlich nachgewiesen, dass Pektine den Cholesterinspiegel und damit das Herzinfarktrisiko senken können. Außerdem verschaffen sie ein länger anhaltendes Sättigungsgefühl und helfen, den Blutzuckerspiegel konstant niedrig zu halten. Die Gerbstoffe wirken reizmildernd und zusammenziehend und helfen bei Magen- und Darmkatarrh. Die reichlich vorhandenen Vitamine und Mineralstoffe stärken die Abwehrkräfte.

Achtung

Es ist zu beachten, dass für die Zubereitungen aus Quitten nur ganze Kerne verwendet werden, denn beim Zerkleinern wird Blausäure freigesetzt, die sich – wie im Fall von Bittermandeln – nur durch ausgiebiges Erhitzen verflüchtigt. Im Übrigen sind bei angemessener Verarbeitung und Anwendung von Quitten keine Nebenwirkungen zu erwarten.

Anwendungen

Innerlich

● **Bei Halsschmerzen als Abkochung:**
Die Schalen von 2–3 ungespritzten Früchten mit 250 ml Wasser übergießen, aufkochen und einige Minuten ziehen lassen; in Schlückchen trinken

● **Bei gereizten Magen-Darm-Schleimhäuten als Tee:**
1 TL Kerne mit 1 Tasse lauwarmem Wasser übergießen und 1 Stunde stehen lassen; bis zu 3 Tassen täglich trinken

● **Bei Verdauungsstörungen als Gelee:**
1 kg Quitten waschen, ungeschält in Stücke schneiden und mit Wasser bedeckt etwa 1 Stunde weich kochen; nach Belieben 1 Stange Zimt und 3 Nelken mitkochen; den Topfinhalt durch ein mit einem Mulltuch ausgelegtes Sieb in ein Gefäß gießen; pro Liter Saft 1 kg Gelierzucker zugeben, etwa 4 Minuten kochen (Gelierprobe!), in heiß gespülte Gläser füllen, Deckel festschrauben und die Gläser 5 Minuten auf den Deckel stellen; dann umdrehen

Äußerlich

● **Bei Hautentzündungen oder Wunden als Auflage:**
2 EL ganze Kerne mit 1 Tasse Wasser zum Kochen bringen und köcheln lassen, bis ein Schleim entsteht; diesen auf die betroffene Stelle streichen

RINGELBLUME *Calendula officinalis*

Bei Hildegard: „De Ringula“

Merkmale
Einjährige krautige, 30–50 cm hohe Pflanze; kantige, flaumig behaarte Stängel mit länglich lanzettförmigen Blättern; von Juni bis Oktober leuchtend gelb-orangefarbene Blütenköpfchen

Verwendung
Als Zier- und Heilpflanze

In der Heilkunde verwendete Teile
Blüten

Inhaltsstoffe
Triterpensaponine, Triterpenalkohole, Polysaccharide, Karotinoide, Flavonoide, Cumarine, ätherisches Öl

Anbautipps
Ab April kann man Ringelblumen direkt im Freien aussäen. Die anspruchslose Pflanze bevorzugt eher magere Böden in sonniger Lage.

Sammeltipps
Die voll entfalteten Blüten werden von Juni bis August ohne Kelch- und Stielanteile gepflückt, ausgebreitet und bei Temperaturen bis 35 °C getrocknet.

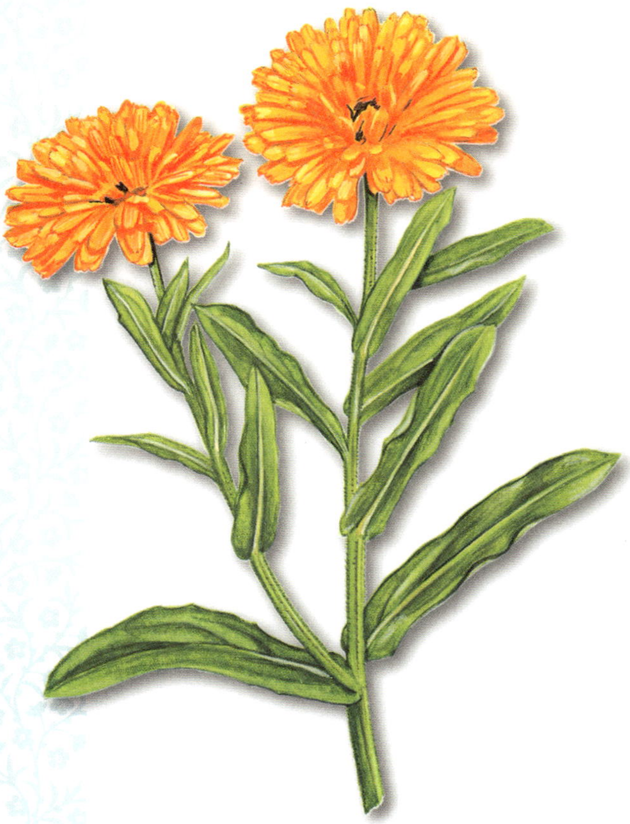

Ob unsere Ringelblume in der Antike als Arzneipflanze bekannt war, wurde bis heute nicht geklärt. Denn bei der von Theophrast und Dioskurides beschriebenen Droge „Klymenon“ handelt es sich wohl um die Acker-Ringelblume *(Calendula arvensis)*, die aber ebenfalls Heilkräfte besitzt. Im Mittelalter war die Ringelblume ein beliebtes Heilmittel, wird aber erstmals bei Hildegard erwähnt. Albertus Magnus (13. Jh.), empfiehlt die Pflanze bei Bissen giftiger Tiere und Verstopfung. Hieronymus Bock und Lonicerus loben ihre Wirkung bei Magen-, Leber- und Milzproblemen. Matthiolus rühmt ihre Wirkung bei Gelbsucht und Herzklopfen.

Im 20. Jahrhundert wurde die Heilpflanze in beiden Weltkriegen bei schlecht heilenden Wunden eingesetzt. Die Ringelblume gilt bis heute als ein hervorragendes Wundheilmittel.

Ringelblume bei Hildegard

Hildegard schätzte die Heilwirkung der Ringelblume und erwähnt beispielsweise einen Anwendungsbereich, der auch heute noch gültig ist, nämlich die Behandlung schuppiger und grindiger Haut. In einer ihrer Rezepturen empfiehlt sie eine Mischung aus Ringelblume und Speck – eine Anwendung, die auch nach heutigem Wissen sinnvoll ist, da sich die Inhaltsstoffe der Ringelblume am besten in Fett lösen.

Therapie mit Ringelblume heute

Ringelblumenblüten können sowohl äußerlich als auch innerlich angewandt werden. Äußerlich werden die Blüten vor allem in der Hautpflege verwendet – der Handel bietet eine Fülle an Produkten mit Calendula an (oft wird der lateinische Name für die Cremes verwendet). Man nutzt die pflegende Wirkung der Ex-

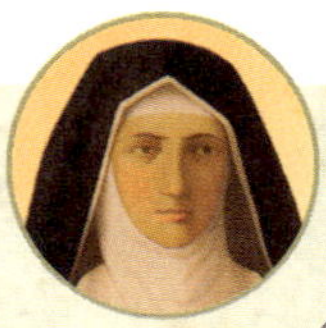

„Und wer den Grind am Kopf hat, der nehme Blüten und Blätter der Ringelblume, und er drücke den Saft davon aus, und dann bereite er mit diesem Saft und etwas Wasser und (…) Roggenmehl einen Teig, und dann lasse er damit seinen ganzen Kopf mit Tuch und Mütze verbinden, bis es sich erwärmt und bis der Teig zerrissen wird (…), und so tue er während neun Tagen. Und so oft er den Teig von seinem Kopf wegnimmt, so oft habe er eine Lauge aus Ringelblumensaft bereit, und er wasche seinen Kopf ebenso oft damit, und er wird geheilt werden.“

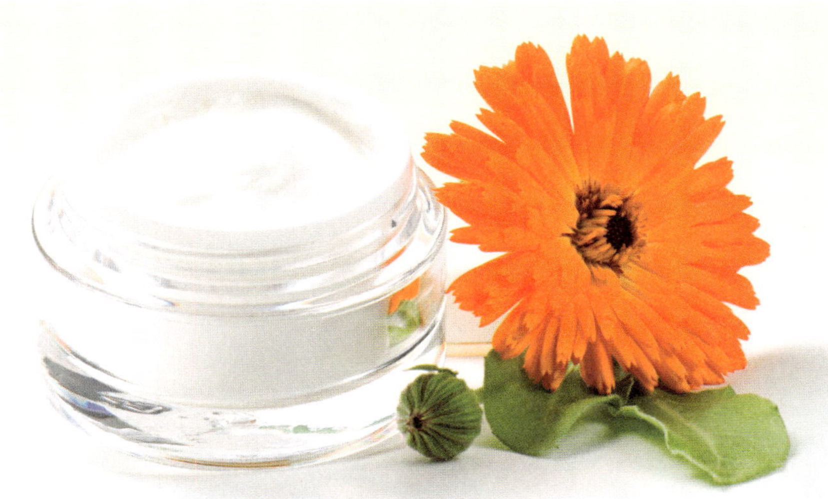

Eine Ringelblumensalbe kann man selbst herstellen (Rezept rechts). Bei der Zubereitung muss auf Hygiene geachtet werden: saubere Hände, einwandfreie Zutaten.

trakte bei trockener Haut, aber auch ihre Heilwirkung bei chronischen Ekzemen, Furunkeln, Pickeln und Pubertätsakne sowie bei schlecht heilenden Wunden. Ebenfalls findet die Ringelblume bei verletzter, gereizter und entzündeter Haut Anwendung. Auch Verbrennungen, Quetschungen, Sonnenbrand und Insektenstiche lassen sich mit Ringelblumenzubereitungen gut behandeln.

Als Tee eingenommen, stärken die Blüten die Verdauungsorgane und lindern Brechreiz. Als Tee oder Tinktur kann die Ringelblume auch gegen Kopfschmerzen und bei Schlafstörungen eingesetzt werden. Zur Behandlung von Entzündungen der Mundschleimhäute gurgelt man mit Ringelblumentee.

Wirkungsweise

Für die wundheilende Wirkung der Ringelblume sind vor allem die Saponine, Triterpene, Karotinoide und Flavonoide verantwortlich. Sie besitzen entzündungshemmende und antimikrobielle Eigenschaften. Außerdem greifen die Inhaltsstoffe regulierend in die Blutzirkulation der Haut ein und fördern dadurch die Neubildung des Gewebes um die Wunde. Bei innerlicher Anwendung wirken die Inhaltsstoffe leicht krampflösend, beeinflussen die Ausscheidung von Gallensekreten und fördern dadurch die Verdauung.

Achtung

Risiken und Nebenwirkungen sind bei bestimmungsgemäßer Anwendung von Ringelblumenblüten in der Regel auszuschließen. Doch eines gilt für jede medizinische Anwendung: Wo eine Wirkung ist, kann auch eine Nebenwirkung auftreten, und so kann es bei Menschen mit sehr empfindlicher Haut zu Hautreizungen kommen.

Wer auf Korbblütler allergisch reagiert, sollte auf Anwendungen mit der Heilpflanze ohnehin vorsichtshalber verzichten.

Anwendungen

Innerlich

- **Zur Stärkung der Verdauungsorgane, bei Übelkeit oder Kopfschmerzen als Tee:** 2 TL frische oder getrocknete Blüten mit 250 ml heißem Wasser übergießen, 15 Minuten ziehen lassen und abseihen; bei Bedarf trinken

Äußerlich

- **Bei Hautinfektionen, Wunden, Sonnenbrand oder Insektenstichen als Packung:** 5 getrocknete Blütenköpfe mit 1 l kochendem Wasser übergießen, 5 Minuten ziehen lassen und abseihen; ein Tuch mit dem Aufguss tränken und 3- bis 4-mal täglich auf die betroffene Stelle legen

- **Bei schlecht heilenden Wunden, Hautentzündungen und -reizungen, Sonnenbrand sowie zur Pflege trockener Haut als Salbe:** 30 ml Ringelblumenöl (Apotheke) und 2 g Bienenwachs im Wasserbad erhitzen; sobald das Bienenwachs geschmolzen ist, umrühren, sodass eine homogene Masse entsteht; einige Tropfen davon auf einem Teller erkalten lassen; ist die Masse zu hart, mehr Öl zufügen, ist sie zu weich, mehr Wachs zufügen; ist die Konsistenz geschmeidig, die Salbe abkühlen lassen und in ein gut verschließbares Gefäß füllen; gekühlt etwa ein Jahr haltbar

SALBEI (Gartensalbei) *Salvia officinalis*
Bei Hildegard: „De Selba“

Merkmale
Mehrjährige, bis 70 cm hohe Pflanze; in Bodennähe verholzte, stark verzweigte, vierkantige Stängel mit länglichen, graugrünen, auf beiden Seiten rauen und behaarten Blättern; hellviolette Blüten von Mai bis Juli

Verwendung
Als Heil- und Gewürzpflanze

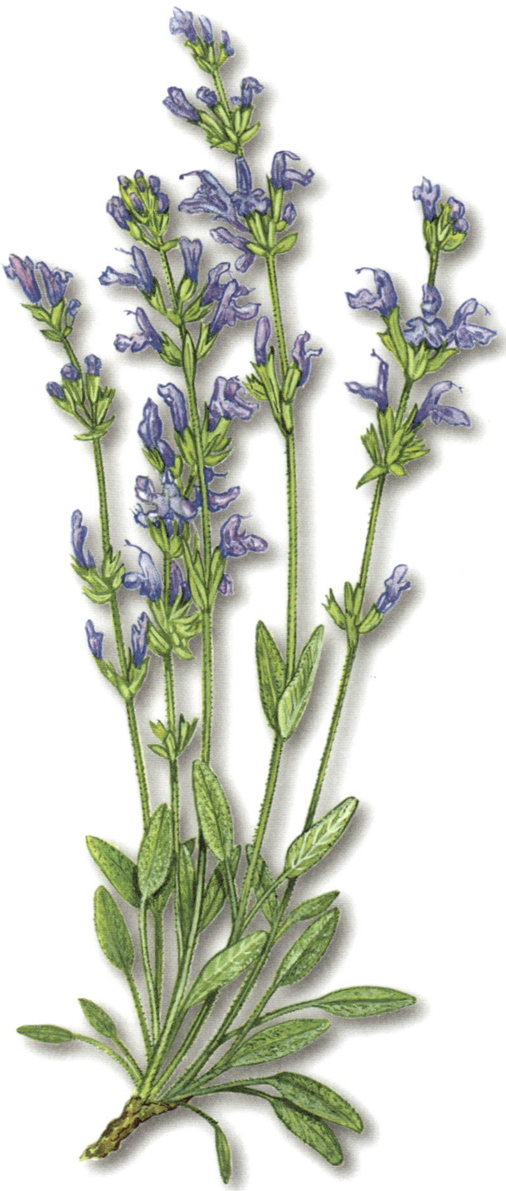

In der Heilkunde verwendete Teile
Früchte und Kerne, Blätter

Inhaltsstoffe
Blätter: ätherische Öle wie Kampfer, Zineol und Thujon, außerdem Ketone, Triterpene, Flavonoide, Gerbstoffe (z. B. Rosmarinsäure) sowie Bitterstoffe (z. B. Carnosol)

Anbautipps
Die im Mittelmeerraum heimische Pflanze, die auch bei uns gedeiht, kann im Mai ins Freiland ausgesät oder als Jungpflanze gekauft und gepflanzt werden. Sie bevorzugt durchlässige, kalkreiche, trockene Böden in sonniger Lage. Für üppigen Neuaustrieb schneidet man ältere Pflanzen im Frühjahr weit zurück.

Sammeltipps
Blätter im Frühsommer kurz vor der Blüte oder aber im Herbst ernten. Zum Trocknen die Triebe an einem trockenen, dunklen Ort aufhängen.

Der wissenschaftliche Name „Salvia“ stammt von dem lateinischen Wort *salvus*, was „gesund“ bedeutet. Der Begriff weist auf die große Heilkraft von Salbei hin, die bereits im Altertum bekannt war. Schon im alten Ägypten fand Salbei als Heilpflanze Anwendung. Im antiken Griechenland kannte man mehrere Salbeiarten, die wegen ihrer harntreibenden, blutstillenden, stärkenden und menstruationsfördernden Eigenschaften verwendet wurden.

Auch Hildegard von Bingen sowie die Heilkundigen des 15. und 16. Jahrhunderts wie etwa Paracelsus schätzten und verwendeten Salbei gegen zahlreiche Leiden.

Der Salbei zählt heute noch zu den wichtigsten Arzneikräutern und kann aufgrund seiner vielfältigen Heilwirkung fast als Allheilmittel bezeichnet werden.

Salbei bei Hildegard

In ihren Schriften bezeichnet Hildegard den Salbei als eine der wichtigsten Arzneipflanzen, um ein gesundes Gleichgewicht der Säfte im Menschen und damit eine innere Ausgeglichenheit herzustellen, die Voraussetzung für Gesundheit ist. Außerdem empfiehlt sie Salbei gegen „Überfluss an Schleim“ und schlechten Atem. Bei Appetitlosigkeit rät sie, Speisen mit Salbei, Kerbel und Knoblauch zu würzen.

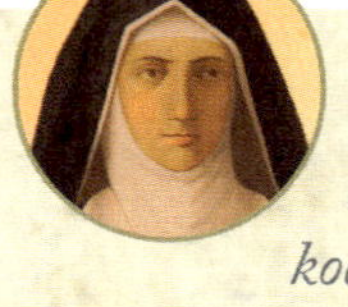

„Aber wenn jemand Überfluss an Schleim hat, oder wenn jemand stinkenden Atem hat, dann koche er Salbei in Wein und seihe es durch ein Tuch, so trinke er oft, und die schlechten Säfte und der Schleim in ihm werden vermindert. Wenn nun jener, der diese Krankheiten hat, etwas an Gicht leidet, dann koche er Salbei in Wasser und trinke, und die Säfte und der Schleim wird ihm vermindert.“

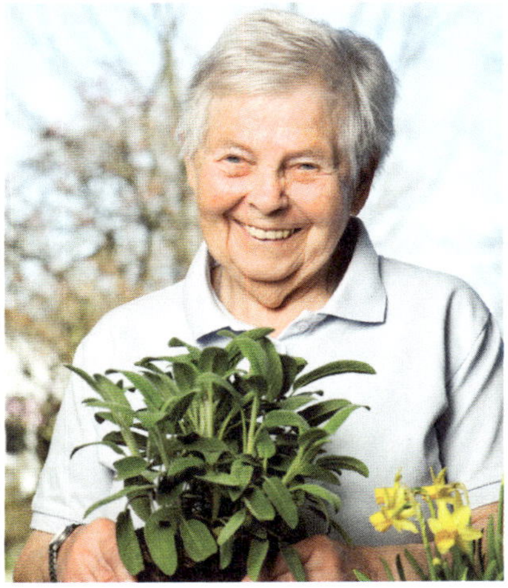

Salbei kann man gut im eigenen Garten oder Balkonkasten ziehen; sogar auf dem Fensterbrett gedeiht er problemlos.

Therapie mit Salbei heute

Der Salbei wird heute vor allem bei Halsschmerzen sowie Entzündungen im Mund und Rachen angewandt. Bei Reizhusten aufgrund von harmlosem Halskratzen wirken beispielsweise Salbeibonbons lindernd.

In wissenschaftlichen Untersuchungen konnte eine eindeutig antiseptische (keimtötende) Wirkung des Salbeis gegen Bakterien, Pilze und Viren belegt werden. Außerdem erweist sich die Pflanze als krampflösend bei Darm-, Gallenblasen- und Bronchialkrämpfen. Auch wirkt Salbei adstringierend (zusammenziehend), harntreibend und schmerzlindernd. Häufig setzt man Salbei auch gegen übermäßige Schweißbildung und Verdauungsbeschwerden ein.

Aber Salbei kann noch viel mehr. Außer bei diesen wissenschaftlich bestätigten Anwendungen hilft die „Mutter aller Heilpflanzen" laut Naturheilkunde u. a. bei Appetitlosigkeit, Bronchialkatarrh, Ekzemen, Gicht, Menstruationsbeschwerden, Mundgeruch, rheumatischen Schmerzen, schlecht heilenden Wunden sowie Zahnfleischbluten und -entzündungen.

Darüber hinaus ist Salbei natürlich ein beliebtes Küchengewürz. Auch Salbeitee wird nicht nur aus therapeutischen Gründen getrunken, sondern ist einfach ein wohlschmeckender Kräutertee.

Wirkungsweise

Die antiseptische Wirkung des Salbeis beruht vor allem auf dem Gemisch aus den ätherischen Ölen, die das Wachstum von Krankheitserregern verhindern. Die Gerbstoffe wirken entzündungshemmend, die Flavonoide krampflösend, die Bitterstoffe gallentreibend, woraus sich die verdauungsfördernde Wirkung des Salbeis – besonders nach dem Genuss schwerer, fettreicher Speisen – erklärt.

Die Hemmung übermäßiger Schweißbildung, z. B. in Stresssituationen oder in den Wechseljahren, ist wohl ebenfalls auf die im Salbei enthaltenen ätherischen Öle zurückzuführen. Sie greifen regulierend in das Zentralnervensystem ein, das die Aktivität der Schweißdrüsen steuert.

Achtung

Das ätherische Salbeiöl kann bei längerer Einnahme und bei entsprechend empfindlichen Menschen epilepsieartige Krämpfe auslösen. Daher sollte Salbei nicht in der Schwangerschaft und Stillzeit und auch nicht von Kindern eingenommen werden.

Anwendungen

Innerlich

- **Bei Halsentzündungen, Husten und anderen Erkältungserscheinungen, zur Anregung der Verdauung oder gegen übermäßige Schweißbildung als Tee:**
2 g getrocknete Blätter mit 250 ml kochendem Wasser übergießen, 10 Minuten ziehen lassen und abseihen; 1 bis 2 Tassen täglich trinken

- **Zur Kräftigung, Appetitanregung, Krampflösung oder gegen übermäßige Schweißbildung als Getränk:**
1–2 Tropfen Salbeiöl auf eine Tasse Wasser geben und ein- bis zweimal täglich trinken

Äußerlich

- **Bei Mund-, Zahnfleisch- oder Rachenentzündungen als Aufguss:**
2,5 g getrocknete Blätter mit 100 ml kochendem Wasser übergießen, 10 Minuten ziehen lassen und abseihen; damit gurgeln oder spülen

- **Bei vermehrtem Fußschweiß, schlecht heilenden Wunden und Ekzemen als Aufguss:**
Den Aufguss (siehe oben) für Waschungen, Spülungen oder Bäder verwenden

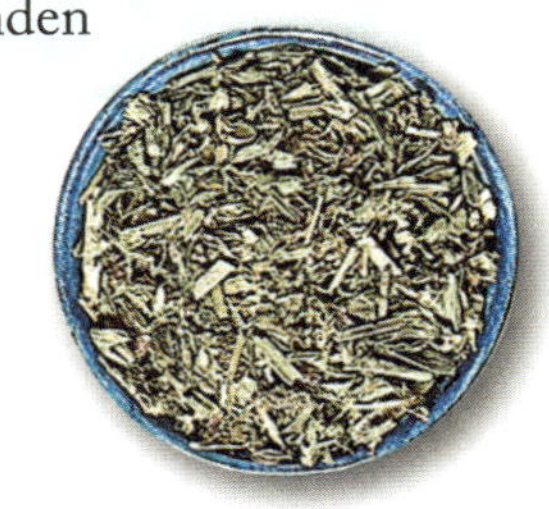

SANIKEL (Waldsanikel) *Sanicula europaea*
Bei Hildegard: „De Sanicula“

Merkmale
Mehrjährige krautige, bis 60 cm hohe Pflanze; langgestielter, kahler, blattloser, oben verzweigter Stängel; handförmig gelappte Grundblätter; von Mai bis Juli Dolden mit kleinen, rötlich-weißen Blüten

Verwendung
Als Heilpflanze

In der Heilkunde verwendete Teile
Kraut, Wurzel

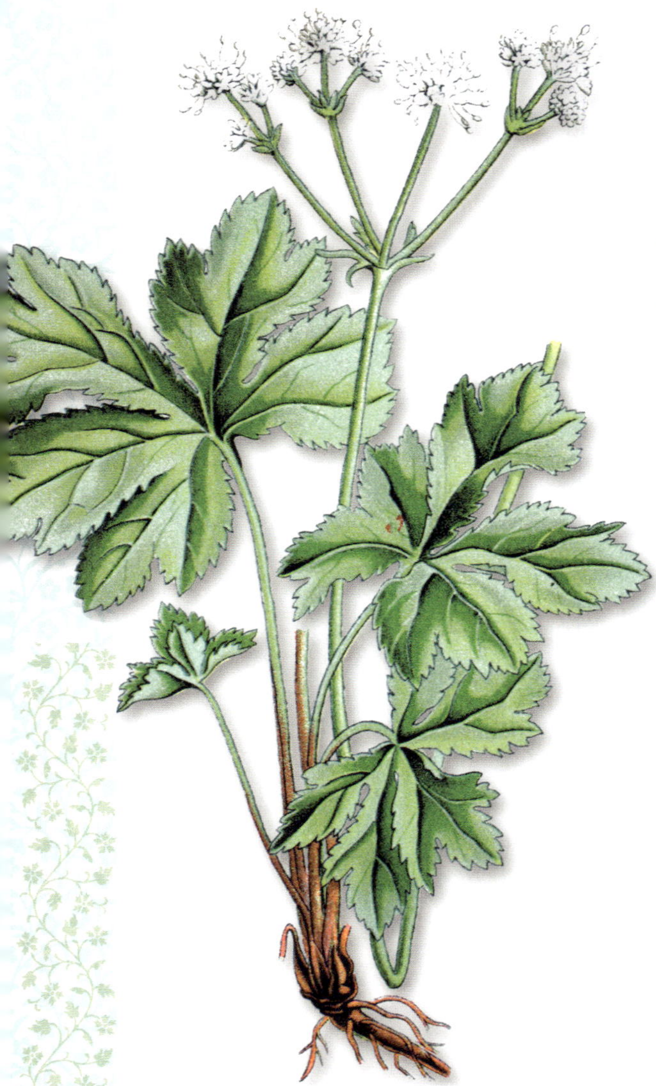

Inhaltsstoffe
Triterpensaponine, organische Säuren (u. a. Rosmarinsäure), Flavonoide, Schleimstoffe, Gerbstoffe, Bitterstoffe, Allantoin, ätherisches Öl

Anbautipps
Von Spätsommer bis Frühherbst kann direkt ins Freiland ausgesät werden. Im Frühjahr ist eine Vorkultur möglich. Die Anzucht ist nicht ganz einfach – vorgezogene Pflanzen sind in Gärtnereien erhältlich. Die Pflanze bevorzugt mäßig trockene bis frische, mäßig nährstoffreiche, durchlässige, kalkhaltige Lehmböden in halbschattiger bis schattiger Lage.

Sammeltipps
Das Kraut kann von Mai bis Juli und im Herbst, die Wurzel im Spätherbst oder im zeitigen Frühjahr geerntet werden.

In den Schriften der antiken griechischen und römischen Ärzte wird der Sanikel nicht nachweislich erwähnt. Im Mittelalter dagegen war das Kraut, dessen Name sich von dem lateinischen Wort *sanare* („heilen“) ableitet, ein geschätztes Arzneikraut und hatte einen hohen Stellenwert in der Klostermedizin. Nicht nur Hildegard erwähnt die Pflanze lobend, auch die großen Heilkundigen des 15. und 16. Jahrhunderts wie Paracelsus, Hieronymus Bock, Lonicerus und Matthiolus beschreiben ihre Heilwirkung ausführlich. Pfarrer Sebastian Kneipp (19. Jh.) wandte Sanikel innerlich und äußerlich bei Wunden sowie bei Rachen- und Magenentzündungen an.

Die Pflanze hat als Heilkraut an Bedeutung verloren, da ihr durch Beinwell eine große Konkurrenz entstand. Denn Beinwell enthält das für die Wundheilung wichtige Allantoin in erheblich größeren Mengen. Im Gegensatz zu Beinwell eignet sich Sanikel allerdings auch für innerliche Anwendungen, und so geriet das Kraut nicht ganz in Vergessenheit.

Sanikel bei Hildegard

Hildegard lobt den Sanikel als eine wertvolle Heilpflanze und empfiehlt ihn – in Wasser gekocht und mit Honig gesüßt – vor allem gegen Magen- und Darmbeschwerden sowie bei Verdauungs-

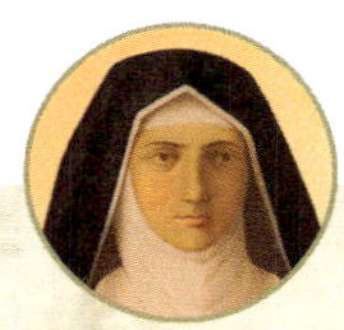

„Sein Saft (des Sanikels) ist angenehm und gesund, das heißt heilsam, und für den kranken Magen und die kranken Eingeweide ist er sehr gut. Im Sommer, wenn er grün ist, ziehe ihn mit den Wurzeln aus und koche ihn in Wasser, und dann siebe dieses Wasser durch ein Tuch, und dann gib diesem Wasser Honig und etwas Süßholz bei, und mache so eine Honigwürze, und trinke sie oft nach dem Essen. Und aus deinem Magen nimmt sie den Schleim weg und heilt die kranken Eingeweide.“

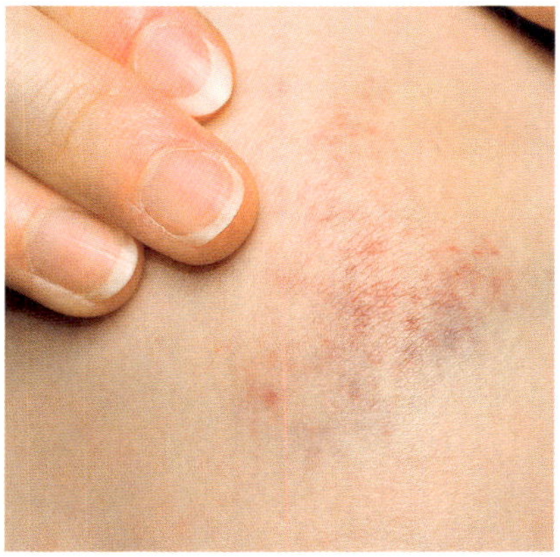

Bei Prellungen wirken Waschungen mit Sanikelsud lindernd und fördern die Gesundung des Gewebes.

störungen. Bei inneren Verletzungen verordnete sie den Saft der Pflanze, der die Wunden reinigen und allmählich verheilen sollte. Hildegard verabreichte Sanikel nur zur innerlichen Anwendung und erwähnt keine äußerlichen Behandlungsmethoden.

Therapie mit Sanikel heute

Behandlungen mit Sanikel werden in der Naturheilkunde heute noch vorgenommen, da die Pflanze eine lange Tradition als gutes Heilmittel bei Wunden und Verletzungen aller Art hat. Ihre Heilwirkung bei Atemwegserkrankungen und Magenbeschwerden hingegen wurde erst in jüngster Zeit wieder entdeckt.

Innerlich angewandt hilft Sanikel bei Katarrhen der oberen Luftwege, bei Halsschmerzen, Magen-Darm-Beschwerden, Blähungen und Durchfall. Eine äußerliche Behandlung kann bei Wunden, Hautausschlägen, Hautentzündungen, Verbrennungen, Prellungen, Quetschungen sowie Hämorrhoiden Linderung verschaffen. Bei Mundinfektionen und Zahnfleischentzündungen hilft ein Gurgelwasser aus den Blättern. Die Wurzel kann ähnlich wie das Kraut verarbeitet und angewandt werden.

In der Homöopathie werden Sanikel-Zubereitungen vor allem bei Magen-Darm-Erkrankungen und Durchfall verabreicht.

Wirkungsweise

Der Sanikel besitzt schleimlösende, auswurfsfördernde, entzündungshemmende, zusammenziehende, blutstillende, reinigende und antimikrobielle Eigenschaften. Die schleimlösende und auswurffördernde Wirkung beruht vermutlich auf den Saponinen. Die zusammenziehenden und blutstillenden Eigenschaften werden den Gerbstoffen zugeschrieben. Für die wundheilende Wirkung sorgt das Allantoin.

Inzwischen wurde auch die antimikrobielle und entzündungshemmende Wirkung des Sanikels, die ebenfalls auf Saponine zurückzuführen ist, durch wissenschaftliche Untersuchungen bestätigt.

Achtung

Bei Angina pectoris, Nierenkrankheiten, Sklerose und Thrombose dürfen Zubereitungen von Sanikel nicht verwendet werden. Auch während der Schwangerschaft und der Stillzeit sollte man auf eine Anwendung verzichten. Bei Überempfindlichkeit gegenüber Sanikel und andere Doldenblütler kann es bei äußerlicher Anwendung zu Kontaktallergien kommen. Die Tagesdosis von 4–6 g sollte nicht überschritten werden.

Anwendungen

Innerlich

● **Bei Husten oder Magen- und Darmbeschwerden als Tee:**
2 TL getrocknetes Kraut mit 250 ml heißem Wasser übergießen, 5–10 Minuten ziehen lassen und abseihen; 2-mal täglich 1 Tasse trinken

Äußerlich

● **Bei Wunden, Hautausschlägen und -entzündungen, Quetschungen oder Prellungen als Sud:**
2 Handvoll Kraut mit 1 l Wasser übergießen, erhitzen bis zum Sieden, 15 Minuten ziehen lassen und abseihen; den Sud in das Badewasser geben bzw. die betroffene Stelle mehrmals täglich damit waschen

● **Bei Mundinfektionen und Zahnfleischentzündungen als Spül- und Gurgelwasser:**
2 TL frische oder getrocknete Blätter mit 250 ml heißem Wasser übergießen, ungefähr 10 Minuten ziehen lassen, abseihen und abkühlen lassen; mehrmals täglich damit gurgeln

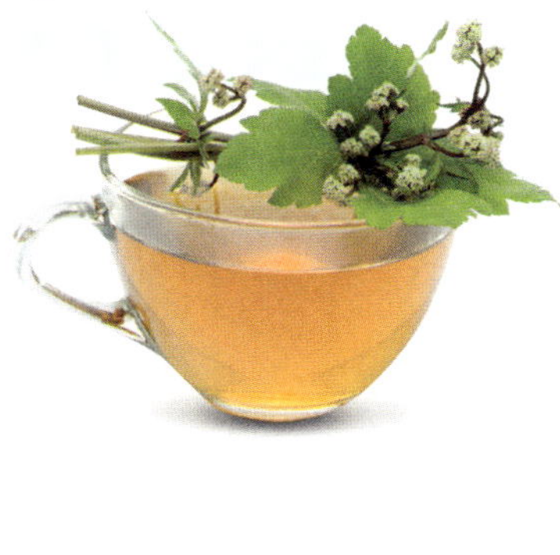

SCHAFGARBE (Bauchwehkraut) *Achillea millefolium*

Bei Hildegard: „De Garwa“

Merkmale
Mehrjährige krautige, bis 70 cm hohe Pflanze mit länglichen, gefiederten Blättern; doldenartig angeordnete Blütenstände kleiner weißer oder rosafarbener Blütenkörbchen

Verwendung
Als Nutz- und Heilpflanze

In der Heilkunde verwendete Teile
Blühendes Kraut

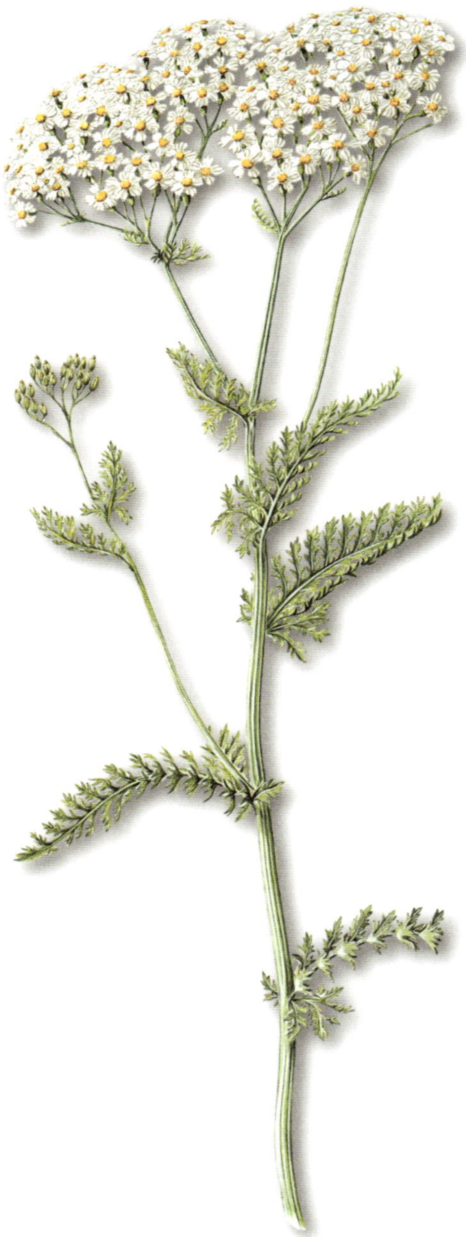

Inhaltsstoffe
Ätherisches Öl (u. a. Cineol, Azulenverbindungen, Kampfer), Gerbstoffe, Bitterstoffe (Sesquiterpenalkohole), Flavonoide, Pyrrolidinalkaloide, Phenolkarbonsäuren

Anbautipps
Samen werden im Frühjahr in Töpfchen vorgezogen, die Pflänzchen ab Mitte Mai ausgepflanzt. Die Pflanze bevorzugt humose, durchlässige Böden in vollsonniger Lage.

Sammeltipps
Die Triebspitzen werden zu Beginn der Blütezeit etwa 20 cm lang abgeschnitten, gebündelt und kopfüberhängend an einem schattigen Ort getrocknet. Getrocknete Pflanzen werden zerkleinert, kühl und lichtgeschützt aufbewahrt.

Die Schafgarbe zählt zu den bekanntesten Heilpflanzen; schon in der Antike wurde sie als Heilmittel verwendet. Der Gattungsname *Achillea* geht auf den Helden Achilles zurück, der die Wirksamkeit der Schafgarbe entdeckt und zur Wundheilung bei seinen Kriegern verwendet haben soll. Bei Hippokrates und Theophrast findet die Pflanze jedoch noch keine Erwähnung. Erst der griechische Arzt Dioskurides (1. Jh.) lobt die Schafgarbe als Mittel zur Blutstillung, gegen Geschwüre sowie gegen Magen- und Darmbeschwerden. Sein Zeitgenosse, der römische Gelehrte Plinius d. Ä., beschreibt ebenfalls die Heilkraft des Krauts.

Die heilende Wirkung der Schafgarbe war vermutlich auch den Germanen bekannt, und im mittelalterlichen Europa wurde das Kraut nicht nur von Hildegard geschätzt. In den Kräuterbüchern des 16. Jahrhunderts loben die Ärzte Hieronymus Bock und Matthiolus die Pflanze und empfehlen sie vor allem zur Wundbehandlung sowie bei übermäßiger Regelblutung. Auch Pfarrer Kneipp verordnete die Schafgarbe häufig. Sie ist noch heute eine wertvolle Arzneipflanze.

Schafgarbe bei Hildegard

Hildegard empfiehlt die Schafgarbe vor allem zur äußerlichen Behandlung von Wunden. Sie setzte sie aber auch bei inneren Verletzungen ein, hervorgerufen durch „Eisen“, also Messer oder Waffen. Auch bei Fieber, Nasenbluten, starker Regelblutung sowie bei Augentrübung rät sie zur Anwendung von Schafgarbe.

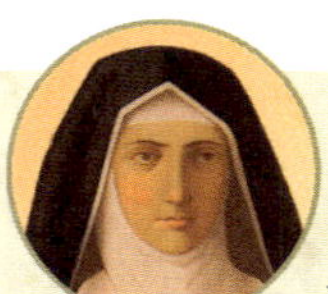

„Denn wenn ein Mensch durch einen Schlag verletzt wird, wäscht man nachher die Wunde mit Wein, und es soll in Wasser mäßig gekochte Schafgarbe, nachdem das Wasser mäßig ausgepresst wurde, so warm über jenes Tuch leicht gebunden werden, das auf der Wunde liegt. Und so nimmt sie der Wunde die Fäulnis und die Schwären, das heißt das Geschwür, und sie heilt die Wunde.“

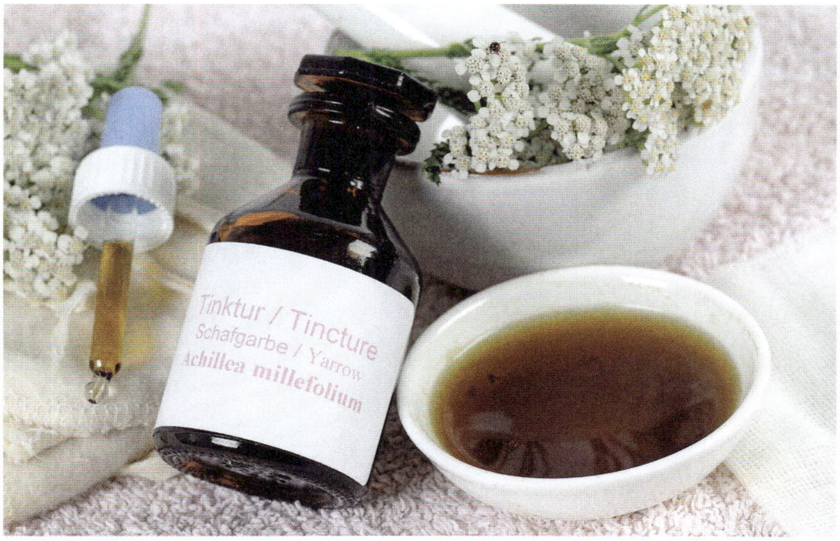

Eine Schafgarbentinktur stellt man mit hochprozentigem Alkohol her und nimmt sie z. B. bei Menstruationskrämpfen tropfenweise ein (Rezept siehe rechts).

Therapie mit Schafgarbe heute

Die Schafgarbe ist eine Arzneipflanze mit vielfältiger Heilwirkung. Innerlich angewendet hilft sie nachweislich gegen Appetitlosigkeit sowie gegen Krämpfe und Schleimhautentzündungen im Magen-Darm-Trakt. Traditionelle Anwendungsbereiche sind Fieber, Erkältungen und Bluthochdruck.

Äußerlich behandelt man mit der Schafgarbe vor allem Wunden, Entzündungen der Haut, Frauenleiden (z. B. Menstruationsbeschwerden, Scheidenentzündungen) und Hämorrhoiden.

In der Homöopathie verwendet man Schafgarbe-Zubereitungen u. a. bei Krampfadern und Problemen im Magen-Darm-Trakt.

Wirkungsweise

Die wirksamsten Inhaltsstoffe der Schafgarbe sind die Azulenverbindungen des ätherischen Öls sowie die Flavonoide. Die entzündungshemmenden, antibakteriellen und durchblutungsfördernden Eigenschaften werden vor allem den Azulenen zugeschrieben, während die Flavonoide krampflösend wirken. Die bitteren Sesquiterpenalkohole wiederum steigern die Bildung von Verdauungssäften, sodass alle Inhaltsstoffe zusammen die Verdauung und dadurch den Appetit anregen.

Die fieber- und blutdrucksenkenden Eigenschaften der Schafgarbe sind auf die Alkaloide zurückzuführen. Das ätherische Öl wirkt außerdem zusammenziehend, wodurch sich die Förderung der Wundheilung erklären lässt.

Achtung

Sowohl die äußere als auch die innere Anwendung kann allergische Reaktionen hervorrufen. Die Pflanze darf nicht bei Überempfindlichkeit gegenüber Schafgarbe und anderen Korbblütlern eingesetzt werden. In Schwangerschaft und Stillzeit ist vor der Anwendung der Arzt zu befragen.

Anwendungen

Innerlich

- **Bei Menstruationskrämpfen, Blutungen oder Verdauungsproblemen als Tinktur:** Ein Schraubdeckelglas mit dem Kraut halb voll füllen und mit Doppelkorn oder Weingeist übergießen, bis das Kraut gut bedeckt ist; das Glas verschließen, 2 bis 6 Wochen an einem warmen Ort ziehen lassen und abfiltern (Kaffeefilter); die Tinktur in ein dunkles Glas füllen, verschließen, dunkel und kühl aufbewahren (bis zu 1 Jahr); 1- bis 3-mal täglich 10 bis 50 Tropfen einnehmen

- **Bei Verdauungsstörungen oder Unterleibsschmerzen als Tee:** 1 TL getrocknetes Kraut mit 250 ml kochendem Wasser übergießen, 5 Minuten ziehen lassen und abseihen; 3 bis 4 Tassen täglich trinken

Äußerlich

- **Bei Scheidenentzündungen, Menstruationsbeschwerden oder Hämorrhoiden als Sitzbad:** 100 g getrocknetes Kraut mit 2 l heißem Wasser übergießen, abseihen und in ein Sitzbad (20 l) geben; 10 bis 20 Minuten lang darin baden

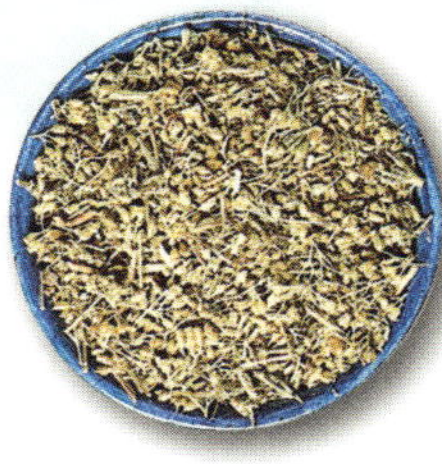

SCHLEHDORN (Römischer Kümmel) *Nigella sativa*

Bei Hildegard: „De Spinis"

Merkmale
Dicht verzweigter, stark bedornter, bis 3 m hoher Strauch; im März und April unzählige kleine, leuchtend weiße, duftende Blüten; nach der Blüte ovale Blätter mit gesägtem Rand; von Oktober bis November kugelige, dunkelblau-schwarze, bereifte Früchte, die erst nach dem Frost schmackhafter werden

Verwendung
Als Nutz- und Heilpflanze

In der Heilkunde verwendete Teile
Blüten, Früchte, Wurzelrinde

Inhaltsstoffe
Früchte: Gerbstoffe, Bitterstoffe, organische Säuren (u. a. Apfelsäure), Pektin, Vitamin C, Spuren von Amygdalin (Blausäureglykosid) in den Samen; Blüten: Flavonoide (u. a. Quercetin, Rutin), Spuren von Amygdalin; Rinde: v. a. Gerb- und Bitterstoffe

Anbautipps
Der anspruchslose, langsamwüchsige Strauch bevorzugt kalkhaltige, tiefgründige, auch steinige Böden in sonniger, geschützter Lage. Vermehrung durch Absenker, Steckhölzer oder Ausläufer.

Sammeltipps
Die Blüten werden an regenfreien Tagen vor dem Erscheinen der Blätter gepflückt und anschließend getrocknet (dabei nicht umdrehen). Die Früchte erntet man im Spätherbst und im Winter, die Wurzelrinde von Oktober bis November.

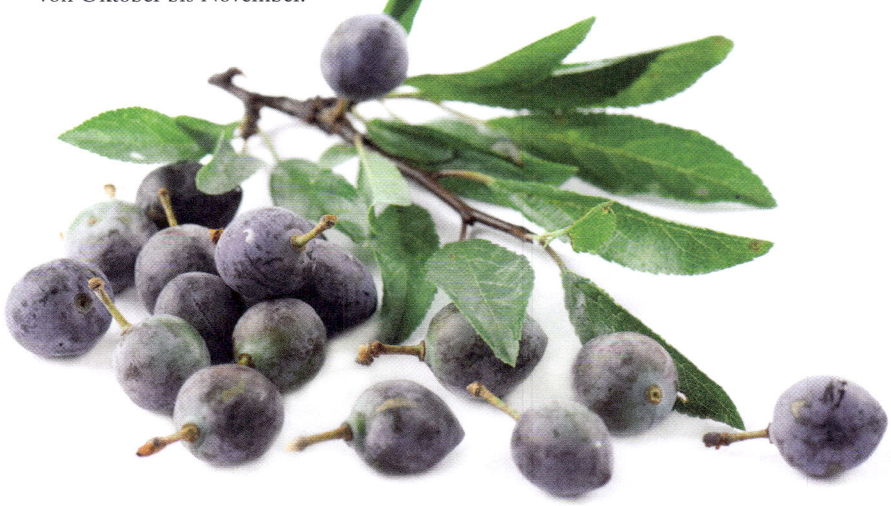

Der Schlehdorn ist eine sehr alte Nutz- und Heilpflanze. Funde bei Ausgrabungen steinzeitlicher Pfahlbauten sprechen dafür, dass Schlehenfrüchte schon in vorgeschichtlicher Zeit als Nahrungsmittel verwendet wurden. Den griechischen und römischen Ärzten bzw. Gelehrten der Antike wie Theophrast, Dioskurides und Plinius waren sowohl die Früchte als auch die Blüten als Heilmittel bekannt. Auch die Wurzel wird zuweilen als Arzneimittel erwähnt.

Im Mittelalter wurde der Schlehdorn von den Arabern, aber auch in Mitteleuropa als Nutz- und Heilpflanze gebraucht. Besonders gerühmt wird er in den Kräuterbüchern des 15. und 16. Jahrhunderts. Die großen Heilkundigen der Zeit wie Paracelsus, Bock und Matthiolus loben die bessernde Wirkung u. a. bei Durchfall, Herz- und Magendrücken oder Zahn- und Halsgeschwüren. Im 19. Jh. bezeichnete Pfarrer Kneipp den Schlehdorn als wichtiges Abführmittel, das „in jeder Hausapotheke zu finden sein sollte".

Schlehdorn bei Hildegard

Hildegard kannte die wohltuende Wirkung der Schlehenfrüchte und verordnete sie – gebraten oder gekocht – vor allem bei Magenleiden und Verdauungsstörungen. Gegen Gichtschmerzen empfiehlt sie, aus den mit Honig gesüßten Früchten, Nelkenpulver, Zimt, der Asche der verbrannten grünen Dornen sowie Wein einen Heiltrunk zuzubereiten.

Therapie mit Schlehdorn heute

In der Naturheilkunde wird der Schlehdorn auch heute noch häufig genutzt. Er ist eine wertvolle Heilpflanze, deren Blüten

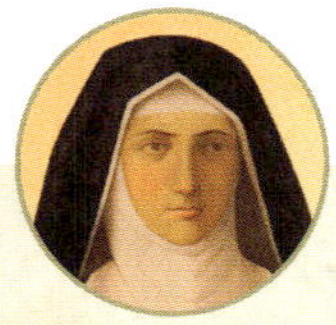

„Aber wer im Magen schwach ist, der brate Schlehen in der Feuerflamme, das heißt, er bruzele sie, oder er koche sie in Wasser und esse sie oft, und (dies) führt den Unrat und den Schleim vom Magen ab. Und wenn er ihre Kerne isst, wird es ihm nicht schaden."

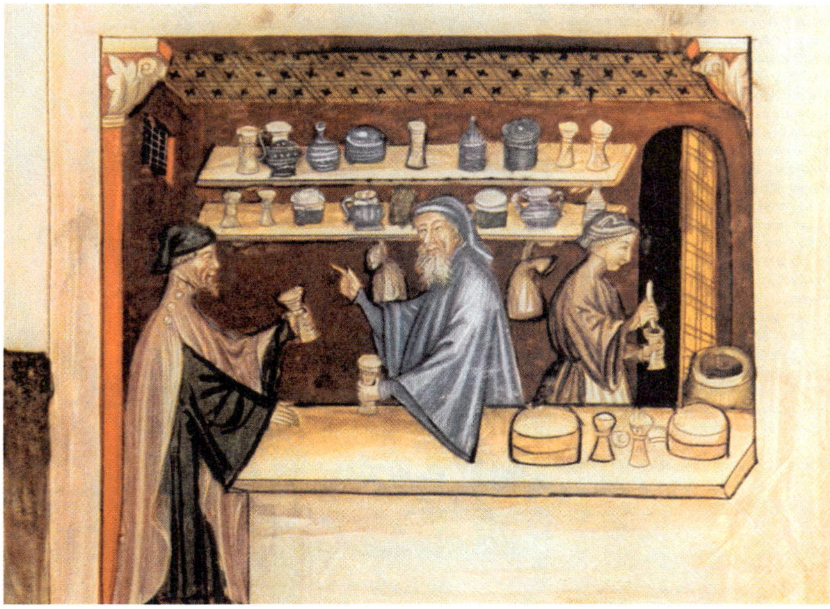

Diese italienische Apotheke des Spätmittelalters, vermutlich in Venedig, unterscheidet sich kaum von ihren arabischen Vorbildern. Die in Gefäßen aufbewahrten Arzneien, teils vor Ort hergestellt, wurden über den Tresen verkauft. Diesen Tresen klappte man nachts zum Schutz gegen Diebstahl hoch.

und Früchte hauptsächlich innerlich, die Wurzelrinde hingegen nur äußerlich verwendet werden. Zubereitungen aus Schlehdornblüten werden vor allem bei Erkältungskrankheiten, Magen-Darm-Beschwerden wie Verstopfung, Magenschwäche und -krämpfe sowie bei Atemwegserkrankungen verabreicht. Sie können auch bei Hautproblemen helfen.

Zubereitungen aus Schlehdornfrüchten wiederum eignen sich besonders zur Behandlung von Entzündungen im Mund- und Rachenbereich, z. B. bei Mundschleimhaut- und Zahnfleischentzündungen sowie bei Halsschmerzen. Als Marmelade oder Mus helfen sie gegen Appetitlosigkeit, da sie die Magensaftproduktion anregen. Eine Abkochung aus der Rinde der Wurzel kann als Zusatz zum Badewasser oder als Waschung gegen Hautausschläge eingesetzt werden.

Wirkungsweise

Die wichtigsten Inhaltstoffe der Schlehenfrüchte sind die Gerbstoffe, die zusammenziehend auf Oberflächen wirken. Deshalb heilt Gewebe nach Verletzungen schneller, wenn Gerbstoffe in der verwendeten Arznei enthalten sind. Zusätzlich besitzen Gerbstoffe entzündungshemmende Eigenschaften, da sie Krankheitserreger wie Bakterien oder Pilze daran hindern, sich zu vermehren.

Das Vitamin C sowie wertvolle Fruchtsäuren wirken positiv auf Immunsystem und Verdauung. Die Flavonoide in den Blüten zeigen eine antivirale und antimikrobielle Wirkung und helfen bei Magen-Darm-Beschwerden.

Anwendungen

Innerlich

- **Bei Entzündungen im Mund- und Rachenraum als Tee:**
1 TL (2 g) Früchte mit 250 ml siedendem Wasser übergießen, 10 Minuten zugedeckt ziehen lassen und abseihen; 2 Tassen täglich schlückchenweise trinken

- **Bei Magen-Darm-Problemen oder Atemwegserkrankungen als Abkochung:**
2 TL Blüten mit 250 ml Wasser aufkochen und abseihen; 2 Tassen täglich trinken

Äußerlich

- **Zur Vorbeugung gegen Schwangerschaftsstreifen als Blütenöl:**
Ein Schraubglas zu zwei Dritteln mit Schlehenblüten füllen, bis zum Rand mit einem guten Öl, etwa Olivenöl oder Jojobaöl, übergießen, 4 Wochen stehen lassen, ab und zu rühren, abseihen, in ein dunkles Glas füllen und die Haut damit einreiben

Achtung

Bei bestimmungsgemäßem Gebrauch (Tagesdosis 2–4 g) sind keine Nebenwirkungen zu erwarten. Da die Kerne geringe Mengen an Blausäure enthalten, sollte man sie nicht mitverarbeiten. Übermäßiger Verzehr der Früchte kann zu Erbrechen, Durchfall und Übelkeit führen.

SCHLÜSSELBLUME, ECHTE (Himmelsschlüssel) *Primula veris*

Bei Hildegard: „De Hymelsloszel"

Merkmale
Mehrjährige krautige, 10–20 cm hohe Pflanze mit eirunden bis länglichen, leicht filzigen Blättern, die eine Rosette bilden; langer, blattloser, behaarter Schaft mit einer Dolde kleiner, gelber, orangerot gefleckter Blüten; kurzes, dickes Rhizom

Verwendung
Als Zier- und Heilpflanze

In der Heilkunde verwendete Teile
Blüten, Wurzel

Inhaltsstoffe
Wurzeln: reichlich Saponine als Glykoside (u. a. Protoprimulagenin, Priverogenin) und Phenylglykoside (u. a. Primulaverin, Primverin), Salicylate; Blüten: Flavonoide, Karotinoide, geringe Mengen Saponine, ätherisches Öl

Anbautipps
Im zeitigen Frühjahr Samen in Töpfen aussäen, ab Mitte Mai auspflanzen; oder aber im Spätsommer direkt ins Freiland säen. Die Pflanze bevorzugt trockene bis frische, nährstoffarme, durchlässige Böden.

Sammeltipps
Die Blüten erntet man zur Blütezeit und trocknet sie an einem schattigen Platz. Die Wurzeln werden im Frühjahr oder Herbst ausgegraben, gereinigt, geschnitten und im lauwarmen Ofen getrocknet.

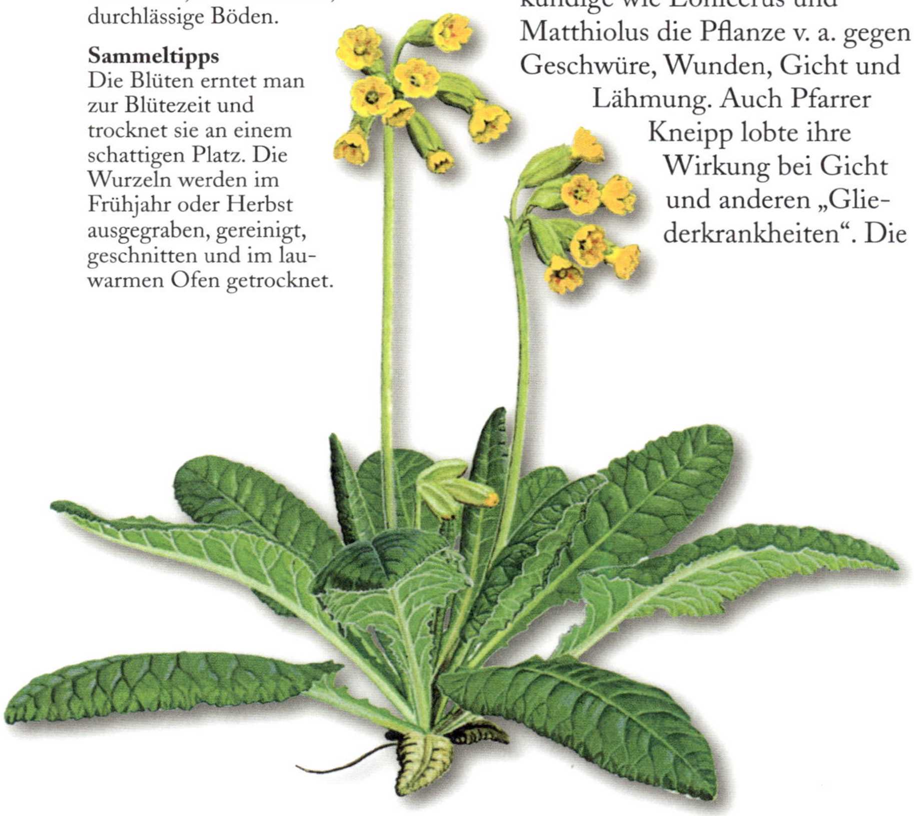

In antiken Schriften wird die Echte Schlüsselblume nicht erwähnt – was nicht verwunderlich ist, da die in der gemäßigten Zone heimische Pflanze im südeuropäischen Raum kaum vorkommt. Hingegen spielte die Pflanze in der Mythologie der Germanen und Kelten eine bedeutende Rolle und wurde beispielsweise von den Druiden bei Frühlingsfesten zu kultischen Zwecken verwendet.

Im mittelalterlichen Europa galt die Schlüsselblume als eine wichtige Heilpflanze, die in vielen Heilkundebüchern – auch bei Hildegard – erwähnt wird. Im 15. und 16. Jh. empfahlen Heilkundige wie Lonicerus und Matthiolus die Pflanze v. a. gegen Geschwüre, Wunden, Gicht und Lähmung. Auch Pfarrer Kneipp lobte ihre Wirkung bei Gicht und anderen „Gliederkrankheiten". Die Schlüsselblume findet auch heute noch Anwendung, wenn auch nicht mehr so häufig wie früher.

Schlüsselblume bei Hildegard

Hildegards Werk „Physica" ist das älteste Schriftzeugnis für die medizinische Verwendung der Schlüsselblume. Die Äbtissin empfiehlt die Pflanze bei Lähmungen, wozu bei ihr auch Gicht und Rheuma gehören. Gegen Melancholie – damit sind nach heutigem Verständnis Depressionen gemeint – sei die Schlüsselblume ebenfalls hilfreich. Hildegard nutzte die Pflanze nur für äußerliche Therapien, während sie heute vor allem innerlich angewendet wird.

Therapie mit Schlüsselblume heute

Sowohl die Blüten als auch die Wurzel der Schlüsselblume sind wirksame Arzneimittel, die nachweislich bei Atemwegsinfekten

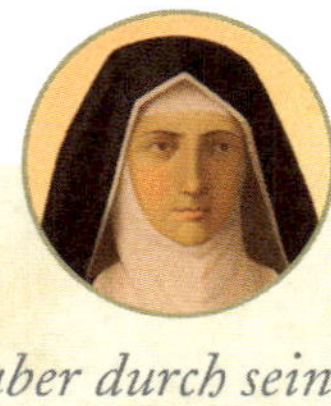

„Wer aber durch seinen Körper von der Lähmung geplagt wird, der lege dieses Kraut in seinen Becher, damit er davon den Geschmack annehme, und er trinke häufig, und er wird geheilt werden."

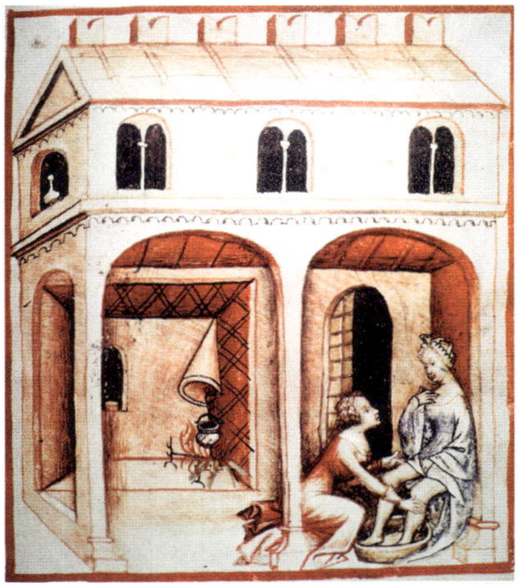

Ob Gicht – oft ist eine große Zehe befallen –, Gelenkschmerzen oder geschwollene Füße: Ein warmes Fußbad mit Schlüsselblumensud kann helfen.

helfen. Sie werden vor allem zur Unterstützung des Abhustens bei Bronchitis und Husten mit zähem Schleim eingesetzt. Auch zur Förderung des Schleimabflusses bei Erkältungen mit Nasen- und Rachenkatarrh ist die Schlüsselblume nützlich. Besonders die Wurzel besitzt eine hohe schleimlösende Wirkung. Außerdem ist Schlüsselblumentee ein ausgezeichnetes nerven- und herzstärkendes Mittel, er soll sogar Migräne und nervöse Kopfschmerzen lindern. Äußerlich als Waschung oder Badezusatz angewandt helfen die Wurzeln gegen Prellungen, geschwollene Füße und schmerzende Gelenke.

Naturheilkundler verordnen die Pflanze bei rheumatischen Erkrankungen und Gicht, bei Nervosität und Schlafstörungen.

Wirkungsweise

Schlüsselblumenblüten haben eine milde schleimlösende Wirkung, die auf die Saponine und Flavonoide zurückzuführen ist. Saponine regen den Organismus nachweislich dazu an, das Bronchialsekret zu verflüssigen, sodass das Abhusten leichter wird. Die Flavonoide wirken allgemein krampflösend sowie bakterizid und unterstützen auf diese Weise die Wirkung der Saponine.

Der Saponingehalt der Wurzel ist wesentlich höher als der der Blüten. Dadurch zeigen Zubereitungen aus der Wurzel größere Wirksamkeit und helfen, selbst den hartnäckigsten Bronchialschleim zu lösen. Zu weiteren Inhaltsstoffen der Wurzel gehört das Methylsalicylat, das bei längerer Lagerung aus dem Phenylglykosid Primulaverin entsteht und entzündungshemmende Eigenschaften besitzt.

Achtung

Vielen ist nicht bekannt, dass die Schlüsselblume unter Naturschutz steht und nicht in der freien Natur gepflückt werden darf. Weil das so ist: Nur Pflanzen aus dem eigenen Garten sammeln!

Bei innerlicher Anwendung kann es bei empfindlichen Menschen zu Übelkeit, Erbrechen oder Durchfall kommen. Bei bekannter Allergie gegen Primelgewächse kann durch Berührung der Pflanze ein juckender Ausschlag entstehen.

Da keine Untersuchungen vorliegen, die die Wirkung von Schlüsselblumenextrakten während Schwangerschaft und Stillzeit untersuchen, sollten betroffene Frauen auf eine Anwendung verzichten. Dasselbe gilt für alle Kinder unter 4 Jahren.

Anwendungen

Innerlich

- **Bei Atemwegsinfekten als Blütentee:**
1 TL getrocknete und zerkleinerte Blüten mit 1 Tasse heißem Wasser übergießen, 5 Minuten ziehen lassen und abseihen; 3 bis 4 Tassen täglich trinken

- **Bei chronischem Husten und Husten mit Auswurf als Abkochung:**
½ TL Wurzel mit 2 Tassen kaltem Wasser übergießen, das Ganze langsam zum Kochen bringen, von der Kochstelle nehmen, 5 Minuten ziehen lassen und abseihen; täglich 2 Tassen warm bzw. aufgewärmt trinken

Äußerlich

- **Bei Gliederschmerzen oder geschwollenen Füßen als Badezusatz:**
150–250 g getrocknete Blüten mit 1 l kochendem Wasser übergießen, 15 Minuten ziehen lassen und abseihen; den Sud in eine Schüssel mit warmem Wasser für ein Fußbad oder in die Badewanne geben

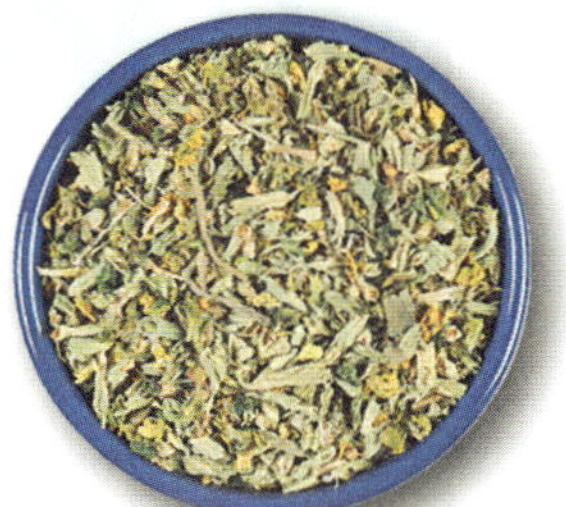

SCHÖLLKRAUT (Goldkraut, Warzenkraut) *Chelidonium majus*
Bei Hildegard: „De Grintzwurtz“

Merkmale
Mehrjährige krautige, 20–80 cm hohe Pflanze mit tief eingeschnittenen, gestielten, auf der Unterseite leicht behaarten Blättern; an verletzten Stellen der Pflanze tritt ein gelb-orangefarbener Milchsaft aus; von Mai bis Oktober gelbe Blüten mit vier Kronblättern; schmale Fruchtkapsel mit eiförmigen, schwarzen Samen; verästeltes Rhizom

Verwendung
Als Zier- und Heilpflanze

In der Heilkunde verwendete Teile
Gesamte Pflanze

Inhaltsstoffe
Alkaloide (Coptisin, Chelidonin, Chelerythrin, Protopin, Sanguinarin, Stylopin, Berberin), Flavone, organische Säuren, Karotinoide, Bitterstoffe, ätherisches Öl

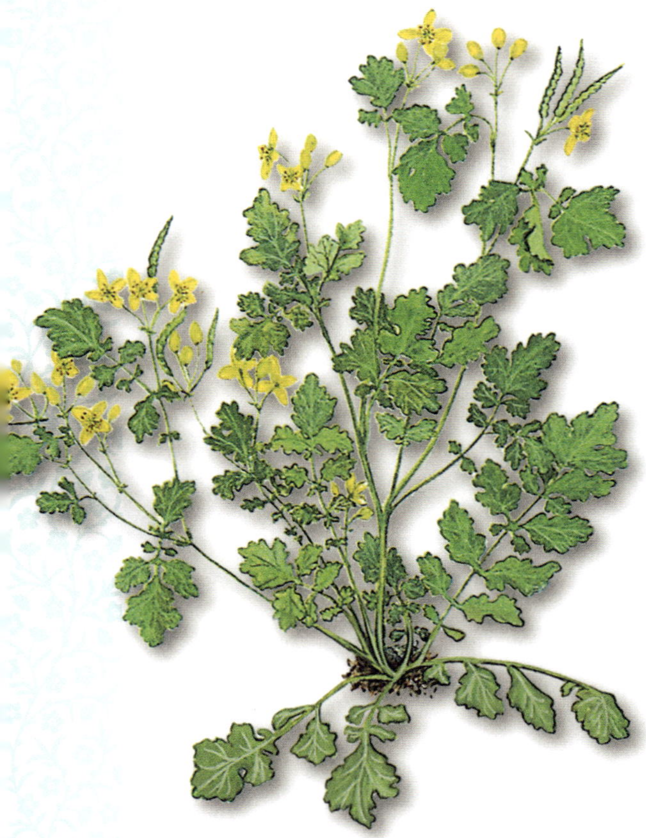

Anbautipps
Im Spätwinter legt man Vorkulturen in Anzuchtschalen an. Die Samen werden nur leicht mit Erde bedeckt und zur Keimung kalt gestellt (Kaltkeimer), danach bei 12–15 °C weiter kultiviert und ab Mitte Mai ausgepflanzt. Die Pflanze bevorzugt feuchte, nährstoffarme Böden in sonniger bis halbschattiger Lage.

Sammeltipps
Oberirdische Teile werden von Mai bis Juli gesammelt, frisch verwendet oder bei 60–70 °C getrocknet. Die Wurzel erntet man im Spätsommer und im Herbst.

Dem Schöllkraut wurden bereits im Altertum bedeutende Heilkräfte zugeschrieben. Ob es sich aber bei der Heilpflanze *chelidonion,* die bei Theophrast (4./3. Jh. v. Chr.) erwähnt wird, um unser Schöllkraut handelt, kann heute nicht mit Sicherheit belegt werden. Bei der in den Werken von Dioskurides und Plinius d. Ä. (beide 1. Jh.) beschriebenen Pflanze handelt es sich allerdings eindeutig um das heutige Schöllkraut. Dioskurides empfiehlt es insbesondere gegen Gelbsucht.

In Mittel- und Nordeuropa war das Schöllkraut den Germanen als Arzneipflanze bekannt. Im Mittelalter galt die Pflanze als Zauberkraut, und ihr Saft wurde bei abnehmendem Mond auf Warzen geträufelt; diese verschwanden tatsächlich – eine Wirkung, die heute noch bekannt ist (allerdings unabhängig von der Mondphase). Auch Hildegard kannte den Nutzen des Schöllkrauts, so wie auch die Heilkundigen des 15. und 16. Jahrhunderts, darunter Paracelsus, Hieronymus Bock und Matthiolus, die die Pflanze u. a. gegen Gelbsucht, Fisteln und Warzen einsetzten. Schöllkraut ist heute noch eine beliebte Heilpflanze.

Schöllkraut bei Hildegard
Hildegard nannte das Schöllkraut „grintzwurtz“ und brachte es so bereits durch die Bezeichnung mit Hauterkrankungen (Grind) in Verbindung. Bei Hautproblemen, die durch falsche Ernährung entstehen, empfiehlt sie, eine Salbe aus dem Pflanzensaft und Fett zuzubereiten und sich damit einzureiben. Da sie aber die Giftigkeit der Pflanze kannte, riet sie von einer inneren Anwendung ab.

Therapie mit Schöllkraut heute
Das Schöllkraut kann innerlich und äußerlich verwendet werden. Innerlich dient es der Behandlung

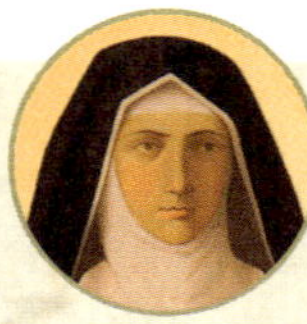

„Wer aber etwas Unreines isst oder trinkt oder berührt, wovon er geschwürig im Körper wird, der nehme altes Fett und gebe ihm genug Saft von Schöllkraut bei und zerstoße es damit, und so zerlasse es gleichzeitig in einer Schüssel, und dann salbe er sich mit Talg, und er wird geheilt.“

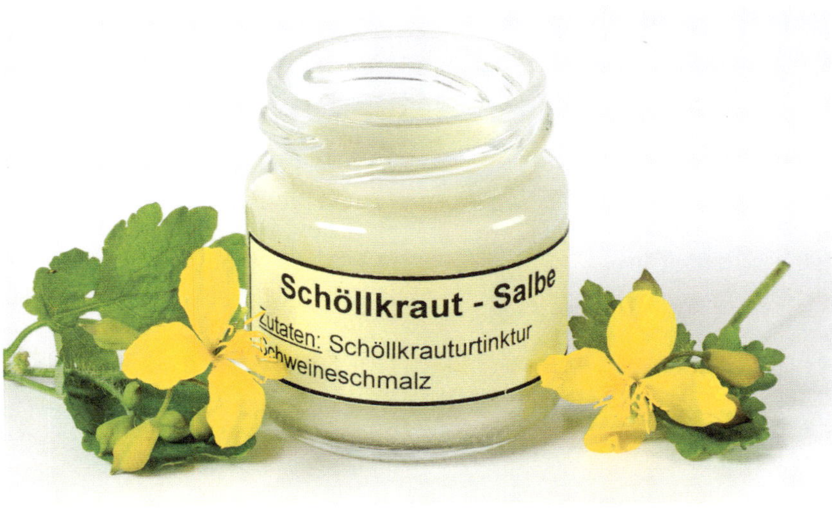

Schöllkrautsalbe wird schon von Hildegard empfohlen, und man bereitet sie heute noch in ähnlicher Weise zu wie in Hildegards Rezeptur (siehe rechts).

von Gallenblasenentzündung, Gallengrieß, Leberschwellung sowie Krämpfen im Verdauungstrakt. Andere bewährte Einsatzbereiche sind Menstruationskrämpfe und Reizhusten.

In der Naturheilkunde findet das Schöllkraut äußerlich als Tinktur oder Pflanzensaft v. a. gegen Warzen, Hühneraugen, Schuppenflechte (Psoriasis) sowie bei Neuralgien Anwendung.

Wirkungsweise

Die Heilwirkung des Schöllkrauts beruht auf den reichlich vorhandenen Alkaloiden. Chelidonin wirkt, wie wissenschaftlich nachgewiesen ist, krampflösend auf den oberen Verdauungstrakt (Magen, Darm, Gallenblase) und sorgt zudem für eine erhöhte Gallensaftproduktion und -ausscheidung. Unterstützt wird das Chelidonin von Berberin, das ebenfalls die Gallenbildung fördert. Coptisin wirkt nachweislich beruhigend und entspannend auf die Muskulatur der Verdauungsorgane, wodurch schmerzhafte Krämpfe gemindert werden. Zudem hemmen die Alkaloide die Vermehrung von Bakterien und Viren, wodurch sich die Wirkung bei äußerlicher Anwendung, z. B. gegen Warzen, erklären lässt.

Achtung

Nebenwirkungen sind bei der Anwendung von bestimmungsgemäßen Dosen des Schöllkrauts nicht bekannt. Dennoch reagieren manche Menschen allergisch auf eingenommene Schöllkrautzubereitungen, so dass es zu Juckreiz u. ä. Reaktionen kommen kann.

Äußerlich angewandt kann der Milchsaft die Haut reizen oder Allergien auslösen. Schöllkraut darf nicht in Schwangerschaft, Stillzeit und bei Kindern unter 12 Jahren angewandt werden, ebenso bei bestehenden Leberkrankheiten. Schöllkrautzubereitungen sollte man nicht länger als 3–4 Wochen anwenden, da eine Leberschädigung möglich ist.

Anwendungen

Innerlich

● **Bei krampfartigen Beschwerden im Magen-Darm-Gallen-Bereich und zur Anregung des Gallenflusses als Tee:**
2 TL getrocknetes Schöllkraut mit 1 Tasse heißem Wasser übergießen, 5–10 Minuten ziehen lassen und abseihen; zwischen den Mahlzeiten jeweils 1 Tasse trinken

Äußerlich

● **Bei Warzen, Hühneraugen oder Schuppenflechte als Saft:**
Frischen Schöllkrautsaft aus einem angeschnittenen Stängel 1–3-mal täglich auf die entsprechende Stelle bzw. Hautpartie auftragen

● **Bei Warzen, Ekzemen oder allergischen Hauterkrankungen als Salbe:**
50 g Schweineschmalz und 10 ml Schöllkrautsaft mischen und erhitzen, bis eine homogene Masse entsteht; danach abkühlen lassen und die betroffene Stelle bzw. Hautpartie 1- bis 2-mal täglich damit einreiben

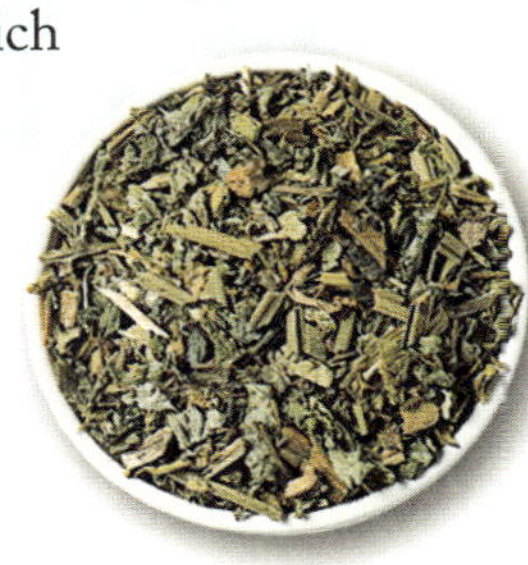

SCHWARZKÜMMEL, ECHTER (Römischer Kümmel) *Nigella sativa*

Bei Hildegard: „De Ratde“

Merkmale
Einjährige krautige, bis 50 cm hohe Pflanze; verzweigte, leicht behaarte Stängel mit fein gefiederten Blättern; weiße bis blassbläuliche Blüten von Juni bis August; kugelig aufgeblähte Balgfrüchte mit dreikantigen schwarzen Samen

Verwendung
Als Gewürz, Heilpflanze und zur Gewinnung von Schwarzkümmelöl

In der Heilkunde verwendete Teile
Samen

Inhaltsstoffe
Ätherische Öle wie Nigellon und Kampfer, fette Öle wie Linosäure, Palmitolsäure, Kohlenhydrate, Proteine, Mineralstoffe (Kalzium, Eisen, Natrium, Kalium), Sterole, Gerbstoffe

Anbautipps
Die in Vorderasien und Ägypten heimische Pflanze gedeiht auch in unseren Breiten. Sie bevorzugt durchlässige, humusreiche Böden in sonniger bis halbschattiger Lage und kann ab etwa April direkt ins Beet gesät werden. Bis zur Ernte gleichmäßig gießen und nur wenig düngen.

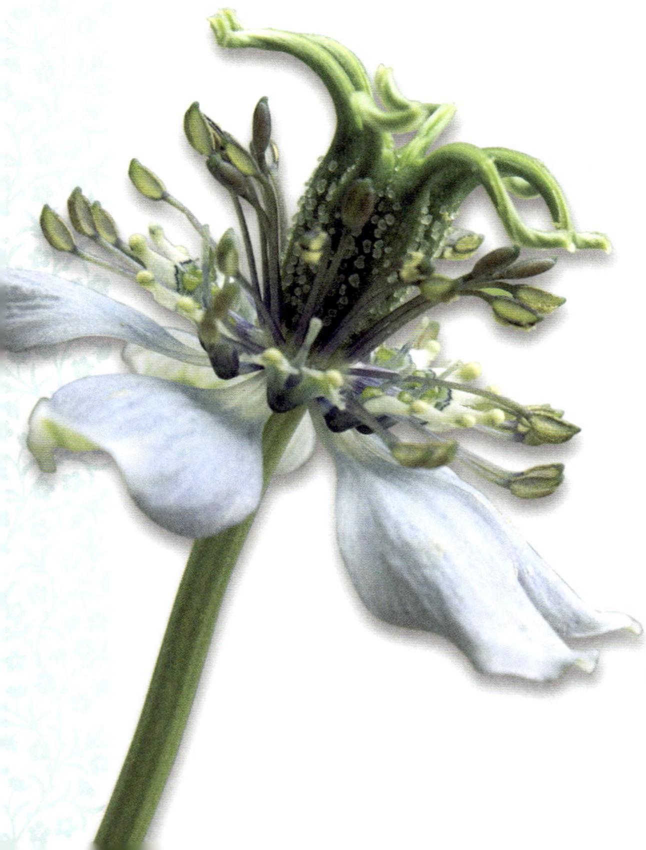

Sammeltipps
Die Samen werden von August bis Oktober geerntet, wenn sie schwarzbraun sind. Sie werden nachgetrocknet und in Dosen aufbewahrt. Erst kurz vor Gebrauch zerkleinern!

Der Echte Schwarzkümmel ist eine uralte Kulturpflanze, die aus Vorderasien und Ägypten stammt. Das Öl wurde schon im Altertum von den Ägyptern gegen Hauterkrankungen, allgemeine Schwäche, Frauenleiden sowie Kopf- und Zahnschmerzen eingesetzt. Auch diente es zur Schönheitspflege. Im Orient ist die alte Tradition der Verwendung von Schwarzkümmel als Universalheil- und Gewürzmittel bis heute lebendig. Dort pflegt man zu sagen: „Schwarzkümmel heilt jede Krankheit außer Tod.“

In Europa galt der Schwarzkümmel ebenfalls lange Zeit als wertvolle Heilpflanze. Belege aus dem Mittelalter zeigen, dass Karl der Große den Anbau von Schwarzkümmel in Klostergärten anordnete. Auch Hildegards Texte sowie Schriften von Kräuterkundigen aus dem 12. und 14. Jahrhundert erwähnen die Anwendung von Schwarzkümmel. Später wurde diese Arzneipflanze jedoch durch moderne Medikamente verdrängt und geriet in Vergessenheit. Erst in den 1990er-Jahren hat man ihre Heilwirkung erneut entdeckt. Heute ist sie wieder populär und wird genutzt.

Schwarzkümmel bei Hildegard

Hildegard riet vom Verzehr des Schwarzkümmels ab, denn sie meinte: „Er ist keinem Menschen in einer Speise bekömmlich, weil er davon Schmerzen hätte.“ Möglicherweise steckt dahinter die Erfahrung, dass es auch giftige Schwarzkümmelarten gibt.

Sie empfiehlt aber die äußerliche Anwendung von zerstoßenem Schwarzkümmel bei „Geschwüren am Kopf“. Nach heutiger medizinischer Kenntnis könnte sie Neurodermitis und/oder Schuppenflechte gemeint haben. Denn bei diesen und ähnlichen Hautkrankheiten wird das Schwarzkümmelöl heute noch angewandt.

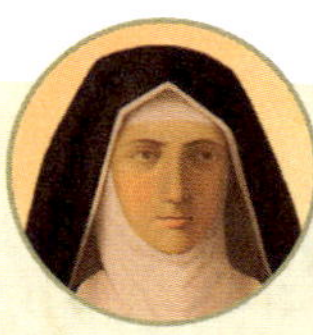

„Wenn aber einer Geschwüre am Kopf hat, (…) der zerstoße Schwarzkümmel und mische das Zerstoßene mit gebratenem Speck, und er salbe damit oft die Geschwüre (…), und er bringt die Geschwüre zum Verschwinden und wird geheilt. Aber zerstoße auch Schwarzkümmel und mische ihm Honig bei, und wo viele Fliegen sind, streiche es an die Wand. Und die Fliegen, die das kosten, werden krank und fallen und sterben.“

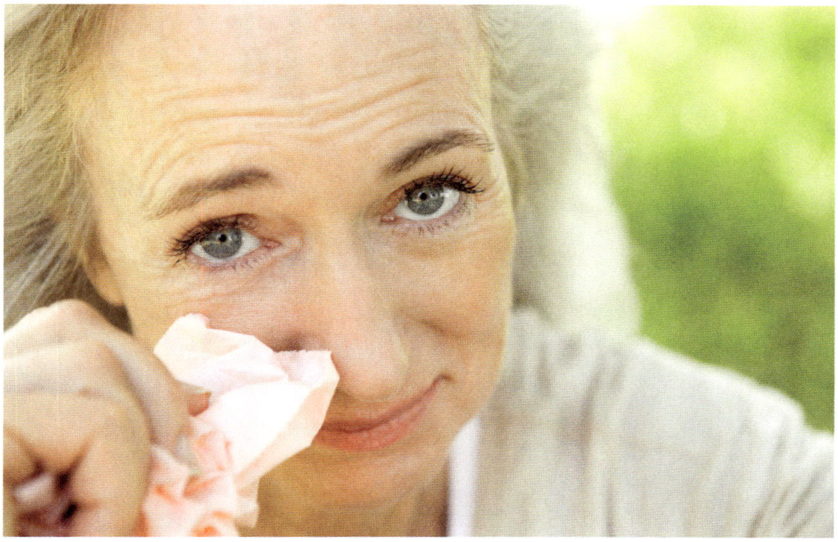

Gegen Heuschnupfen und andere Pollenallergien hilft Schwarzkümmelöl, das aus den Samen der Pflanze gewonnen wird. Man nimmt es in Form von Tropfen ein.

Therapie mit Schwarzkümmel heute

Heute dient das Schwarzkümmelöl zur innerlichen und äußerlichen Behandlung einer Reihe von Beschwerden. Ein Tee aus zerdrückten Schwarzkümmelsamen wirkt als Stärkungsmittel und unterstützt die Wirkung des eingenommenen Öls.

Das Schwarzkümmelöl wird als Heilmittel zur Linderung von verschiedenen Erkrankungen eingesetzt, insbesondere in der Naturheilkunde, aber nicht nur dort. Hilfreich ist Schwarzkümmel bei der Behandlung von Akne, Allergien, Asthma, Entzündungen, Husten, Immunschwäche, Neurodermitis, Schuppenflechte sowie Verdauungsbeschwerden, um nur einige der Anwendungsbereiche zu nennen.

Neuere medizinische Untersuchungen wiesen im Schwarzkümmelöl u. a. antibakterielle, schmerzstillende, bronchienerweiternde und sogar blutzuckersenkende Wirkungen nach. Auch zur Milderung der Nebenwirkungen einer Chemotherapie wird das Öl verwendet.

Wirkungsweise

Die Heilkraft des Schwarzkümmelöls erklärt sich aus dem Zusammenwirken von fetten Ölen, ätherischen Ölen und Spurenelementen. Eine besondere Rolle spielt dabei der hohe Anteil an mehrfach ungesättigten Fettsäuren (z. B. Linosäure), die vom Körper nicht selbst gebildet werden können, aber für das Immunsystem sehr wichtig sind. Durch den antibakteriellen Effekt wirkt das Schwarzkümmelöl entzündlichen und allergischen Reaktionen entgegen. Auch krankmachende Immunreaktionen – Auslöser für viele chronische Leiden – kann das Öl verhindern.

In der Kosmetik und zur Abwehr von Zecken findet das vielseitige Schwarzkümmelöl ebenfalls Verwendung.

Anwendungen

Innerlich

- **Bei Allergien (z. B. Heuschnupfen), Bronchitis, Verdauungsbeschwerden oder zur Stärkung des Immunsystems als Öl:**
Für eine Kur dreimal täglich jeweils 20 Tropfen reines Schwarzkümmelöl zu den Mahlzeiten einnehmen; Dauer der Kur: 3 bis 6 Monate

- **Zur allgemeinen Stärkung als Tee:**
1 EL im Mörser zerdrückte Schwarzkümmelsamen mit 250 ml kochendem Wasser übergießen, 15 Minuten ziehen lassen und abseihen; zweimal täglich trinken

Äußerlich

- **Bei Hauterkrankungen wie Neurodermitis, Schuppenflechte oder Akne als Öl:**
Reines Schwarzkümmelöl (Apotheke) mehrmals täglich auf die Haut auftragen

Achtung

Die Einnahme von Schwarzkümmelöl kann ein leichtes Aufstoßen verursachen, das aber nach einigen Tagen wieder nachlässt.

Man muss darauf achten, nur reines und geprüftes Öl – am besten aus der Apotheke – zu verwenden, da es auch giftige Schwarzkümmelarten gibt.

SEIFENKRAUT (Waschkraut) *Saponaria officinalis*
Bei Hildegard: „De Borith“

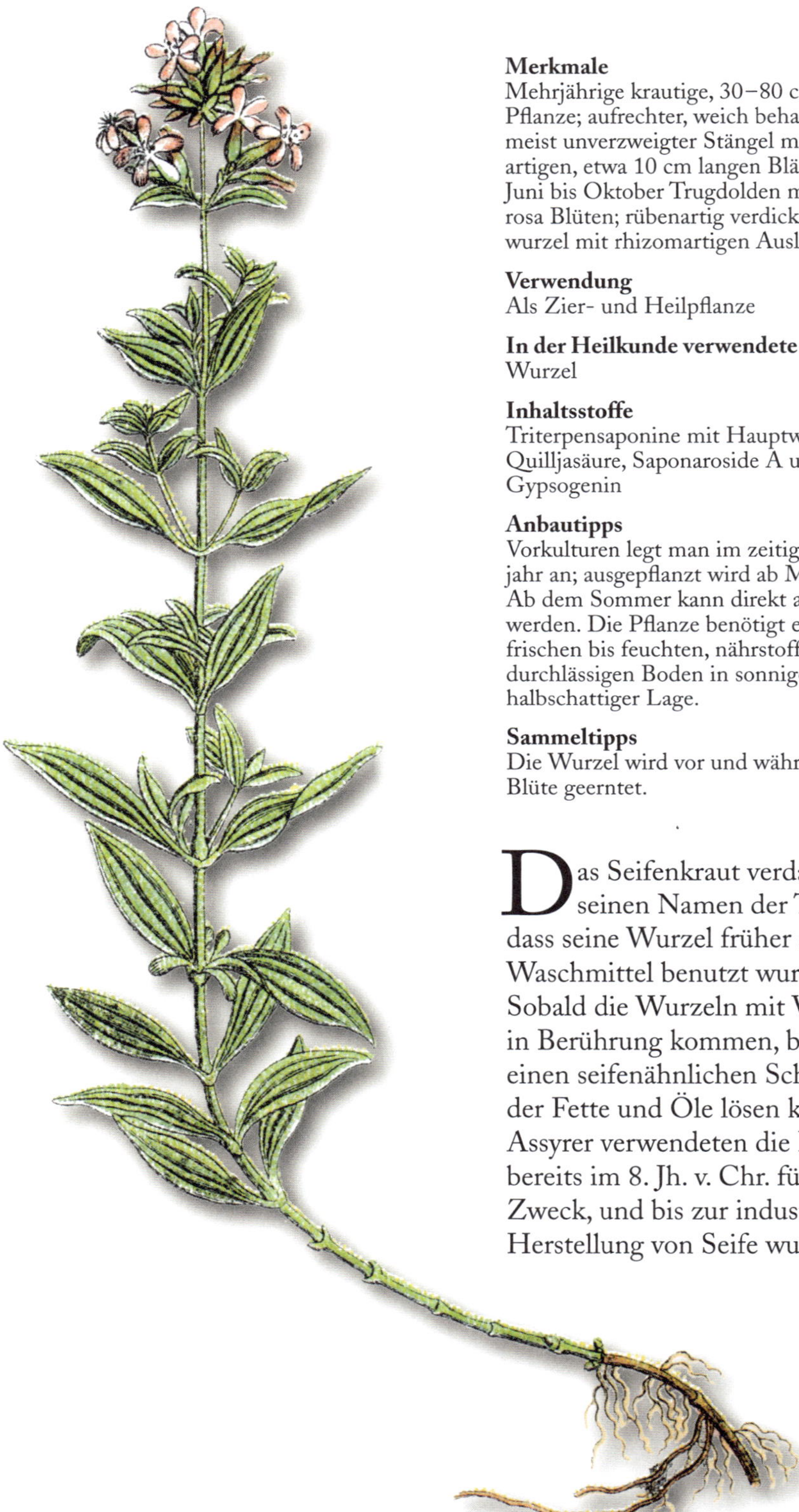

Merkmale
Mehrjährige krautige, 30–80 cm hohe Pflanze; aufrechter, weich behaarter, meist unverzweigter Stängel mit lanzettartigen, etwa 10 cm langen Blättern; von Juni bis Oktober Trugdolden mit blassrosa Blüten; rübenartig verdickte Hauptwurzel mit rhizomartigen Ausläufern

Verwendung
Als Zier- und Heilpflanze

In der Heilkunde verwendete Teile
Wurzel

Inhaltsstoffe
Triterpensaponine mit Hauptwirkstoff Quilljasäure, Saponaroside A und D, Gypsogenin

Anbautipps
Vorkulturen legt man im zeitigen Frühjahr an; ausgepflanzt wird ab Mitte Mai. Ab dem Sommer kann direkt ausgesät werden. Die Pflanze benötigt einen frischen bis feuchten, nährstoffreichen, durchlässigen Boden in sonniger bis halbschattiger Lage.

Sammeltipps
Die Wurzel wird vor und während der Blüte geerntet.

Das Seifenkraut verdankt seinen Namen der Tatsache, dass seine Wurzel früher als Waschmittel benutzt wurde. Sobald die Wurzeln mit Wasser in Berührung kommen, bilden sie einen seifenähnlichen Schaum, der Fette und Öle lösen kann. Die Assyrer verwendeten die Pflanze bereits im 8. Jh. v. Chr. für diesen Zweck, und bis zur industriellen Herstellung von Seife wurde sie auch in Europa als Waschmittel eingesetzt. Seifenkrautlösungen werden noch heute zur umweltschonenden Reinigung von Polstern und Teppichen verwendet.

Vor allem aber ist das Seifenkraut eine wertvolle Arzneipflanze, deren hustenlösende Wirkung schon seit frühester Zeit bekannt ist. Hippokrates (um 460 – um 370 v. Chr.) lobt die menstruationsfördernde Wirkung des Seifenkrauts. Die arabischen Ärzte des frühen Mittelalters wandten die Pflanze gegen Lepra, Schuppenflechte und Geschwüre an, während die Heilkundigen des späteren Mittelalters und der Frühneuzeit – von Hildegard bis Hieronymus Bock und Lonicerus – die schleimlösenden Eigenschaften bei Atemwegserkrankungen erkannten.

Lange war das Seifenkraut als Arzneipflanze hoch angesehen,

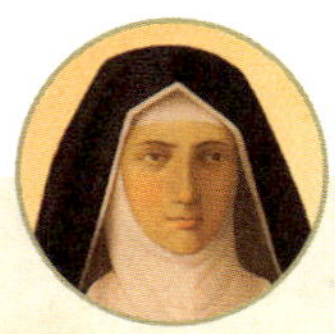

„Und wenn jemand in der Brust dämpfig ist (gemeint ist: Erkrankungen der Atemwege, der Bronchien und der Lunge), zerdrücke er Seifenkraut etwas in Wein, wenn auch nur mäßig, weil dies die schlimmen Säfte, die der Lunge schaden, vertreibt.“

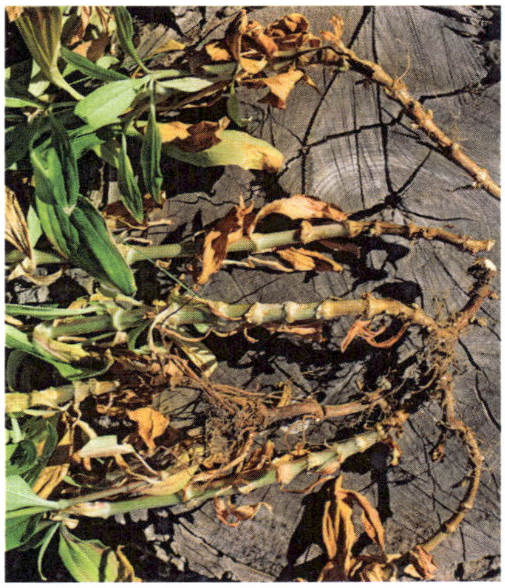

Die Wurzel des Seifenkrauts ist der Pflanzenteil, der die Saponine, die gesundheitsfördernden Wirkstoffe, enthält.

wurde jedoch später von anderen Mitteln verdrängt – allerdings nicht ganz und gar, denn es wird bis heute bei Husten und Bronchitis eingesetzt.

Seifenkraut bei Hildegard

Hildegard kannte die Wirkung des Seifenkrauts bei Erkrankungen der Luftwege und empfiehlt, es mit Wein zu zerdrücken. Auch bei Augenproblemen, Ohrensausen und Geschwüren der Eingeweide verordnete sie Auflagen mit Seifenkraut, wobei die Pflanze bei diesen Anwendungen keine wissenschaftlich nachweisbare Wirkung zeigt.

Therapie mit Seifenkraut heute

Traditionell wird die Seifenkrautwurzel bei Husten, Bronchitis und anderen Erkrankungen der oberen Atemwege verwendet, da die Inhaltsstoffe den Auswurf von Bronchialsekret fördern. Die bei diesen Erkrankungen auftretenden Symptome wie Halsschmerzen, Heiserkeit, Husten und Schnupfen können mit Seifenkrautzubereitungen gelindert werden. Die Wirkung der Wurzel gegen festsitzenden Husten ist wissenschaftlich nachgewiesen.

In der Naturheilkunde findet die Pflanze auch als harntreibendes Mittel, gegen rheumatische Beschwerden sowie äußerlich bei Hautproblemen wie Ekzemen, Akne und Furunkeln Anwendung.

Homöopathen verordnen die getrocknete Wurzel ebenfalls gegen Atemwegserkrankungen sowie Kopf- und Augenschmerzen.

Aufgrund der Fähigkeit der Saponine, die Oberflächenspannung herabzusetzen, werden Zubereitungen aus Seifenkrautwurzeln auch in kosmetischen Präparaten wie Haarshampoos oder Hautreinigungslotionen verwendet.

Wirkungsweise

Die Seifenkrautwurzel enthält auswurffördernde Inhaltsstoffe, die Saponine, von denen insbesondere die Komponenten Saponarosid A und D von Bedeutung sind.

Man weiß, wie diese Saponine auf die Körperfunktionen Einfluss nehmen: Sie wirken auf den Vagusnerv ein, den größten Hirnnerv im vegetativen Nervensystem, der u. a. für die Regulierung der Schleimhaut- und Atemwegsfunktionen zuständig ist. Die Saponine veranlassen nun den Vagus, die Aktivität der kleinen Härchen zu steigern, die auf den Oberflächenzellen der Bronchien sitzen und den Schleim nach oben transportieren. Durch die erhöhte Aktivität der Härchen wird der Schleim gelöst und damit das Abhusten erleichtert.

Anwendungen

Innerlich

- **Bei festsitzendem Husten, Atemwegsinfekten als Tee:**
1 TL Seifenkrautwurzel mit 250 ml kaltem Wasser übergießen, 1–2 Stunden ziehen lassen, den Ansatz zum Sieden bringen und abseihen; 2 Tassen täglich trinken

Äußerlich

- **Bei Hautproblemen wie Ekzemen oder Akne als Umschlag:**
Ein Tuch mit dem Tee (siehe oben) tränken und mehrmals täglich auf die betroffenen Hautpartien legen; um das Abheilen zu fördern, den Seifenkrauttee mit etwas Kamillentee vermischen

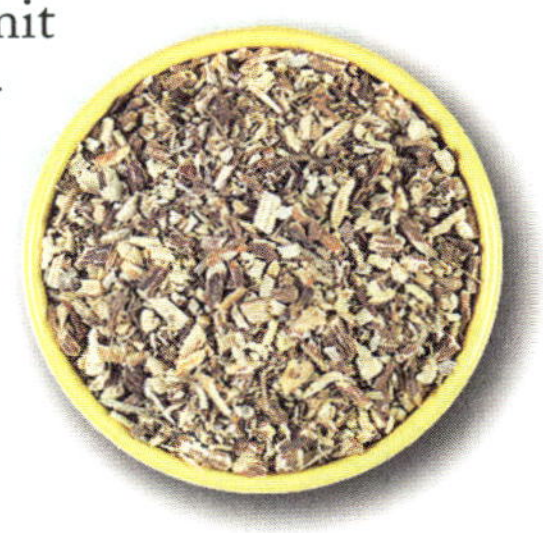

Achtung

Bei zu hoher Dosierung können Zubereitungen mit Seifenkraut die Magenschleimhaut reizen und Übelkeit verursachen. Bei empfohlener Dosierung wurden bislang keine Nebenwirkungen bekannt. Schwangere und Stillende sollten auf Seifenkraut verzichten, da zur Unbedenklichkeit keine Daten vorliegen.

SÜSSHOLZ (Lakritze) *Glycyrrhiza glabra*
Bei Hildegard: „De Liquirico“

Merkmale
Mehrjährige krautige, etwa 1 m hohe Pflanze mit unpaarig gefiederten, leuchtend grünen, bis zu 20 cm langen Blättern; im Juni und Juli Trauben blassblauer bis lilafarbener Blüten, Rhizome mit dicken und langen Wurzeltrieben

Verwendung
Als Nutz- und Heilpflanze

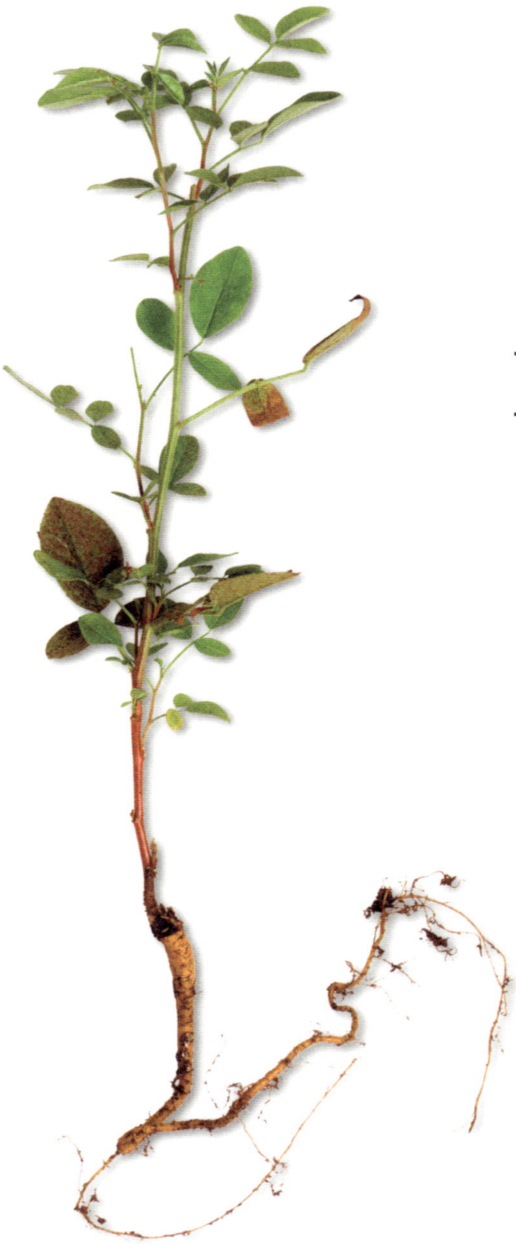

In der Heilkunde verwendete Teile
Wurzeln und Ausläufer

Inhaltsstoffe
Triterpensaponine (Hauptkomponente Glycyrrhizin), Flavonoide, Isoflavonoide, Hydroxycumarine, Steroide, ätherisches Öl

Anbautipps
Im zeitigen Frühjahr werden Vorkulturen angelegt. Vor der Aussaat lässt man die Samen über Nacht im Wasser vorquellen, verteilt sie auf feuchter Anzuchterde und deckt sie nur leicht ab. Keimdauer: 10 bis 30 Tage. Da die Pflanze nicht winterhart ist, sollte sie in einem Kübel mit humusreicher, durchlässiger Erde in geschützter, vollsonniger Lage kultiviert und frostfrei sowie hell überwintert werden.

Sammeltipps
Die Süßholzwurzeln werden im Spätherbst geerntet.

Das Süßholz gehört zu den ältesten Arzneipflanzen der Menschheit. Seine Heilkraft wurde von den Chinesen und Japanern bereits vor etwa 5000 Jahren entdeckt. Damals setzten sie die Süßholzwurzel als sanftes Abführ- und schleimlösendes Mittel ein. Mit zunehmendem Handel kam die Pflanze nach Ägypten und wurde dort bei Katarrhen der Atmungsorgane angewandt. Auch im antiken Griechenland schätzte man die Heilkraft von Süßholz sehr. Theophrast (4./3. Jh. v. Chr.) und Dioskurides (1. Jh. n. Chr.) rühmten den Saft der Wurzel als Mittel zur Hustenlinderung und gegen Rachenkatarrh.

Das Süßholz fand auch bei den Kräuterkundigen des Mittelalters und der Frühneuzeit große Beachtung. Nicht nur Hildegard erkannte seine Heilkraft, auch Hieronymus Bock, Lonicerus und Matthiolus (alle 16. Jh.) loben die auswurffördernde sowie blasen- und nierenunterstützende Wirkung. Süßholzwurzeln finden noch heute als Arzneipflanze häufig Anwendung.

Süßholz bei Hildegard
Die früheste Erwähnung in Mitteleuropa findet das Süßholz vermutlich in Hildegards „Physica“. Die Äbtissin schätzte die heilende Wirkung der Süßholzwurzel besonders. Sie empfiehlt sie – zusammen mit Ingwer und Zitwer – als Abführmittel sowie als Arznei gegen Heiserkeit, Husten, Verdauungsstörungen

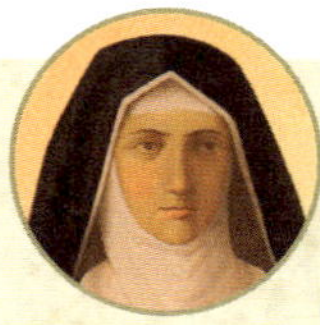

„Süßholz (...) bereitet dem Menschen eine klare Stimme, wie immer es gegessen wird, und es macht seine Stimmung gütig und klärt seine Augen und richtet seinen Magen und Darm zum Verdauungsgeschäft (...). Ein Mensch, der Abführgetränke herstellen und gebrauchen will, soll Ingwer, halb soviel Süßholz und ein Drittel soviel Zitwer, wie Ingwer, nehmen.“

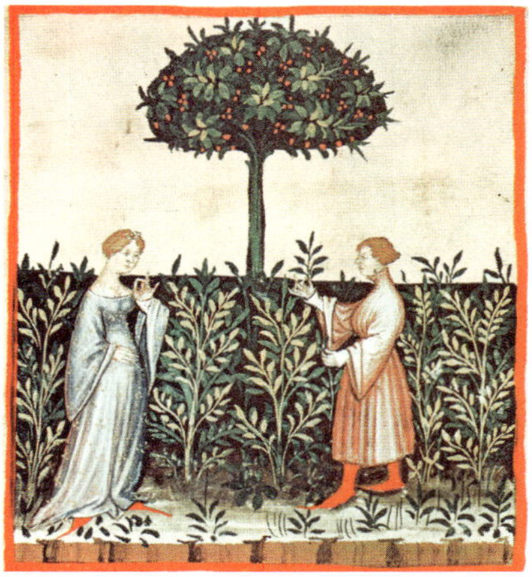

Im Mittelalter und der Frühneuzeit schätzte man die Süßholzwurzel sehr. Die Illustration aus dem „Hausbuch der Cerruti" zeigt einen Mann, der seiner Dame eine Süßholzpflanze überreicht.

sowie Nieren- und Blasenleiden. Außerdem schreibt sie der Wurzel eine beruhigende Wirkung zu.

Therapie mit Süßholz heute

Die Süßholzwurzel wird schon sehr lange zur Behandlung von Atemwegserkrankungen eingesetzt. Heute ist bekannt, dass sie nachweislich bei Erkältungskrankheiten der oberen Luftwege, Husten und Bronchialkatarrh hilfreich ist. Medizinisch gesichert ist auch die unterstützende Wirkung bei Magen- und Zwölffingerdarmgeschwüren sowie bei Gastritis (Magenschleimhautentzündung). Nach heutigen wissenschaftlichen Erkenntnissen spricht das Bakterium *Helicobacter pylori,* das für die Entstehung von Magengeschwüren maßgeblich verantwortlich ist, auf die Behandlung mit Süßholzwurzel an.

Laut Naturheilkunde hilft Süßholz innerlich angewandt bei Völlegefühl, Blähungen und Sodbrennen sowie bei Rheuma, Arthritis und Asthma. Äußerlich angewandt lindert es Akne, Hautjucken, Sonnenbrand, Insektenstiche und Hämorrhoiden.

Extrakte aus der Süßholzwurzel werden auch in der Süßwarenindustrie zur Herstellung von Lakritze und zur Aromatisierung von Bonbons verwendet.

Wirkungsweise

Das Süßholz besitzt vor allem schleimlösende, auswurffördernde, entzündungshemmende sowie antibakterielle, antimykotische und antivirale Eigenschaften. Außerdem wirkt es schützend auf die Schleimhäute.

Die Saponine reizen den Vagusnerv, wirken so indirekt schleimlösend und fördern das Abhusten. Das Glycyrrhizin ist für die entzündungshemmende Wirkung verantwortlich, wodurch sich auch die äußerliche Anwendung bei Hautleiden wie Hautjucken, Sonnenbrand, Insektenstichen sowie Hämorrhoiden erklären lässt.

Achtung

Bei höheren Dosen kann es zur Abnahme des Kalium- und zum Anstieg des Natriumspiegels, zu Bluthochdruck und Wassereinlagerungen im Gewebe kommen. Eine Behandlung mit Süßholzwurzel sollte von einer salzarmen Ernährung begleitet werden und nicht länger als 6 Wochen dauern.

Die Tageshöchstdosis liegt bei 100 mg Glycyrrhizin. Deshalb sollte man Genussmittel, die Süßholz enthalten, nur in Maßen zu sich nehmen. Keine Anwendung bei Bluthochdruck, Herzschwäche oder in der Schwangerschaft.

Anwendungen

Innerlich

- **Bei Atemwegsinfekten oder Magenschleimhautentzündungen als Tee:**
1–2 TL Wurzel mit 150 ml siedendem Wasser übergießen, 10–15 Minuten ziehen lassen und abseihen; 1 Tasse nach jeder Mahlzeit trinken

Äußerlich

- **Gegen Hautprobleme, beispielsweise Akne, als Creme oder Gel:**
Fertigpräparate aus Süßholz in Kombination mit anderen Kräutern nach Packungsanweisung auftragen

- **Bei bakteriellen Entzündungen im Mund- und Rachenraum oder zur Kräftigung des Zahnfleisches als Gurgelwasser:**
6 g Süßholzwurzel mit 250 ml kochendem Wasser übergießen, 5 Minuten ziehen lassen, abseihen und abkühlen lassen; mehrmals täglich damit gurgeln

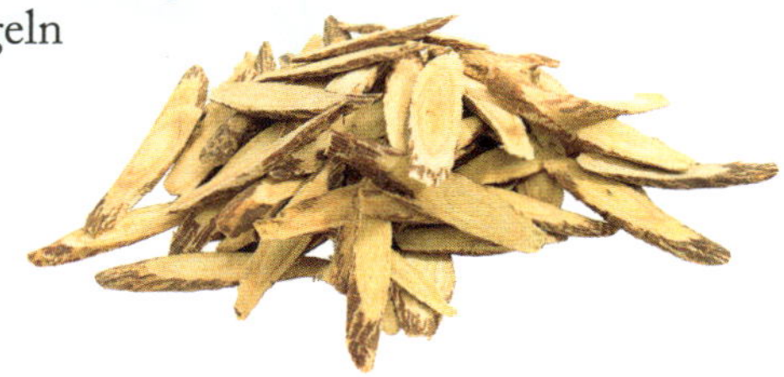

Im Blickpunkt:

Die Pflanzenheilkunde, Therapieform mit großer Tradition

Die Pflanzenheilkunde kann auf eine jahrtausendelange Geschichte zurückblicken. Dennoch stützt sie sich heute nicht nur auf überlieferte Erfahrungen, sondern zieht auch wissenschaftliche Bewertungsmaßstäbe heran. Sie wird von naturheilkundlich ausgerichteten Ärzten sowie von Heilpraktikern ausgeübt, und einst wie jetzt ist sie Bestandteil der Apothekerausbildung.

Die Pflanzenheilkunde der Antike und des Mittelalters, die in all den Jahrhunderten keinen grundsätzlichen Wandel erlebt hatte, erfuhr im 16. Jahrhundert einen Modernisierungsschub durch den Arzt und Naturforscher Theophrastus Bombastus von Hohenheim, genannt Paracelsus (1493–1541). Durch genaue Beobachtungen kam Paracelsus zu Erkenntnissen, die teilweise bis heute Gültigkeit haben, wie sein wohl bekanntestes Zitat „Alle Dinge sind Gift und nichts ist ohne Gift. Allein die Dosis macht, dass ein Ding kein Gift ist" beweist.

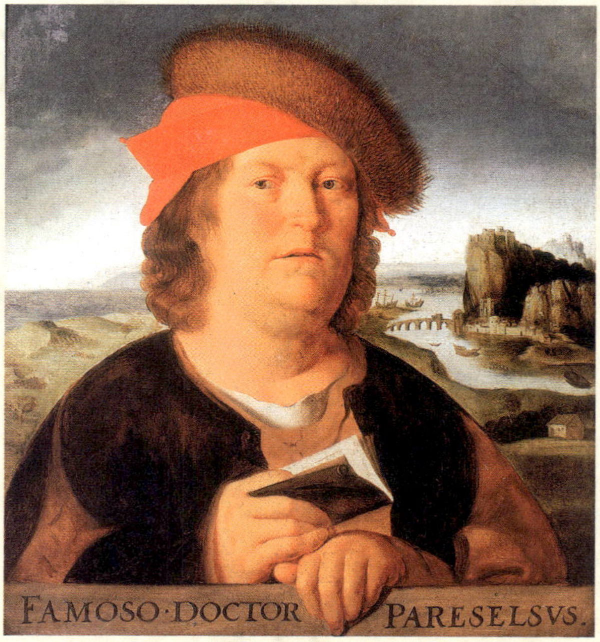

Vorläufer der modernen Pharmazie

Paracelsus bereitete Pflanzen durch verschiedene chemische Verfahren wie z. B. die Destillation auf, um den reinen Wirkstoff zu gewinnen. Damit zählt Paracelsus zu den Wegbereitern der modernen Pharmazie, deren Ziel es ist, einzelne Wirkstoffe aus Pflanzen zu isolieren und wenn möglich zu synthetisieren, d. h. mithilfe chemischer Verfahren zu erzeugen. Das bedeutet: Industriell hergestellte Medikamente enthalten in der Regel einen einzigen oder ganz wenige Wirkstoffe, was durchaus einen Vorteil hat: Treten Nebenwirkungen auf, weiß man, worauf sie zurückzuführen sind.

Pflanzen hingegen enthalten zahlreiche Wirkstoffe, von denen viele von der pharmazeutischen Forschung noch gar nicht aufgespürt bzw.

Auch wenn Paracelsus ein sehr viel „modernerer" Arzt war als Hildegard – es einte sie die ganzheitliche Sicht auf den Menschen. Paracelsus schrieb: „Denn der Mensch kann nur vom Makrokosmos aus universalistisch erfasst werden, nicht aus sich selbst heraus. Erst das Wissen um diese Übereinstimmung vollendet den Arzt."

isoliert werden konnten. Zudem kennt man vielfach die Mechanismen ihres Zusammenwirkens noch nicht; aber genau darin liegt die Heilkraft zahlreicher Arzneipflanzen – ein Potenzial, das im Labor kaum nachgeahmt werden kann. Andererseits kann irgendeine Substanz aus der Fülle dieser Inhaltsstoffe zu Nebenwirkungen führen.

Wie alle Naturwissenschaften erlebte auch die wissenschaftliche Pharmazie im 19. Jahrhundert einen Aufschwung. Doch es gab Heilkundige, die die Tradition der Kräuterheilkunde weiterhin pflegten, v. a. die beiden Pfarrer Sebastian Kneipp (1821–1897) und Johann Künzle (1857–1945). Der heute gebräuchliche Begriff Phytotherapie (griechisch *phyton* = Pflanze, *therapeia* = Pflege) wurde von dem französischen Arzt Henri Leclerc (1870–1955) geprägt. In Anlehnung an ihn führte der Arzt Rudolf Fritz Weiss (1895–1991) das Wort im deutschen Sprachraum ein. Weiss strebte die Anerkennung der Pflanzenheilkunde als Bestandteil der wissenschaftlichen Medizin an – und hatte Erfolg: Im Jahr 1984 wurde er Dozent an der Universität Tübingen, wo er „Neuzeitliche Phytotherapie in der Praxis" lehrte und ein Jahr später, mit fast 90 Jahren, zum Professor ernannt wurde.

Schätze aus dem Pflanzenreich

Das Pflanzenreich beschenkte den Menschen mit vielen wichtigen Arzneistoffen, von denen einige die Heilkunde revolutionierten. So verdanken wir dem Schlafmohn das Morphium, der Rinde des Chinarindenbaums das Chinin, dem Roten Fingerhut *(Digitalis purpurea)* das Herzmittel Digitoxin und der Weide die Acetylsalicylsäure oder ASS (Aspirin®).

Bis heute durchforsten Pharmazeuten das Pflanzenreich auf der Suche nach neuen Wirkstoffen, stets inspiriert vom Erfindungsreichtum der Evolution. Nahezu unerschöpfliche Möglichkeiten bieten besonders die Regenwälder mit ihrer unendlichen Artenvielfalt.

Phytotherapie und Homöopathie

Die Phytotherapie wird oft mit der Homöopathie verwechselt, weil beide auf Pflanzen zurückgreifen. Doch die Homöopathie verwendet auch Substanzen tierischen und mineralischen Ursprungs. Ein weiterer Unterschied liegt in der Behandlungsform. Das Prinzip der Homöopathie lautet: „Ähnliches mit Ähnlichem heilen." Der Homöopath verabreicht dem Kranken eine Substanz, die bei Gesunden ähnliche Krankheitssymptome hervorruft. Entscheidend ist, dass der Kranke den Wirkstoff in extremer Verdünnung bekommt. Die Pflanzenheilkunde hingegen arbeitet mit konzentrierten Pflanzenextrakten.

Begründer der Homöopathie war der Arzt Samuel Hahnemann (1755–1843); die Methode war seine Antwort auf die damaligen ärztlichen Verfahren, von denen nicht wenige – wie beispielsweise der Aderlass – den Kranken eher schadeten als ihnen nützten.

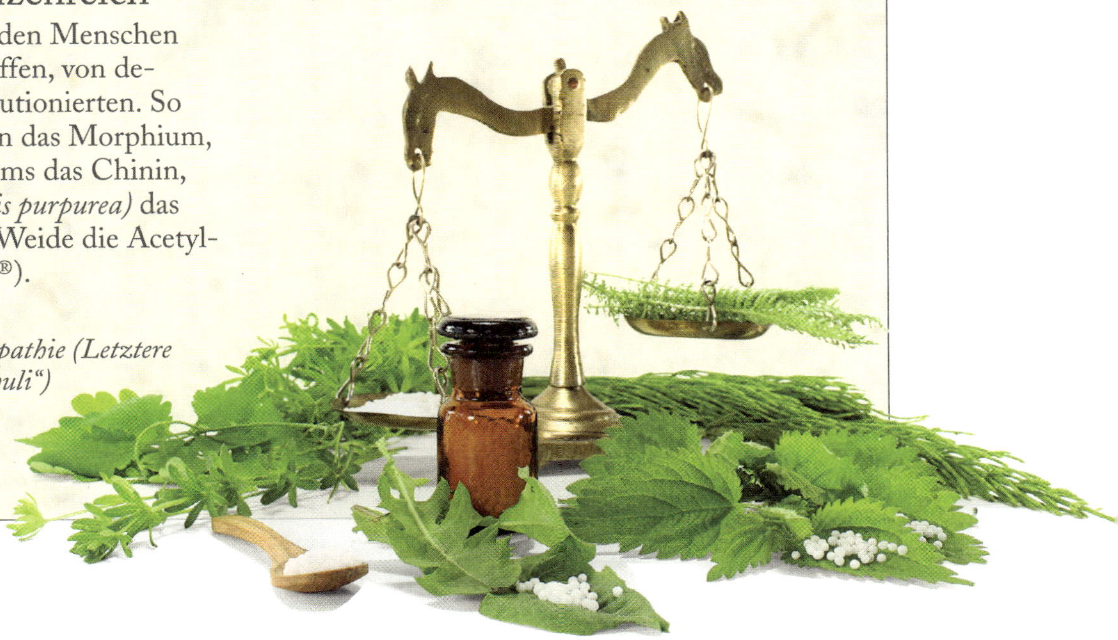

Die Phytotherapie und die Homöopathie (Letztere symbolisiert durch Pillen, die „Globuli") unterscheiden sich in den Heilmethoden stark voneinander.

TAUSENDGÜLDENKRAUT (Fieberkraut) *Centaurium erythraea*

Bei Hildegard: „De Centaurea“

Merkmale
Zweijährige krautige, bis 50 cm hohe Pflanze; dünne, vierkantige, verzweigte Stängel mit länglich ovalen Blättern; von Juni bis September lockere Trugdolden rosafarbener Blüten; Kapselfrucht mit zahlreichen Samen

Verwendung
Als Zier- und Heilpflanze

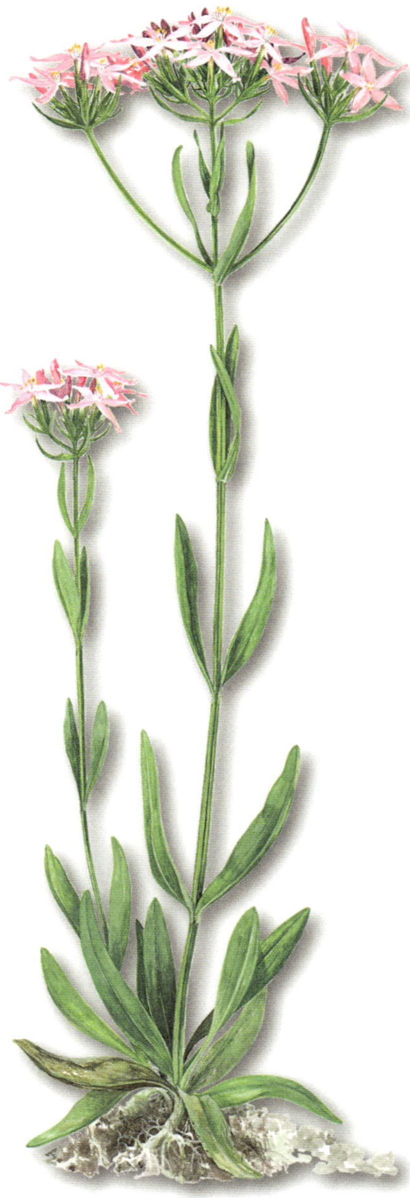

In der Heilkunde verwendete Teile
Blühendes Kraut

Inhaltsstoffe
Bitterstoffe (Iridoide, v. a. Swertiamarin, Gentiopikrin, Swerosid), Flavonoide, Xanthone, Triterpene, Phenolsäuren, ätherisches Öl

Anbautipps
Die Aussaat erfolgt zwischen Februar und Mai direkt an Ort und Stelle. Die Pflanze benötigt einen nährstoffarmen, mäßig trockenen Boden in sonniger bis halbschattiger Lage.

Sammeltipps
Die oberirdischen Teile der Pflanze werden von Juli bis September etwa 5 cm über dem Boden abgeschnitten, locker gebündelt und an einem luftigen, schattigen Ort kopfüber zum Trocknen aufgehängt.

Schon im Altertum galt das Tausendgüldenkraut als Heilmittel gegen vielerlei Krankheiten und Beschwerden. Die medizinische Anwendung der Pflanze lässt sich bis Hippokrates (5./4. Jh. v. Chr.) zurück verfolgen. Der griechische Arzt Dioskurides (1. Jh.) empfahl sie als Abführmittel, zur Förderung der Menstruation und als Wundheilmittel. Dem römischen Gelehrten Plinius d. Ä. (ebenfalls 1. Jh.) zufolge stärkt sie den Magen und heilt Gelb- und Schwindsucht sowie hartnäckige Geschwüre.

Auch im Mittelalter wurde die Heilkraft des Tausendgüldenkrauts sehr geschätzt, nicht nur von Hildegard. Ganz allgemein setzte man es als fiebersenkendes Mittel ein. Paracelsus, Hieronymus Bock und Matthiolus (alle 16. Jh.) empfahlen die Pflanze gegen verschiedene Leiden, darunter Leber- und Milzerkrankungen, Ischias und Würmer. Pfarrer Kneipp lobte das Tausendgüldenkraut als Universalheilmittel und verordnete es besonders gegen Sodbrennen und bei Gelbsucht, Nieren- und Leberleiden. Noch heute nimmt das vielseitige Kraut einen wichtigen Platz unter den Heilpflanzen ein.

Tausendgüldenkraut bei Hildegard

Hildegard setzte das Tausendgüldenkraut besonders bei Knochenbrüchen ein und empfiehlt einen Aufguss mit Wein oder Wasser

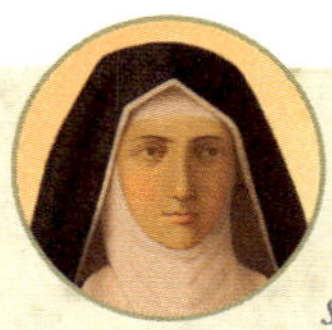

„Denn wer so unter Gicht leidet, dass ihm die Zunge beim Sprechen versagt und dass in ihm sogar irgendein Glied beiseite gestellt wird, der mische die Wurzel und Blätter des Tausendgüldenkrauts mit neuem Hirschtalg und so mache er mit Mehl Törtchen, das heißt „Kucheln“, und er esse sie oft, und die Gicht, die ihn plagt, wird unterdrückt. Aber derselbe, der an Gicht leidet, trinke oft Tausendgüldenkraut in Wein, und die Gicht in ihm wird weichen.“

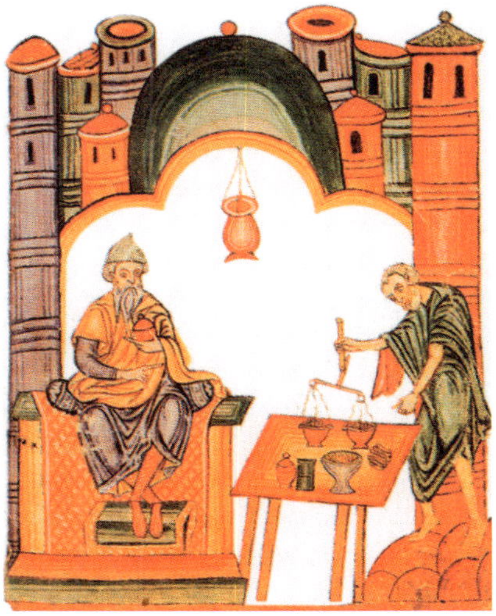

Ein Apotheker in der mittelalterlichen arabischen Welt. In Bagdad gab es bereits im 9. Jahrhundert Apotheken.

vermischt zu trinken sowie warme Umschläge auf die Bruchstelle zu legen – eine Behandlung, die heute nicht mehr angewendet wird. Außerdem verordnete sie bei Gicht Küchlein aus Tausendgüldenkraut, Fett und Mehl. Die Verwendung der Bitterpflanze bei Magen- und Darmbeschwerden wird bei Hildegard nicht erwähnt.

Therapie mit Tausendgüldenkraut heute

Das Hauptanwendungsgebiet des Tausendgüldenkrauts sind Magenerkrankungen und Verdauungsprobleme. Zubereitungen können zur Behandlung von akuten und chronischen Verdauungsbeschwerden wie Blähungen, Völlegefühl oder Darmträgheit eingenommen werden. Auch gegen Appetitlosigkeit hilft das Kraut. Aufgrund seiner kräftigenden Wirkung kommt es im Genesungsprozess und im Fall von allgemeinen Erschöpfungszuständen zum Einsatz.

Neben diesen medizinisch gesicherten Anwendungsgebieten wird die Pflanze in der Naturheilkunde auch unterstützend gegen Fieber, Leberleiden, Gallensteine, Gelbsucht, Kreislaufschwäche sowie bei Gicht und Gelenkrheumatismus angewandt, um nur einige von vielen Möglichkeiten aufzuzählen. Außerdem setzt man die Arzneipflanze in der Naturheilkunde auch äußerlich ein, besonders bei eitrigen Wunden und Ekzemen.

Wirkungsweise

Die Bitterstoffe des Tausendgüldenkrauts erhöhen die Speichelbildung und regen die Sekretion der Verdauungssäfte an. Das fördert den Appetit, regt die Magen-Darm-Bewegungen an und reguliert sie gleichzeitig.

Tierversuche haben außerdem ergeben, dass der wässrige Auszug des Krauts entzündungshemmend und fiebersenkend wirkt. Die Bitterstoffe Swertiamarin und Swerosid zeigen zudem eine antibakterielle Wirkung, allerdings mit einer Einschränkung: Sie hemmen nur das Wachstum ganz bestimmter Bakterien.

Achtung

Tausendgüldenkraut steht bei uns unter Naturschutz und darf nicht in freier Natur gepflückt werden. Deshalb: nur selbst kultivierte Pflanzen ernten! Bei Einnahme von Tausendgüldenkraut über einen längeren Zeitraum kann es zu Reizungen der Magen- und Darmschleimhäute kommen. Bei Magen- und Darmgeschwüren ist Tausendgüldenkraut schädlich.

Anwendungen

Innerlich

- **Bei Appetitlosigkeit, Verdauungsbeschwerden oder allgemeiner Schwäche als Tee:**
1 TL getrocknetes Kraut mit 1 Tasse kochendem Wasser übergießen, 10–15 Minuten zugedeckt ziehen lassen und abseihen; bei mangelndem Appetit den Tee 30 Minuten vor den Mahlzeiten, bei Verdauungsbeschwerden nach den Mahlzeiten trinken

- **Bei Appetitlosigkeit, Völlegefühl oder Blähungen als Tropfen (Fertigpräparat):**
Fertigpräparate sind in der Regel eine Kombination aus Bitterstoffen des Tausendgüldenkrauts und anderen pflanzlichen Bitterstoffen; nach Anweisung einnehmen

Äußerlich

- **Bei eiternden Wunden oder Ekzemen als Umschlag:**
Ein Tuch mit etwas Tee (siehe oben) tränken, auf die wunde Stelle oder die betroffene Hautpartie legen oder die Haut mit dem Tee waschen

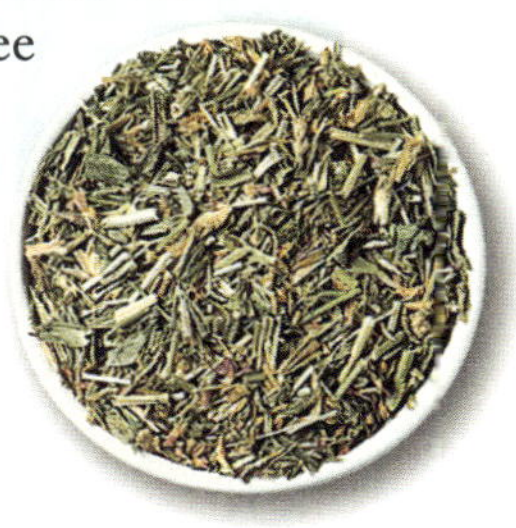

THYMIAN, ECHTER (Römischer Quendel) *Thymus vulgaris*

Bei Hildegard: „De Thymo“

Merkmale
Ausdauernder, stark verzweigter, bis 40 cm hoher Halbstrauch; verholzte Stängel mit schmal elliptischen, auf der Oberseite graugrünen, auf der Unterseite grauweiß behaarten Blättern; von Mai bis Oktober kleine weiße oder rosafarbene Blüten

Verwendung
Als Gewürz- und Heilpflanze

In der Heilkunde verwendete Teile
Kraut (Blätter und Blüten)

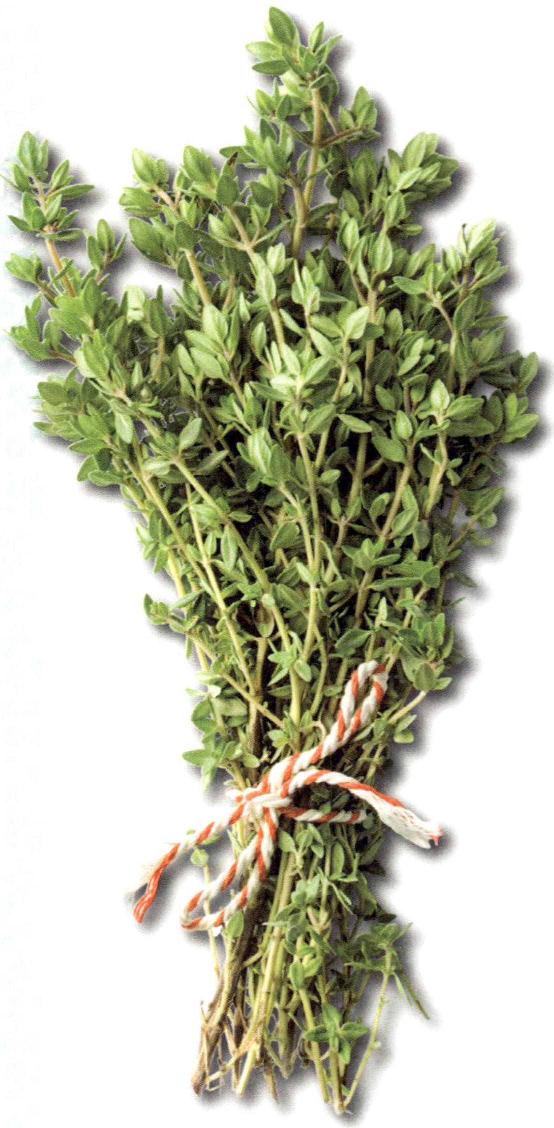

Inhaltsstoffe
Ätherisches Öl (v. a. die Monoterpene Thymol und Carvacrol sowie Cineol, Linalool, Thujan, Limonen, Pinen), Bitterstoffe, Flavonoide, Saponine

Anbautipps
Die Aussaat ist ab Spätwinter im Frühbeet unter Glas möglich. Die Samen werden nur leicht mit Erde bedeckt (Lichtkeimer). Ab Mitte Mai wird ausgepflanzt. Im Mai kann auch direkt ins Freiland gesät werden. Die Pflanze benötigt einen mageren, trockenen Boden in warmer, sonniger Lage.

Sammeltipps
Frische Triebe werden von April bis Oktober geerntet. Zum Trocknen schneidet man die Zweige am besten mittags und kurz vor der Blüte (höchster Gehalt an ätherischem Öl) ab und breitet sie an einem luftigen Ort aus.

Thymian gehört zu den traditionellen Heilpflanzen und war schon im Altertum bekannt. Funde in Pharaonengräbern belegen, dass Thymianzubereitungen zur Einbalsamierung von Verstorbenen verwendet wurden. Als Heilmittel wird Thymian auch in der griechischen Antike erwähnt und genoss bei Hippokrates (5./4. Jh. v. Chr.) hohes Ansehen. Der Arzt Dioskurides (1. Jh. n. Chr.) wandte das Kraut u. a. gegen Atemwegserkrankungen und Verdauungsbeschwerden an.

Im Mittelalter gelangte der Thymian mit den Benediktinermönchen nach Deutschland und wurde schnell zu einer beliebten Gewürz- und Heilpflanze, deren Wirkung auch Hildegard in ihren Werken lobt. Heilkundige des 16. Jahrhunderts wie Lonicerus und Hieronymus Bock empfehlen das Kraut u. a. bei Asthma, gegen Würmer und zur Förderung der Menstruation. Thymian gehört

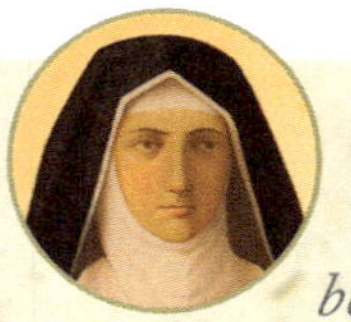

„(Der Kranke) nehme Thymian mit Erde seiner Wurzeln und lasse ihn durch Feuer sieden, und er bereite sich dadurch ein Schwitzbad, (…) und dies gebrauche er oft, und die Wärme und die Trockenheit des Krauts (…) mindert die schlechten Säfte (…). Aber wenn jemand von Lähmung und Stechen geplagt wird, (…) dann nehme er Salbei und zweimal soviel Zwergholder und dreimal soviel Thymian wie Zwergholder, und er koche das in Wasser, und dann füge er dazu Hirschtalg bei und zweimal soviel altes Fett, und so mache er eine Salbe, und er salbe sich neben dem Feuer damit, wo es schmerzt, und die Wärme des Salbei und die Wärme des Zwergholders und des Thymians, (…) auch die Wärme des Hirschtalgs und die Wärme alten Fettes mindern die (…) Schmerzen der vorgenannten Säfte.“

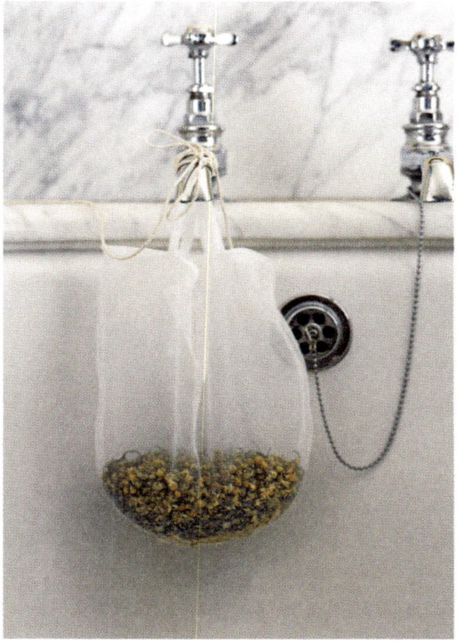

Auch so kann man ein Thymian-Vollbad bereiten. Bei Erkältung hilft ein solches Bad, die Atemwege zu befreien. Badedauer: maximal 15 Minuten.

noch heute zu den beliebtesten Küchenkräutern und wird auch medizinisch häufig angewandt.

Thymian bei Hildegard

Hildegard schätzte die Heilkraft des Thymians sehr. Sie empfiehlt ein Schwitzbad mit dem Kraut, um die „schlechten Säfte" zu vertreiben, und setzte es vermutlich nicht nur gegen die „Fäulnis der Lepra", sondern auch bei Husten und Asthma ein. Bei rheumatischen Beschwerden rät sie, sich mit einer Salbe aus Thymian und Fett einzureiben. Nach ihren Beschreibungen ist anzunehmen, dass Hildegard die Pflanze vermutlich nur zur äußerlichen Anwendung verordnete.

Therapie mit Thymian heute

Als Heilpflanze ist der Thymian ein echter Alleskönner, denn es gibt kaum ein Anwendungsgebiet, wo er nicht helfen könnte. Seine größte Stärke liegt jedoch in seiner heilsamen Wirkung auf die Atmungsorgane. So hilft die Pflanze nachweislich bei Atemwegserkrankungen, beispielsweise Erkältung mit Husten, aber auch bei Bronchitis. Außerdem lindert sie Reizhusten, der ohne Infekt auftritt. Zur unterstützenden Behandlung von Atemwegserkrankungen kann das Kraut als Salbe zum Einreiben der Brust und des Rückens sowie als Badezusatz eingesetzt werden.

In der Naturheilkunde dient Thymian, innerlich angewandt, auch zur Bekämpfung von Verdauungsbeschwerden und Krämpfen, und als Mittel gegen Appetitlosigkeit ist er ebenfalls wirksam. Äußerlich verwendet man Thymian bei Entzündungen der Mund- und Rachenschleimhäute, rheumatischen Beschwerden sowie zur Behandlung kleinerer Wunden. Bei unterschiedlichen Hauterkrankungen lindert er den Juckreiz.

Wirkungsweise

Der Hauptwirkstoff des Thymians sind die ätherischen Öle. Vor allem das ätherische Öl Thymol ist eine Substanz, die das Bakterien- und Virenwachstum besonders nachhaltig hemmt. Außerdem wirkt Thymol – ebenso wie Carvacrol und die Flavonoide – entzündungshemmend, krampf- und schleimlösend. So wird der Hustenreiz gemindert.

Die Bitterstoffe wiederum regen die Magensaftproduktion an und fördern dadurch den Appetit und die Verdauung. Außerdem wirken sie keimtötend.

Anwendungen

Innerlich

- **Bei Husten und Atemwegsinfekten als Tee:**
1 TL Kraut mit 1 Tasse heißem Wasser übergießen, 15 Minuten zugedeckt ziehen lassen und abseihen; täglich 3–4 Tassen trinken

Äußerlich

- **Zur Linderung der Symptome bei Atemwegserkrankungen oder Hauterkrankungen als Vollbad:**
500 g getrocknetes Kraut mit 4 l heißem Wasser übergießen, 10 Minuten zugedeckt ziehen lassen und abseihen; den Aufguss ins Badewasser (max. 38 °C) geben und 15 Minuten darin baden

Achtung

Nebenwirkungen sind bei bestimmungsgemäßer Anwendung (Tagesdosis bis 10 g) nicht bekannt. Allerdings kann Thymian in sehr seltenen Fällen zu einer Sensibilisierung, z. B. der Haut, führen. Bei größeren Hautverletzungen und akuten Hautkrankheiten, schweren fieberhaften und infektiösen Erkrankungen, Herzschwäche und Bluthochdruck dürfen keine Thymian-Vollbäder genommen werden. Während Schwangerschaft und Stillzeit sollte man auf Anwendungen mit Thymian verzichten.

VEILCHEN, WOHLRIECHENDES (Duftveilchen) *Viola odorata*

Bei Hildegard: „De Viola"

Merkmale
Mehrjährige krautige, bis 10 cm hohe Pflanze mit ei- bis herzförmigen Blättern, die eine Rosette bilden; von März bis April violette Blüten mit charakteristischem Duft

Verwendung
Als Zier- und Heilpflanze

In der Heilkunde verwendete Teile
Wurzel, Blüten, Blätter

Inhaltsstoffe
Ätherisches Öl (Blüte), Saponine, Flavonoide (u. a. Rutin, Anthocyane), Schleimstoffe, Violin (Alkaloid), Salicylsäure, Tannine, Anthocyane (Blüte), Salicylsäureglucosid Gaultherin (Wurzel)

Anbautipps
Die Aussaat erfolgt ab Januar in Saatschalen; 2–4 Wochen feucht und warm (15–20 °C) halten, danach für 4-6 Wochen Temperaturen um den Gefrierpunkt aussetzen (Kaltkeimer), anschließend bei 5-10 °C weiter kultivieren. Die Pflanze bevorzugt lehmige, nährstoffreiche Böden im lichten Schatten, am besten von Gehölzen.

Sammeltipps
Das Kraut wird von März bis April gesammelt, Blüten und Knospen trocknet man mit Stängel. Die Wurzel wird von September bis Oktober ausgegraben, von Erde befreit, gewaschen und an der Luft getrocknet.

Die Heilkraft des Veilchens ist bereits seit der Antike bekannt. Hippokrates (5./4. Jh. v. Chr.) verwendete es gegen Kopfschmerzen, Sehstörungen und Melancholie (Depressionen). Dioskurides (1. Jh.) setzte die Pflanze u. a. bei Gastritis und Darmproblemen sowie nach Alkoholgenuss ein.

Auch während des Mittelalters zählte das Duftveilchen zu den beliebtesten Heilpflanzen. Nicht nur Hildegard kannte die heilende Wirkung des Veilchens; der „Macer floridus", das Standardwerk der Kräuterheilkunde aus dem 12. Jahrhundert, verfasst von Odo Magdunensis, empfiehlt die Pflanze gegen Kopfschmerzen, Fieber, Schwellungen und Geschwüre sowie gegen Husten.

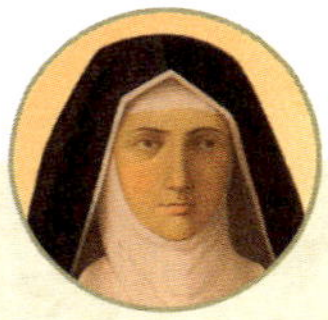

„Nimm Veilchen, drücke ihren Saft aus, seih sie durch ein Tuch. Wiege Olivenöl ab (ein Drittel dieses Saftes) und danach Bockstalg in der Menge des Veilchensafts, bring das zusammen in einem neuen Topfe zum Kochen, und so entsteht eine Salbe (…), und wenn jemand Kopfschmerzen hat, reibe er sie quer über seine Stirn. Und wenn jemand durch Melancholie und Verdruss im Sinn beschwert wird (…), der koche Veilchen in reinem Wein, und er siebe es durch ein Tuch, und diesem Wein gebe er Galgant bei sowie Süßholz so viel er will, und so mache er einen Klartrank und trinke, und es unterdrückt die Melancholie und macht ihn froh."

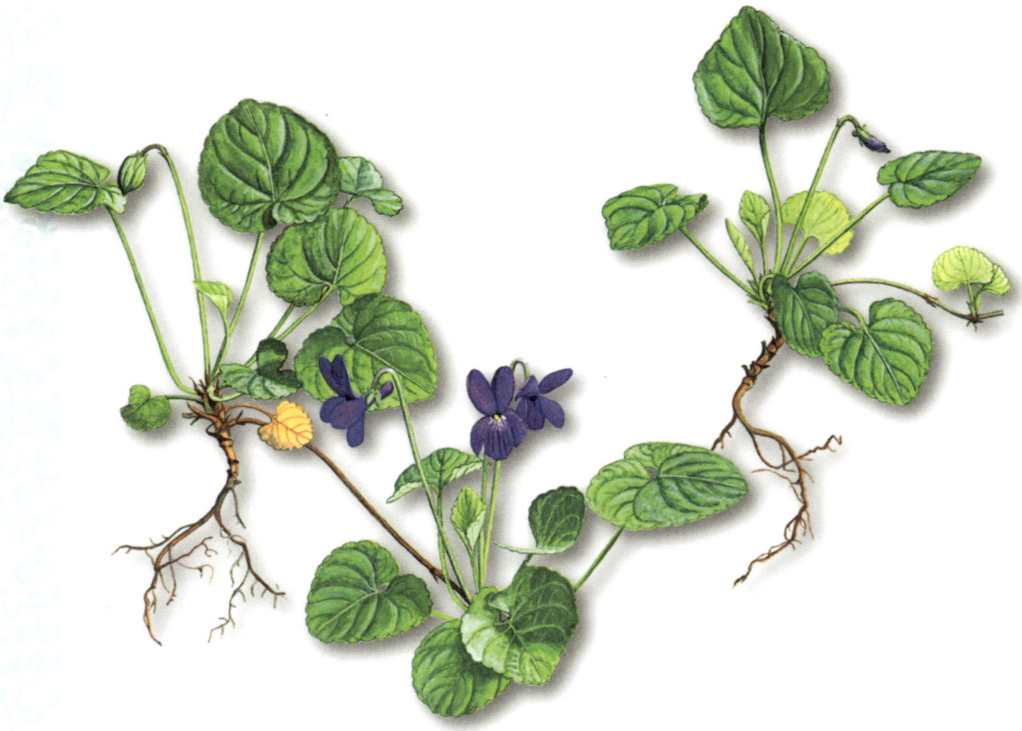

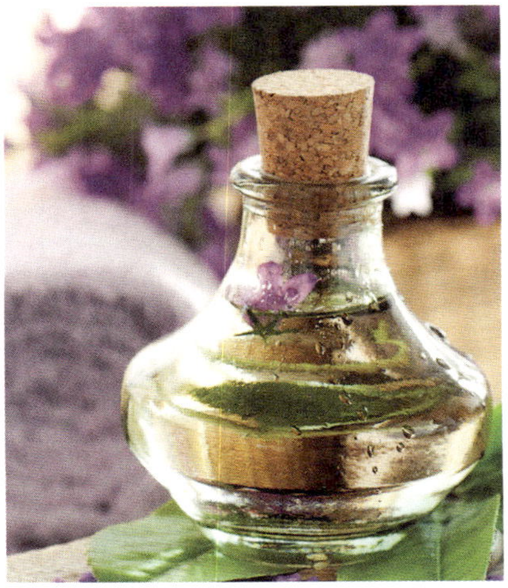

Veilchenwasser, eine salicylsäurehaltige Abkochung aus getrockneten Blüten, eignet sich zum Betupfen und Waschen von Hautentzündungen.

Heilkundige wie Hieronymus Bock, Lonicerus und Matthiolus (alle 16. Jh.) wandten Veilchen häufig an. Pfarrer Kneipp (19. Jh.) schätzte das Veilchen besonders als Hustenlöser. Später ist die Arzneipflanze weitgehend in Vergessenheit geraten, findet jedoch heute wieder Anwendung.

Veilchen bei Hildegard

Hildegard schätzte die Heilkraft des Veilchens und setzte es gegen verschiedene Leiden ein. Gegen Hautgeschwüre und Kopfschmerzen empfiehlt sie eine Salbe aus Veilchen und Olivenöl. Bei Augenentzündungen, Sehschwäche, Melancholie (Depressionen) sowie gegen Fieber und Lungenprobleme verordnete sie den Saft von Veilchen in Kombination mit anderen Arzneipflanzen.

Therapie mit Veilchen heute

Das Duftveilchen kann innerlich und äußerlich eingesetzt werden. Innerlich angewandt empfiehlt es sich vorwiegend zur Behandlung von Atemwegsinfekten wie Bronchitis und Husten. Weil die Pflanze auch schweißtreibend wirkt, sind Zubereitungen bei fieberhaften Erkältungen förderlich.

In der Naturheilkunde setzt man sie auch bei nervösen Herzstörungen und Angstzuständen ein. Tees aus Veilchenlaub sind bei Verstopfung geeignet, weil die Blätter leicht abführend wirken.

Äußerlich angewandt lindert das Veilchen entzündliche Hauterkrankungen, Einrisse der Brustwarze, hilft aber auch gegen Milchschorf und Akne. Bei Kopfschmerzen, rheumatischen und gichtartigen Beschwerden, Verrenkungen und Quetschungen schaffen Waschungen und Umschläge Linderung. Veilchenpräparate werden auch in kosmetischen Produkten verwendet.

In der Homöopathie finden Zubereitungen aus dem Kraut gegen Entzündungen der Atemwege, rheumatische Erkrankungen und Hautunreinheiten Anwendung.

Wirkungsweise

Die im Veilchen enthaltenen Saponine wirken schleimlösend, da sie das Sekret in den Atemwegen verflüssigen, dadurch das Abhusten erleichtern und zudem antibakteriell wirken. Die Salicylsäure senkt Fieber und hemmt Entzündungsprozesse.

Achtung

Nach heutigem Kenntnisstand gibt es bei bestimmungsgemäßer Anwendung keine Gegenanzeigen. Eine Überdosierung kann zu Brechreiz bzw. Erbrechen führen.

Anwendungen

Innerlich

● **Gegen Atemwegsinfekte und Husten als Abkochung:**
10 g Wurzel mit 250 ml kaltem Wasser übergießen, kurz aufkochen, 5 Minuten ziehen lassen und abseihen; täglich 3 Tassen trinken

● **Bei starkem Husten als Sirup:**
300 g getrocknete Blüten mit 300 ml kochendem Wasser übergießen und über Nacht ziehen lassen; dann durch ein dünnes Tuch filtern und nach einigen Stunden nochmals filtern; die Flüssigkeit in einen Wasserbad-Topf geben, 500 g Zucker einrühren und den Topf erhitzen; weiterrühren, bis sich der Zucker aufgelöst hat; abkühlen lassen, in Flaschen füllen und kühl stellen; täglich 4 EL einnehmen

Äußerlich

● **Bei Hautentzündungen, Rheuma oder Gicht als Umschlag:**
2 TL getrocknetes Kraut mit 250 ml kaltem Wasser übergießen, zum Sieden erhitzen, 5 Minuten ziehen lassen und abseihen; betroffene Stellen mit der Abkochung waschen oder ein Tuch damit tränken und auflegen

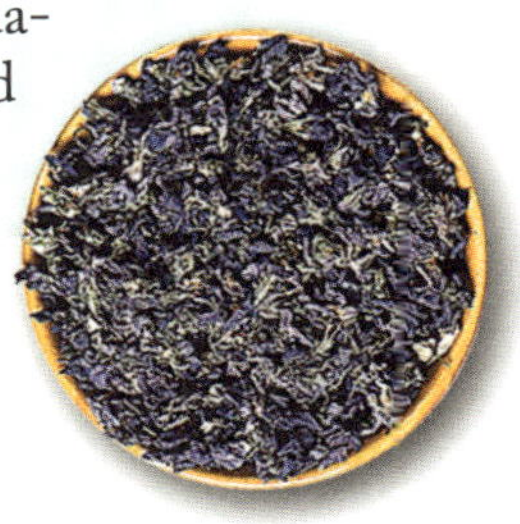

WACHOLDER (Kranewitt, Machandelbaum) *Juniperus communis*
Bei Hildegard: „De Wacholderbaum“

Merkmale
Buschiges, bis 3 m hohes Nadelgehölz; aufrechte Stängel mit immergrünen kurzen, stechenden Nadeln; von April bis Mai kleine Kätzchen gelber Blüten in den Blattachseln; fleischige, bläulich schwarze Fruchtzapfen („Wacholderbeeren“), die sich während der Reifung mit einer Wachsschicht überziehen

Verwendung
Als Zier-, Gewürz- und Heilpflanze

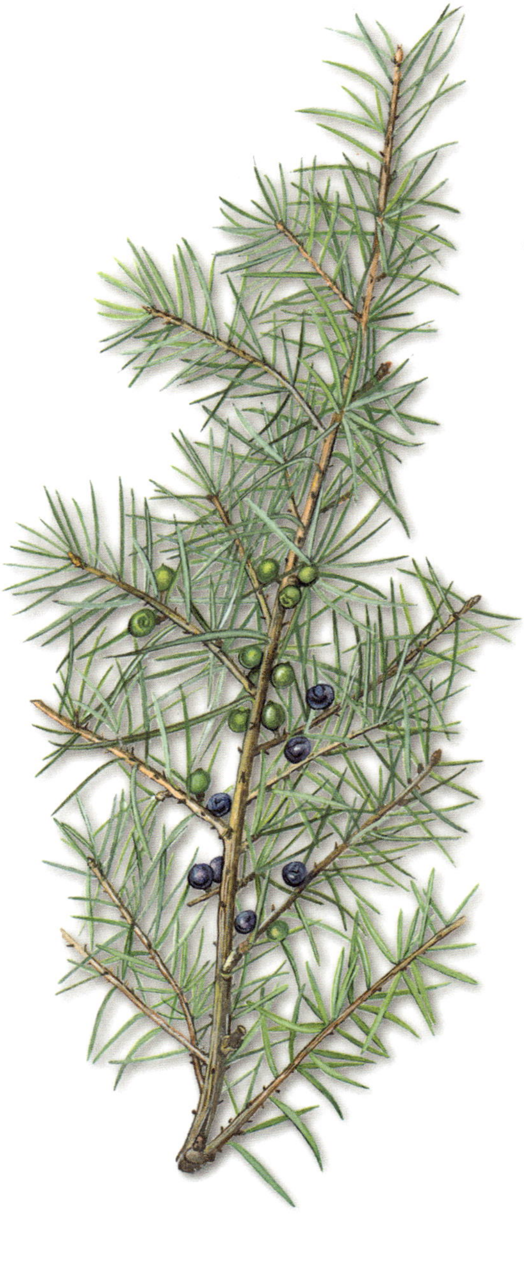

In der Heilkunde verwendete Teile
Früchte („Wacholderbeeren“)

Inhaltsstoffe
Ätherisches Öl (Terpinen-4-ol, Pinen, Limonen, Sabinen, Geraniol), Flavonoide, Gerbstoffe, Bitterstoffe, Proanthocyanidine, Harze, Wachse

Anbautipps
Am besten pflanzt man ein Exemplar aus der Baumschule. Der robuste Strauch gedeiht auf jedem Gartenboden in sonniger bis absonniger Lage; im tiefen Schatten verkahlt er rasch; sehr langsam wachsend.

Sammeltipps
Die reifen Beeren werden ab September gepflückt. Beim Sammeln dürfen die Früchte nicht gedrückt werden. Man trocknet sie in einem geheizten Raum.

Wacholderbeeren galten bereits in der Antike als ein wertvolles Arzneimittel. Hippokrates (5./4. Jh. v. Chr.) setzte die Beeren als harntreibendes Mittel bei Gicht, Rheuma sowie zur Wundheilung ein. Dioskurides (1. Jh. n. Chr.) empfiehlt die Früchte bei Magen- und Leibkrämpfen und gegen Tierbisse. Auch im Mittelalter war Wacholder ein beliebtes Arzneimittel, das nicht nur Hildegard schätzte. Die Kräuterbücher des 15. und 16. Jahrhunderts sowie die Heilkundigen jener Zeit empfehlen Wacholderbeeren insbesondere als harntreibendes, verdauungsförderndes und magenstärkendes Mittel.

Bemerkenswert ist, dass Wacholder zur Vorbeugung gegen die Pest eingesetzt wurde: Man zündete das Holz in den von der Seuche betroffenen Landstrichen an, und Krankenzimmer wurden mit Wacholderzweigen ausgeräuchert. Pfarrer Sebastian Kneipp (19. Jh.) schätzte die Heilwirkung der Wacholderbeeren ebenfalls und empfiehlt sie besonders bei Magen- und Verdauungsproblemen sowie zur Appetitanregung. Auch heute finden Wacholderbeeren-Zubereitungen noch häufig Anwendung.

Wacholder bei Hildegard
Hildegard empfiehlt einen Trank aus Wacholderbeeren bei Schmerzen in Brust, Lunge und Leber.

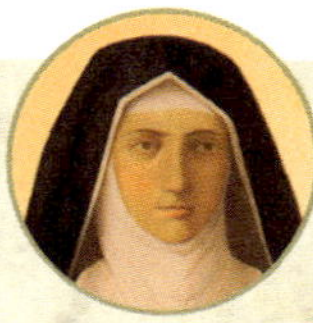

„Der Wacholder ist mehr warm als kalt und bezeichnet das Übermaß. Nimm daher von seiner Frucht und koche sie in Wasser, und seihe das Wasser durch ein Tuch, und dann gib diesem Wasser Honig bei und etwas Essig und Süßholz und weniger Ingwer als Süßholz. Und so koche es nochmals, und fülle es dann in ein Säcklein und mache einen Klartrank, und trinke davon oft nach dem Essen und nüchtern, und es mildert und mindert den Schmerz in der Brust oder in der Lunge und Leber.“

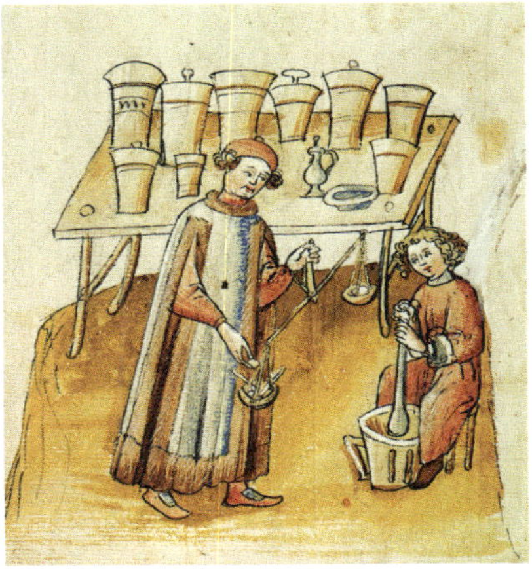

Ein Apotheker und sein Gehilfe bedienen sich einer Waage und eines Mörsers bei der Herstellung von Arzneien.

Sie verwendete aber auch die Zweige der Pflanze für ein Bad, das gegen Fieber helfen soll.

Therapie mit Wacholder heute

Alle Teile des Wacholderstrauchs sind heilwirksam; in der heutigen Heilkunde werden jedoch hauptsächlich die Früchte verwendet. Zubereitungen kann man sowohl innerlich als auch äußerlich einsetzen. Die Heilwirkung der Beeren ist vielfältig. Wacholderbeeren gibt man vor allem als harntreibendes Mittel bei Nierenbecken- und Blasenentzündung. Dabei wird die Wasserausscheidung über die Nieren erhöht, was die ableitenden Harnwege verstärkt durchspült.

Wacholder hilft aber auch nachweislich bei Magen- und Verdauungsproblemen. Zudem kann das ätherische Öl bei Bronchitis und infektiösen Lungenerkrankungen zum Inhalieren eingesetzt werden. Äußerlich angewandt hilft das Öl auch bei Gelenkbeschwerden sowie bei Nervenschmerzen wie Hexenschuss oder Ischias.

Homöopathen nutzen Wacholder ganz ähnlich: zur harntreibenden Entwässerung bei Wassereinlagerungen im Gewebe, bei schlechter Verdauung und Erkältung mit Husten.

Wacholderbeeren werden gern als Küchengewürz verwendet und dienen auch zum Aromatisieren von Gin und Genever.

Wirkungsweise

Wacholder besitzt v. a. harntreibende, schleimlösende, verdauungsfördernde, entzündungshemmende, durchblutungsfördernde und antibakterielle Eigenschaften. Für die harntreibende Wirkung ist in erster Linie das Terpinen-4-ol verantwortlich, die Bitterstoffe regen die Verdauung an, während das ätherische Öl den Schleim löst und das Atmen und Abhusten erleichtert. Bei äußerlicher Anwendung reizt das Öl die Haut, wodurch die Durchblutung verstärkt wird. Das lindert Nervenschmerzen und hilft bei Gelenk- und Muskelentzündung.

Achtung

Nebenwirkungen sind bei bestimmungsgemäßen Dosen (Tagesdosis 2–10 g) von Wacholderbeeren nicht bekannt. Bei akuter Nierenentzündung und Nierenschwäche sowie während der Schwangerschaft sind Wacholderbeeren jedoch zu meiden. Eine Überdosierung und eine längere Anwendung (mehr als 6 Wochen) können zu Nierenreizungen führen, was Schwierigkeiten beim Wasserlassen, Ausscheidungen von Eiweiß im Harn und Nierenschmerzen mit sich bringt.

Anwendungen

Innerlich

● **Bei Entzündungen der ableitenden Harnwege (Durchspülungstherapie) oder Magen-Darm-Beschwerden als Tee:**
1 TL Beeren mit 1 Tasse heißem Wasser übergießen, 20 Minuten zugedeckt ziehen lassen und abseihen; für die Durchspülungstherapie 1 Tasse vor jeder Mahlzeit trinken, bei Magen-Darm-Beschwerden 1 Tasse zu jeder Mahlzeit

● **Bei bakteriellen Lungenerkrankungen mit Husten als Sirup:**
100 g Wacholderbeeren zerdrücken, mit kochendem Wasser übergießen, über Nacht zugedeckt ziehen lassen; danach langsam erhitzen, kurz aufkochen und durch ein Sieb streichen; anschließend erneut aufkochen und nach Belieben etwas Honig hinzufügen; täglich 4 TL einnehmen

Äußerlich

● **Bei Rheuma, Nerven- oder Muskelschmerzen als Badezusatz:**
1 TL zerstoßene Beeren mit 1 Tasse kochendem Wasser übergießen, 10 Minuten ziehen lassen, abseihen und ins Badewasser geben

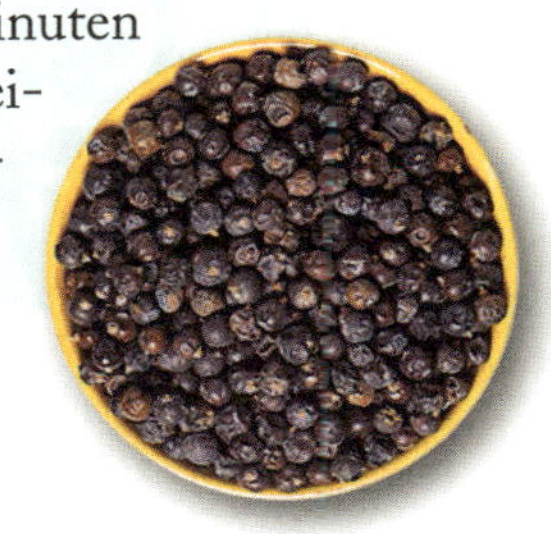

WALNUSS (Steinnuss, Welschnuss) *Juglans regia*
Bei Hildegard: „De Nuszbaum"

Merkmale
15 bis 25 m hoher Laubbaum; Blätter aus 7–9 Einzelblättern; Rinde in der Jugend glatt und aschgrau, im Alter tiefrissig, dunkelgrau; männliche Blütenkätzchen hängen am Ende der zweijährigen Triebe, weibliche Blüten sitzen an diesjährigem Holz. Die reifen, zu den Nussfrüchten zählenden Früchte („Walnüsse") sind von einer braunen, harten Hülle umgeben.

Verwendung
Als Zier-, Nutz- und Heilpflanze

In der Heilkunde verwendete Teile
Blätter, auch grüne Fruchtschalen und grüne Früchte (Walnüsse)

Inhaltsstoffe
Gerbstoffe (u. a. Ellagitannine), Naphtochinonderivate (u. a. Juglon), Flavonoide, Zimtsäurederivate (Kaffeesäure, Cumarsäure), ätherisches Öl (u. a. Ocimen, Pinen, Limonen), Ascorbinsäure

Anbautipps
Das Gehölz bevorzugt einen lockeren, ausreichend feuchten, humusreichen und tiefgründigen Boden. Man pflanzt nur veredelte Bäume. Junge Bäume sind etwas frostempfindlich.

Sammeltipps
Im Juni werden die Einzelblätter abgestreift und getrocknet.

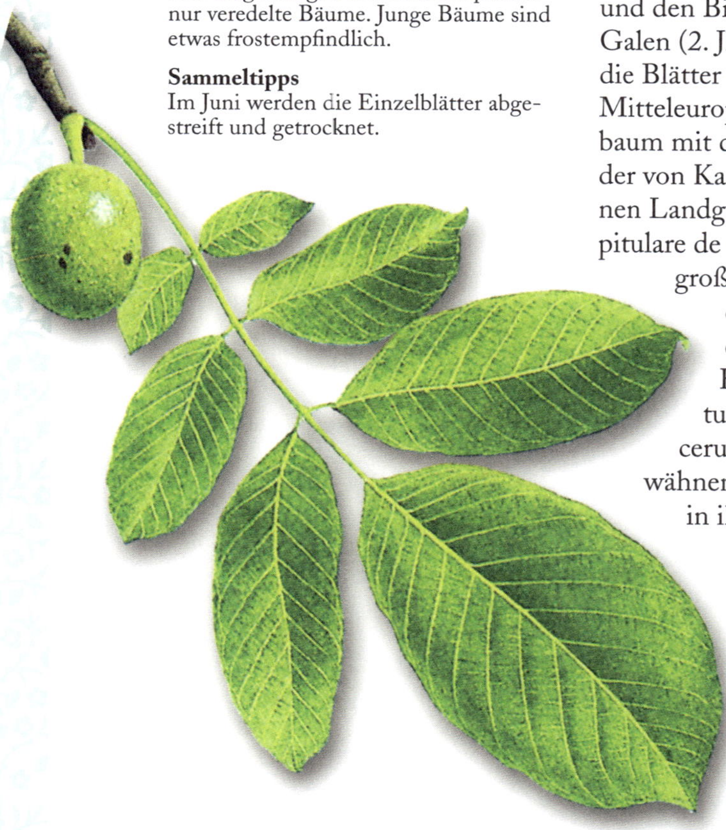

Wahrscheinlich zählt die Walnuss zu den ältesten Lebensmitteln der Menschheitsgeschichte, denn in Vorderasien, der Heimat des Walnussbaumes, fanden Archäologen versteinerte Walnussschalen, die wahrscheinlich etwa 9000 Jahre alt sind. Während die positiven Eigenschaften der Nussfrucht, die als wichtiger Antioxidantienlieferant gilt, noch nicht vollständig erforscht sind, hat man die Inhaltsstoffe der Blätter schon lange als medizinisch wirksam erkannt.

In der Antike wurden alle Pflanzenteile zu Heilzwecken verwendet. Der griechische Arzt Dioskurides (1. Jh.) verschrieb die Früchte gegen Bandwürmer und den Biss tollwütiger Hunde. Galen (2. Jh.) verwendete auch die Blätter als Heilmittel. Nach Mitteleuropa kam der Walnussbaum mit den Römern; er ist in der von Karl dem Großen erlassenen Landgüterverordnung („Capitulare de villis") aufgeführt. Die großen Kräuterkundigen des Mittelalters und der Frühneuzeit – von Hildegard über Albertus Magnus bis zu Lonicerus und Matthiolus - erwähnen die Walnuss ebenfalls in ihren Schriften.

Der Baum und seine Früchte hatten in den alten Kulturen Europas vielfältige mythische Bedeutungen. So soll der Walnuss z. B. ein Abwehrzauber gegen Hexen innegewohnt haben. Es hieß, eine Hexe sei gelähmt, wenn man ihr Walnüsse unter den Stuhl lege.

Walnuss bei Hildegard

Hildegard kannte die Heilwirkung des Nussbaums und setzte Blätter, Früchte und Wurzel gegen verschiedene Leiden ein. Den Saft der äußeren Nusshaut empfiehlt sie gegen den Kopfgrind, worunter sie verschiedene Kopfhautprobleme verstanden haben könnte. Den Saft der frischen Walnussblätter oder das Pulver von getrocknetem Walnusslaub verordnete sie gegen Würmer, und ein Schwitzbad aus der Wurzel sollte helfen, wenn

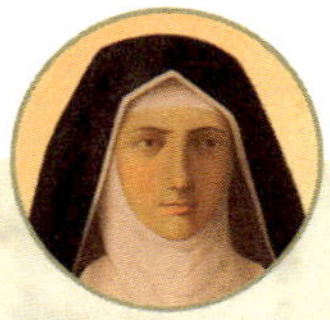

„Und wer den Grind am Kopf hat, nehme die äußere Haut der Nuss, nämlich die Schale, und drücke ihren Saft aus über die wunden Stellen (…), und wenn er (der Grind) durch die Bitterkeit des Saftes anschwillt, soll er (der Kranke) sofort mit Baumöl (Olivenöl) salben, und jene Bitterkeit wird eingeschränkt. Und dies tue er oft, und der Grind wird geheilt werden."

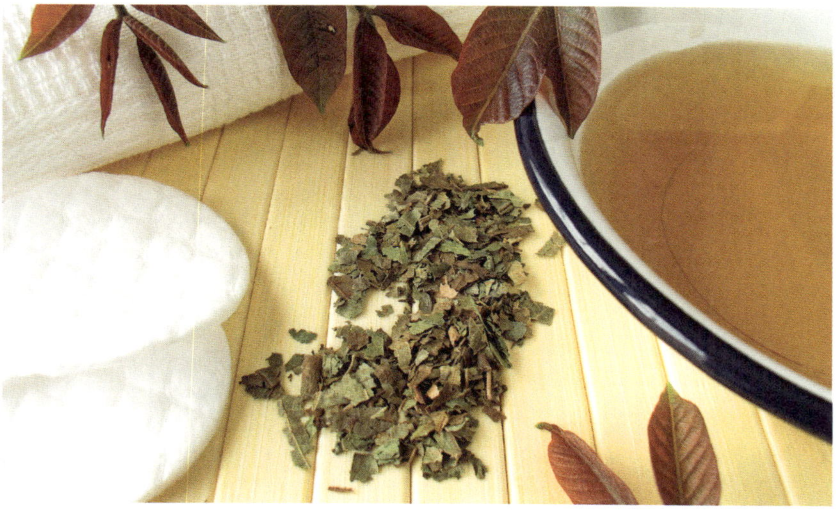

Ein Aufguss aus getrockneten Walnussblättern kann bei Hautproblemen helfen. Man taucht einen Wattepad in die Flüssigkeit und legt ihn auf die betroffene Stelle.

einen Menschen die Gicht plagte. Als Wurmmittel dient die Walnuss heute zwar nicht mehr, sie wirkt aber bei Verdauungsproblemen, und bei Gicht und Rheuma wird sie nach wie vor angewandt.

Therapie mit Walnuss heute

Der Walnussbaum ist auf vielfältige Weise in der Heilkunde nutzbar. Besonders beliebt sind die Walnüsse, die durch ihren hohen Gehalt an Antioxidantien das Risiko senken sollen, an einer Arteriosklerose zu erkranken; das gilt auch für die grünen Früchte.

In der Naturheilkunde werden jedoch hauptsächlich die Blätter, gelegentlich auch die grünen Schalen verwendet. Innerlich angewandt helfen Blätter-Zubereitungen bei Entzündungen der Magen-Darm-Schleimhäute. Auch die Blutzirkulation in den Venen und die Lymphzirkulation in den Lymphgefäßen soll verbessert werden. Zudem werden Walnussblätter bei Gicht und Gelenkentzündungen eingesetzt.

Äußerlich angewandt empfehlen sich Walnussblätter zur Behandlung von Hautproblemen wie Akne, Ekzemen, Hautinfektionen und -geschwüren und kleineren Verletzungen sowie gegen überhöhte Schweißabsonderung.

In der Homöopathie setzt man die frischen Blätter und die frischen grünen Fruchtschalen u. a. bei eitrigem Ausschlag und Kopfschmerzen ein.

Wirkungsweise

Die wichtigsten Inhaltsstoffe der Walnussblätter sind die reichlich vorhandenen Gerbstoffe. Sie wirken v. a. zusammenziehend und unterstützen die Heilung bei Hautverletzungen und -entzündungen. Außerdem besitzen die Gerbstoffe antimikrobielle Eigenschaften. Das gilt auch für Juglon und das ätherische Öl.

Für die Hemmung der Schweißproduktion sind ebenfalls die Gerbstoffe in den Blättern verantwortlich, weil sie das Gewebe zusammenziehen.

Anwendungen

Innerlich

- **Bei Verdauungsstörungen als Tee:**
  1–2 TL getrocknete Blätter mit 1 Tasse kochendem Wasser übergießen, 10 Minuten ziehen lassen und abseihen; bis zu 3 Tassen täglich schlückchenweise trinken

- **Gegen Arteriosklerose, Erkältung oder trockenen Husten als Tinktur:**
  Unreife grüne Früchte in Stückchen schneiden, eine Flasche damit zur Hälfte füllen und mit Wodka (40 %) übergießen; die Flasche verschließen, 40 Tage an einem kühlen, dunklen Ort aufbewahren, dabei alle 3–4 Tage schütteln; anschließend abseihen und 2- bis 3-mal täglich 1 TL einnehmen

Äußerlich

- **Bei Hautproblemen oder übermäßiger Schweißbildung als Umschlag:**
  Ein Tuch oder einen Wattepad mit dem Tee (siehe oben) tränken und auf die betroffene Stelle legen; 3-mal täglich jeweils 30 Minuten anwenden

Achtung

Nebenwirkungen sind bei bestimmungsgemäßer Anwendung von Walnussblättern nicht bekannt. Allergische Reaktionen können allerdings beim Verzehr von Walnüssen auftreten.

WEGERICH *Plantago lanceolata* und *Plantago major*
Bei Hildegard: „De Plantagine“

Merkmale
Spitzwegerich: krautige, bis 50 cm hohe Pflanze; grundständige Rosette lanzettartiger Blätter; von Mai bis September walzenförmige Ähren kleiner, unscheinbarer Blüten. **Breitwegerich:** krautige, bis 25 cm hohe Pflanze; grundständige Rosette löffelförmiger Blätter

Verwendung
Als Nutz- und Heilpflanze

In der Heilkunde verwendete Teile
Kraut

Inhaltsstoffe
Spitzwegerich: Iridoidglykoside (v. a. Aucubin, Catalpol), Schleimstoffe, Flavonoide, Bitterstoffe, Gerbstoffe, Pflanzensäuren, Kieselsäure. **Breitwegerich:** Iridoidglykoside, Schleimstoffe, Gerbstoffe, Bitterstoffe, Flavonoide, Pflanzensäuren, Salicylsäure, ätherisches Öl

Anbautipps
Die Direktsaat erfolgt im Frühjahr. Die Samen werden nur dünn mit Erde bedeckt (Lichtkeimer). Die Pflanzen bevorzugen frische, nährstoffreiche, durchlässige, tiefgründige Böden in sonniger bis halbschattiger Lage.

Sammeltipps
Gesammelt wird das blühende Kraut. Es sollte unverzüglich in der Sonne oder bei 30–40 °C getrocknet werden, denn bei langsamer Trocknung können die Inhaltsstoffe ihre Wirksamkeit verlieren.

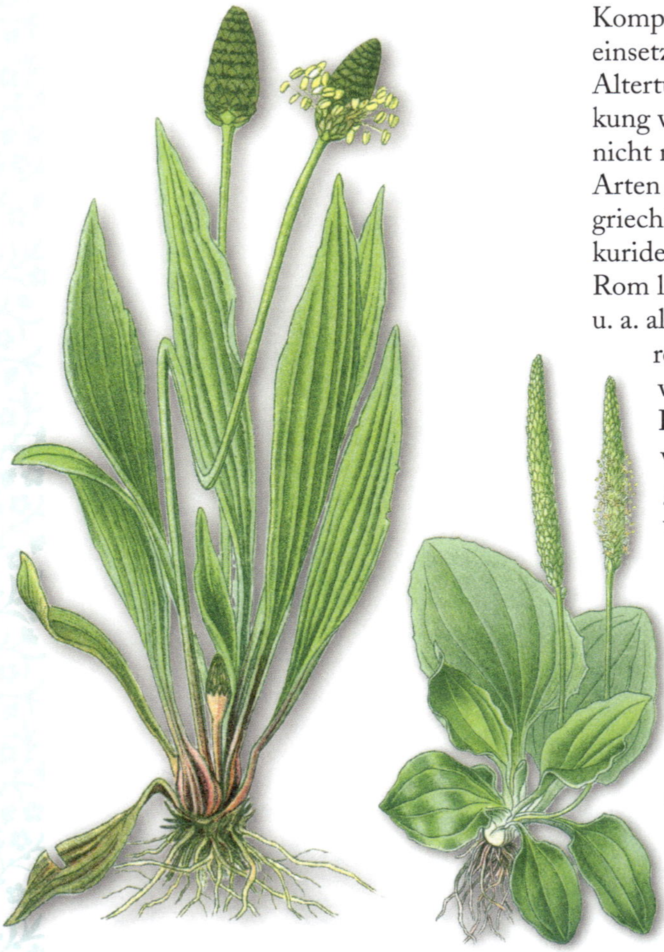

Spitzwegerich und Breitwegerich sind sehr alte Heilpflanzen. Erwähnt wurden die verschiedenen Wegericharten schon von den Assyrern, die sie als Kompresse gegen Schwellungen einsetzten. Viele große Ärzte des Altertums schätzten die Heilwirkung von Wegerich, wobei heute nicht mehr ganz klar ist, welche Arten angewandt wurden. Der griechische Pharmakologe Dioskurides, der im 1. Jahrhundert in Rom lebte, empfahl das Kraut u. a. als Umschlag bei Geschwüren und Brandwunden, während sein Zeitgenosse Plinius d. Ä. den Wegerich wegen seiner Heilwirkung gegen Tierbisse und Stiche von Skorpionen lobt.

Auch die Germanen kannten die Heilkraft von Wegerich und nutzten sie v. a. zur Wundheilung. In den Kräuterbüchern des Mittelalters wird die Pflanze häufig erwähnt; sie fand damals bei verschiedenen Leiden Anwendung.

Paracelsus (16. Jh.) schätzte die Pflanzen als Nierenmittel, Hieronymus Bock (ebenfalls 16. Jh.) rühmte den Wegerich als eine der vielseitigsten Arzneien. Der italienische Arzt Matthiolus (16. Jh.) wiederum empfiehlt den Saft der Pflanzen bei Schwindsucht sowie – in Übereinstimmung mit Dioskurides – bei Geschwüren und Brandwunden. Pfarrer Sebastian Kneipp (19. Jh.) schätzte nicht nur die wundheilende Wirkung der Blätter, sondern rühmte auch die hustenlindernden Eigenschaften des Safts.

Wegerich bei Hildegard
Auch bei Hildegard wissen wir heute nicht genau, welche Wegerichart sie verwendete. Sie nutzte die Heilwirkung der Pflanzen v. a. bei Wunden und Insektenstichen. Auch bei Knochenbrüchen empfiehlt sie, Wegerichwurzel auf die Stelle zu legen. Zur Behandlung von Knochenbrüchen wird das Kraut heute nicht gebraucht,

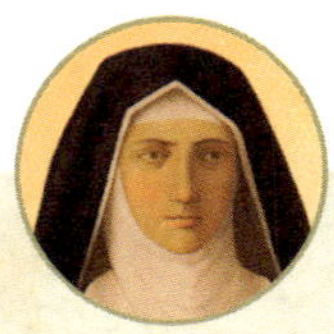

„Und wenn eine Spinne oder ein anderer Wurm einen Menschen berührt oder sticht, dann soll er sofort mit Wegerichsaft die Stichstelle salben und es wird ihm besser gehen.“

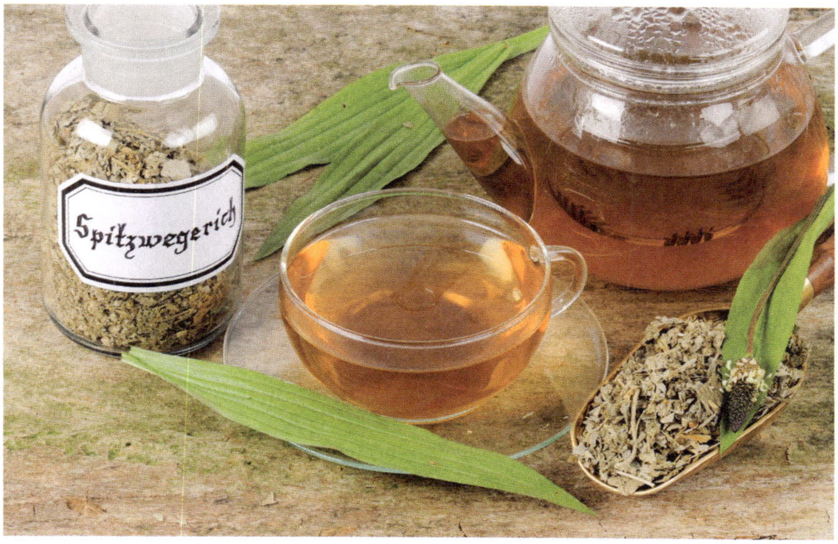

Ein Tee aus Spitzwegerich kann bei Entzündungen im Mund- und Rachenraum sowie der oberen Atemwege die Symptome lindern und zur Heilung beitragen.

dafür aber zur Linderung von Quetschungen.

Hildegard setzte den Wegerich auch gemeinsam mit anderen Pflanzen ein, z. B. mit Huflattich. „Wenn ein Mensch von vielerlei Speise unmäßig gegessen hat, wird seine Leber geschädigt und verhärtet sich", sagt sie, und zur Behandlung empfiehlt sie einen Teil Huflattich mit zwei Teilen Wegerichwurzel, klein geschnitten und als Aufguss getrunken.

Therapie mit Wegerich heute

Heute werden beide Wegericharten verwendet. Man bevorzugt allerdings den Spitzwegerich, weil er eine etwas größere Heilwirkung zeigt.

Der Spitzwegerich ist eine vielseitige Heilpflanze, wobei seine Hauptanwendungsgebiete Erkrankungen der Atemwege und Hautentzündungen sind. Innerlich angewandt eignet sich das Kraut nachweislich zur Behandlung von Infekten der Bronchien und der Lunge, von Entzündungen der Mund- und Rachenschleimhaut sowie bei Kehlkopfentzündungen. Auch bei Blasenentzündungen, Leberleiden und Durchfall wird der Spitzwegerich eingesetzt. Äußerlich fördert die Pflanze die Wundheilung und lindert Quetschungen.

Wirkungsweise

Die reichlich vorhandenen Schleimstoffe mildern Husten. Darüber hinaus stimulieren sie das Immunsystem. Die andere Gruppe der Inhaltsstoffe, die Iridoidglykoside mit ihren Hauptvertretern Aucubin und Catalpol, besitzen nachweislich antibakterielle Eigenschaften und wirken entzündungshemmend. Ebenfalls entzündungshemmend zeigen sich die Flavonoide. Die Gerbstoffe haben zusammenziehende Eigenschaften, wodurch sie die Wundheilung beschleunigen können. An der Wundheilung ist auch die Kieselsäure beteiligt.

Anwendungen

Innerlich

- **Bei Bronchitis, Kehlkopfentzündung, Entzündungen der Mund- und Rachenschleimhäute als Tee:**
  1 bis 2 TL Spitz- oder Breitwegerichkraut mit 1 Tasse kochendem Wasser übergießen, 5 Minuten ziehen lassen und abseihen; 1 bis 3 Tassen täglich zwischen den Mahlzeiten trinken

- **Bei Reizhusten als Kaltauszug:**
  1 bis 2 TL Spitz- oder Breitwegerichkraut mit 1 Tasse kaltem Wasser übergießen, 30 Minuten kalt ziehen lassen und abseihen; bis zu 3 Tassen täglich kalt trinken

Äußerlich

- **Bei Wunden oder Insektenstichen als Umschlag:**
  Ein Baumwolltuch mit dem Tee (siehe oben) tränken und auf die betroffene Hautstelle legen; bei Bedarf 2- bis 3-mal wiederholen

Achtung

Allergien auf Wegeriche sind häufig, sie machen etwa ein Drittel aller Pollenallergien aus. Wer also eine Pollenallergie hat, sollte vorsichtshalber Spitz- und Breitwegerich meiden. Im Übrigen bestehen nach heutigem Kenntnisstand für die Anwendung von Wegerichen in normalen Dosen (3–6 g) keine Gegenanzeigen.

WEGWARTE (Wilde Zichorie, Sonnenwirbel) *Cichorum intybus*

Bei Hildegard: „De Sunnewirbel“

Merkmale
Mehrjährige krautige, bis 1 m hohe Pflanze; aufrechte, verzweigte Stängel mit tief eingeschnittenen, auf der Unterseite behaarten Blättern; von Juni bis Oktober blaue, selten auch weiße Körbchenblüten; tiefreichende Pfahlwurzel; die gesamte Pflanze enthält Milchsaft.

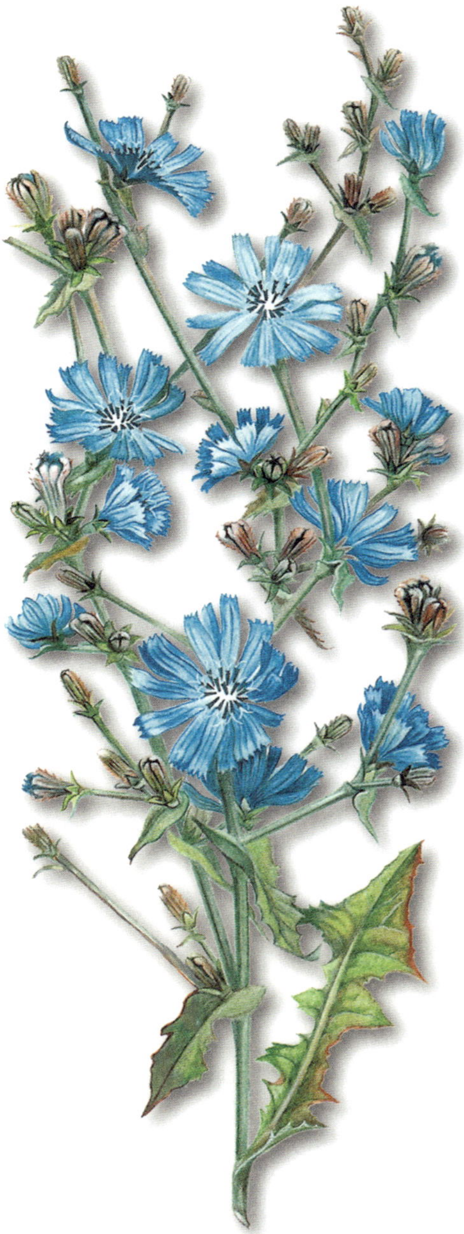

Verwendung
Als Heilpflanze

In der Heilkunde verwendete Teile
Wurzeln und Kraut

Inhaltsstoffe
Bitterstoffe (Sesquiterpenlactone mit Lactucin, Lactupikrin), Kumarine, Phenolsäuren, Flavonoide; Wurzel: Inulin

Anbautipps
Die anspruchslose Pflanze kann im Frühjahr direkt ausgesät werden. Sie bevorzugt trockene bis frische, nährstoffreiche, durchlässige, tiefgründige Böden in sonniger Lage. Die Wegwarte sät sich meist selbst aus.

Sammeltipps
Das Kraut (Blätter und Blüten) wird von Juli bis September gesammelt. Die Wurzel wird von September bis Frostbeginn ausgegraben und bei 35 °C getrocknet.

Die Wegwarte wird auch „Sonnenwirbel“ (bei Hildegard: Sunnewirbel) genannt, da sich ihre Blüten morgens in östliche Richtung öffnen und sich dann, dem Sonnenlauf folgend, drehen, bis sie sich am frühen Nachmittag schließen.

Die Pflanze ist ein sehr altes Heilkraut. Schon die alten Ägypter kannten ihre magenstärkende Wirkung und bauten sie als Gemüse an, setzten sie aber auch gegen Augenkrankheiten ein. In den Schriften antiker griechischer Ärzte ist die Wegwarte ebenfalls zu finden. Hippokrates (5./4. Jh. v. Chr.) erwähnt die kühlende Wirkung der Pflanze. Dioskurides (1. Jh. n. Chr.) beschreibt die Wegwarte als kühlend, zusammenziehend und magenfreundlich und wandte sie innerlich wie äußerlich an.

Bei den Germanen fand das Kraut als Heilmittel Anwendung, wurde aber auch zur Zubereitung von Zaubertränken verwendet. Im Mittelalter und in der Frühneuzeit berichten alle Kräuterbücher über die Wegwarte. Viele der großen Heilkundigen empfehlen sie besonders als Magenmittel sowie als Schutz vor Lepra und zur Behandlung von Hautgeschwüren.

Um die Wegwarte ranken sich seit der Antike zahlreiche Mythen. Im Mittelalter wurden der Pflanze Zauberkräfte zugeschrieben, z. B. wurde sie als Liebeszauber eingesetzt. Ein Mythos besagt, unter dem Kopfkissen einer

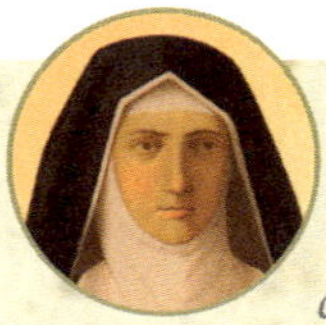

„Und wer keine rechte Verdauung haben kann, der nehme Wegwarte und große Klette in gleichem Gewicht, und er trockne das (…), und so pulverisiere er es, und diesem Pulver füge er gemäß dem dritten Teil eines (dieser zwei Bestandteile) helles oder gebratenes Salz bei, und dann mache er daraus mit Honig eine Honigwürze. Und dies trinke er oft so abends nach dem Essen, und er wird die Verdauung zur rechten Zeit haben.“

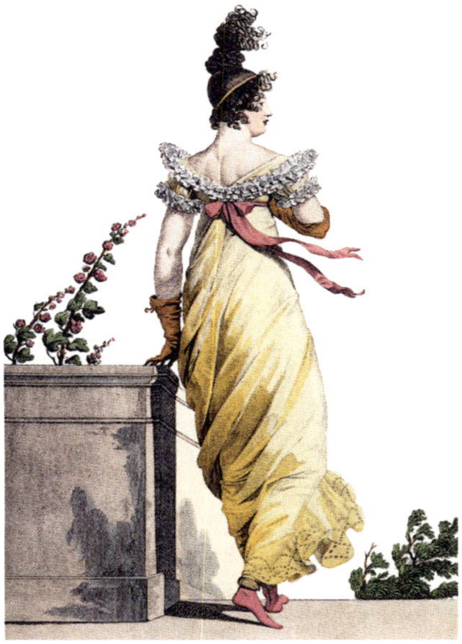

Das Liebessymbol Wegwarte schmückt das weite Dekolleté und die Ärmel dieser Robe im Empirestil. Kolorierter Stich aus Frankreich (1815).

Jungfrau lässt sie im Traum den zukünftigen Ehemann erscheinen.

Im 19. Jahrhundert bezeichnete Pfarrer Sebastian Kneipp die Wegwarte als ausgezeichnetes Mittel für Magen, Leber und Galle. Heute wird die Pflanze bei Appetitlosigkeit und Verdauungsbeschwerden empfohlen.

Wegwarte bei Hildegard

Hildegard empfiehlt die Wegwarte zusammen mit Klette und Honig v. a. gegen Verdauungsbeschwerden. Bei Brustschmerzen und Heiserkeit sollte der Patient Wegwarte und Klette in Wein kochen und davon trinken.

Therapie mit Wegwarte heute

Extrakte aus dem Kraut und der Wurzel der Wegwarte werden zur Behandlung von Leber-, Gallen- und Nierenbeschwerden angewandt, da sie die Ausscheidungen dieser Organe fördern. Auch bei Verdauungsstörungen wie Blähungen, Aufstoßen und Völlegefühl sowie bei Appetitlosigkeit verschafft die Pflanze nachweislich Linderung.

Aus gemahlenen und gerösteten Wurzeln der Wegwarte, die ja auch Zichorie heißt, braut man Zichorienkaffee, der im 19. Jahrhundert und später in Notzeiten als Ersatz für Bohnenkaffee diente und die Verdauung fördert.

Traditionell wird die Wegwarte auch äußerlich angewandt, etwa bei Hautunreinheiten, Ekzemen und Hautrötungen sowie bei Augenentzündungen.

Wirkungsweise

Die wirksamen Inhaltsstoffe der Wegwarte sind die Bitterstoffe, die im gesamten Verdauungssystem die Produktion von körpereigenen Verdauungssäften (z. B. Speichel, Magensäfte und Gallensaft) anregen. Dadurch werden die Speisen leichter verdaut und besser verwertet.

Neueste Untersuchungen zeigen, dass Zubereitungen aus dem Kraut eine positive Wirkung auf die Leber haben, da die Bitterstoffe die Bildung von Leberenzymen anregen, die Giftstoffe abbauen. Die Phenolsäuren, die besonders in den Triebspitzen reichlich vorhanden sind, besitzen zudem harntreibende Eigenschaften. Die Flavonoide zeigen ebenfalls eine harntreibende, aber auch eine antimikrobielle und antioxidative Wirkung, die vermutlich bei Hautproblemen lindernd wirkt. Außerdem sollen die Inhaltsstoffe der Wegwarte den Cholesterinspiegel senken.

Anwendungen

Innerlich

- **Bei Leber-, Gallen- und Nierenbeschwerden oder Verdauungsstörungen als Tee:** 1 TL Kraut und Wurzel mit 250 ml kaltem Wasser übergießen, zum Kochen bringen, 2–3 Minuten ziehen lassen und abseihen; ungesüßt vor den Mahlzeiten trinken (bis zu 3 Tassen täglich)

Äußerlich

- **Bei Hautrötung, Hautunreinheiten als Kompresse:** Ein Stück frische Wurzel zu Brei zerstampfen, auf ein Tuch geben und dieses auf die betroffene Stelle legen

- **Bei Augenentzündungen als Kompresse:** Eine Handvoll Blüten mit 150 ml heißem Wasser übergießen, 10 Minuten ziehen lassen, abseihen und abkühlen lassen; den Absud für Augenkompressen verwenden

Achtung

Nebenwirkungen sind bei bestimmungsgemäßen Dosen (Tagesdosis: 3 g) des Krauts und der Wurzel nicht bekannt. In seltenen Fällen kann es jedoch zu allergischen Hautreaktionen kommen. Wer an Gallensteinen leidet, sollte vor der Anwendung Rücksprache mit dem Arzt halten. Bei einer Überempfindlichkeit gegenüber Korbblütlern darf man Wegwarte nicht einsetzen.

WEIDE *Salix spec.*

Bei Hildegard: „De Wida“

Merkmale
Laubsträucher und -bäume, die je nach Art wenige Zentimeter oder bis 30 m hoch werden können. Rundliche bis lanzettartig geformte und auf der Unterseite meist behaarte Blätter; männliche und weibliche Blüten („Kätzchen“) erscheinen von März bis April an unterschiedlichen Pflanzen, da Weiden zweihäusig, also getrenntgeschlechtlich sind.

Verwendung
Als Zier- und Heilpflanze

In der Heilkunde verwendete Teile
Rinde

Inhaltsstoffe
Phenolglykoside wie Salicylate (u. a. Salicin) und Syringin, Phenolcarbonsäuren, Proanthocyanidine, Gerbstoffe, Flavonoide

Anbautipps
Weiden sind anspruchslos, brauchen allerdings einen ausreichend feuchten Boden in sonniger Lage.

Sammeltipps
Im Frühjahr schabt man die Rinde von fingerdicken Zweigen ab oder kerbt die Zweige ein und löst dann die Rinde ab. Dabei aber nur einige Zentimeter entfernen. Bei unter 40 °C trocknen.

Die Anwendung der Weide als Heilmittel geht bis ins Altertum zurück. Schon die Ägypter verwendeten sie bei Wunden, Entzündungen und Schwellungen. Der griechische Arzt Hippokrates (5./4. Jh. v. Chr.) empfiehlt in seinen Schriften Weidenaufgüsse gegen Fieber und Gelenkentzündungen. Der griechische Heilkundige Dioskurides (1. Jh.) erkannte eine zusammenziehende Wirkung und verordnete Weide gegen Blutspeien sowie Ohrenleiden. Römischen Quellen ist zu entnehmen, dass die Germanen und Kelten Weidenzweige auskochten und Umschläge gegen schlecht heilende Wunden und Gliederschmerzen machten. Auch im Mittelalter wird die Weide häufig als Heilmittel genannt, u. a. von Hildegard und Albertus

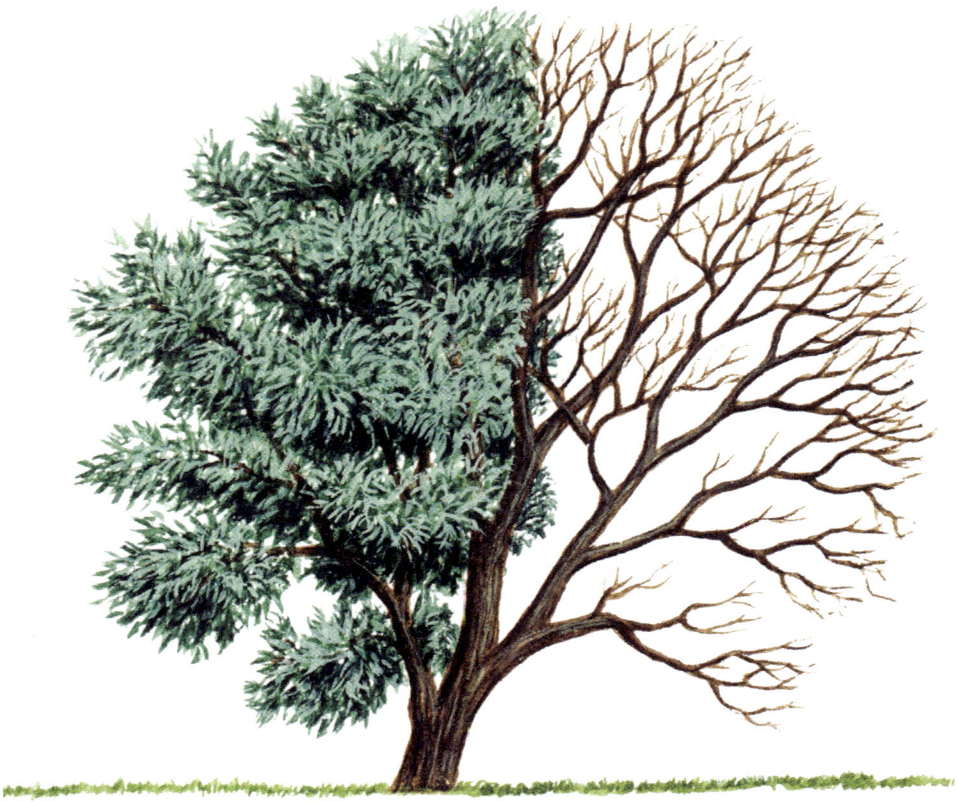

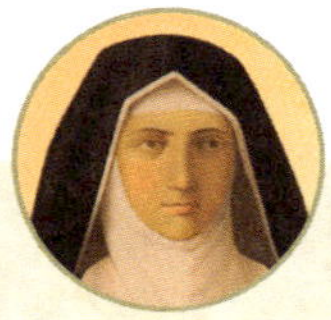

„Hat das hitzige Fieber einen Menschen befallen, so soll er folgende Arznei zubereiten, damit er es dann etwas leichter und bis zum Ausbruch von Schweiß weniger zu leiden hat. Also: Er nehme etwas trockenes Ahornholz und zweimal soviel trockenes, nicht noch grünes Weidenholz und schabe von beiden (…) eine kleine Menge in kaltes Wasser ab. Weiter nehme er so viel Odermennig wie von dem Weidenholz, tue ihn in dasselbe Wasser und trinke davon, nachdem es in dieser Weise zubereitet ist, zu wiederholten Malen und er wird weniger Beschwerden haben.“

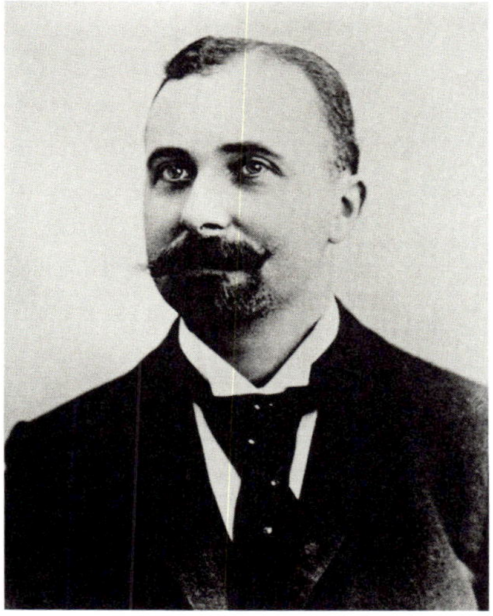

Felix Hoffmann (1868–1946) stellte aus dem Salicin der Weidenrinde die Acetylsalicylsäure her, einen der bekanntesten Arzneistoffe überhaupt.

Magnus (13. Jh.), später von Paracelsus, Lonicerus und Matthiolus (alle 16. Jh.).

Mitte des 19. Jahrhunderts geschah dann etwas Bahnbrechendes: Einer der wirksamen Inhaltsstoffe, Salicin, wurde aus der Rinde isoliert, woraus man später die Salicylsäure herstellte. Es war der Chemiker und Apotheker Felix Hoffmann, der 1897 daraus den Arzneistoff Acetylsalicylsäure (ASS, Aspirin®) herstellte.

Weide bei Hildegard

Hildegard hielt die Blätter und Früchte der Weide für wenig nützlich. Doch Zubereitungen aus Weidenholz als Heilmittel schätzte sie sehr und verordnete sie gegen Fieber, aber auch bei Gicht und Gelenkschmerzen.

Therapie mit Weide heute

Die Wirkungen der Weidenrinde sind vielfältig. Bis heute wird sie v. a. wegen ihrer fiebersenkenden und schmerzstillenden Eigenschaften geschätzt, die man inzwischen nachgewiesen hat. Weidenzubereitungen werden daher hauptsächlich bei fieberhaften Erkrankungen, rheumatischen Beschwerden und Kopfschmerzen angewandt.

Laut Naturheilkunde hilft Weidenrinde auch bei Magen-Darm-Beschwerden – besonders bei Durchfall –, Rückenschmerzen, Zahnschmerzen, Gicht sowie bei Neuralgien (Nervenschmerzen). Äußerlich kann man Weidenrindenzubereitungen in Form von Umschlägen oder Bädern gegen schlecht heilende Wunden und Schweißfüße anwenden.

Wirkungsweise

Der wichtigste Wirkstoff der Weide ist das Salicin, das nach dem Einnehmen durch Stoffwechselvorgänge im Körper in Salicylsäure umgewandelt wird. Die Salicylsäure besitzt fiebersenkende, entzündungshemmende und schmerzstillende Eigenschaften, wobei diese Wirkungen schwächer ausgeprägt sind als bei der Acetylsalicylsäure. Da die Umwandlung des Salicins langsam verläuft, setzt die Wirkung erst spät ein, hält aber dafür länger an. Daher sind Weidenrindenextrakte zur Behandlung akuter Schmerzen nicht geeignet, wohl aber für chronische Schmerzen. Im Gegensatz zu ASS reizt Salicin den Magen kaum.

Neuere Untersuchungen weisen darauf hin, dass die Flavonoide und Gerbstoffe in der Weidenrinde die entzündungshemmende und schmerzstillende Wirkung unterstützen könnten.

Anwendungen

Innerlich

- **Bei Fieber, Rheuma oder Kopfschmerzen als Kaltwasserauszug:**
2 TL geschnittene Weidenrinde mit 2 Tassen kaltem Wasser übergießen, über Nacht ziehen lassen und abseihen; 2-mal täglich trinken

Äußerlich

- **Bei schlecht heilenden Wunden oder Schweißfüßen als Waschung/Fußbad:**
50 g Rindenpulver mit 500 ml kaltem Wasser übergießen, über Nacht stehen lassen und abseihen; Wunden damit waschen oder zum Fußbad geben

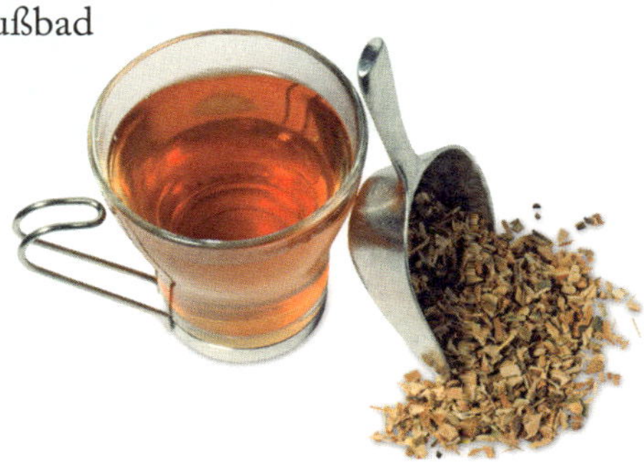

Achtung

Risiken sind bei der Anwendung bestimmungsgemäßer Dosen von Weidenrinde (Tagesdosis: 6–12 g) nicht bekannt. Doch wegen des hohen Gerbstoffgehalts kann es bei manchen Menschen zu Magenbeschwerden kommen. Bei Überempfindlichkeit gegenüber Salicylaten sollte die Weidenrinde nicht angewandt werden. Schwangere und Stillende sowie Kinder unter 12 Jahren sollten Weidenrindenzubereitungen meiden.

WEINREBE *Vitis vinifera*

Bei Hildegard: „De vite"

Merkmale
Mithilfe von Sprossranken kletternder, 10–20 m hoher Strauch mit kurzstieligen, fächerförmigen Blättern, die sich im Herbst rot färben; von Juni bis August Rispen schwach duftender, gelbgrüner, unscheinbarer Blüten; rötlich, dunkelblau, grün oder gelblich gefärbte Früchte (Beeren) mit 3 oder 4 Samenkörnern

Verwendung
Als Nutz- und Heilpflanze

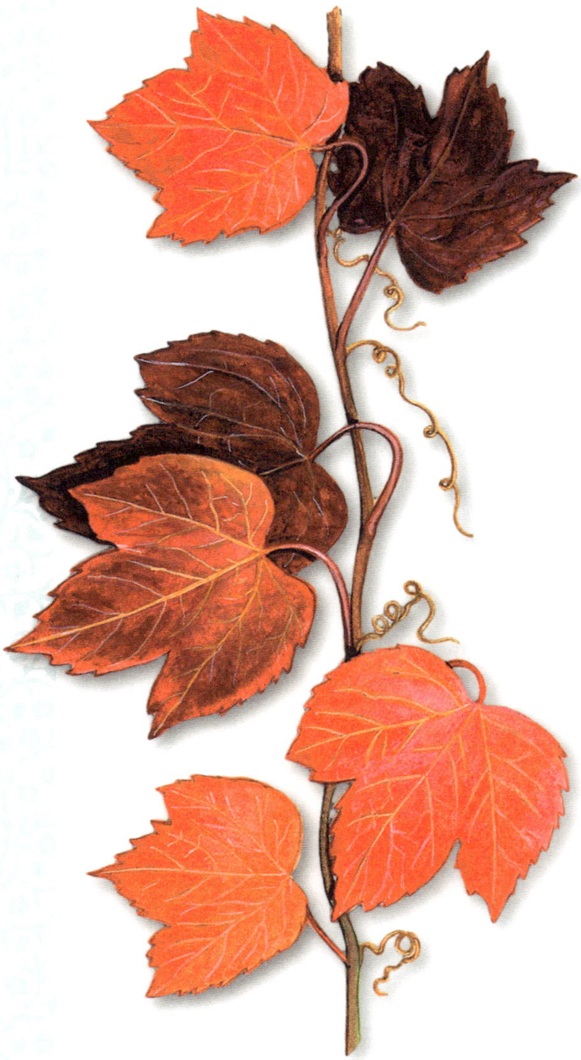

In der Heilkunde verwendete Teile
Die roten Herbstblätter und die Samen (Traubenkerne)

Inhaltsstoffe
Flavonoide (v. a. Quercetin, Rutin, Kämpherol), Weinsäure, Apfelsäure, Kaffeesäurederivate, Gerbstoffe, Anthocynoside (rote Farbstoffe)

Anbautipps
Gepflanzt werden veredelte Weinreben. Die Pflanze gedeiht auf jedem ausreichend durchlässigen Boden in warmer, sonniger Lage.

Sammeltipps
Die Blätter und die Beeren (für die Kerne) werden von August bis Oktober gesammelt.

Die Geschichte der Weinrebe reicht bis ins 6. Jahrtausend v. Chr zurück. In Vorderasien wurden hauptsächlich die Früchte und der daraus gewonnene Wein genossen. Doch bereits in der Antike wusste man, dass das Weinlaub heilwirksame Stoffe enthält, die man gegen verschiedene Leiden zu nutzen wusste. Der griechische Arzt Dioskurides (1. Jh.) empfahl Umschläge zur Linderung von Kopfschmerzen und Magenproblemen. Sein Zeitgenosse Plinius d. Ä. beschreibt in seinen Schriften ebenfalls die Wirkung der Weinblätter gegen Kopfschmerzen und Magenprobleme, weist aber auch auf die Heilwirkung bei entzündeten Wunden hin.

In den Kräuterbüchern des Mittelalters wird das Weinlaub selten erwähnt. Hildegard allerdings wandte die Weinrebe zu Heilzwecken an – immerhin lebte sie in einem Weinbaugebiet und kannte sich mit Wein gut aus. In einigen Weinbaugebieten Frankreichs stellte man aus Weinlaub Aufgüsse und Umschläge gegen geschwollene, schmerzende Beine her. Heute ist bekannt, dass die Extrakte der Blätter und Kerne tatsächlich gegen Venenerkrankungen Wirkung zeigen.

Weinrebe bei Hildegard

Die Weinrebe spielt in Hildegards Heilkunde eine wichtige Rolle. Vor allem ist es der Wein, den sie als heilendes Getränk und als Trägerflüssigkeit für Heilmittel empfiehlt; einer der Gründe dafür war, dass es nur wenig sauberes Wasser gab. Hildegard verwendete aber auch die frischen Triebe, stellte einen Trank daraus her und verordnete ihn gegen Schmerzen in der Brust und im Magen.

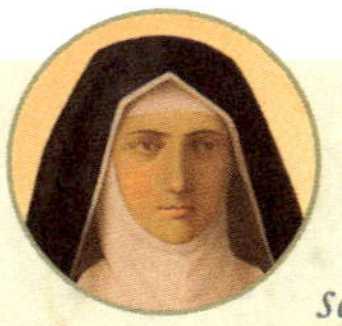

„Und wer hustet und Schmerzen in der Brust und im Magen hat, der soll die Spitze des Schosses, wenn gerade die Blüten hervorbrechen, mit den Blättern abschneiden. Und er soll es stark in Wasser kochen und durch ein Tuch seihen und es nüchtern und nach dem Essen oft trinken, und es wird ihm besser gehen."

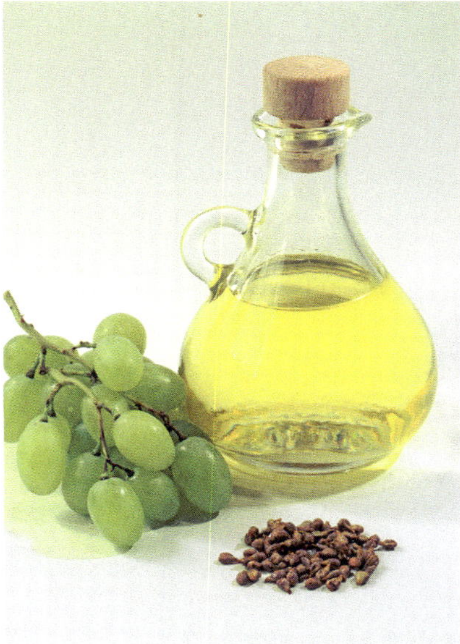

Nicht nur die Weinblätter, auch die aus Traubenkernen gewonnenen Extrakte und Öle können als Heilmittel dienen.

Therapie mit Weinrebe heute

In der modernen Pflanzenheilkunde nutzt man Extrakte aus den Blättern und den Traubenkernen sowie das aus den Kernen gewonnene Öl. Die Zubereitungen können innerlich und äußerlich angewandt werden. Die wichtigste Indikation für die Extrakte betrifft „schwere Beine" und andere Probleme im Zusammenhang mit einer Venenschwäche, z. B. Kribbeln, Jucken, Krampfadern und Venenentzündungen; auch zur Vorbeugung eignen sich die Extrakte. Bei Wassereinlagerungen (Ödemen) in den Beinen sowie bei Hämorrhoiden verschafft die Weinrebe Linderung.

Neben diesen medizinisch gesicherten Anwendungsarten können Zubereitungen aus Weinlaub laut Naturheilkunde auch bei Magenschmerzen, Durchfall, Entzündungen im Mundraum, Gesichtsrötung (Cuperose), Hautflecken, Geschwüren, eiternden Wunden sowie bei rauen und rissigen Händen und Füßen helfen.

In der Schönheitspflege leisten sowohl Traubenkerne als auch Traubenkernöl, äußerlich angewendet, gute Dienste, um das Hautbild zu verbessern.

Wirkungsweise

Die Hauptwirkung der Weinrebe beruht auf den Flavonoiden, die in Blättern und Kernen reichlich enthalten sind. Besonders Quercetin zeigt eine stärkende Wirkung auf die Blutgefäße. Dadurch dass die Wände der feinsten Venen (Kapillaren) stabiler werden, dringt weniger Wasser in das Gewebe ein und die Bildung von Ödemen vermindert sich deutlich.

Darüber hinaus besitzen Flavonoide entzündungshemmende Eigenschaften, verhindern so Entzündungsprozesse in den Gefäßen und verbessern die Durchblutung. Neuere Studien zeigen, dass Anthocynoside Antioxidantien sind – und damit Radikalefänger. So könnten sie eine Schutzwirkung gegen die Entstehung von Gefäßverkalkung und -schädigung haben.

Achtung

Nebenwirkungen sind bei der Anwendung von bestimmungsgemäßen Dosen (Tagesdosis: 360–720 mg) des roten Weinlaubs und der Traubenkerne nicht bekannt. Da für die Anwendung in Schwangerschaft und Stillzeit keine Daten vorliegen, sollten Extrakte der Weinrebe in diesen Zeiten nicht ohne ärztlichen Rat angewandt werden.

Anwendungen

Innerlich

- **Bei Venenschwäche, Ödemen, Krampfadern oder Hämorrhoiden als Aufguss:** 10 g rote Weinblätter mit 250 ml heißem Wasser übergießen, 10 Minuten ziehen lassen und abseihen; täglich 2–4 Tassen trinken

Äußerlich

- **Bei geschwollenen Beinen als Fußbad:** 200 g getrocknete rote Blätter in eine Schüssel geben, mit 5 l heißem Wasser übergießen und 15–20 Minuten ziehen lassen; die Füße etwa 15 Minuten darin baden

- **Bei Gesichtsrötung oder Hautflecken als Maske:** 3 EL Quark mit 1 TL gemahlenen Traubenkernen verrühren und auftragen; 30 Minuten einwirken lassen und mit warmem Wasser abwaschen

- **Bei unreinem oder fahlem Teint als Peeling:** 2 EL kaltgepresstes Traubenkernöl mit 2 EL Meersalz, 2 TL Traubenkernschrot und 2 EL Kaffeesud verrühren und die Haut behutsam mit der Mischung massieren; mit warmem Wasser abwaschen

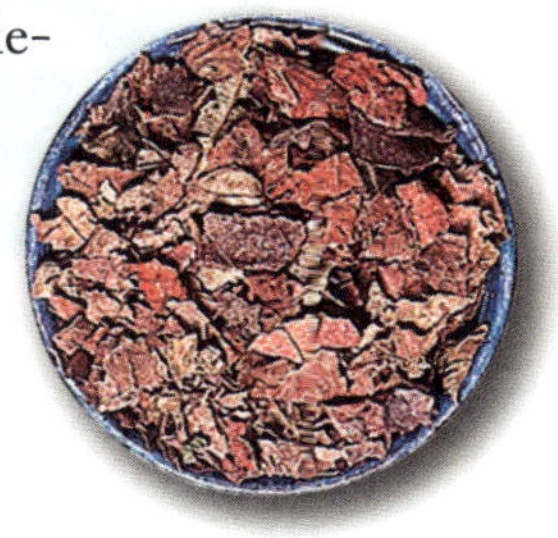

YSOP (Ispen, Josefskraut) *Hyssopus officinalis*
Bei Hildegard: „De Hyssopo“

Merkmale
Bis 60 cm hoher Halbstrauch; stark verzweigte Stängel mit kurzen, schmalen, lanzettförmigen Blättern; von Juli bis Oktober leuchtend blaue oder violette, selten weiße oder rosafarbene Blüten in ährigen Blütenständen

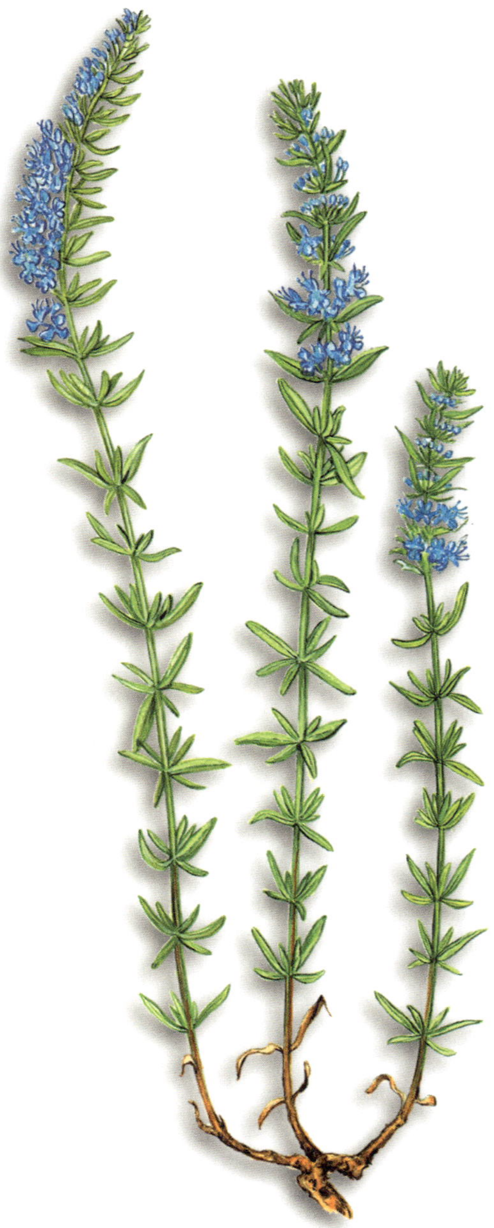

Verwendung
Als Gewürz- und Heilpflanze

In der Heilkunde verwendete Teile
Kraut

Inhaltsstoffe
Ätherisches Öl (u. a. Camphen, Pinen), Flavonoide (Diosmin, Hesperidin), Phenolcarbonsäuren (u. a. Kaffeesäure, Rosmarinsäure, Ursolsäure), Diterpenlactone (Marrubiin), Triterpene, Gerbstoffe, Bitterstoffe, Hyssopin (Farbstoff)

Anbautipps
Aussaat ab April auf der Fensterbank; die Sämlinge werden ab Mitte Mai ausgepflanzt. Die Pflanze braucht einen trockenen, gut gelockerten, kalkhaltigen Boden in sonniger Lage.

Sammeltipps
Von Juli bis August werden die Triebe abgeschnitten, gebündelt und an einem schattigen, trockenen, luftigen Ort kopfüber zum Trocknen aufgehängt.

Wir wissen nicht genau, ob der Ysop, den wir kennen, im Altertum tatsächlich zu Heilzwecken verwendet wurde. Bei der von Dioskurides (1. Jh.) unter diesem Namen erwähnten Pflanze dürfte es sich nach heutigen Erkenntnissen um eine Oregano-Art handeln. Auch die in der Bibel erwähnte Pflanze „Ysop“ dürfte mit unserem Ysop nicht identisch sein. Unsere in Südosteuropa bis Kleinasien heimische Pflanze wurde im 9. Jahrhundert von Benediktinermönchen nach Mitteleuropa gebracht und in Klostergärten angebaut. In den Kräuterbüchern des Mittelalters, auch bei Hildegard und Albertus Magnus (13. Jh.), wird der Ysop häufig genannt und besonders für Erkrankungen der Atemwege empfohlen. Später verlor die Pflanze weitgehend ihre Bedeutung als Heilmittel. Heute wird der Ysop in der Naturheilkunde wieder gern verwendet.

Ysop bei Hildegard
Hildegard schätzte den Ysop als wertvolle Heil- und Gewürzpflanze. Sie empfiehlt ihn gegen Magenprobleme, Leberschäden, Husten und Lungenleiden. Auch gegen Melancholie – damit meint sie Depressionen – soll der Ysop helfen, wenn man die Speisen damit würzt, denn er wirke wohltuend und harmonisierend auf den Organismus.

Therapie mit Ysop heute
Der Ysop, ein naher Verwandter von Salbei und Thymian, ist bei uns vorwiegend als Würzkraut bekannt. Er dient aber auch als ausgezeichnete Heilpflanze, die sowohl innerlich als auch äußer-

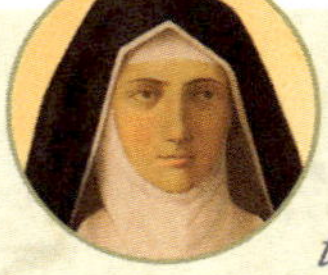

„Gegessen macht er die Leber ‚querck‘ (lebendig) und reinigt etwas die Lunge. Aber auch wer hustet und an der Leber Schmerzen hat und wer (…) an der Lunge leidet, von denen soll jeder Ysop entweder mit Fleisch oder mit Fett essen, und es wird besser werden.“

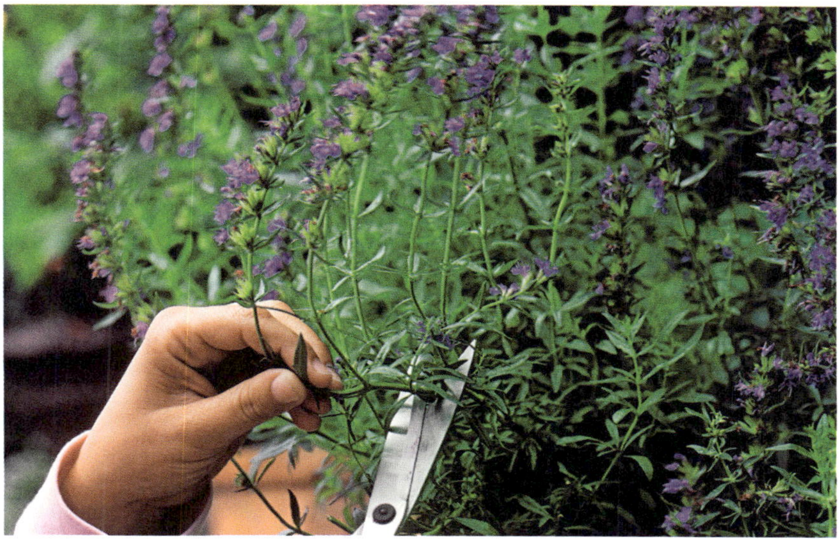

Die blühenden Ysop-Triebe schneidet man im Sommer ab. Dann bündelt man sie zu Sträußen und hängt diese an einem dunklen Ort auf, z. B. in einem Schuppen.

lich eingesetzt werden kann. Der Ysop eignet sich vor allem zur Behandlung von Halsentzündungen, Heiserkeit, Husten, Bronchitis und Asthma. Außerdem können Magen-Darm-Katarrhe, Verdauungsstörungen und Blähungen gelindert werden. Auch zur Kreislaufanregung eignet er sich. Zudem soll er bei Entzündungen der Harnwege, der Nieren und der Gallenblase helfen. Äußerlich lassen sich mit Ysop-Zubereitungen Verletzungen, offene Wunden, Ekzeme, blaue Flecken, Prellungen sowie Entzündungen der Mundhöhle behandeln.

Das ätherische Öl wird in der Kosmetikindustrie zur Herstellung von Parfüms und Badezusätzen, in der Lebensmittelindustrie zur Aromatisierung von Likören und Gewürzessenzen verwendet.

Wirkungsweise

Ysop wirkt v. a. entzündungshemmend, schleimlösend, desinfizierend, krampflösend und belebend auf den Körper. Die Pflanze hat auch leicht harntreibende Eigenschaften, weshalb sie sich zur unterstützenden Therapie bei Harnwegs- und Niereninfektionen eignet.

Die schleimlösenden Eigenschaften sind auf das Marrubiin zurückzuführen. Für die antimikrobielle, entzündungshemmende, krampflösende und allgemein belebende Wirkung ist das ätherische Öl verantwortlich.

Achtung

Das reine ätherische Öl darf nur äußerlich angewendet werden, denn bereits wenige eingenommene Tropfen können zu Krämpfen, ja sogar zu epileptischen Anfällen führen!

Bei äußerlicher Anwendung von Ysop-Extrakten in angemessenen Dosierungen treten nach heutigem Kenntnisstand keine Unverträglichkeiten oder Nebenwirkungen auf.

Anwendungen

Innerlich

● **Bei Bronchitis oder Halsentzündungen als Tee:**
2 TL getrocknetes Kraut mit einer Tasse kochendem Wasser übergießen, 5–10 Minuten ziehen lassen und abseihen; 3 Tassen täglich trinken

● **Bei hartnäckigem Husten als Teemischung:**
Je 3 TL Ysop, Linden- und Holunderblüten (alle getrocknet) mit 1 l kochendem Wasser übergießen, 15 Minuten ziehen lassen und abseihen; 3–4 Tassen über den Tag verteilt trinken, die letzte vor dem Schlafengehen

Äußerlich

● **Bei verschleimten Bronchien zum Einreiben:**
Brust mit ätherischem Öl (Fertigpräparat) nach Anweisung einreiben

● **Bei blauen Flecken (Prellungen) als Kompresse:**
Je 20 g Ysop, Salbei und Arnika mit 250 ml Doppelkorn ansetzen, etwa 14 Tage ziehen lassen, abgießen, abseihen und in einer Flasche aufbewahren; für Kompressen verwenden

● **Bei Entzündungen der Mundhöhle als Spülung:**
5 TL getrocknetes Ysopkraut mit 1 Tasse Essig übergießen, kurz aufkochen, abseihen und abkühlen lassen; den Mund mehrmals damit spülen

ZIMT (Ceylon-Zimtbaum) *Cinnamomum zeylanicum*
Bei Hildegard: „De Cynamomo"

Merkmale
Tropischer, immergrüner, bis 10 m hoher Baum mit schwarzbrauner Rinde; einfache, ledrige, deutlich geäderte, bis 20 cm lange Blätter, die zuerst rot, später dunkelgrün sind; in der Trockenzeit grünlich gelbe Blüten in rispigen Trauben. Häufig angebaut wird auch der Chinesische Zimtbaum *(Cinnamomum aromaticum).*

Verwendung
Als Gewürz- und Heilpflanze

In der Heilkunde verwendete Teile
Rinde des Ceylon-Zimtbaums

Inhaltsstoffe
Ätherisches Öl (v. a. Zimtaldehyd, Eugenol), Gerbstoffe, Schleimstoffe, Mono-, Sesquiterpene, Diterpene, Phenolkarbonsäuren, Cumarin

Anbautipps
In Europa kann der Zimtbaum, der im tropischen Asien heimisch ist, nicht angebaut werden. Er braucht eine Durchschnittstemperatur von 25–30 °C sowie mindestens 2000 mm Niederschlag pro Jahr.

Sammeltipps
Die Rinde wird alle zwei Jahre während der Regenzeit geerntet.

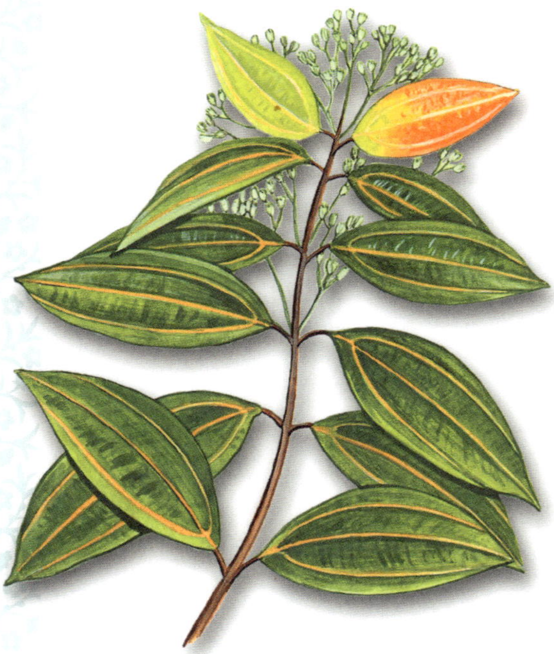

Zimt zählt zu den ältesten Gewürz- und Heilpflanzen der Welt. Aufzeichnungen belegen, dass der Zimt des Chinesischen Zimtbaums bereits um 4000 v. Chr. in China zum Würzen von Speisen und als Heilmittel verwendet wurde. Zur Zeit der Pharaonen brachten Kaufleute das kostbare Gewürz nach Ägypten. Über die Phönizier gelangte der Zimt dann in das übrige Mittelmeergebiet. Vermutlich wusste man damals schon, dass es auch andere Zimtarten gibt, denn die Schriften aus dieser Zeit berichten von zwei Arten von Zimt.

Im antiken Griechenland und in Rom wurde Zimt v. a. zum Würzen von Wein verwendet, war aber auch als Heilmittel bekannt. Die großen Ärzte und Gelehrten der Antike – von Hippokrates (5./4. Jh. v. Chr.) und Theophrast über Dioskurides bis hin zu Plinius d. Ä. und Galen (2. Jh. n. Chr.) – erwähnen und loben die Heilkraft der Zimtrinde, wobei uns heute nicht bekannt ist, um welche Zimtart es sich dabei handelte.

Nach Mitteleuropa kam der kostbare Zimt im Mittelalter über Italien und galt sowohl als Statussymbol als auch als begehrtes Heilmittel. Nicht nur Hildegard schätzte seine Heilkraft, auch Paracelsus und Matthiolus (beide 16. Jh.) empfehlen ihn besonders als Magentonikum und bei Verdauungsstörungen. Heute ist die Heilwirkung der Zimtrinde medizinisch anerkannt.

Zimt bei Hildegard

Hildegard kannte die vielfältige Heilwirkung dieses exotischen Gewürzes. Sie schreibt dem Zimt starke Kräfte zu und empfiehlt ihn nicht nur zur Stärkung der Nerven, sondern auch gegen „üble Säfte", womit wahrscheinlich Verdauungsprobleme gemeint sind. Bei Erkältungskrankheiten, die einen „schweren Kopf" verursachen und das Atmen erschweren, solle der Kranke Zimtpulver essen, damit er wieder frei atmen könne. Außerdem rät Hildegard, bei Gicht und Fieber einen warmen Zimtwein zu trinken.

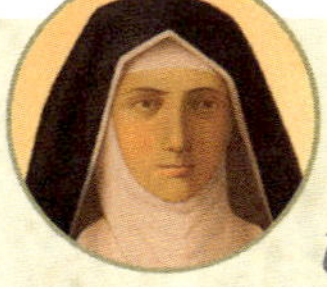

„Und wer ihn (Zimt) oft isst, (dem) mindert er die üblen Säfte und bereitet gute Säfte in ihm. Und ein Mensch, dem der Kopf so schwer und stumpf ist, so dass er den Atem schwer durch die Nase ausstößt und einzieht, der pulverisiere Zimt und esse dieses Pulver oft mit einem Bissen Brot, oder er lecke es in seiner Hand, und es löst die schädlichen Säfte, durch die sein Kopf stumpf ist, auf."

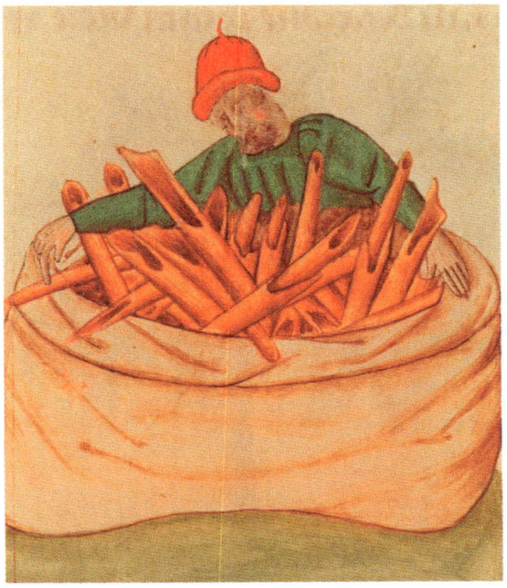

Diese Darstellung eines Zimthändlers entstammt einer mittelalterlichen Ausgabe von Dioskurides' „Materia medica" (Die Arzneimittel).

Therapie mit Zimt heute

Als Gewürz ist Zimt aus unserer Küche kaum wegzudenken. Dass er aber auch große Heilkraft besitzt, ist den meisten Menschen nicht bekannt. Anerkannt ist seine Wirkung bei Appetitlosigkeit, Verdauungsstörungen, die mit leichten Krämpfen, Völlegefühl und Blähungen einhergehen. Auch bei Erkältung, Husten, Heiserkeit, Bronchitis und Nebenhöhlenentzündungen verschafft Zimt Linderung. Das Gewürz regt zudem die Darm-, Herz- und Atemtätigkeit an und bringt somit den Kreislauf in Schwung. Zimt wirkt auch nervenstärkend, harmonisierend und sorgt für allgemeines Wohlbefinden.

Laut Naturheilkunde wirkt Zimt zudem menstruationsfördernd und hilft, den Monatszyklus zu regulieren. Außerdem soll er bei Wechseljahrsbeschwerden und – nach neueren, noch nicht bestätigten Studien – bei Diabetes mellitus Typ 2 helfen. Äußerlich angewendet, löst Zimt Muskelkrämpfe und lindert Gelenk- sowie Nervenschmerzen.

Wirkungsweise

Für die Heilwirkung des Zimts ist hauptsächlich das ätherische Öl verantwortlich. Zusammen mit den anderen Inhaltsstoffen wirkt es krampflösend, auswurffördernd, schleimlösend, verdauungsfördernd, appetitanregend, entspannend, schmerzstillend, schweißtreibend und wärmend. Zudem hemmt es das Wachstum von Bakterien und Pilzen, wodurch sich die positive Wirkung bei Erkältungen erklären lässt.

Dass Zimt die Verdauung fördert, ist darauf zurückzuführen, dass das exotische Gewürz die Bildung von Speichel und Magensäften anregt.

Achtung

Die Angaben zu Zimt als Heilmittel beziehen sich auf Ceylon-Zimt, der nur geringe Mengen an Cumarin enthält, das in hoher Dosierung zu Leberschäden führen kann. Da im Lebensmittelhandel überwiegend der billigere China-Zimt und der Kassia-Zimt (beide mit höherem Cumaringehalt) angeboten werden, sollte man darauf achten, dass man Ceylon-Zimt bekommt.

Schwangere sollten Zimt, besonders aber das Zimtöl, nicht verwenden, da eine hohe Dosierung zu einer Fehlgeburt führen kann. Das Zimtaldehyd im ätherischen Öl kann u. U. eine allergische Reaktion auslösen. Bei Kindern sollte man grundsätzlich auf Zimtöl verzichten.

Anwendungen

Innerlich

- **Bei Verdauungsstörungen, Appetitlosigkeit als Tee:**
2-4 g Rinde (Ceylon-Zimt) mit 1 Tasse kochendem Wasser übergießen, 10 Minuten ziehen lassen, abseihen, 3-4 Tassen täglich davon trinken

Äußerlich

- **Bei Muskelverspannungen als Zimt-Ghee:**
2 Zimtstangen im Mörser zerkleinern, mit 40 g Ghee (geklärtes Butterfett, Bioladen), 20 ml Pflanzenöl und 20 ml Wasser in einen kleinen Topf geben, bei geringer Hitze schmelzen lassen und den Schaum so lange abschöpfen, bis die Flüssigkeit klar wird; das heiße Ghee durch einen Kaffeefilter in ein hitzebeständiges Glas gießen und fest werden lassen; betroffene Körperstellen mehrmals täglich damit einreiben

- **Bei Erkältungskrankheiten als Getränk (nur für Erwachsene!):**
1 großes Glas Milch mit 1 TL Zimtpulver erwärmen, 1 Gläschen Weinbrand unterrühren und vor dem Schlafengehen trinken

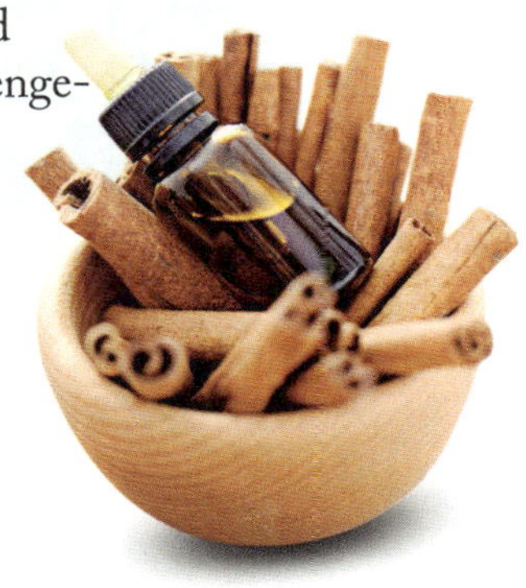

Register

Kursiv gesetzte Seitenzahlen weisen auf eine Abbildung hin, **halbfett** gesetzte auf einen Haupteintrag zu dem betreffenden Stichwort.

A

B

M

N

O

P

T

U

V

Quellenangaben

Die Redaktion dankt folgenden Verlagen für die Genehmigung, aus Hildegards Werken zu zitieren:

Danksagungen

Die Redaktion dankt folgenden Personen und Institutionen für ihre freundliche Unterstützung:

Aktivraum Köln und Maria Jonas (Ars Choralis Coeln)
Benediktinerinnen der Abtei St. Hildegard, Eibingen
Bistum Mainz, Zentraldezernat, Pressestelle
Kreuzschwestern des Hildegard-Forums, Bingen
Kurdirektion Bad Wörishofen
Museum am Strom, Bingen
Rüdesheim Tourist AG
Verwaltung der Staatlichen Schlösser und Gärten Hessen

Bildnachweis

AFR text edition
5 (Britt Hansen)

Archiv für Kunst und Geschichte
11 (Michael Teller), 12 (Alfons Rath), 15 (Erich Lessing), 16 (Electa), 18 (Jean-Claude Varga), 64 (Jürgen Raible), 40 (Celluloid Dreams/Album), 47, 99 (Erich Lessing), 100 (British Library), 102 (MPortfolio/Electa), 103, 104, 105 (Bildarchiv Steffens), 107, 109 (Erich Lessing), 157, 165 l., 171, 173, 181 l., 187 l., 197 l. (IAM), 213 l., 227 (Werner Forman), 253 l., 263 l. (Erich Lessing)

The Art Archive
94 (Universitätsbibliothek Istanbul/Gianni Dagli Orti), 96 (De Agostini Picture Library/W. Buss), 101 (Bodleian Library, Oxford/Rawl C 328 fol 3r), 203 l. (Bibliothèque Nationale, Paris), 215 l. (Galleria degli Uffizi, Florenz/Sammlung Dagli Orti), 269 (Kharbine-Tapabor)

Bildarchiv Preußischer Kulturbesitz
13 (Anders), 21, 92 (Scala), 108 (Scala)

Bridgeman Art Library
17 (Privatsammlung), 41 (Archives Charmet), 221 l. (British Library Board)

Fotolia
28 (Udo Kruse)

Getty Images
22 (Bridgeman Art Library, Robinet Testard), 23 (Hulton Archive/Handout), 26 (Gallo Images/Danita Delimont), 34 und 36 (Bridgeman Art Library), 37 (Bridgeman Art Library/ Master Ermengaut), 42 (Workbook Stock/ Beth Galton), 43 (De Agostini Picture Library/ A. Dagli Orti), 44 und 48 (Bridgeman Art Library), 51 o. l. (Dorling Kindersley), 52 (Photographer's Choice RF/Robert Jung), 53 (Universal Images Group/Leemage), 57 o. (Photolibrary/Maximilian Stock Ltd.), 57 u. und 59 u. (Alinari Archives), 61 (Bridgeman Art Library), 63 o. (De Agostini Picture Library/M. Seemuller), 69 u. (Universal Images Group/Hulton Fine Art Collection), 71 (Digital Vision/James Ross), 72 u. (De Agostini Picture Library/J. E. Bulloz), 74 o. (Bridgeman Art Library/Master Ermengaut), 76 r. (Bridgeman Art Library), 83 (Photodisc/Digital Zoo), 85 o. (Universal Images Group/Hulton Fine Art Collection), 87 (De Agostini Picture Library/A. Dagli Orti), 88 (Bridgeman Art Library), 110 alle und 111 o. (Photo Researchers/NYPL/Science Source), 112 o. (Photononstop/P. Deliss/Godong), 117 (Bridgeman Art Library), 119 (Photographer's Choice/Roy Hsu), 123 o. (LuminaStock), 128 (Photographer's Choice/ Ursula Alter), 129 (Huntstock), 136 (StockImage/Cultura/Zero Creatives), 137 (Digital Vision), 140 (Brand X Pictures), 149 (Comstock Images/Jupiterimages), 159 l. (PhotoAlto/Alix Minde), 169 (Simon Wheeler Ltd.), 193 l. (Stone/Maximilian Stock Ltd.), 194 r. (Flickr/FotoosVanRobin), 195 l. (Image Source), 223 (Photo Researchers/NYPL/Science Source), 229 l. (Hulton Archive/Handout), 232 (Emma Shepherd), 243 (Photo Researchers/NYPL), 252 FoodPix/Brian Hagiwara), 253 r. (Botanica/ Lew Roberson), 257 l. (Photo Researchers/NYPL/Science Source), 259 (Dorling Kindersley/Tim Winter), 270 (Dorling Kindersley), 277 l. (Bridgeman Art Library)

Interfoto
212, 266 (Sammlung Rauch)

iStockphoto.com
Umschlagvorderseite (Nikolay Donetsk), 6 r., (merc67), 7 l.,(Aleksander Nakic), 32/33 (merc67), 46 (burwellphotography), 50 (jcarillet), 51 o. M. (tanukiphoto), 51 o. r. (mb-fotos), 51 u. r. (typo-graphics), 54 (intraprese), 56 (caroljulia), 59 o. (FredFroese), 60 (Floortje), 90/91 (Aleksander Nakic), 64 (borchee), 65 (kertlis), 66 (babsi_w), 67 (AlasdairJames), 68 (LuVo), 70 (eldinledo), 72 o. (SilviaJansen), 73 (kaanates), 74 u. (small_frog), 75 (Vitalina), 79 (egal), 80 (Buriy), 81 (lendry), 82 (orestegaspari), 84 (lepas2004), 85 u. (xxmmxx), 86 (small_frog), 90/91 (Aleksander Nakic), 106 (bowdenimages), 120 (dirkr), 121 (laflor), 125 (librakv), 126 (LifesizeImages), 131 (001abacus), 133 (bowdenimages), 138 (PhotoVic), 143 (Jan-Otto), 151 (bravo1954), 153 (trigga), 163 r. (Excl.Images/hsvrs), 167 l. (fatihhoca), 179 l. (LifesizeImages), 183 l. 201 l. (FrancoDeriu), 203 r. (Creativeye99), 205 l. (MonaMakela), 207 l. (Szakaly), 209 (MonaMakela), 211 r. (Catolla), 213 r. (HeikeRau), 216 (PicturePartners), 217 l. (xalanx), 217 r. (HeikeRau), 219 l. (LianeM), 226 (ra3m), 235 (evgenyb), 237 l. (SilviaJansen), 239 l. (AsherDB), 242 (Ockra), 249 (MBI_Images), 255 (MarenWischnewski), 258 (Floortje), 261 l. (mythja), 265 (HeikeRau), 277 r. (Matka_Wariatka)

Rainer Köthe
16, 25 o., 29, 97, 156

Kurdirektion Bad Wörishofen
93

Mauritius Images
6 l., 8/9 (Prisma), 25 u. und 30 (ib/Heinz-Dieter Falkenstein), 45 und 69 o. und 78 (Alamy), 111 u. (ib/bilwissedition), 112 u. (ib/Franz Waldhäusl), 115 (Superstock), 118 (Alamy), 123 u. (Uwe Umstätter), 124 (Erwin Rachbauer), 127 (mauritius images/Zoonar GmbH/Alamy), 130 (age), 142 (Boris Kumicak), 145 (Alamy), 161 l. (Tom Meyer), 162, 163 l., 170 (dieKleinert), 181 r. (ib/BAO), 185 r., 188 (dieKleinert), 189 (Bernd Römmelt), 222 (ib/BAO), 233 l. (ib/Walter G. Allgöwer), 265 (Food and Drink), 238 und 239 r. (ib/BAO), 248 (Garden World Images), 250 (ib/BAO)

Museum am Strom, Bingen
14 (Leihgabe des Dom- und Diözesanmuseums Mainz/Rainer Köthe)

Picture Alliance (dpa)
19, 65 (Godong/Philippe Lissac), 98 (dpa/Report/Concorde), 122 (Quagga Illustrations), 132 (allOver Images/Karl Thomas), 135, 152 (Chromorage/Alexander Berhard), 194 l. (Wildlife/D. Harms), 231 l. (Judaica-Sammlung Richter), 241 l. (Arco Images/Diez), 245 l. (Costa/Leemage), 247 l. (Arco Images/Diez), 254 (United Archives/WHA), 267 (Arco Images/Diez), 273 l. (Wildlife/D. Harms)

Reader's Digest (Fotos)
159 r., 161 r., 165 r., 167 r., 175 r., 179 r., 183 r., 187 r., 191 r., 195 r., 198 l., 198 r., 199 r., 201 r., 205 r., 215 r., 219 r., 221 r., 225 r., 229 r., 231 r., 237 r., 241 r., 245 r., 247 r., 251 r., 257 r., 261 r., 263 r., 273, r.

Reader's Digest (Illustrationen)
Francoise Bonvoust: 204; Luc Bosserdet: 119; Pierre Brochard: 224; Francoise de Dalmas: 264. Maurice Espérance: 206, 240; William Fraschini: 160, 164, 200, 202, 210, 218, 220, 228, 234, 236, 272, 274, 276; Madeleine Huau: 262; Mette Ivers: 178, 214; Josiane Lardy: 196, 244, 260; Annie Le Faou: 230, 256; Guy Michel: 168, 174, 176; Marie-Claire Nivoix: 268; Jean-Paul Tumel: 208; Denise Weber: 166, 182, 246

Reinhard Tierfoto
7 r., 139, 154/155, 192, 251 l., 275 (alle Hans Reinhard)

Science Photo Library / Bildagentur FOCUS
95 (CCI Archives), 114 (Sheila Terry), 271 l., 271 r. (TH Photo Werbung)

Shutterstock.com
Umschlagvorderseite und 3 (Zvonimir Atletic), 35 (Irena Misevic), 49 (Elena Itsenko), 55 (Africa Studio), 58 (Evlakhov Valeriy), 62 (kostrez), 63 u. (maggee), 77 (richsouthwales), 116 (Michaela Stejskalova), 134 (Karl Allgaeuer), 141 (mashe), 148 (Dionisvera), 150 (Tomas Bogner), 158 (SeDmi), 184 (Imageman), 191 l. (Patty Orly), 199 l. (Chamille White), 207 r. (Shawn Hempel), 211 l. (Ilya Andriyanov)

Thinkstock
144, 146 (Photodisc/Spike Mafford), 147 (FogStock), 157 l., 177

Wildlife Bildagentur
76 l. (D. Harms), 89h (Juniors), 172, 180 (Delpho), 196 und 197 r. (D. Harms)

Impressum

Producing: AFR text edition, Hamburg
Autoren: Karin Feuerstein-Praßer, Feryal Kanbay, Dr. Rainer Köthe
Layout: Britt Hansen
Ärztliche Beratung: Dr. F.-U. Piechotta-Flemming

Reader's Digest
Redaktion: Stephanie Winterkorn (Projektleitung)
Grafik und Prepress: Klaus Eitel
Bildredaktion: Sabine Schlumberger
Redaktionsdirektor: Michael Kallinger
Redaktionsleiterin Buch: Almuth Stiefvater
Art Director: Susanne Hauser

Produktion
Arvato Supply Chain Solutions SE: Thomas Kurz

Druck und Binden
Neografia, Martin

Bitte beachten:
Die in diesem Buch enthaltenen medizinischen Informationen sind kein Ersatz für eine ärztliche Diagnose und Behandlung. Der Verlag empfiehlt allen Patienten mit Krankheits- bzw. Schmerzsymptomen, sich an einen Arzt zu wenden. Das vorliegende Buch ist sorgfältig erarbeitet worden. Dennoch erfolgen alle Angaben ohne Gewähr. Weder Autoren noch Verlag übernehmen eine Haftung für eventuelle Nachteile oder Schäden, die aus den im Buch enthaltenen praktischen Hinweisen resultieren.

Printed in Slovakia
ISBN 978-3-96211-015-4
Besuchen Sie uns im Internet:
readersdigest-verlag.de | readersdigest-verlag.ch | readersdigest-verlag.at